Rainer Taëni

Das Angst-Tabu und die Befreiung

Ich-Selbst – Abwehr oder Liebe
Gesellschaft – Kerker oder Heimat

rororo
Rowohlt

Für diese Taschenbuchausgabe nahm der Autor eine gründliche Bearbeitung und Erweiterung von «Latente Angst» vor, 1976 erschienen im Verlag Association (vergriffen).

Originalausgabe
Veröffentlicht im Rowohlt Taschenbuch Verlag GmbH,
Reinbek bei Hamburg, Juli 1981

Redaktion Beate Menzel
Umschlagentwurf Werner Rebhuhn
Satz Garamond (Linotron 404)
Gesamtherstellung Clausen & Bosse, Leck
Printed in Germany
1280-ISBN 3 499 17426 x

für
joachim david und noorinya
und alle großen und kleinen kinder
in denen das bedürfnis wachwerden wird
das leben und die welt zu verstehen

für die gutwilligen zu oft schon entmutigten
die wissen daß vieles verändert werden muß
aber nicht wo und wie sie anfangen können
oder enttäuscht sind von ihnen angetragenen methoden
des veränderns

für diejenigen die ihr unterdrücktsein nur ahnen
und denen der zugang zu diesem buch schwerfallen wird
weil man ihnen ihr lebtag eingebleut hat
grundsätzlich sei doch alles bestens
in dieser ersatzwelt die man ihnen ohne alternative aufzwingt

für eltern die sich sorgen
wie sie ihren kindern zu menschlicherem leben verhelfen können

für frauen und männer denen bewußt ist
daß emanzipation und selbstverwirklichung
befreiung von den ihnen anerzogenen rollenzwängen bedeutet
und wie schwer die zu haben ist
innerhalb der herrschenden strukturen

für alle die das leben und die liebe ernst nehmen
und sich ihrer alltäglich ohne einschränkungen
erfreuen wollen

meiner geliebten frau eva danke ich
für ihre hilfe

diese gefängnisse des Innern
sind schlimmer als die schlimmsten steinernen Verliese
und solange sie nicht geöffnet werden
bleibt all euer Aufruhr
nur eine Gefängnisrevolte
die niedergeschlagen wird
von bestochenen Mitgefangenen

Peter Weiss

Inhalt

(Die mit * gekennzeichneten Kapitel sind für ein Verständnis der Argumentation nicht unbedingt erforderlich; sie können daher gegebenfalls beim ersten Lesen ausgelassen werden)

Vorgeschichte zu diesem Buch

Vorbemerkung zu «Latente Angst – Das Tabu der Abwehrgesellschaft»

Meine erste bewußte Bekanntschaft mit schrecklichen, scheinbar durch nichts gerechtfertigten Ängsten machte ich als sehr kleiner Junge, noch vor dem Krieg; ich war vielleicht vier Jahre alt. Damals hatte ich zum einen große Angst vor Bombenflugzeugen (von denen hatte man mir im Zusammenhang mit dem spanischen Bürgerkrieg erzählt), zum anderen davor, daß der Mond auf die Erde fallen könnte (hierfür war ein Kinoplakat verantwortlich). 35 Jahre später, in einem seltenen Augenblick «erweiterten Bewußtseins» wurde mir klar, daß die «Bombenflugzeuge» in Wahrheit den Zorn meines strafenden Vaters bedeuteten. Die andere Furcht, sicherlich auch nur symbolische Ausprägung einer latenten Angst, kann ich bis heute nicht deuten; sie war übrigens auch weniger intensiv.

Am Gegenpol der Angst-Vertrauen-Skala in meiner Erfahrung steht folgende Erinnerung. Ich muß wohl etwa 13 gewesen sein, denn es war in Eisleben, wohin meine Schwester und ich vor dem Bombenkrieg evakuiert worden waren, aber der Krieg war schon vorbei. Mein Vater, der als Jude verfolgt worden war, hatte für uns ein schönes Haus bekommen, meine Mutter aber war zunächst etwa ein Jahr lang im Sanatorium, wo sie sich von einem durch die Verfolgung ausgelösten Nervenzusammenbruch erholte. Kurz nach ihrer Rückkehr nach Hause erklärte ich ihr einmal, wie ich mir die Seele vorstellte. Ich sah sie als Endpunkt eines Sonnenstrahls, der in einen Körper hineinleuchtet; die Sonne selbst ist Gott, und mit dem Tode zieht sich der Strahl aus dem Körper zurück – auf ihm aber kann die «Seele» sozusagen jederzeit, wenn es keine Hindernisse gibt, die Verbindung mit ihrem Ursprung herstellen. Bemerkenswert scheint mir das heute, weil ich diese Vorstellung bestimmt nicht aus Büchern entnommen hatte: meine Hauptlektüre bestand damals aus Karl May. Außerdem hatte ich «aus rassischen Gründen» bis zum 12. Lebensjahr die Volksschule besuchen müssen und auch im darauffolgenden Jahr natürlich keinerlei Philosophieunterricht genossen – bliebe also sonst nur die Bibel (bzw. der Kindergottesdienst) als mögliche Quelle solcher Gedanken; aber dort wird es ja auch anders gelehrt. Es «erschien» mir einfach so. Merkwürdigerweise ist diese Vorstellung aber weitgehend fast identisch mit der östlichen Auffassung vom Wesen des Selbst. Vielleicht wird uns also doch intuitiv ein «archetypisches» Wissen über diese Dinge vermittelt, über das auch (oder wohl besser: gerade) Kinder verfügen können, wenn derartige Gedankengänge sie interessieren?

Mein Interesse an philosophischen Fragen muß sich also früh ausgeprägt haben. Nachdem die ganze Familie dann 1950 (ich war knapp 17) nach Australien ausgewandert war und ich dort das Abitur nachgeholt hatte, begann ich neben deutscher und englischer Literatur Philosophie zu studieren. 1958 schrieb ich meine Magisterarbeit über Schiller, Rilke und Jaspers. Jaspers insbesondere beeindruckte mich stark. Damals war ich bereits mit Winifred – einer aus Singapore stammenden chinesischen Kommilitonin – verheiratet. Die Ehe konnte nicht halten – unsere Ängste waren zu konträr: meine Bindungsangst (in jeder Hinsicht, als Furcht vor dem Festgelegtwerden auf irgend etwas Bestimmtes) und Winnies Angst vor ungesicherter Existenz potenzierten sich gegenseitig. Es brauchte allerdings etliche Jahre, ehe mir das ganz deutlich wurde.

1968 war ich als Lektor am Englischen Seminar an der Universität Köln gelan-det. Obwohl ich schließlich in Germanistik (über moderne deutsche Dramatik) promoviert hatte, war das Philosophieren eines meiner Hauptinteressen geblieben; mich beschäftigte daher sehr intensiv die Frage, was der Sinn der damals von der Studentenschaft angestrebten Erneuerungen sein könnte. Was heißt Befreiung? Und wie kann diese verwirklicht werden, durch Menschen, deren Handeln allzuoft überdeutlich den Stempel es Reagierens auf uneingestandene Ängste trägt – der Rebellion aus Angst vor Autorität, vor dem Schmerz der erfahrenen Unterdrückung und Strafen und nicht selten auch der versteckten Sehnsucht, sich selber an die Stelle der gefürchteten Unterdrücker zu setzen, um sich dort endlich sicher zu fühlen...? Damals begannen Überlegungen, die ich zunächst, mangels gründlicher Kenntnisse in Psychologie (abgesehen von einem Jahr Studium der Grundbegriffe, einschließlich Statistik und dergleichen), in einem eher literarisch-philosophischen Essay über Angst und ihre Folgen ausdrücken wollte.

Das Bleiben an der Universität wurde mir allerdings verleidet, als die kaum begonnenen Reformen immer eindeutiger wieder verwässert wurden, die Studentenschaft unter sich steigerndem Leistungsdruck immer mehr in politische Apathie zurücksank. Prüfungen bestehen und Karriere machen war eben doch ein weniger frustrierender Weg zu gesicherter Abwehrposition als das angefeindete, allseits wachsendem Druck ausgesetzte Engagement eines Dutschke-Anhängers oder auch bloß gewöhnlichen Jusos.

Ich war 1972 zu der sich gerade formierenden Berliner Straßentheatergruppe Mixed Media Company gestoßen und machte in Vorbereitung unserer Olympiade-Produktion auf der Münchener *Spielstraße* ein mehrmonatiges intensives Gruppentraining mit. Hierbei wurden mir die eigenen Schwierigkeiten, Hemmungen, Verklemmungen deutlicher denn je bewußt. Dazu kamen auch intensivere, nicht immer erfreuliche Erfahrungen mit Haschisch, das die psychische Abwehr lähmt und so wehrlos macht gegen innere Angst – oder neue Abwehrmechanismen auslöst und das Persönliche Symbol-System voll zum Zuge kommen läßt, aber zuweilen auch unerwartet angstfreie Augenblicke ermöglicht. Ich lernte damals etwas sehr Wichtiges: mit Zuständen veränderten Bewußtseins angstfrei umzugehen und dabei die Symbolisierungen vom Wirklichen zu unterscheiden.

Der geplante Essay wuchs sich in den folgenden Monaten zu einem anfangs kleinen, dann immer umfangreicher werdenden Buchprojekt aus. Einerseits wurde mir allmählich deutlich, daß dieses Thema die engen Grenzen der herkömmlichen wissenschaftlichen Disziplinen sprengte. Sodann begann ich immer mehr psychologische Bücher zu lesen und erstaunt festzustellen: Angst – die wesentliche, alltägliche, übermächtige Angst, die sich überall hinter den eigenen und anderer Leute Verhaltensweisen einengend, hemmend, hindernd und verfälschend verbirgt: diese so bedrohliche *latente* Angst kommt in der psychologischen Literatur nicht oder nur ganz am Rande vor. Mit sehr wenigen Ausnahmen: etwa bei Reich (der war eine Erleuchtung!), bei Karen Horney, bei Fromm, bei Horst Eberhard Richter und schließlich, obwohl dort unter anderem Namen, bei Janov.

Als ich den «Urschrei» las, war meine Theorie der latenten Angst mehr oder weniger entwickelt, doch irgend etwas schien noch zu fehlen, ein unentbehrliches Glied. Bei Janov fand ich es unter dem Namen «Urschmerz» – als den nie voll erfahrenen, verdrängten Schmerz der Vergangenheit, in dem latente Angst auf konkret Erlebtes bezogen ist, das nicht gefühlt werden darf ... Da wurde mir auch verständlicher, weshalb Begriffe wie «Seele» oder «Sünde» so leer geworden sind oder weshalb unter der Jugend, bei Schülern, Lehrlingen, Studenten, Trägheit und Desinteresse an allem, was abseits des allgemein Anerkannten liegt – und besonders an den notwendigen, grundlegenden, radikalen (d. h. *an die Wurzeln* reichenden) Veränderungen – sich immer mehr ausbreiten – und dazu Existenzangst, Aggressivität oder Depression: weil nämlich die gesamte Erziehung mit ihrer hämmernden Aufeinanderfolge traumatischer Schmerzerlebnisse, die nur verdrängt zu ertragen sind – weil uns dieser ganze Sozialisationsprozeß, den man uns heute zumutet, systematisch abschneidet von den Wurzeln unserer Existenz, uns umdreht, bis wir sogar den menschlichen Grundbedürfnissen entfremdet sind. Bis wir also nichts mehr anfangen können mit innerer Freiheit, mit intensiver Auseinandersetzung, mit fühlender Kommunikation geschweige denn rauschhafter Freude, sondern nur noch Ersatzbeziehungen und -interessen suchen, die ganz an der Oberfläche bleiben – dies aber dann zwanghaft und ausschließlich, bis zu dem Punkt, wo wir uns umbringen müssen, wenn der betreffende Ersatz versagt ...

Berlin, März 1976

Vorwort zur Neufassung von 1981

In dieser Neufassung von «Latente Angst – das Tabu der Abwehrgesellschaft» und Erweiterung meiner ursprünglichen Theorie des Menschen habe ich u. a. versucht, die mir aufgefallenen Mängel der ursprünglichen Fassung zu beseitigen. Zahlreiche Zuschriften von Lesern halfen mir dabei, und ich möchte den Beteiligten an dieser Stelle nochmals herzlich für ihr Interesse danken. Kapituliert habe ich angesichts der Schwierigkeiten bei einer Änderung, die mir ursprünglich sehr wichtig erschienen war, nämlich: den Stil von der hergebrachten patriarchalischen Tendenz unserer Grammatik zu befreien – und überall etwa «sie/er» zu schreiben, wo heute «er» steht, oder gar «frau/man» statt «man» und dergleichen. Im Sinne leichterer Lesbarkeit habe ich hierauf verzichtet – eingedenk der Tatsache, daß ohnehin die Sprache eine verfälschende Tendenz hat und «richtiges» Verstehen (genauso, wie etwas gemeint ist) daher einen gewissen intuitiven Bezug zwischen Autor und Leserschaft voraussetzt, und ich hoffe, in dieser Hinsicht nicht falsch verstanden zu werden. (Trotzdem hoffe ich auch, daß die Grammatik des neuen Zeitalters einmal angemessenere Ausdrucksmöglichkeiten entwickeln wird, spiegelt die Sprache doch allgemein unser Weltverständnis.)

Des weiteren habe ich mich bemüht, neueste gesellschaftliche Entwicklungen zu berücksichtigen. Ich danke der Alexander von Humboldt-Stiftung, die es mir durch großzügige Unterstützung ermöglichte, mehrere Monate lang die Bundesrepublik zu bereisen und an einer Vielzahl von therapeutischen Instituten neue Tendenzen der Humanistischen Psychotherapie zu studieren und wichtige Erfahrungen zu sammeln. Ich habe hierdurch nicht nur für unser eigenes Projekt einer therapiezentrierten Landkommune enorm profitiert, sondern meine, daß es mich befähigt hat, den letzten Teil des Buchs weit anschaulicher und für den Leser hilfreicher zu gestalten.

Dies ist jedoch nicht alles.

Kaum fünf Jahre sind vergangen, seit ich die Arbeit an «Latente Angst» abschloß. Damals schien der Entwurf der «Organischen Revolution» noch weitgehend utopisch. Es gab keine «Grünen», die *Tageszeitung* lag noch in ferner Zukunft, von einer Alternativbewegung war nirgendwo die Rede. Heute ist das alles wenigstens einer Minderheit von uns schon recht nahe gerückt. Auch linken Kreisen ist das herkömmliche Verständnis von der Revolution fragwürdig geworden, und immer mehr Menschen wird bewußt, daß nicht eine Erweiterung, sondern nur eine drastische Verringerung der Kompetenzen und Befugnisse staatlicher Organe grundlegenden Wandel bewirken kann.

So ergab sich im Sinne der geforderten «Ganzheitlichkeit» die Notwendigkeit, die Theorie so auszubauen, daß sie auch Wesen und Zielrichtung der

«Alternative» überzeugend zu erklären vermag. Das Modellbild des vierseitigen Pyramidenkerkers, mit dem ich unsere Gesellschaftsstruktur vergleiche, soll auch in dieser Hinsicht verdeutlichen helfen, worauf es ankommt.

Mir ist allerdings vorgehalten worden, wie «ungerecht» es doch sei, ausgerechnet *unsere* Gesellschaft (auf die ich mich ja überwiegend beziehe) so an den Pranger zu stellen. Ist es nicht die offenste und toleranteste Gesellschaft der jüngsten Geschichte? Wo gibt es heute mehr individuelle Freiheit als im westlichen Kapitalismus? Und hat der «Fortschritt» nicht unsagbares menschliches Leid gemindert und Millionen von uns das schwere Los unserer Vorfahren erspart?

Ich leugne es nicht – und ich gebe zu: die Entwicklung der modernen Wissenschaft und Technologie hat ebenso maßgeblichen Anteil daran wie auch die parlamentarische Regierungsform. Dies abzustreiten wäre tatsächlich ungerecht. – Als eine Tragik von immenser Reichweite aber betrachte ich es, daß der Fortschritt uns in der Tat die Instrumente beschert hat, das Leben endlich allgemein menschenwürdig zu gestalten – und daß wir doch bis heute total unfähig sind (von so wichtigen Randgebieten wie Eindämmung der Kindersterblichkeit oder des Hungers einmal abgesehen), sie entsprechend zu nutzen. Dies ist das Wesen dessen, was ich als die *abwehrbedingte «universelle Entartung»* bezeichne: im Ganzen gesehen ist die Situation, als benutzten wir einen Riesencomputer, um die Probleme des Großen Einmaleins zu lösen.

Ja, wir leben in Wohlstand, Freiheit und relativer sozialer Gerechtigkeit – während um uns herum die Welt unter der Knute brutaler Militärdiktatoren stöhnt und allenthalben sich nur eine wohlhabende Minderheit noch des Lebens einigermaßen erfreuen kann. Nur bei uns können Bücher wie dieses allgemein offen diskutiert werden. Und doch haben die einzelnen meist sehr wenig von alldem, was alltägliches, reales Lebensglück betrifft. – Wie ist das bei solch rasantem Fortschritt nur möglich? Und wieso wird es nicht besser? – Statt dessen steigern sich die Bedrohungen zusehends, und wer «Fortschritt» sagt, meint heute meist nur noch: Lösung der Energiekrise durch Kernkraft, mehr Wachstum durch Ausplünderung unseres Planeten, Steigerung der Rüstungsausgaben (USA 1980: 157000 Millionen Dollar – und das wird eben, da ich dies schreibe, noch durch 3000 Millionen aufgestockt!) – und ist deswegen noch längst kein faschistischer Bösewicht, sondern wahrscheinlich ein durchaus «verantwortungsbewußter» Politiker oder Industriekapitän.

Hier ist etwas schiefgelaufen – und um es je wieder einrichten oder bessern zu können, müssen wir zunächst klar erkennen, was und wieso. Ein solches Erkennen ist nur möglich in einem Ganzheitszusammenhang, der alle wesentlichen Phänomene des Lebens und der Natur gleichermaßen berücksichtigt. Und eben der ist uns verlorengegangen – und eben da beginnt unser aller Unglück.

Dies sagen, heißt noch längst nicht den Anspruch erheben, «das Ganze» als solches zu kennen, und darüber reden, heißt nicht, nun *die Wahrheit* verbreiten zu wollen. Der Philosoph Wittgenstein endet ein berühmtes Buch mit der treffenden Ermahnung, wovon man nicht reden könne, darüber solle man schweigen. Dies verstehe ich jedoch nicht im dualistischen Sinne, als Forderung: entweder – oder ... Es will, meine ich, vielmehr besagen: *du sollst Worte nicht für die Wahrheit halten*.

Die Wahrheit läßt sich in Bücher nicht einpacken – ja, auch ins Leben nicht. Denn sie ist noch größer als dieses: das Leben ruht in ihr. Worte können sie daher nicht «ausdrücken». Doch Worte können Verbindungen aufzeigen und dadurch den Hörenden helfen, ihr eigenes Leben wirksamer einzubinden in das, wofür es geschaffen ist – also auch allgemein: in die Schöpfung.

Ein geeignetes Wort, an rechter Stelle gesprochen und von vielen gehört, kann – noch immer – dazu beitragen, daß der Einfluß jener Mächte, die die Liebes- und Lebensfähigkeit der Menschen zerstören, ein klein wenig geringer wird.

In diesem Sinne möchte ich dieses Buch verstanden wissen: als Wegweiser – allenfalls eine notdürftige Brücke.

Den eigentlichen Weg mußt du selber gehen. Er ist lang, beschwerlich und voller Hindernisse: auch darauf möchte ich vorbereiten. Mach dich auf Mühe gefaßt. Doch sei versichert: Wenn dich dies nicht entmutigt, wird es lohnender sein als alles andere, womit du sonst dein Leben verbringen kannst.

Yulunga, Barkers Vale im nördlichen New South Wales/Australien, November 1980

Als Einleitung: Wieso eigentlich Tabu?

1. Das Tabu gegen die Freiheit

Unsere Unfreiheit in der Angst

Ein Tabu bedroht uns, bedroht die Menschheit. Wie eine Festungsmauer steht ein übermächtiges Denkverbot der Verwirklichung von Freiheit im Wege. Dieses Denkverbot zu durchbrechen, dessen Existenz mir selber erst nach Jahren des Lernens und Unterrichtens allmählich bewußt wurde, ist meine Absicht mit diesem Buch. Es will anregen, daß wir uns endlich den entscheidenden Fragen, von deren Beantwortung unsere Zukunft abhängt, in aller Konsequenz stellen.

Die erste Frage – denk einmal wirklich den Gedanken zu Ende: *was ist eigentlich Freiheit?* Hast du das Gefühl, tatsächlich frei zu sein in dieser Gesellschaft, in der doch die Freiheit von Rede und Versammlung, die Pressefreiheit, Freizügigkeit in Berufs- und Wohnsitzwahl und dergleichen verfassungsmäßig garantiert sind? In der wir auch von Hunger, Seuchen und Armut kaum noch bedroht werden? Ich nicht. Woran liegt das wohl? Bin ich einfach ein undankbarer Nörgler? – Aber denk mal weiter – an das, was dich alltäglich bedrückt und schon dadurch doch unfrei macht. Der tägliche Trott, angefangen mit allmorgendlichen Unlustgefühlen, die auch die Reklamemusik aus dem Radio sicher nicht ganz verscheucht – dann die Hetze des Berufsverkehrs, und anschließend vielleicht eintönige Arbeit, mürrische Vorgesetzte – überhaupt so viele unfreundliche Gesichter ringsum –, dazu die wohlvertrauten Sorgen: um Geld, um den Arbeitsplatz, die Karriere oder einfach um Anerkennung; schließlich auch familiäre Verpflichtungen, unbezahlte Rechnungen, einzuhaltende Termine: erweckt all das nicht irgendwie Angst? Und siehst du eine Möglichkeit, dies wirksam zu verändern – etwa durch Reformen unserer Institutionen? Brauchen nicht selbst Revolutionen offenbar Jahrzehnte, ehe die verborgenen (oder auch ganz offenkundigen) Alltagsängste von den Menschen genommen sind? Das sind eben nicht unbedingt Ängste vor Hunger, Krankheit oder auch Polizeiwillkür – es sind Ängste, wie sie schon durch die Grobheit oder den Tadel anderer, durch wichtige Verabredungen, kleine Versäumnisse oder das Zunichtewerden bescheidener Erwartungen wach werden – ganz zu schweigen vom täglichen Leistungsdruck, von Auseinandersetzungen mit Mächtigeren, von Schuldgefühlen, vom Alleinsein. Beispiele für das Wirken solcher Ängste sind etwa die Unfähigkeit, etwas Notwendiges endlich zu tun; oder: dem anderen offen die Meinung zu sagen; oder: auf seine Bedürfnisse einzugehen; oder: einen Fehler bzw. ein Versagen einzugestehen und dergleichen.

Am Schluß solcher Gedanken steht bei mir die Überzeugung: Der Begriff «Freiheit» hat keinen wirklichen Sinn mit Bezug auf *das Recht, irgend etwas zu tun*, wenn Freiheit nicht auch bezogen ist auf mein *Sein*. Und erst wenn ich frei wäre von jeglicher Angst, könnte ich andere Freiheiten wirklich genießen. Wieso steht das eigentlich nicht in der Erklärung der Menschenrechte? Müßten sie nicht mit dem Satz beginnen: «Ein jeder Mensch hat das Recht auf Freiheit von Angst»? Und weshalb setzt nicht eine «freiheitlich orientierte» Gesellschaft all ihre Mittel zuallererst für die Verwirklichung dieser Grundfreiheit für jeden einzelnen ihrer Bürger ein? Ja, weshalb ist über den unbestreitbaren *Einfluß der Angst* auf Wirtschaft und Politik, auf die Strukturen und Institutionen unserer Gesellschaft überhaupt so wenig bekannt? Sollte er etwa größer sein, als allgemein angenommen wird? Wie würde eine angstfreie Gesellschaft denn überhaupt aussehen?

Wenn es um die Angst geht, die dich doch überall ständig umgibt, kannst du bei einigem Nachdenken immer wieder auf solche Fragen stoßen. Fragen, die nicht nur schwer zu beantworten sind, sondern die bezeichnenderweise allgemein gar nicht erst gestellt werden. Eben da ist das eingangs erwähnte Tabu am Werk. Seine wesentliche Funktion ist es, eine grundlegende Beschäftigung mit der Problematik der Angst zu verhindern. Es stellt ein (gänzlich unbewußt wirkendes) Mittel dar, mit dem so vor allem die jeweils entscheidende Angst abgewehrt wird.

Da das Angst-Tabu die Wissenschaften nicht minder beherrscht als unser gesellschaftliches Leben allgemein, trägt es entscheidend dazu bei, daß vielen von uns selbst die elementarsten Lebenszusammenhänge, die sie selber betreffen, recht unklar sind und bleiben.

Die Verwirrung des Denkens über die Angst

«Wie unübersichtlich auch die Struktur einer Neurose sein mag, die Angst ist der Motor, der den neurotischen Prozeß in Gang setzt und in Bewegung hält» (Karen Horney[1]).

«Fast jeder Winkel menschlichen Verhaltens, so glaubt man, wird irgendwie von der Angst beeinflußt» (Eugene E. Levitt[2]).

1 «Der neurotische Mensch ...», S. 16/17.
2 «Psychologie der Angst», S. 10.

«Man kann um das Angstmotiv herum die ganze Tiefenpsychologie aufbauen. Das ist ein roter Faden, der sich nicht nur durch alle psychologischen Fragen hindurchzieht, sondern auch durch die Probleme der Religion, Philosophie, durch alles Nachdenken über den Menschen» (Josef Rattner[3]).

Aus solchen Zitaten, wie sie in psychologischen Büchern fast beliebig zu finden sind, geht hervor, daß sich die Wissenschaft vom Wesen des Menschen der überragenden Bedeutung der Angst durchaus bewußt ist. Seit langem steht fest: *Angst und ihre Abwehr sind entscheidende Faktoren in allen zwischenmenschlichen Beziehungen.* Dennoch konnte ein halbes Jahrhundert verstreichen, seit Freud seine Angsttheorie entwickelte[4], die er nach eigenem Eingeständnis niemals befriedigend zu Ende führte – und noch immer ist die Lücke nicht durch eine systematische neuere Theorie geschlossen. Der amerikanische Verhaltensforscher Levitt weiß in einem Kapitel «Theorien über die Grundlagen der Angst» lediglich von zwei Ansätzen zu berichten, die beide nicht recht befriedigen. Es handelt sich um die Weiterentwicklung der Freudschen Theorie durch die «Neo-Freudianer» H. S. Sullivan, Karen Horney, Erich Fromm u. a. in den Vorkriegsjahren und die Theorie der Experimentalpsychologen Dollard und Miller (1950).[5] Der Entwicklung einer Angsttheorie steht nach Levitt in der Verhaltensforschung die geringe «Zahl der erhärteten Tatsachen» im Wege – was ihn sogar bezweifeln läßt, ob die Angst «tatsächlich im wissenschaftlichen Sinn ‹existiert›» (Psychologie ...», S. 23 u. 15).

Für den Durchschnittsmenschen ist das gewiß keine Frage. Er kennt Angst – vielfache Ängste, und weiß sich darin nicht allein. Tatsächlich ist jüngst auch wieder mancherlei über das Thema geschrieben und veröffentlicht worden. Dennoch besteht das Tabu fort. Ja, das Gerede über die Angst verschleiert gerade die Tatsache, daß in fast allen diesen Veröffentlichungen die entscheidende Bedeutung des Angstproblems (nicht nur für den einzelnen, sondern für die gesamte Struktur unserer Gesellschaft) konsequent ausgespart bleibt.

So wird der Eindruck erweckt, Angst sei einerseits ein Problem psychisch kranker Menschen, wie es in der «Angstneurose» zum Ausdruck kommt: ein Thema für den Therapeuten oder allenfalls (so der Betreffende für religiöse Antworten offen ist) noch den Seelsorger. Und andererseits seien da eben *die* vielgestaltigen Ängste, wie sie immer wieder beschrieben werden («religiöse» Angst, «Existenzangst», «Schuldangst», «moderne»

3 «Psychoanalyse und Gruppenpsychotherapie ...», S. 39.

4 In «Hemmung, Symptom und Angst», 1926, GW XIV, S. 111 ff.

5 Siehe «Psychologie der Angst», S. 22 ff. Auch in W. von Baeyer u. a., «Angst», findet sich dazu keine befriedigende Ergänzung. Die erstaunliche Verworrenheit (und Mystifizierung) des Denkens über dieses Phänomen bestätigt W. F. Haug in seinem Aufsatz «Theorien über die Angst» (Das Argument 35, 1965).

Ängste, wie Examens-, Unfall-, Krankheitsangst usw.[6]). Diese sind zwar weit verbreitet und unangenehm, man kann aber im allgemeinen ganz gut damit zurechtkommen, ja, ein Übermaß davon läßt sich sogar nach wissenschaftlichen Trainingsprogrammen verlernen.[7]

Dieter Duhm, ein marxistisch orientierter Wissenschaftler, stellt eine Ausnahme unter den meisten über die Angst schreibenden Autoren dar. In seinem ersten Buch, «Angst im Kapitalismus», unternimmt er den streckenweise recht gelungenen Versuch, entscheidende Zusammenhänge zwischen der Angst und unserer alltäglichen Umwelt allgemeinverständlich aufzuzeigen und durchbricht damit das Tabu wenigstens ansatzweise. Letztlich jedoch verfällt auch er hier der Neigung, das Problem (diesmal auf der Ebene des Alltäglichen) zu vereinfachen: Angst ist bei ihm im wesentlichen die (durchaus gerechtfertigte) Angst vor etwas ganz Bestimmtem, nämlich vor anderen Menschen. Ich meine, daß auch diese Art, das Phänomen zu behandeln, seiner Bedeutung nicht entfernt gerecht wird. Wer sich selbst gegenüber ehrlich ist, braucht überhaupt nichts konkret Furchteinflößendes, um zu wissen, daß er Angst «hat» (auch wo diese sicherlich, in harmonischer Umgebung, nicht immer wirksam wird): die Frage, wovor, ist da im Grunde zweitrangig. Wer aber behauptet, gar keine Angst zu kennen – weil er *bestimmte* Ängste, wie die vor Krankheit, Unfall, Versagen oder anderen Menschen nicht verspürt –, der *hat* sie vermutlich trotzdem genauso, verfügt jedoch über eine wirksame Abwehr – und lügt, wenn er auch das bestreitet.

Ja, natürlich – wirst du jetzt vielleicht denken – gemeint ist also die «Urangst», jene unentrinnbare Gegebenheit, von der «es heißt, sie wäre wie die Triebe schon immer dagewesen und sei Teil der ursprünglichen menschlichen Ausstattung»[8]. Ein existenz-philosophisches Problem also, das uns ja schon bei Kierkegaard und dann bis zu Heidegger immer wieder begegnet?

Auch diese Beurteilung wird dem Phänomen kaum gerecht. Sie kann sogar dem Tabu auf gefährliche Weise dienlich sein. Insoweit nämlich die Angst als etwas naturgegeben Unwandelbares gilt, darf man, was sie anbetrifft, zumindest in der Gesellschaft guten Gewissens alles beim alten belassen – auch Angst gehört eben dazu, und wer könnte das ändern ...?

Ich meine, wir müssen hier etwas ändern. Und müssen zu diesem Zweck endlich aufhören, uns vor dem Berühren des heißen Eisens zu drücken – weil sonst bald alles in Flammen aufgehen wird. Im übrigen ist das Problem zwar äußerst unangenehm, doch grundsätzlich nicht unlösbar. Wir haben nur ein starkes Bedürfnis, es teils in die medizinische oder philosophische

6 Siehe das (allgemein recht informative) Buch von R. Lenné, «Das Urphänomen Angst».

7 Anleitungen hierzu siehe etwa in Henendorfer/Heil, «Angst überwinden».

8 F. Hacker, «Aggression», S. 152.

Ecke abzuschieben und im übrigen zu verharmlosen – weil wir uns vor den Konsequenzen einer möglichen Lösung so sehr fürchten. Und durchaus nicht zu Unrecht. Denn all das, was eigentlich noch an der Angst «mit dranhängt», was nahezu untrennbar zu ihr gehört und tatsächlich so schrecklich ist, daß ihm am einfachsten mit absolutem Verschweigen (also mit dem Tabu) begegnet wird, ist geradezu das Verhängnis der Menschheit selbst.

Ich hoffe, es gelingt mir zu zeigen, inwiefern und wieso, und was an diesem Sachverhalt vielleicht zu ändern ist.

Vielfältige Bezüge einer möglichen Angsttheorie

Zunächst geht es mir also darum, zu einer Beschäftigung mit den bis heute tabuisierten Fragen anzuregen. In diesem Sinne soll dies kein wissenschaftliches, sondern eher ein philosophisches Buch sein. Es soll einerseits aufschlußreiche Definitionen liefern, andererseits bestehende Verknüpfungen aufzeigen zwischen den verschiedensten Wissens- und Erfahrungsbereichen. Dazu gehört etwa auch der Zusammenhang zwischen Wirtschaftsstruktur, Psychologie und Ideologie – also: die Frage, wieso und inwiefern dem einzelnen das wirkliche Wesen seines gesellschaftlichen Daseins und das Ausmaß seiner tatsächlichen Unfreiheit so verschleiert bleibt. Dabei sind nicht nur die neuesten Erkenntnisse der verschiedenen Wissenschaftszweige (ebenso wie Berichte über klinische Beobachtungen) zu berücksichtigen, sondern auch die eigene Erfahrung.

Meine «Antworten» möchte ich nicht als objektive, zu erlernende Wahrheiten verstanden wissen, sondern als Vorschläge, an denen du deine eigene Erfahrung messen kannst – und welche du umgekehrt auf Grund dieser Erfahrung beurteilen müßtest. Dabei scheinen sie mir jedoch im ganzen eine brauchbare Theorie zu liefern, die wissenschaftlicher Überprüfung standhalten müßte. Das allerdings kann keine rein psychologische Theorie sein – da Angst eben nicht von allem anderen isoliert, einfach in mir da ist, sondern irgendwo herrührt und ja auch beträchtliche Auswirkungen hat. Hier zeigt sich, daß eine sinnvolle *Theorie der Angst* untrennbar verknüpft ist mit einer *Theorie über Kultur und Gesellschaft* – und dies wiederum führt notwendig zu einer *Theorie der Revolution*.

Wenn nämlich die tabuisierten Fragen tatsächlich gestellt werden, läßt sich die mögliche Bewältigung des Angstproblems als identisch mit einer Revolutionierung der Gesellschaft erkennen. Und umgekehrt wird sichtbar, daß wirkliche «Revolutionäre» nur solche Menschen sein können, die das Tabu zu durchbrechen entschlossen sind. Denn erst, wenn dir die Bedeutung der Angst auch bei dir selber bewußt geworden ist, kannst du ermessen, *wie* die Befreiung aussehen müßte, die unser Leben wirklich lebenswerter gestaltete.

Hier zeigt sich bereits deutlicher, weshalb das Tabu für die bestehende Gesellschaft so unentbehrlich ist. *Es soll deren unveränderten Weiterbestand sichern*, indem es die entscheidenden Fragen gar nicht erst aufkommen läßt.

Solche Fragen und die entsprechenden Antworten können von uns natürlich immer nur aus der Sicht unserer hiesigen Welt, der Sicht eines entwickelten Industriestaates, gestellt und gegeben werden. Die Probleme vor allem der Entwicklungsländer der «Dritten Welt» unterscheiden sich von den unsrigen in vielfacher Hinsicht. Manche äußeren Freiheiten sind dort möglicherweise zur Zeit nicht zu verwirklichen – und doch kann kein Zweifel bestehen, daß auch in diesen Ländern die allgemeine Befreiung von der Herrschaft der Angst oberstes Ziel sein müßte. Wie sie erreicht werden könnte: das Problem der Revolution also stellt sich hingegen dort völlig anders. Vor allem ist ja auch die Entfremdung, unter welcher die Menschen in jenen Gebieten leiden, anderer Art als bei uns.

Manchen Lesern mag der Begriff «Entfremdung» inzwischen recht abgegriffen vorkommen. Er ist jedoch wie kein anderer geeignet, Wesen und Auswirkungen der Angst zu verdeutlichen. Angst wirklich zu überwinden, müßte zweifellos heißen, als Mensch wieder «zu sich selbst» zu kommen. Die Aufhebung der Entfremdung in diesem Sinne jedem einzelnen weitgehend zu ermöglichen, scheint mir der eigentliche Sinn jeder anzustrebenden Befreiung.

1 **Freiheit** ist nur sinnvoll
als Freiheit von der Herrschaft der Angst

2 **Angst** und ihre **Abwehr** sind entscheidende Faktoren
in allen zwischenmenschlichen Beziehungen

3 Angst und Abwehr sind in unserer Gesellschaft weitgehend tabuisiert
Das Tabu soll den unveränderten Fortbestand
der bestehenden Gesellschaft sichern
indem es die entscheidenden Fragen gar nicht erst aufkommen läßt

Erster Teil

Ich – Selbst: Abwehr oder Liebe?

Wenn jemand stirbt, nicht das allein ist Tod.
Tod ist, wenn einer lebt und es nicht weiß.
Tod ist, wenn einer gar nicht sterben kann.
Vieles ist Tod, man kann es nicht begraben.
In uns ist täglich Sterben und Geburt.

Rainer Maria Rilke

Latente Angst: Relikt der traumatischen Vergangenheit

2. Unsere bleibende Furchtbereitschaft

Die Angstauslöser: Hilflosigkeit und Isolation

Was ist Angst wirklich, abgesehen von den alltäglichen Ängsten, die jeder kennt und leicht eingesteht? Die umfassende, verborgene, dem Tabu so total unterworfene Angst, von der hier vor allem die Rede sein wird: ist sie überhaupt faßbar?

Um zu verdeutlichen, muß ich zunächst differenzieren. Ein plötzlicher *Schreck*, wie er mich etwa befällt, wenn unvermutet ein Mann mit gezücktem Revolver auf mich zutritt: dies jedenfalls ist nicht gemeint.[1] Schließlich könnte es sich ebensogut um eine harmlose Spielzeugpistole handeln, oder es könnte da auch ein Freund unerwartet mit «Pengpeng!» seinen Daumen auf mich richten, ohne daß das Erschrecken geringer wäre. Aber selbst wenn der Schreck «berechtigt» ist – wie wenn ein Autofahrer plötzlich einen Gegenstand vor sich auf der Fahrbahn wahrnimmt –, ist in diesem Augenblick der Organismus mit der möglichen sinnvollen *Reaktion* auf die Wahrnehmung (Tritt auf die Bremse, Herumwerfen des Steuers usw.) vollauf beschäftigt. Für «Angst» bleibt erst hinterher, wenn die Gefahr vorüber oder das Unglück geschehen ist, überhaupt Zeit – als objektiv sinnlose Nachreaktion.

Die Verhaltensforschung operiert in ihrer Untersuchung «angstanalogen Verhaltens» bei Tieren mit Experimenten, in denen etwa Ratten andressiert wird, vor anfänglich in einem hellen Käfig empfangenen Stromschlägen in einen dunkleren, «ungefährlichen» Käfig zu flüchten – auch wenn später der helle Käfig nicht mehr unter Strom steht.[2] Wiederholte (oder auch besonders intensive) Schreck- oder Schockerfahrung kann also zum *Erlernen* einer Art von Angst *führen, d. h. zur Erwartung, daß unter bestimmten*

1 Was Verhaltensforscher irreführend gern als «sinnvolle Angstreaktion» ausgeben: «Wir erkennen eine Gefahr und werden blitzschnell und automatisch in einen Zustand angespannter Aufmerksamkeit versetzt» («Angst überwinden», S. 10) ist auch im allgemeinen Sprachgebrauch *nicht* «Angst», sondern allenfalls «Schreck».

2 Über dieses von N. E. Miller entwickelte Experiment siehe W. v. Baeyer u. a., «Angst», S. 59.

Umständen etwas Unangenehmes geschehen wird – so daß diese Umstände zu vermeiden sind. Solange man sich in dieser Situation tatsächlich zu helfen weiß, die Vermeidung also gelingt, ist das jedoch kein Problem.

In dem erwähnten Experiment zeigen angstanaloges Verhalten (durch Urinieren, Sich-auf-dem-Boden-Krümmen usw.) unter bestimmten Umständen nur diejenigen Tiere, die nicht gelernt haben, sich aus dem hellen in den stets reizfreien dunklen Käfig zu flüchten. In der Natur entspräche ihrer Situation nicht die eines Tiers, das erfolgreich vor Menschen die Flucht ergreift, sondern die desjenigen, das sich ausweglos von Jägern umstellt sieht, sich also nicht mehr zu helfen vermag.

Bei einigem Nachdenken wirst du sicher auch aus eigener Erfahrung bestätigen können: am akuten Angstzustand ist stets das Gefühl beteiligt – 1., nicht zu wissen, wie sich das Unangenehme vermeiden läßt – und 2., von anderen, die vielleicht helfen könnten, isoliert zu sein. Dieses Element von *Hilflosigkeit und Isolation* in der Angst scheint mir überhaupt das wesentliche. Es wird beispielsweise auch die Reaktion eines Reisenden bestimmen, der im Flugzeug bei jedem Schwanken und jeder Veränderung des Motorengeräusches ein unangenehmes Gefühl in der Magen- oder Herzgegend verspürt. Es gibt für ihn keinerlei Möglichkeit der Selbsthilfe, und er ist auf seinem Sitz auch isoliert von anderen, die helfen oder auch nur das Beunruhigende erklären könnten: daher hat er Angst. Ganz anders die Situation des Flugkapitäns. Selbst bei tatsächlicher Gefahr (etwa Motorenschaden) wird er allgemein noch über gewisse Handlungsmöglichkeiten verfügen – und ist dann viel zu beschäftigt damit, sie anzuwenden, um das zu verspüren, was wir Angst nennen könnten (vorausgesetzt, es werden auch keine unbewußten Erinnerungen an vergangene Hilflosigkeit verspürt!)

Zwar mögen selbst in der Lage des Flugkapitäns noch gewisse körperliche Symptome auftreten, die auch akute Angst oft begleiten, wie Herzklopfen, Schweißausbrüche, Erbleichen und andere Anzeichen erhöhten Hormonausstoßes der Drüsen. Solche vegetativen Erscheinungen jedoch stellen sich bekanntlich sogar in Situationen ein, die nicht wirklich als bedrohlich empfunden werden – etwa beim Ansehen eines spannenden Kriminalfilms. Es sind ererbte, instinktive Überbleibsel aus einer Zeit, in der sie dem Menschen bei der Überwindung körperlicher Bedrohung noch nützlich sein konnten. Sie *können* zwar ein tatsächliches Angsgefühl anzeigen, müssen das jedoch keineswegs.

«Situationsangst» und Furcht»

Philosophen seit Kierkegaard und manche Psychologen suchen immer wieder zwischen «Angst» und «Furcht» zu unterscheiden. Unter *Furcht* verstehen sie im Gegensatz zur *Angst* eine «angemessene» Reaktion auf eine offenkundige und benennbare Bedrohung. Diese Unterscheidung wird heute von den meisten Autoren abgelehnt, weil es tatsächlich oft kaum möglich ist, die jeweilige Bedrohung konkret zu benennen – und wer wollte dann die «Angemessenheit» einer Reaktion darauf bestimmen? Wenn ich mich etwa in eine Versammlung von Menschen nicht hinein «traue» – habe ich dann (berechtigte) *Furcht* vor dem Angestarrtwerden oder *Angst* vor irgendwelchen unvorhersehbaren Reaktionen der Menge oder was sonst? Und wie verwandelt sich die (unangemessene) Angst eines Flugreisenden in (angemessene) Furcht, wenn das Flugzeug in ein Gewitter gerät – wo läge die Grenze?

Mir scheint, das Kriterium für eine vielleicht noch sinnvolle Unterscheidung ist nicht in dieser Art Angemessenheit bzw. der Konkretheit der Gefahr zu finden. Viel wesentlicher ist, ob das erwähnte Gefühl von *Hilflosigkeit und Isolation* im Spiel ist oder nicht. Ich kann z. B. sagen: Ich *befürchte* eine Hungersnot und treffe daher geeignete Vorsorgemaßnahmen (welche schließlich die Furcht auch verringern müßten). Werden jedoch die Nahrungsmittel knapp, und ich habe weder Vorräte noch Geld oder hilfreiche, bessergestellte Freunde, bin ich möglicherweise, auf Grund meiner Hilflosigkeit, der *Angst* vor dem Verhungern ausgeliefert. Oder in dem erwähnten Fall: der Flugreisende hat *Angst*, der Flugkapitän beim Ausfall der Motoren allenfalls *Furcht*. *Furcht* ist, was ein Tier zur Flucht, ein Kind in die Arme seiner Mutter treibt – und wenn es sich auf diese Weise geholfen hat bzw. nicht mehr isoliert ist, ist der Fall tatsächlich oftmals erledigt.

«Furcht», in diesem Sinne verstanden, hat also noch eine nützliche Alarm- oder Warnfunktion, indem sie zum Ergreifen sinnvoller Maßnahmen aktiviert. Ein Kapitän in Seenot, ein Chirurg bei einer schwierigen Operation, ein Bergsteiger in kritischer Lage mögen derartiges empfinden. Noch aber wissen sie, wie sie sich verhalten können. Sie sind daher zielgerichtet aktiv; Verstand und Erfahrung helfen ihnen, die Gefahr abzuwenden; für Emotionen bleibt wenig Raum. Sind hingegen die gefahrabwehrenden Verhaltensmöglichkeiten erschöpft, ohne ihr Ziel erreicht zu haben, tritt eine tatsächliche Hilflosigkeit auf. *Jetzt* ließe sich vielleicht sagen: sie haben Angst – im gleichen Sinne wie ein der jeweiligen Bedrohung hilflos ausgeliefertes Tier oder Kind. Diese Angst kann nun durchaus angemessen sein, also von der Bedrohlichkeit der realen Situation her berechtigt. Man spricht daher in einem solchen Fall auch von «Situationsangst» (was das gleiche ist wie «Realangst»).

Von einer sinnvollen Funktion läßt sich hier kaum noch reden[3]: wie im Gefühl völliger Hilflosigkeit im Grunde *jede* Maßnahme zur Vermeidung

3 Der Abschnitt mit der Überschrift «sinnvolle Angst schützt» in «Angst überwinden» (S. 10) scheint mir ein Musterbeispiel für verworrenes, irreführendes Denken zu diesem Thema.

der Bedrohung sinnlos erscheinen muß, so neigt Angst immer dazu, die Aktivität des von ihr Befallenen zu lähmen. Auch eine noch so angemessene Situationsangst kann daher häufig eine falsche Reaktion zur Folge haben.

Das neurotische Element in der Angst

Nun kann durch eine bestimmte Situation oftmals ein (von Angst nicht zu trennendes) *Gefühl* von Hilflosigkeit und Isolation wachgerufen werden, welches von der Situation her überhaupt nicht berechtigt ist. Bei manchen ist das vielleicht in einer friedlichen Menschenmenge der Fall, bei anderen in einer Prüfung, auf die sie bestens vorbereitet sind. Oder denk an die wohlhabenden Leute in gesicherten Umständen, die dennoch ständig Maßnahmen gegen Notlagen treffen: auch solches Verhalten läßt auf ein *Gefühl* von Bedrohung durch Hilflosigkeit und Isolierung angesichts unvorhersehbaren Mangels schließen. Ähnlich im Falle der Furcht eines jungen, kerngesunden Menschen vor Krankheit – oder vor anderen, Älteren, selbst wenn diese ihm wohlgesonnen sind.

Die Gefahr, von der sich hier jeweils sprechen ließe, ist innerer, psychischer Art. Das trifft nach Freud auf «neurotische Angst» stets zu. Als das neurotische Element versteht Freud dabei den Überschuß von Angst über das durch die Bedrohung gerechtfertigte Maß hinaus. Wenn scheinbar grundlose Angstzustände sehr häufig oder bei bestimmten Gelegenheiten besonders intensiv auftreten, ist dies ein Anzeichen schwerer Neurose. Man spricht in solchen Fällen auch von «Phobie». Eine solche wird allgemein nur durch bestimmte Umstände ausgelöst: es gibt Schmutz-Phobien, Insekten-Phobien, Vögel-Phobien, Straßenbahn-Phobien usw. Die Psychologie kennt ferner den Begriff der «freiflottierenden Angst»: diese ist im Grunde allumfassend, auf das gesamte Dasein bezogen. Damit sie jedoch nicht *ständig* erfahren werden muß, wird sie (sozusagen willkürlich) an eine spezifische Situation gebunden. Der Organismus schützt sich vor ihr, indem er sie z. B. nur noch als Platzangst oder eine andere Art von Phobie erlebt.

Wir können freilich davon ausgehen, daß auch in einer (angesichts der Bedrohung völlig gerechtfertigten) Situations-Angst *Erinnerungen* an vergangene Hilflosigkeit und Isolierung wachwerden, welche die Gefahr größer erscheinen lassen, als sie tatsächlich ist. Ein gewisses neurotisches Element kommt also wohl in fast jeder Angst mit zum Vorschein. Dies hängt entscheidend mit den Umständen zusammen, unter denen das Angsthaben erstmals erlernt wird.

Eines der hervorstechendsten Merkmale der Angst ist das höchst unterschiedliche Ausmaß, in welchem verschiedene Personen angesichts der gleichen Bedrohungssituation von ihr betroffen werden. Tatsächlich ist kaum eine Situation vorstellbar, und sei sie so schrecklich wie Belagerung, Folter oder drohende Hinrichtung, der einzelne Menschen nicht angstfrei widerstanden hätten – und andererseits kaum ein noch so banaler Anlaß, vom Zahnarztbesuch bis zum Ansprechen von Fremden oder einem Kuß, der bei anderen nicht schon die heftigsten Ängste auslöste. Ganz offensichtlich ist Angst jeweils individuell «gelernt». Das will sagen: eine jede Bedrohungssituation (oder was immer als solche empfunden wird!) erinnert an jenen Zustand, in dem das allererste Mal *völlige Hilflosigkeit und Isolation* erfahren und mit Angst darauf reagiert wurde. Die Intensität der *damaligen* Empfindungen (die jetzt ganz unbewußt wieder wach werden) ist im konkreten Fall für das Ausmaß der empfundenen Angst weit bestimmender als Art oder Umfang der tatsächlichen Bedrohung.

Angst ist also im wesentlichen nicht vererbt (das mag lediglich für eine gewisse Sensibilität zutreffen), sondern gelernt: Umwelterfahrungen sind maßgeblich für ihre ursprüngliche Entstehung. (Daher wird das Angstproblem auch ohne Veränderung der Umwelt niemals zu lösen sein.) Wie ich schon andeutete, kann auch die Wirkung eines Schrecks bzw. Schocks dazu beitragen. Ähnlich wie in den erwähnten Millerschen Rattenexperimenten werden hier durch Assoziation mit der Erinnerung an den ursprünglichen Schock auch der Ort und gewisse entscheidende Begleitumstände als Gesamtgefahrenquelle gelernt. Ein Kind, welches einmal durch einen bellenden Hund stark erschreckt wurde, kann dadurch beispielsweise lernen, sich auch vor ganz friedlichen Hunden zu ängstigen. Oder: ein Überfall auf einen Menschen, der ursprünglich nur Schock (ohne eigentliches Angstempfinden) auslöste, kann bewirken, daß dem Überfallenen später, selbst wenn er sich bewußt kaum an etwas erinnert, die Straßenecke regelmäßig Angst einflößt.

In der Regel wird in solchen Schrecksituationen natürlich keinerlei Möglichkeit der Selbsthilfe mitgelernt. Im Gegenteil: die Erinnerung an das im Moment des Erschreckens empfundene hilflose Ausgeliefertsein an eine Gefahr – diese Erinnerung bleibt unter Umständen lebenslänglich. Sie lagert von nun an dicht bei der (womöglich gleichfalls verdrängten) Schreckerinnerung im Unbewußten – sozusagen sets «auf Abruf» bereit, bei entsprechender Assoziation sofort wieder zum Vorschein zu kommen. Diese bleibende Furchtbereitschaft nenne ich daher *latente Angst*. Damit ist gesagt, daß der von ihr Befallene sie grundsätzlich *immer* «hat», auch wenn sie sich nur bei Gelegenheit tatsächlich «meldet». (Du sagst ja auch etwa: «Ich *habe* Angst vor Hunden» – und meinst dann: egal, ob sie eine Gefahr darstellen oder nicht.) Latente Angst zeichnet sich gerade dadurch aus, daß sie von einer bestimmten äußeren Gefahrensituation unabhängig ist.

Mit jeder einzelnen Schreck- oder Situationsangst-Erfahrung vermehrt sich die Zahl der mit solcher Erfahrung verknüpften Assoziationen, d. h. der im Gehirn fixierten Verbindungswege zu der Erinnerung an hilfloses Bedrohtsein. So wird der Vorrat an latenter Angst gesteigert, um von nun an bei jeder entsprechenden Gelegenheit wachgerufen zu werden. Ihr Maß bestimmt also die Ängstlichkeit bzw. Angstanfälligkeit des Betreffenden und wird auch die Intensität jeder späteren Situationsangst mitbestimmen.

Das eigentlich Fatale an dem ganzen Mechanismus ist nun folgendes: Die entscheidendsten Schreck- und Angsterlebnisse begegnen dir unweigerlich als Kleinkind. Ein allein gelassener Säugling ist tatsächlich vollständig hilflos. Er kann das, was ihm geschieht, nicht einmal verstehen; er ist völlig unfähig, schwierige neue Erfahrungen in seine bisherige Erfahrungstotalität einzubeziehen und so zu «verarbeiten». Vielmehr werden in diesem Alter, da die Fähigkeit der Sprache und somit des rationalen Denkens noch unentwickelt ist, die Verbindungen zwischen den einzelnen Hirnnervenzellen erst festgelegt: Assoziations- und Empfindungsmuster, die später wirksam werden, prägen sich jetzt erst aus. Zudem ist der Säugling auch tatsächlich in hohem Maße gefährdet: ohne Fürsorge wird er umkommen.

Eine solche Situation erzeugt ein körperliches Schmerzgefühl, für welches Arthur Janov den Begriff *Urschmerz* geprägt hat.[4] Dieses intensive Schmerzempfinden ist für den kindlichen Organismus zu umfassend, bedrohlich und unverstehbar, um von ihm ohne möglichen Schaden voll gefühlt zu werden. Es wird nur andeutungsweise gefühlt (wie der Schmerz des Verbrennens, wenn ich meinen Finger schnell vom heißen Ofen zurückziehe). Im nächsten Augenblick schon greift der Organismus, ganz automatisch, zu einem Ablenkungsmanöver – der allein gelassene Säugling etwa konzentriert sich total auf sein Schreien, bis er einschläft. Das heißt, Schmerz und Angst werden «verdrängt». Zu bedrohlich, um wirklich gefühlt worden zu sein, bleiben sie im Organismus dennoch bestehen (konkret zumeist in der Form muskulärer Verspannungen) – und bleiben verknüpft mit der ursprünglichen Situation, die den Schmerz auslöste. Jede spätere ähnliche Situation wird diese Verspannungen aktivieren und damit beunruhigend an das Vorhandensein des nun zu «Urschmerz» gewordenen Schmerzes erinnern.

Latente Angst, die mit Urschmerz zwangsläufig einhergeht, funktioniert daher auf einer rein emotionalen Ebene, die noch nicht (und also auch später nicht) der Kontrolle des bewußten Denkens bzw. des Willens untersteht. Ich mag mir als Erwachsener noch so oft sagen: «Die Situation ist ja gar nicht gefahrvoll» – solches Wissen allein kann eine einmal vorhandene

4 Siehe «Der Urschrei» und die anderen Werke von Janov.

Angst nicht vertreiben. (Möglich wäre allenfalls ein allmähliches Umlernen, wie es die Verhaltenstherapie anstrebt.) Sie bleibt und wacht darüber, daß der Organismus in jeder annähernd ähnlichen Situation (die also etwa der Verlassenheitserfahrung des Säuglings ähnelt) ähnlich abwehrend reagiert. Das ist nun tatsächlich auch nötig, um den (Ur-)Schmerz nicht neu fühlen zu müssen.

Angst, Urschmerz und diese unterste Stufe der Abwehr bilden so ein einziges, unauflösliches Knäuel von Blockierung, im Unbewußten wie im muskulären Bereich. Mit dieser Beeinträchtigung seines seelisch-körperlichen Gefühls werden das Kind und der Erwachsene dann leben müssen, solange die ursprüngliche Angst ungefühlt bleibt.

Natürlich ist das Phänomen der latenten Angst, obwohl aus verständlichen Gründen tabuisiert, den Psychologen nicht verborgen geblieben. Sie ist ohne Zweifel mit dem gemeint, was Levitt als «chronische Angst» bezeichnet – worüber er schreibt, solch «ständige Angst von geringer Intensität» werde «sozusagen nie zugegeben» («Psychologie ...», S. 21). (Dabei trifft der Ausdruck «geringe Intensität» nur das wenige, was dem Betroffenen davon bewußt wird.) Und Karen Horney bezieht sich mit dem Begriff der «Grundangst»[5] eindeutig auf einen Zustand besonders umfassender und intensiver latenter Angst. Was jedoch in der Regel verschwiegen und ununtersucht bleibt, ist die allgemeine Verbreitung des Phänomens – in anderen Worten: *daß latente Angst wohl in jedem einzelnen von uns steckt* und damit praktisch jede Art von Angstreaktion beeinflußt. Auch wenn du womöglich von traumatischen (d. h. unvollständig gefühlten, verdrängten) Kindheitserlebenissen weitgehend verschont geblieben bist, wirst du dennoch mit Sicherheit seit deiner Säuglingszeit eine gewisse, und später weiter angewachsene, Last von Urschmerz und latenter Angst mit dir herumschleppen, die dir das Leben schwermacht. Wenn wir von «neurotischer Angst» sprechen, meinen wir normalerweise lediglich den Fall einer Person, deren Last besonders groß und/oder nur unwirksam abgewehrt ist.

Der Vergangenheitsbezug von Angstreaktionen

Der Vorgang des Angst-Bekommens könnte im Einzelfall etwa folgendermaßen aussehen[6]:

Ich mache die Wahrnehmung X – das kann z. B. ein Hund sein. Diese wird jetzt mit früheren Wahrnehmungen verglichen, deren Erinnerung in Form von Begriffen im Hirn gespeichert ist. Wenn der Begriff X (= Hund)

5 Siehe «Der neurotische Mensch ...», S. 58f.

6 Über die entsprechenden Vorgänge im Gehirn siehe «Anatomie der Neurose», S. 73f.

bereits vorhanden ist, so genau in der Form, in der sich seine ursprüngliche Wahrnehmung ausnahm: auf diese Weise bin ich sozusagen «vorprogrammiert». Das bedeutet: war die ursprüngliche Erfahrung von X mit Schmerz, Schrecken oder Angst verbunden, so ist auch der ihr entsprechende Begriff damit verknüpft. Der in der neuen Wahrnehmung stattfindende Vergleich begnügt sich nun mit bestimmten charakteristischen Ähnlichkeiten – sind diese Wesensmerkmale («Hund» allgemein) gegeben, so findet die Identifizierung statt. In ihr werden nun aber auch (und vor allem) die emotionalen Assoziationen mitübertragen, also die Erinnerung an das, was die ursprüngliche Wahrnehmung begleitete: Schrecken oder Schmerz oder auch ein Gefühl des Ausgeliefertseins, dessen Ursprung noch viel weiter zurückliegen mag – eben alle latente Angst, die einmal damit in Verbindung stand. Habe ich also X beim ersten Kennenlernen als schreckenerregend wahrgenommen, so wird X mir immer angst «machen» – bis vielleicht einmal ein Verlernen möglich wird.

Das solchermaßen (anscheinend) Gefürchtete und die jeweilige Angstempfindung stehen also nicht unbedingt in direkter Kausalverbindung: der «Grund» der in unserem Fall auftretenden Angst ist nicht X (der wahrgenommene, vielleicht ganz friedliche Hund): es sind die verdrängten Schrekkenserinnerungen in mir, die mit der Wahrnehmung X assoziiert sind und bleiben. Auch Situationsängste werden so weit eher von der jeweiligen inneren Verfassung bestimmt als von den äußeren Gegebenheiten. Diese dienen lediglich als *Auslöser* dessen, was latent *in mir* ist.

Unser Problem ist nun, daß das Hauptmaß an unerlebt verdrängter Angst unweigerlich aus der Kindheit stammt. Von jener Zeit her bleibt es mit Situationen verknüpft, die dem Erwachenen längst nicht mehr gefährlich werden können (wie Einsamkeit, tyrannische Autoritäten, Fremde, die Abwesenheit liebevoller Bezugspersonen etc.). In Form latenter Angst, die mit abgewehrtem Urschmerz einhergeht, tragen wir buchstäblich die unvollständig erfahrenen («unverarbeiteten») Bedrohungssituationen aus der Kindheit ständig mit uns – als permanente Warnungen, die häufig gar nicht mehr angebracht sind. Und das ist schlimm: denn unser fortdauerndes gefühlsmäßiges Reagieren auf *Vergangenes* läßt buchstäblich keinen Raum mehr, um die Erfordernisse des *Hier und Jetzt* zutreffend zu erkennen, geschweige zu erfüllen.

Obwohl solches Angstgefühl im Grunde eine vergangenheitsbestimmte Reaktion ist, hat es deswegen dennoch eine gewisse Berechtigung. Denn auch eine an sich nicht bedrohliche Situation *erinnert* eben an den verdrängten (und daher als gefährlich empfundenen) Urschmerz. So mag eine Frau einen heftigen Angstanfall haben, weil sie (völlig grundlos) «befürchtet», ihr Mann wolle sie verlassen: er hat ein unfreundliches Wort geäußert. Die maßgebliche latente Angst ist dabei die vor der Erinnerung an eine Verlassenheitssituation der Kindheit. Der eigentliche Grund ihres Anfalls ist also ein (von daher stammender) Urschmerz, den die Worte ihres Mannes lediglich an die Schwelle des Bewußtseins gerufen haben.

Die Alarmfunktion, wie sie ursprünglich der Schreck hat, ist hier gewissermaßen pervertiert: die verspürte Bedrohung ist in Wirklichkeit nur eine Gefährdung des seelischen Gleichgewichts. Sie erfolgt durch die *eigene* Last von Urschmerz und latenter Angst, welche die (an sich ungefährliche) Situation irgendwie mobilisiert. Das entsprechende Angstverhalten bezweckt hier also nicht die Vermeidung äußerer Gefahr, sondern die *Aufrechterhaltung der Verdrängung* in mir. Also, Stützung der Abwehr – nämlich: Inanspruchnahme jener Mechanismen, die einstmals zur Vermeidung der vermeintlichen Bedrohung entwickelt wurden. Indem diese Abwehrmechanismen vom Vorhandensein einer Bedrohung zeugen, bestätigen sie natürlich selbst ihre eigene Notwendigkeit. Allein damit lassen sie eine ungetrübte Erkenntnis der Gegenwart gar nicht zu.

So spielt die Frau in unserem Beispiel vielleicht ihrem Mann gegenüber ständig die Rolle der schutzbedürftigen Anfälligen, damit er sie nicht verläßt. Dieses Ersatz-Ich darf nicht in Frage gestellt werden (etwa indem man die Frau auf die in ihr steckenden gesunden Möglichkeiten ihres eigentlichen Selbst hinweist), denn damit wäre ihre ganze Abwehr bedroht.

Es gibt also mehrere Arten, ja Schichten von latenter Angst. Diese richtet sich gegen verschiedene Arten von Bedrohung – nämlich durch: 1. *Urschmerz* (bzw. das Erwachen verdrängter, schmerzerregender Angsterinnerungen an Situationen der Hilflosigkeit und Isolierung); 2. die *Beschädigung der Abwehr*; 3. die (in der Abwehr verleugnete) *Realität*, insbesondere die mögliche Wahrnehmung des *eigenen, unneurotischen Selbst* (die mein Abwehrverhalten in Frage stellen müßte) und 4. auch *Schuldgefühle*, die mit dem realen Selbst verknüpft sind, wo immer dieses von den Erziehern nicht anerkannt wurde. Das ist hier sehr schematisch gesagt; die folgenden Kapitel sollen verdeutlichen, wie es gemeint ist.

Der Neurotiker, der über besonders viel Urschmerz verfügt und daher ein starkes Abwehrsystem braucht, ist für diese inneren Bedrohungen besonders anfällig: Latente Angst wird bei ihm immer wieder wirksam. Ironischerweise lenken nun aber seine Reaktionen darauf ihn von der wirklich gegenwärtigen (äußeren) Gefahr nur ab. Ja, oft ruft er durch sie geradezu jene Situation erst hervor, die er doch vermeiden will (und auch hierin liegt, wie schon angedeutet, eine Art System).

So bewirkt unsere anfällige Frau zwar vielleicht durch ihren Angstanfall eine liebevolle Reaktion ihres Mannes – worauf Urschmerz und latente Angst sich vorläufig wieder zurückziehen. Doch bei nächster Gelegenheit, sobald die innere Bedrohung wieder spürbar wird, folgt ein neuer Anfall. Und die häufigen, äußerlich nicht gerechtfertigten Anfälle mögen so ein tatsächliches Verlangen ihres Mannes, sie zu verlassen, überhaupt erst wachrufen. Auch *seine* psychische Belastung wird ja immer größer und verlangt nach Abwehr.

Karen Horney zeigt in ihrem Buch «Der neurotische Mensch unserer Zeit» an vielen Beispielen, wie beim Neurotiker die ständige Abwehr besonders intensiver latenter Angst (sie spricht von «Grundangst») ständig neue Angst erzeugt. Der Mechanismus ist, wie du leicht erkennen wirst, wenn du das Buch liest, sehr kompliziert und vielfältig. Allgemein aber läßt sich wohl sagen, daß die extreme latente Angst, die *jeder* Neurose zugrunde liegt, selber die eigentliche Gefahr für den Neurotiker darstellt. Denn Situationsangst und latente Angst verstärken einander gegenseitig. Latente Angst bewirkt so immer wieder neue Situationsängste und steigt dadurch ihrerseits ständig an – ein kaum zu durchbrechender Kreislauf. So vergiftet sie schließlich auch harmlose Situationen; und die zu ihrer Abwehr angewandten Mittel dienen einer Beruhigung, welche nie andauern kann (wie in unserem Beispiel). Ja, auf längere Sicht hin erreichen sie meist das genaue Gegenteil des angestrebten Zwecks.

Dauerhaft überwinden ließe sich Angst nur durch bewußtes Konfrontieren der jeweiligen Bedrohung, sei diese nun innerer Art oder äußerlich. Eine offenbar gerechtfertigte Situationsangst (etwa vor einem Schiffsuntergang bei einem Orkan) wird, so unangenehm sie sein mag, nach dem Abklingen der Bedrohung nicht andauern[7] – vorausgesetzt, daß sie bewußt durchlebt wurde. Nur durch erfahrende Auseinandersetzung mit der gefürchteten Wirklichkeit kann die Bildung weiterer latenter Angst auch im späteren Leben vermieden und allgemein ihre Wirksamkeit eingeschränkt werden. Aber eben dem auszuweichen ist die Vollzeitbeschäftigung des neurotischen Menschen.

Die Formen der Todesangst

Zum Schluß möchte ich noch kurz auf die Todesangst eingehen. Es gibt nämlich eine Auffassung, derzufolge Angst im Grunde immer eine Todesangst ist bzw. eine Angst vor dem «Todestrieb»[8]. Mit solchen Aussagen müssen wir allerdings vorsichtig sein, besonders, solange nicht genau feststeht, was etwa mit «Todestrieb» eigentlich gemeint ist.[9] Wenn Freud vom

7 Sie fällt daher auch kaum unter das Tabu. Viele Situationsängste (z. B. vor Prüfungen oder Bühnenauftritten, Flugreisen, Krieg, Wirtschaftskrisen etc.) sind durchaus «salonfähig», obwohl, wie Duhm hervorhebt («Angst im Kapitalismus», S. 126), auch hierfür meist verschleiernde Ausdrücke gewählt werden, wie «Lampenfieber», «flaues Gefühl», «Besorgnis» usw.

8 Siehe «Psychologie der Angst», S. 133.

9 Die Triebproblematik allgemein behandle ich im folgenden Kapitel.

Todestrieb sprach, meinte er damit ja nicht einfach eine Art angeborener Sehnsucht nach dem Tode. Norman O. Brown weist in seiner Besprechung der Freudschen Triebtheorie auf den engen Bezug zwischen Tod und Individualität hin.[10] Die Voraussetzungen jenes Lebensprozesses, der im Tod seinen Abschluß findet, ist, daß der Mensch sich zunächst als Einzelwesen realisiert. Der Tod ist etwas sehr Persönliches, Nichtkollektives; und er ist ohne vorheriges individuelles Leben nicht denkbar.

«Angst vor dem Todestrieb» könnte also auch heißen: Angst vor dem Vereinzelungsprozeß, oder: vor dem *Leben* als Einzelwesen, das unaufhaltsam dem Tode entgegenstrebt. In der Tat ist latente Angst ja auch *lebens*-feindlich: Der intensive Angstzustand bewirkt selber gewissermaßen ein «Totsein bei lebendigem Leibe», indem darin *jede* Art von Triebäußerung blockiert ist. Aber in diesem unnatürlichen Zustand verliert nun auch der Tod in gewisser Weise seinen Schrecken. Denn wird das Leben, welchem er ein Ende setzt, selber als solches kaum mehr erfahren, dann ist es auch relativ gleichgültig, ob oder wann es endet. Unter Soldaten im Kampf mag eine solche Haltung der Abstumpfung besonders verbreitet sein; aber ich glaube, bei uns ist sie auch normalerweise nicht ganz selten. Ob ich nun sage, der Grund für die Abstumpfung sei Angst vor dem Tode oder Angst vor dem Leben, bleibt sich gleich: in jedem Fall wird hier die normale Triebtendenz *aus Angst* (und *in* dieser Angst) abgelehnt. Mit dem an sich schrecklichen Gefühl, kaum noch lebendig zu sein, findet man sich irgendwie ab, weil es noch weit angsterregender wäre, das Leben mit all seinen Konsequenzen zu ergreifen.

Ist die Abstumpfung weniger extrem, erkennen wir in der Todesangst die Furcht davor, das im Grunde nicht «gehabte» Leben bald endgültig versäumt zu haben. Aber das Leben zu ergreifen, erscheint auch hier als nicht minder bedrohlich, weil dies den Sprung in (nie gelernte) Abwehrlosigkeit weitgehend voraussetzte. (In diesem Sinne ist Todesangst nach Reich mit «unbewußter Orgasmus-Angst» identisch – siehe «Entdeckung des Orgons», S. 119). Die Folge: eine besonders intensive latente Angst, die, wo sie sich nicht mehr verleugnen läßt, gern als «existentielle Angst» in philosophische Bereiche abgeschoben wird. Eine solche Empfindung läßt abwehrloses, erfülltes Leben nicht mehr zu.

Ohne latente Angst schiene mir zweifelhaft, ob Todesangst überhaupt möglich wäre. Der Mensch wäre dann ja mit dem Leben, mit lebendiger Erfahrung ständig voll ausgefüllt. Darin jedoch hat der Tod keinen Raum, da er erst (genau) dann eintritt, wenn diese Erfahrung geendet hat.

Wir können nun natürlich auch mit Bezug auf den Tod unterscheiden zwischen Schreck, Furcht, Angst und übermäßiger, neurotischer Angst. Ein *Todesschreck* hat Signalfunktion angesichts einer wirklichen Gefahr.

10 Siehe «Zukunft im Zeichen des Eros», Kap. 8, insbes. S. 127ff.

Er treibt den Organismus zu intensiven Maßnahmen, der Bedrohung zu entrinnen – die dann, wenn er damit überfordert ist, in Schock, also völligem Zusammenbruch, enden. *Todesfurcht* wäre die Wahrnehmung der Todesgefahr bei Kenntnis einer Möglichkeit, ihr zu begegnen. Auch hier ist die Signalfunktion noch erhalten. Ähnliches gilt in gewissem Maße sogar allgemein für Sterbende.

Klinischen Beobachtungen zufolge [11] wehrt sich hier der Organismus zunächst gegen das Aufhören, das Aufgebenmüssen all seiner Gewohnheiten. Dann aber schwindet diese Rebellion, und zwar anscheinend nicht nur aus Erschöpfung, Altersschwäche oder religiösen Einsichten. Indem der Organismus Gelegenheit erhält, sich mit dem Sterbenmüssen vertraut zu machen, ist offenbar in der Endphase ein Gefühl völliger Hilflosigkeit nicht gegeben: die Sterbenden sind dann im allgemeinen ohne akute Angst.

Von *Todesangst als Situationsangst* ließe sich dann reden, wenn jemand von einer tödlichen Gefahr überrascht wird, ohne sich helfen oder auch nur anpassen zu können. Hier wird, in der Erinnerung an vergangene Hilflosigkeitssituationen, leicht latente Angst wirksam. Diese kann sich durch das Gefühl, eigentlich kaum gelebt zu haben, nur verstärken – gerade (und gerechtfertigtermaßen) dann, wenn übermäßige latente Angst *während des Lebens* zu dem erwähnten «lebendigen Totsein» geführt hat.

Wo solche Angstempfindung jedoch beherrschend bleibt, obwohl keine tatsächliche Lebensgefahr (mehr) besteht, handelt es sich eindeutig um eine «Phobie», eine stark *neurotische Todesangst.* Auch hier ist das (intensive latente Angst oft begleitende) Empfinden lebendigen Totseins geeignet, die Panik ständig zu verstärken – und ihr somit eine Art plausibler Begründung nachzuliefern. Manchmal äußert sich das gleiche Gefühl auch auf Grund einer Herzkrankheit – hier liegt der Fall natürlich etwas anders. Doch mag umgekehrt der Herzanfall auch die *Folge* der Todesphobie sein.

Nicht zuletzt daran kannst du sehen, was sich in ähnlichem Zusammenhang noch deutlicher zeigen wird: daß latente Angst tatsächlich ein lebensverhinderndes, ein buchstäblich tödliches Phänomen ist.

4 Bestimmend für das Entstehen von Angst
ist das Empfinden von **Hilflosigkeit** und **Isolation** bzw. die Aktivierung
von als Kleinkind «gelernten» Isolations- und Hilflosigkeitsgefühlen
Da der Intellekt in diesem Stadium noch kaum entwickelt war
sind viele Ängste ihrem Wesen nach irrational

5 Die Last an verdrängter (latenter) Angst
die ein Mensch von Kindheit an mit sich trägt
bestimmt Häufigkeit und Intensität aller späteren Angsterfahrungen
Im Falle akuter Bedrohung ist sie für seine Angstbereitschaft
maßgeblicher als die Bedrohung selbst

11 Siehe B. G. Glaser/A. L. Strauss, «Awareness of Dying».

6 **Latente Angst** ist die Gesamtlast der Angst im Unbewußten
die in Furcht-, Schreck- und Schmerzerlebnissen
des allein gelassenen, hilflosen Kleinkinds *gelernt* wurde –
zu bedrohlich, um vollständig gefühlt zu werden und daher *verdrängt*
Sie bleibt *untrennbar von jenem Urschmerz und der Abwehr dagegen*
Obwohl durch die Abwehr ihr Dasein beständig verleugnet bleibt
ist sie doch immer bereit aufzutauchen, sobald die Abwehr nachläßt

7 Auch durch tatsächlich gefahrlose Situationen
kann latente Angst leicht mobilisiert werden
Häufig wird eine objektive Gefahr durch solche Angstreaktion
die die Erfordernisse des Hier und Jetzt vernachlässigt
erst hervorgerufen

8 **Latente Angst** richtet sich gegen Bedrohungen
– durch das Wiedererwachen des Urschmerzes
– durch Beschädigung der Abwehr
– durch abwehrlose Wahrnehmung der Realität bzw. des eigenen Selbst
– durch Schuldgefühle in Verbindung mit Selbstsein

9 Situationsangst und latente Angst verstärken einander wechselseitig

alarmprogrammierung

so geschaffen so
eng –?
den blick auf suche
die faust im hirn fest
geballt
in lauerstellung zu
flucht oder angriff
und alles andere ab-
geschaltet . . .

doch über
angriff und flucht
sind wir so zivilisiert
heute hinaus

wo soll das
nun
hin
?

3. Angst und Triebenergie

Der Lebenstrieb und die Grundbedürfnisse

Ein lebender, gesunder Organismus ist in all seinen Zellen unablässig durchpulst von Energie, die fortwährend abgeführt (zum Leben «benutzt») und wieder erneuert wird. Ihren Ursprung nimmt die Lebensenergie im wesentlichen von der Sonne, dem Körper fließt sie durch Nahrung, Sonnenlicht, Atemluft usw. zu. Dort wird sie dann sowohl in Körpersubstanz als auch in andere spezifische Energieformen umgewandelt. Der Körper ist, obgleich völlig unbewußt, so beständig und auf so mannigfache Weise mit diesen Prozessen beschäftigt, daß wir ihn als biochemisches Großunternehmen bezeichnen könnten. Dabei hat der *Lebenstrieb* die Funktion, den Fluß der Energie in Richtung des jeweils zum Überleben Benötigten zu kanalisieren und mit den verschiedenen biologischen Funktionen abzustimmen. Im Körper ist die Lebensenergie mit der Triebenergie identisch.

Das «Wissen» um die jeweils zu benutzenden richtigen Kanäle, Energiemengen und Steuerungen ist in jeder betroffenen Zelle vorgegeben. Es ist uns *angeboren*: ein unvorstellbar detailliertes, komplexes und unter den rechten Bedingungen *unfehlbares Wissen*. Dieses Wissen der Zellen ist weit elementarer als das des Intellekts (welcher normalerweise lediglich die durch Sinneswahrnehmung gelieferten Daten auf ihre praktische Verwendbarkeit hin auswertet und in Bezug setzt bzw. sie für späteren Bedarf speichert). Es hat sich durch Jahrmillionen der Evolution hindurch angesammelt – Ergebnis der kollektiven Erfahrung der Gattung im Umgang mit den Veränderungen ihrer Umwelt. Nicht nur «wissen» die einzelnen Zellen, auf welche Weise und bis zu welcher Anzahl sie sich zu vermehren haben; der gesunde Körper als solcher weiß ebenso genau all seine Funktionen auf rechte Weise zu erfüllen, die jeweils erforderlichen (bio)chemischen Substanzen in angemessener Dosierung zu erzeugen, an der richtigen Stelle rechtzeitig einzusetzen usw.

All dies ist recht offenkundig. Doch ist ein Aspekt daran für das Individuum insofern von überragender Bedeutung, als jede Störung hier unweigerlich Folgen zeitigt, die für das gesamte spätere Leben verhängnisvoll sein können.

Die Äußerungen des Lebenstriebs verfolgen ja ganz bestimmte Tendenzen. D. h., der Trieb «treibt» die Energie zum Zwecke des Überlebens und Wachsens unter bestimmten Umständen in jeweils eine bestimmte Richtung. Dort macht sie sich als *Bedürfnis* bemerkbar, welches machtvoll auf Erfüllung drängt.

Die *Triebbedürfnisse* sind gewissermaßen *angeborene Erwartungen* –

und zwar solche, deren Erfüllung eine unentbehrliche Voraussetzung für die gesunde Entwicklung des Organismus darstellt. Diese lebenswichtige Funktion setzen wir bei so eindeutigen Bedürfnissen wie dem nach Nahrung, Schlaf oder Schutz vor der Witterung allgemein voraus. Doch sind damit die triebbedingten Grundbedürfnisse des Menschen keinesfalls erschöpft. Es gibt andere, die um nichts weniger wichtig sind für gesundes Überleben – Bedürfnisse, die jedoch heutzutage, mit katastrophalen Folgen für unsere Entwicklung, so gut wie in Vergessenheit geraten sind. Diese tragische Vernachlässigung mag damit zu erklären sein, daß die Menschheit ihre Bemühungen allzu lange auf die Befriedigung der erwähnten offenkundigsten Bedürfnisse, die Sicherung ausreichender Ernährung, Bekleidung und Behausung konzentrieren mußte; dessenungeachtet steht sie in voller Übereinstimmung mit dem Tabu. Dies geht so weit, daß selbst die Psychologie, wiewohl sie seit Jahrzehnten daran arbeitet, bis heute über keine Triebtheorie verfügt, in der diese jeden einzelnen zutiefst betreffenden Zusammenhänge hinlänglich und allgemeinverständlich berücksichtigt wären.

Im einzelnen sind die verschiedenen Triebbedürfnisse, die ja allesamt unser Verhältnis zur unmittelbaren Umwelt betreffen, oft schwer voneinander zu trennen. Wichtig bleibt festzuhalten, daß manche von ihnen im Laufe bestimmter Entwicklungsstadien besonders stark hervortreten. Genau zu diesem Zeitpunkt müssen sie dann ausreichend befriedigt werden, wenn der sich entwickelnde Mensch sich ohne Schädigung von dem betreffenden Stadium lösen und in das nächste übergehen soll.

Außer den offenkundigsten Bedürfnissen nach Nahrung, Schlaf und Witterungsschutz, die lebenslang etwa gleich stark ausgeprägt bleiben, scheinen mir triebbedingte Grundbedürfnisse der folgenden Arten eine lebenswichtige Rolle zu spielen:

1. *Nach totalem, uneingeschränktem Akzeptiertsein.* Dieses Bedürfnis beherrscht die gesamte Kindheit. Seine Erfüllung kann verständlicherweise dann als ausreichend betrachtet werden, wenn sämtliche anderen jeweils vorherrschenden Bedürfnisse *konstant, hinlänglich und ohne Bedingungen* befriedigt werden. Nur ein Kind, dem dies geschieht, kann sich im Innersten seines Wesens wirklich geliebt fühlen.

2. *Nach umfassendem Körperkontakt* – oder genauer: nach andauernder zärtlicher Stimulierung aller Sinne (was neben Hautkontakt auch den durch Stimme und Blick mit einschließt, und desgleichen auch Geruchs- und Geschmacksempfindungen). Dieses ist während der ersten Lebenswochen und -monate überragend.

Es bedeutet u. a., daß ein Kleinkind seiner Natur nach «erwartet», auf dem Arm getragen zu werden und nicht etwa Stunden hindurch im Kinderbettchen allein gelassen werden darf.

3. *Nach Freiheit zu kreativem Erforschen und spielerischem Experimentieren* mit Bezug auf die Umwelt. Dieses Bedürfnis ist besonders ausgeprägt im Krabbelalter, in dem der Erforschungsdrang des Säuglings buchstäblich keine Grenzen kennt. In der späteren Kindheit wandelt es sich zum Drang, alles und jeden auf spielerische Weise auf die Probe zu stellen.

4. *Nach ungehindertem Ausdruck aller Gefühle.* Auch dies ist im Kleinkind- und Kindesalter fast grenzenlos – oft sehr zum Leidwesen der Erwachsenen, die ja kaum mit den eigenen Gefühlen, geschweige mit denen anderer, umgehen können.

5. *Nach einem eigenen Wachstumsrhythmus*, in dem *Selbstverantwortung* zunehmend praktiziert werden kann – ein Bedürfnis, das mit wachsender Sprach- und Denkfähigkeit immer ausgeprägter wird.

Der automatisch funktionierende Einsatz der Triebenergie in Richtung auf Erfüllung dieser Grundbedürfnisse läßt bestimmte Aspekte des Lebenstriebs zu bestimmten Zeitpunkten besonders hervortreten. Diese lassen sich daher mit gewisser Berechtigung auch als eigenständige «Triebe» bezeichnen. Im Einklang mit den erwähnten Bedürfnissen können wir wie folgt unterscheiden, den

- *Sozialtrieb* – den angeborenen Drang, sich so zu verhalten, daß man von der menschlichen Umwelt wohlwollend wahrgenommen und anerkannt wird;
- *Kuscheltrieb* – eine machtvolle Tendenz, die sich im Erwachsenenleben als *Sexualtrieb* äußert;
- *Spieltrieb (kreative Neugier)* – dieser bestimmt auch die Lust am zweckfreien Experimentieren;
- *Trieb nach Selbstausdruck*, d. h. nach direktem, spontanem Ausdruck vorhandener Gefühle;
- *Emanzipationstrieb* – die Grundlage des menschlichen Bedürfnisses nach Selbstbestimmung, das bereits bei Kindern weit ausgeprägter ist, als ihnen selbst «progressive» Erwachsene meist zugestehen.

All diese stehen an Wichtigkeit den allgemein anerkannten Trieben wie *Hunger und Durst*, dem *Schlaftrieb* und dem nach *äußerlicher Geborgenheit* um keinen Deut nach.

In diesen spezifischen Ausprägungen des Lebenstriebs fließt die Lebensenergie jeweils in einer von zwei möglichen Richtungen. Diese erscheinen zwar als einander entgegengesetzt, sind jedoch tatsächlich komplementär, d. h., sie ergänzen einander. Freud, der sich dieser Polarität bewußt war, unterschied aus diesem Grund in seiner Triebtheorie den «Lebenstrieb» (*Eros* – welcher Freud zufolge die Vereinigung anstrebt) von dem (zur Auflösung drängenden) «Todestrieb» (*Thanatos*). Später jedoch zeigte sich Freud selber von dieser Theorie unbefriedigt und strebte ihre Revision an – ohne damit je ganz erfolgreich zu sein. Auf die möglichen Gründe für dieses Versagen möchte ich hier nicht eingehen [1], zumal mir ohnehin die Argumentation von Arthur Koestler in dieser Angelegenheit leichter verständlich scheint. Koestler zufolge weisen biologische und soziale Systeme stets zwei einander polar gegenüberstehende Tendenzen auf, deren eine zur *Selbstbehauptung*, die andere zur *Integration* drängt (s. «Gespenst in der Maschine», S. 245).

Selbstbehauptung: dies bedeutet, als Einzelwesen zu überleben. Der Hunger als «Trieb» zielt eindeutig in diese Richtung. Allgemein ist hier ein gewisser Hang zur Vereinzelung gegeben, wie ihn auch Freud bei der Tendenz, die er als «Todestrieb» bezeichnete, anerkannte. Und in der Tat ist ja der Prozeß der Selbstbehauptung, der mit der Trennung des Säuglings vom Mutterleib einsetzt und zu zunehmender Individuation (d. h. Unabhängigkeit als Einzelwesen) führt, eine unvermeidliche Vorbedingung für jenes Leben als Einzelwesen, das in der individuellen Erfahrung des Todes kulminiert und sich auflöst.

Integration andererseits sucht sich als Einzelwesen in einen umfassenderen Bezugsrahmen einzugliedern – einen Rahmen, innerhalb dessen ich mich als *Teil der Lebensganzheit* – der Menschheit allgemein wie auch des Kosmos – begreifen kann. Die als «Sozialtrieb», «Kuscheltrieb» und «Spieltrieb» bezeichneten Tendenzen zielen recht eindeutig in diese Richtung.

Bei näherer Betrachtung zeigt sich jedoch bald, daß Selbstbehauptung und Integration, trotz ihrer scheinbaren Gegensätzlichkeit, in Wahrheit komplementäre Aspekte der gleichen Sache darstellen. Ein Überleben als Einzelwesen ist nur im Rahmen eines übergreifenden Ganzen, in das man integriert wird, überhaupt möglich. Umgekehrt aber ist diese umfassende Ordnung zwangsläufig nur lebendig als die Summe vieler sich selbst behauptender einzelner.

Was nun die Angst betrifft, so wird diese vielfach noch immer als eine Art eigenständigen Triebs betrachtet. So spricht der Psychologe Wilhelm Bitter allen Ernstes von der «Ur-Angst», die den Menschen gewissermaßen «in die Wiege gelegt» sei, und folgert, «daß letzthin Angst und kreatürliche Schuld allen Menschen auferlegt sind, um sie zu Gott hinzuführen» («Angst und Schuld ...», S. 169). Solche Sätze mögen einen gewissen Wahrheitsgehalt haben oder nicht: sie dienen in jedem Fall letztlich der Verschleierung der Verhältnisse und damit dem Tabu. Denn sie legen nahe, etwas so Natürliches wie die Angst könne so schlecht denn doch nicht sein

1 Zur Erhellung von Freuds Triebtheorie verweise ich Interessierte auf Norman O. Brown, der eine konsequente Weiterführung der Freudschen Gedankengänge versucht, welche mir sehr lesenswert scheint («Zukunft im Zeichen ...», S. 127ff). Über die Widersprüche in der Freudschen Trieblehre siehe Fromm, «Anatomie der menschlichen Destruktivität», Anhang, S. 399ff.

– und also hätten auch angstbewirkende Zustände vielleicht gar ihr Gutes. Dies ist ein sehr gefährlicher Irrtum. Die *latente Angst* jedenfalls, um die es hier geht, ist in Wahrheit das genaue Gegenteil eines uns in die Wiege gelegten Triebs – nämlich *der Zustand, in dem der normale Fluß der Triebenergie gravierend beeinträchtigt ist.*

Die Triebenergie zielt in den Bestrebungen des einzelnen «Triebs» jeweils auf die Errichtung einer ganz bestimmten Art von Verbindung zwischen dem Individuum und seiner (äußeren oder inneren) Umwelt; so etwa im Falle des «Kuscheltriebs» auf Körperkontakt mit einem anderen Lebewesen, beim «Spieltrieb» auf eine zweckfreie und lustbetonte Auseinandersetzung mit Objekten oder Personen usw. Das Registrieren des Organismus, daß, und auf welche Weise, eine solche Verbindung entweder erreicht oder verhindert wird, ist *Fühlen*. Bewußtwerden also der durch die Verbindung (oder Nicht-Verbindung) ausgelösten Veränderungen sowohl um uns als auch in uns. Und die bleibenden Spuren («Aufzeichnungen» in Hirn und Zellen) dieses Bewußtwerdens sind, was wir unter *Erfahrung* verstehen. Solche Erfahrung führt zu Wachstum und Reife – vorausgesetzt, die registrierten Begebnisse sind nicht so frustrierend, daß das Bewußtsein sich genötigt sieht, sie zurückzuweisen. Das heißt: wenn als lebensnotwendig *erwartete* Verbindungen nicht zustande kommen, indem Triebbedürfnisse unerfüllt bleiben, so bleibt – jedenfalls beim hilflosen und allein gelassenen Kleinkind – das Fühlen unvollständig; der resultierende Schmerz wird weitgehend verdrängt.

Im Erfahrungsprozeß *behauptet sich* das Einzelwesen durch *Integration*: Welche der beiden Triebtendenzen dabei jeweils dominieren ist bedeutungslos. Wichtig bleibt die Bereitschaft zu Veränderungen, indem wir unter der Leitung des Lebenstriebs in seinen spezifischen Ausprägungen unablässig trachten, immer neue Verbindungen herzustellen, die unser weiteres Wachstum ermöglichen. Nichts anderes ist Leben.

Latente Angst ist Blockierung

Bleiben die vom Organismus triebmäßig angestrebten («erwarteten») Verbindungen nun allzu regelmäßig aus, so kann dies überaus schwerwiegende Folgen haben. Es ist weit schlimmer, als die Wirkung eines vereinzelten, durch eine spezifische Bedrohung ausgelösten Angsterlebnisses. Denn dort wird das Gleichgewicht des Organismus, indem dieser bestimmte chemische Stoffe (Hormone) produziert bzw. «ausstößt», die ihn zu Flucht, Angriff oder dergleichen befähigen sollen, nur vorübergehend gestört. (Im Falle des Angriffs eine Verstärkung der selbstbehauptenden Tendenz; bei der Flucht, dem Untertauchen in die Umgebung, von integrativer Wirkung.) Natürlich wird hierbei der normale Triebenergie-Fluß unterbrochen: eine harmonische Verbindung mit der Umwelt ist im Falle des Reagierens auf eine plötzliche Gefahr nicht möglich. *Situationsangst* tritt also hier an die Stelle jeden anderen Gefühls. Doch solche Situationsängste sind vorübergehend; sie schwinden normalerweise, sobald die Gefahr vorüber ist.

Latente Angst hingegen, wenn sie sich einmal eingenistet hat, bleibt. Denn latente Angst ist immer das Ergebnis von länger andauernder Bedürfnisversagung auf einer sehr fundamentalen Ebene. Nehmen wir den Fall eines hungrigen Säuglings, der, wie schon oft in seinem kurzen Dasein, wieder einmal nicht rechtzeitig gefüttert wird. Was geschieht da?

Indem die Außenwelt auf die Bedürfnisäußerung nicht erwartungsgemäß reagiert, «verpufft» die Triebenergie buchstäblich ins Nichts. Ein Gefühl der Leere entsteht, körperlich als Schmerz wahrgenommen, der, augenblicks verdrängt, als *Urschmerz* im Organismus verbleibt. Dies ist eine «Erfahrung» im negativen Sinne. Sie hilft dir nicht, dich zur Reife zu entwickeln, sondern wird dich eher im Stadium des unbefriedigten Bedürfnisses «fixieren». Die Angstreaktion bedeutet hier: Vorwegnahme des weiteren Andauerns der Frustrierung. Da die angestrebte Verbindung unerreichbar scheint, wird der Triebfluß im Organismus gewissermaßen abgestellt, um so das Andauern des Schmerzes zu unterbinden. Die dabei ausgestoßenen Hormone jedoch bedeuten für den Körper, da weder Flucht noch Angriff möglich oder sinnvoll sind, nur eine Belastung. Angst ist hier *an die Stelle* der Triebäußerung selbst getreten, indem das mit allzu viel Schmerz verbundene Fühlen *des Bedürfnisses als solchem* verdrängt wird.

Die Blockierung des Triebflusses (und damit der Möglichkeit des Fühlens), die aus dem Schmerz und der Vorwegnahme seines Andauerns entsteht, ist – wie schon angedeutet – nicht die *Folge* der Angst, sondern *mit ihr identisch. Die Angst selbst besteht in dieser Blockierung* – auch, wo sich vielleicht kein bewußtes Angst*empfinden* einstellen mag. Und zugleich wird darin auch die *Abwehr des Schmerzes* bewerkstelligt. (Einen Hinweis auf diesen Zusammenhang liefert die Verwandtschaft des Wortes «Angst» mit «Enge» [lat. *angustia*]. Von Interesse scheint mir hierbei, daß das Hormon ACTH, welches in einem Zustand der Bedrohung zur Beschleunigung bestimmter Körperfunktionen produziert wird, allgemein auch den Lernprozeß anregt – denselben jedoch in einer Überdosis [wie Tierexperimente gezeigt haben] beeinträchtigt. Der geistigen Blockierung, die das Hormon hier verursacht, scheint die Blockierung des Organismus in der übermäßigen Angst zu entsprechen.)

Das wiederholt in solcher Blockierung unterdrückte Bedürfnis (ob nach Nahrung oder liebevollem Körperkontakt), welches einem verdrängten Angst-Urschmerz-Komplex zugrunde liegt, wird sich später in den symbolischen Kompensierungsversuchen des Neurotikers immer wieder sein Recht zu verschaffen suchen – in der Sexualität oder in aggressivem Verhalten, in «unermüdlicher Schaffenskraft» oder rastlosen Versuchen der Anhäufung von Wissen, Macht oder Reichtum. Hier kann sich nun nicht mehr im freien Fluß der Triebenergie die Erfahrung von Wirklichkeit vermitteln. Vielmehr bewirkt die Abwehrblockierung ständige Spannung; diese muß dann, im Grunde fühl- und konsequenzlos, irgendwie «ausagiert» werden. Auf solche Fälle bezieht sich Janov, wenn er immer wieder betont, daß Neurotiker ständig neue «Erfahrungen» ansammeln müssen, aus denen sie doch nichts lernen – eben weil sie sie nicht wirklich fühlen. Wir könnten auch sagen: sie leben eigentlich gar nicht: die Angstblockierung ihrer Triebenergie versperrt ihnen jede Möglichkeit hierzu.

Das «Urtrauma» der Vereinzelung

Im Säuglingsstadium, da unser Überleben von der Erfüllung unserer Bedürfnisse durch andere abhängt, sind die Urtriebtendenzen der Selbstbehauptung und der Integration noch praktisch identisch: In der Isolierung ist der Säugling vollständig hilflos; er vermag sich nur mit Hilfe anderer zu behaupten. Ausreichende Fürsorge bedeutet hier die Erfüllung *aller* zu dieser Zeit maßgeblichen Bedürfnisse: Also nicht nur etwa das Stillen seines Hungers, sondern ebenso die Gewährung beispielsweise von intensivem Hautkontakt. Auch dies scheint buchstäblich lebenswichtig, wie in den bekannten Experimenten von Harry Harlow mit Affen demonstriert werden konnte. Affenbabies, die mit anschmiegsamen Stoffpuppen an Stelle ihrer Mütter aufwuchsen, entwickelten sich fast normal, während solche, bei denen Drahtgestelle die Mütter «ersetzten», ebenso wie Äffchen, die völlig isoliert aufwuchsen, oft eingingen.[2] In Säuglingsheimen kann man häufig ähnliche Folgen des Mangels an körperlicher Zuwendung beobachten.

Das noch Ungeborene bildet eine «symbiotische» Einheit mit der Mutter, d. h., es wird in jeder Weise aus deren Körpersystem genährt. Hier ist es völlig gesichert, eine Empfindung von Hilflosigkeit könnte also gar nicht aufkommen. Sofern die Geburt nicht mit Komplikationen abläuft und daher traumatisch (ein nicht zu bewältigendes Erlebnis) wird, ist das erstmalige Verspüren von Angst aller Wahrscheinlichkeit nach mit der ersten Erfahrung der *Vereinzelung* identisch: d. h. mit dem plötzlichen Gewahrwerden des Existierens als Einzelwesen, das unwiderruflich vom Mutterleib getrennt bleibt.

Dieses «Urtrauma» wird, wenn nicht schon bei der Geburt, so doch bei der ersten Erfahrung auftreten, daß ein Triebbedürfnis nicht augenblicklich befriedigt wird.[3] Beide Tendenzen des Lebenstriebs, die der Selbstbe-

2 Siehe «Mutter, wo bist du?», S. 212f, und «Urschrei», S. 263f.

3 Sicherlich treten gelegentlich Traumen bereits während der Schwangerschaft auf; dabei dürfte es sich jedoch zumeist um (relativ seltene) Unglücksfälle handeln.

behauptung wie auch die integrative Tendenz, sind hier bedroht und fordern ihr Recht. Der Säugling beginnt zu schreien, um die Mutter oder eine andere Bezugsperson herbeizurufen. Und auch wenn niemand kommt, wird er doch weiterschreien – womöglich jeden Abend so lange, bis er erschöpft einschläft. Das Schreien ist ja sein letztes Mittel gegen die Angst; es zeugt von der Hoffnung, daß jemand ihn hören *könnte* – und geschähe dies, so gäbe es keinen Grund zur Angst. Wenn der Säugling nun aufhört zu schreien, *obwohl* er noch wach und sein Bedürfnis ungestillt geblieben ist, dann ist die Angst vermutlich übermächtig geworden. Hat er so seine «Lektion gelernt» (wie es vor allem in Säuglingsheimen wohl ungezählte Male vorkommt), ist bleibender Schaden bereits entstanden. Tatsächlich sind sich die meisten Psychologen heute einig über die Gefährlichkeit eines Erziehungsprinzips, nach welchem Mütter ihre Babies lange schreien lassen – vielleicht weil noch nicht «die Zeit zum Füttern» gekommen ist!

Die allererste Trennungserfahrung wird somit entscheidend für das Entstehen von Angst. Hier werden in der gleichzeitigen Frustrierung beider Triebtendenzen Hilflosigkeit (die Unmöglichkeit der Selbstbehauptung) und Isolation (die Unfähigkeit zur Integrierung) erstmals «gelernt». Und der entsprechende Schmerz ist so überwältigend, daß er verdrängt werden *muß* – um dann, als Urschmerz, selber eine Quelle ständiger potentieller Beängstigung darzustellen.

Spätere Ängste, wie sie gewöhnlich im Verlauf der Kindheit eintreten, mögen vielfach nicht weniger unvermeidlich sein. Zu verschiedenen Zeitpunkten wird sich das Kind seiner einsamen Hilflosigkeit mit Bezug auf verschiedene Situationen (Dunkelheit, fremde Menschen usw.) erstmals bewußt. Doch auch solche, als «normal» betrachteten Ängste rühren vermutlich, wie Janov mehrfach andeutet[4], von verdrängten Urschmerzerfahrungen her. Ihre Intensität wird jeweils von der in den ersten Hilflosigkeitssituationen (insbesondere im «Urtrauma») entwickelten latenten Angst bestimmt sein. Und treten sie in Situationen fortdauernder Isolierung und Hilflosigkeit auf, werden sie mit Sicherheit zur Bildung neuen Urschmerzes und gesteigerter latenter Angst führen.

Angst und Sexualerregung

Oft scheinen mit Bezug auf die Angst psychische Empfindungen und körperliche Symptome nicht im Einklang zu stehen. Angstsymptome

Gewisse Experimente deuten darauf hin, daß für einen Säugling, der sogleich nach der Geburt von der Mutter getrennt wird, bereits das Fehlen des vertrauten Herzschlaggeräuschs eine traumatische Situation bewirken kann. (Hierzu vgl. Lausch, «Mutter, wo bist du?», Kap. 11; S. 131 f.)

4 Siehe insbes. die Erfahrungsberrichte in «Das befreite Kind».

(Schweißausbruch, Pulsbeschleunigung, Gesichtsblässe usw.) können eben als Ausdruck «symbolischer» Schreckerfahrung – etwa beim Ansehen eines Kriminalfilms – ohne eine entsprechende Empfindung auftreten. (Umgekehrt mögen sie bei einer tatsächlichen Angstvorstellung fehlen: der Betreffende, so heißt es dann, «beherrscht seine Gefühle».) Andererseits kommt es vor, daß solche körperlichen, von keiner entsprechenden Vorstellung begleiteten Symptome *durch ihr Auftreten*, womöglich in Verbindung mit akuter Herzbeklemmung, ein Angst*gefühl* erst erzeugen: die psychische Empfindung scheint hier rein körperlich bestimmt.

Freud meinte dazu anfänglich, daß sich hier *Sexualerregung*, die sich vielleicht auf Grund moralischer Vorstellungen nicht körperlich als solche äußern könne, in Angst verwandle. Später betrachtete er, umgekehrt, die Angst als die *Ursache* (nicht mehr als Folge) von Sexualverdrängung. Wilhelm Reich hingegen bezeichnet den Angstaffekt, wie er als rein *körperliches* Erlebnis bei Angst-Neurotikern auftritt, sogar als *identisch* mit der sexuellen Erregung, der hier versagt sei, sich am Genitale zu äußern. Am Herzsystem melde diese sich *«als Angst*, mithin *als das genaue Gegenteil der Lust»* («Entdeckung des Orgons I», S. 103).

Auch hier kannst du wieder einmal sehen: die Frage (die sich manche Psychologen tatsächlich noch heute stellen!), ob der Mensch ein «Geistwesen» oder ein «körperliches Wesen» sei, verfehlt ihr Ziel. Beides ist im Leben nicht trennbar. Versagte Liebe, oder allgemeiner: eine Versagung von grundlegenden Triebbedürfnissen beim werdenden Menschen hat unvermeidlich Angst (körperlich: Beengung) zur Folge. Und entsprechend kann die Versagung von Lustempfindungen *körperliche* Angstsymptome (auch ohne die Vorstellungserfahrung einer Bedrohung) verursachen. Fühlen ist eben, wie Janov es ausdrückt, «eine Sache des Alles oder Nichts. Überhaupt zu fühlen heißt, alles zu fühlen ... Sexuelle Frigidität ist nicht nur ein Problem sexueller Gefühle, sie ist ein Problem des Fühlens.» Denn «der Körper macht keinen Unterschied zwischen seinen Selbstverleugnungen» («Urschrei», S. 282 u. 278).

Es ist also gar nicht so abwegig, wenn Reich die Fähigkeit zum Orgasmus als Kriterium geistiger Gesundheit betrachtet. Besonders die klinischen Beobachtungen von Therapeuten wie Reich oder Janov bestätigen immer wieder, daß Angst und die Blockierung des natürlichen Weges der Trieb- oder Lebensenergie ein und dasselbe sind. Der ungehinderte Energiefluß, in welchem ein innerer Bezug zwischen dem Menschen und seiner Umwelt sich herstellt, äußert sich im *Fühlen*. Um dem Fühlenmüssen des gefürchteten, ins Unbewußte abgeschobenen Urschmerzes zu entgehen, blockiert nun an der betreffenden Stelle der Organismus diesen Fluß. Die so gestaute Energie wird selber zur Abwehr, eben zur Verdrängthaltung des Angst-Urschmerz-Komplexes benutzt.

Sie wird also gewissermaßen pervertiert, in ihr Gegenteil verkehrt: anstatt, nach außen gerichtet, den Fühl-Prozeß zu ermöglichen, dient sie im Inneren seiner Verhinderung. Und darin bedrängt sie nun Psyche *und* Körper als *(emotionale) Spannung*. Auf die hier notwendig werdende Unterscheidung zwischen *Fühlen*, bzw. *Gefühl*, und *Emotion*, die dir vielleicht überraschend vorkommt, werde ich noch im einzelnen zurückkehren.

Ist die Lebensenergie auf diese Weise in der Abwehr «gebunden», so bedeutet das natürlich immer eine (unbewußt bleibende) Verkrampfung des Körpers. Dadurch ist nun auch ein Orgasmusleben im eigentlichen Sinne nicht mehr möglich.[5] Hingegen mag ich nervöse Reizbarkeit, Kopf- oder Magenschmerzen bzw. andere Beschwerden empfinden – oder die Spannung mag sich in «dynamischer Lebensbewältigung» (d. h. in dem, was man gemeinhin dafür hält) ein Ventil suchen. Desgleichen bietet sich die Sexualität demjenigen, dessen Weg zum gesunden Orgasmus blockiert ist, zur Spannungslinderung an. Der Geschlechtsakt erfüllt nun vor allem eine Ventilfunktion zum Ablassen solcher Spannung – je häufiger, desto besser. Dies mag dann zugleich der Bestätigung der eigenen Lebendigkeit dienen. Als Folge des vorher angestauten Spannungsdrucks ist der Akt dann oft von emotionalen Äußerungen: Angst, Aggressivität oder heftigem Weinen begleitet und vielleicht von depressiver Stimmung gefolgt. Trotz momentaner Erleichterung wird hier natürlich wahre Befriedigung niemals erreicht: wo die Lebensenergie als solche gestaut bleibt, ist es nicht möglich, den Vorgang zu «er-leben». Die Antriebsquelle ist im Grunde nur eine Reaktion auf die innere (durch Versagung in ferner Vergangenheit verursachte) latente Angst.

Die bestehende Blockierung mitsamt der sie begleitenden Verkrampfung und Spannung wird in jedem Fall nicht nur zu körperlichen Beeinträchtigungen führen (etwa durch hormonale Störungen)[6], sondern auch sichtbare Spuren hinterlassen. Reich spricht hier von der «Muskelpanzerung», die dem geschulten Blick leicht wahrnehmbar wird. Tatsächlich manifestieren sich wohl in jedem von uns in Gang, Haltung, Gesichtsausdruck, Stimme usw. gewisse Ängste, als direkte Abkömmlinge jener Urangst-Erfahrung, in welcher wir unser Getrenntsein erstmals erschreckend erlebten.

Das «Umgedrehtwerden» im Sozialisationsprozeß

Wenn ein Kind liebevolle Eltern hat, werden diese ihm helfen, Ängste, die sich im Laufe seiner Entwicklung einstellen, zu verstehen und nach Mög-

5 Hierzu vgl. «Entdeckung des Orgons I», insbes. S. 124ff u. 251ff.

6 Janov berichtet, wie auf solche Weise eine Frau sich häufig den Körper eines jungen Mädchens bewahrt, mit nur geringfügig entwickelten Brüsten usw. («Primal Revolution», S. 144).

lichkeit zu durchleben (wozu das Kind nur im Bewußtsein, daß Liebe und Hilfe ihm zuteil werden, fähig sein kann). Damit aber wird ihre Überwindung möglich.[7] Eine wirklich gefühlte Angst kann nicht latent werden, sondern wird zusammen mit ihrer Ursache verschwinden. So kann das Kind lernen, seine gelegentliche Hilflosigkeit und Isolierung (und die sich hieraus ergebenden Situationsängste) als begrenzt und daher überwindbar zu begreifen.

Äußerst schwierig, wenn nicht unmöglich, wird solches Begreifen jedoch im Falle von Ängsten, die durch frühe, schmerzhafte Erlebnisse gerade mit den erwachsenen Bezugspersonen, Vater oder Mutter, hervorgerufen wurden. Zumeist hat das den Eltern völlig ausgelieferte Kind ja sonst niemanden, der ihm durch solche Ängste hindurchhelfen könnte. Im Gegenteil: deren immer erneutes Auftreten gebietet Verdrängung – als einzige Möglichkeit, die dem Kind verbleibt, sich selber zu «helfen».

Das Ausmaß der Unterdrückung, des alltäglichen Schreckens und damit der psychischen Belastung, welchem ein «normales» Kind unseres Kulturkreises durch erwachsene Bezugspersonen ausgesetzt ist, ist objektiv betrachtet nur als ungeheuerlich zu bezeichnen. Schlimmer noch ist wohl allein die Tatsache, daß wir als Erwachsene uns dieser Ungeheuerlichkeit kaum mehr bewußt sind. Und kein Wunder: waren wir ihr doch meist selbst als Kinder so stark unterworfen, daß wir sie bald als «normal» zu empfinden lernten. Vielleicht erinnerst du dich aus eigener Erfahrung.

Auch das folgsamste Kind (aus jeder Bevölkerungsschicht!) muß bei uns ständig befürchten, irgend etwas «falsch» zu machen bzw. einen Erwachsenen zu ärgern. Latente Angst wird so unvermeidlich. Oft ist fast jede spontane Äußerung der Lebensenergie (Rennen, Herumspringen, Zappeln, Singen, Lachen, Schreien, Sich-Balgen, Sich-schmutzig-Machen usw.) irgendwelchen Verboten unterworfen. Das Kind muß also immerfort damit rechnen, getadelt oder beschimpft, wenn nicht bestraft zu werden (allein ein liebloser Blick kann bereits Strafe genug sein) – zumindest bis es gelernt hat, diese spontanen Lebensäußerungen zu unterdrücken und «brav» zu sein – d. h. die Bedürfnisse von Eltern und Erziehern nach Ruhe, Ordnung und Reinlichkeit über die eigene Spontaneität zu stellen.[8]

Gibt es den Forderungen solcher Erwachsenen statt, indem es freiwillig die eigenen triebhaften Bedürfnisse fortwährend unterdrückt, so hat der

7 Wie das geschehen kann, wird in «Das befreite Kind» beschrieben.

8 Ich plädiere hier keineswegs für prinzipielle Nachgiebigkeit, für jene extrem «antiautoritäre» Erziehung, die dem Kind gestattet, auch die legitimen Bedürfnisse anderer zu ignorieren. Jedes Kind muß lernen, daß es Grenzen gibt, innerhalb derer es seine Triebregungen zähmen muß. Diese Grenzen liegen jedoch nur dort, wo sonst Nachteile entstehen bzw. andere beeinträchtigt werden. Wo dies nicht gegeben ist, muß sich ein Kind so frei wie nur möglich entfalten können.

Erziehungsprozeß, die «Sozialisation», Erfolg gehabt. Das Kind hat ein «Über-Ich» entwickelt, wie Freud es nennt: eine Gewissensinstanz, mittels welcher es sich selber durch die kritischen Augen seiner Erzieher betrachten und ein Übertreten von deren Geboten gezielt vermeiden kann. Hat es dann auch gelernt, die Forderungen eines Über-Ichs von durchschnittlicher Strenge brav zu befolgen, so ist es tatsächlich «umgedreht», d. h. um 180 Grad von seinem natürlichen, triebbestimmten Entwicklungsweg abgebracht. Von nun an geht es einen Weg, auf dem es sich immer weiter von den naturgegebenen Möglichkeiten seines eigenen Selbst, zu denen der Lebenstrieb es hindrängte, fortbewegt.

Jede Tendenz, gegen dieses Umgedrehtwerden zu rebellieren, indem es die Spontaneität seiner Reaktionen, seine naturgegebene, abwehrlose Offenheit gegenüber der Umwelt (und sich selber) wieder zum Maßstab macht – in anderen Worten: die Weigerung, sich ständig nach dem Über-Ich zu richten und jede Hoffnung auf schließliche Verwirklichung der wahrhaft *eigenen* Möglichkeiten aufzugeben – solche Mißachtung zieht unweigerlich schwere Schuldgefühle und entsprechende Angst nach sich. Hinzu kommt der Druck des Tabus (auf dessen Respektierung das Über-Ich selbstverständlich besteht): «ein Junge hat keine Angst», «ein tapferes Kind nimmt sich zusammen» usw. Bald kommt es sich selbst also auch noch schäbig vor wegen seiner Angst, die sich aus den vielen Gelegenheiten auch ungewollter Verbotsübertretung ständig neu entwickelt. Ganz zu schweigen von der Feindseligkeit, die es natürlicherweise gegen die Erzieher und sonstige Autoritätspersonen empfinden muß. Denn ein gesundes Kind verspürt (wenn auch wohl nicht bewußt) mit Sicherheit noch sehr genau das Ungerechtfertigte, Unnatürliche (weil Lebenswidrige) der meisten solcher Verbote. Zumal sich ja in ihnen auch darstellt, daß die Eltern es nicht um seiner selbst willen lieben, sondern nur (günstigenfalls) unter der Bedingung seines Bravseins «liebevolles» Verhalten an den Tag legen. Diese an sich gesunde Feindseligkeit wird jedoch nun seine Schuldkonflikte noch verstärken. Denn es verletzt damit eines der Hauptgebote unserer Kultur: *den Eltern jederzeit willig untertan zu sein.*

Bei alldem ist es zur Abwehr der eigenen Angst- und Schuldgefühle auf das Über-Ich angewiesen. Nur indem es ihm gehorcht, indem es sich beispielsweise sagen kann: «ich will ja dasselbe wie Vater», können diese Gefühle ja zum Verschwinden gebracht werden.

Mir scheint am gegenwärtigen entfremdeten, das Überleben der Menschheit tatsächlich bedrohenden Zustand unserer Kultur das herrschende Verständnis der jüdisch-christlichen Religion nicht unbeteiligt zu sein. Unter den gegebenen Umständen läßt sich eines ihrer Gebote nur allzu leicht als Aufforderung zu willigem Umgedrehtwerden interpretieren: «Du sollst Vater und Mutter ehren.» Zwar muß man vermuten, daß dieses Gebot ursprünglich anders gemeint war, als es dann verstanden wurde; schließlich richteten sich die Zehn Gebote in erster Linie an Erwachsene. Es sollte also wohl auf die Notwendigkeit hinweisen, die Menschen der alten Generation nicht einfach abzuschieben (wie heute allgemein praktiziert), sondern sie respektvoll und hilfsbereit zu behandeln. In einer patriarchalischen, von der Gestalt des Vaters beherrschten Gesellschaft bot sich das Gebot jedoch alsbald als ein Druckmittel gegen Kinder an, um deren bedingungslosen Gehorsam als gottgewollt erscheinen zu lassen.

Wieviel wichtiger wäre dabei ein Gebot des Inhalts: «Du sollst Kinder nicht unterdrücken» (wie Jesus es selber ja in der Tat aussprach)! In der Praxis unserer angeblich so aufgeklärten Gesellschaft sind noch heute die Kinder nicht nur rechtloser als Sklaven, sondern stehen außerdem unter moralischem Zwang, für das Umgedrehtwerden durch die Erwachsenen auch noch dankbar zu sein. Den Erwachsenen aber kannst du es nicht mal verdenken, wenn sie das richtig finden – benötigen sie doch Schwächere, denen sie *ihre eigenen* gesellschaftlich bedingten Ängste und Zwänge ohne Widerspruch weiterreichen können.

Das nicht unberechtigte Empfinden, in sich (in Gestalt des Über-Ichs) eine tyrannische und feindlich gesinnte Richter-Instanz herumzutragen, welche die dringlichsten Bedürfnisse der Selbstentwicklung brutal zu vernichten sucht, kann im Extremfall zur Entstehung einer Psychose führen – etwa als Verfolgungswahn oder als zwanghaftes, mit tiefem Schuldgefühl gekoppeltes Bedürfnis, die innere Über-Instanz in sich selber abzutöten. Der Film «Family Life» von Kenneth Loach (1972) beschreibt sehr anschaulich einen solchen Fall. Normalerweise wird diese Situation jedoch «lediglich» eine Kette von Ängsten erzeugen, wie sie praktisch jeder Neurose zugrunde liegt. Dabei bedeutet die Blockierung des Lebenstriebs, welche das Umgedrehtwerden in jedem Fall bewirkt, an sich schon latente Angst und Spannung – und wo immer die Spannung sich aggressiv zu entladen sucht, führt das zu neuem Schuldgefühl und so fort.

Wilhelm Reich gibt einmal eine anschauliche Darstellung der Komplexität dieses Vorgangs in der Psyche eines Mannes, der in seinem sozialen Verhalten durch große Höflichkeit auffiel («Entdeckung ... I», S. 108 ff). Durch diese verdeckte er seinen durch Angst erzeugten Haß, der selbst wiederum einer anderen Angst entstammte und so fort. Jede einzelne Angst führt in einem solchen Fall auf dem Umweg über Feindseligkeit zu einer neuen Angst und damit neuer Feindseligkeit bzw. Abwehr. Reich stellt den Fall als Musterschema «der Abwehrkräfte und Schichten der neurotischen Struktur» dar, weil ein solcher Kreislauf-Charakter für die Neurose typisch ist. Die ursprüngliche Aggressionsäußerung ist ja immer ein krampfhafter Versuch, den auf Grund einer Enttäuschung durch die Bezugsperson (hier: der Mutter) hervorgerufenen Urschmerz zu beseitigen; sie führt allgemein zu Angst vor Bestrafung (auf die das Über-Ich hinweist), und das weckt schließlich auch ältere latente Angst, die mit anderen

Urschmerzerlebnissen der Triebfrustration eng verknüpft ist. Bald ist so ein ganzes Knäuel von Angst, Aggression, Schmerz und Triebblockierung entstanden. Die resultierende starke Spannung macht sich beim Kind vielleicht durch Stottern, nervöse Tiks oder organische Krankheiten bemerkbar, wenn sie sich nicht in einer offenen Neurose oder gar Psychose entlädt.

Du magst dir jetzt vielleicht erleichtert sagen: «Gottlob bin ich selbst ja von einer Neurose weitgehend verschont geblieben.» Und doch kann deine Erziehung für deine Entwicklung höchst schädliche Folgen gehabt haben. In unserer entfremdeten Kultur ist der Unterschied zwischen einer Neurose und dem «Normalzustand» grundsätzlich nur graduell.

Eines allerdings steht fest: erfuhr das Kind im Anschluß an das «Urtrauma der Vereinzelung» beständig genügend liebevolle Zuwendung, so wird sein Fundus an Urschmerz und damit verknüpfter latenter Angst relativ gering geblieben sein. Das heißt keinesfalls, Eltern sollten ihre Kinder «verwöhnen» – im Gegenteil. Die verwöhnende Mutter zwingt das Kind ja in ein vorgegebenes System, das seinen wahren Bedürfnissen gar nicht entsprechen kann. Verwöhnen ist gewissermaßen ein besonders verstecktes Umdrehen durch Verführung, indem das Kind durch die ständige (ursprünglich nicht verlangte) Erfüllung von Ersatzbedürfnissen seinen eigentlichen Bedürfnissen entfremdet wird. Ich bin mir der Notwendigkeit bewußt, Kinder zu sozialem Verhalten (insbesondere dem Respektieren der Bedürfnisse anderer) zu erziehen. Nur sollte es möglich sein, dies *ohne* Unterdrückung zu bewerkstelligen – ohne daß der Weg zur Entfaltung der wahrhaft eigenen Anlagen versperrt wird.

Offenheit für die eigenen Bedürfnisse scheint ja sogar mit der Offenheit gegenüber anderen praktisch identisch zu sein. Die Förderung dieser Fähigkeit im Sozialisationsprozeß setzte freilich eine natürliche, weitgehend angstfreie Gesellschaft voraus, von der wir heute sehr weit entfernt sind.

Strenggenommen ließe sich von einer *Neurose* im eigentlichen Sinne wohl erst dann sprechen, wenn der verdrängte Angst-Urschmerz-Komplex so groß ist, daß auch objektiv ungefährliche Situationen noch dem Erwachsenen häufig als bedrohlich erscheinen und emotionale Reaktionen zur Abwehr oder Spannungsminderung hervorrufen. Meist sucht er darin die Realität durch etwas weniger stark Angsterregendes zu ersetzen. Ist die Wirklichkeitserkenntnis dabei so stark getrübt, daß es allgemein auffällt (weil er zwischen Realität und subjektiver Vorstellung kaum noch zu unterscheiden weiß), dann ist die Bezeichnung *Psychose* angebracht.

Es handelt sich also, um mit Janov zu sprechen, jeweils um graduell unterschiedliche *Zustände der «Irrealität.»* Die Irrealität der meisten von uns mag sich in den Grenzen der bei uns üblichen Norm halten. Das aber bedeutet ja bereits ein mehr oder minder totales Umgedrehtsein. In diesem Zustand der Selbstentfremdung ist der Mensch auf Grund latenter Angst meist nur noch begrenzt fähig, Wirklichkeit zu *fühlen* und darin jederzeit «richtig» (also *lebendig*: im vollen Einklang mit seinem ganzen seelisch-körperlichen Menschsein) zu reagieren. Seine eigene körperliche Wirklichkeit ist ihm allgemein «fremd» geworden. Es ist sicher kein Zufall, daß bei uns psychosomatische Krankheiten jeder Art, bis hin zur Anfälligkeit für Krebserkrankungen, so überaus weit verbreitet sind. Mit gutem Grund wird heute von Soziologen das Wort «Entfremdung» auch auf die Gesellschaftsordnung als solche angewandt, die ihre einzelnen Mitglieder fast gesetzmäßig dermaßen vergewaltigt.

Erzieherische Unterdrückung, durch welche das Kind umgedreht wird, prägt auch seine Einstellung anderen Menschen gegenüber entscheidend und behindert seine Fähigkeit zu persönlichen Beziehungen. Latente Angst bedeutet ja nicht nur andauernde Angstbereitschaft, sondern zugleich die Notwendigkeit nie nachlassender Abwehr. Hierzu vorerst nur ein einfaches Beispiel (die Wirklichkeit ist meist weit komplizierter): Wer unter einem repressiven Vater aufwuchs, der wird die Angst, die dieser ihm eingeflößt hat, später unbewußt auf alle Autoritätspersonen (bzw. als Frau auf alle Männer) übertragen, wird also angstvoll und daher abwehrend auf sie reagieren.

Das Angstentstehungsschema ist dabei das gleiche, wie ich es auf S. 35/36 geschildert habe. *Vater* ist die erste Erfahrung von *Autoritätsperson* (also das Vorbild, besser vielleicht: das «Ur-bild» dafür). Eine spezielle Art von Urschmerz und (seither latenter) Angst trat im Zusammenhang mit diesem Ur-bild erstmalig, und dann wiederholt, auf; dieses bleibt daher assoziativ damit behaftet. Mit ihm wird nun jede in entscheidenden Wesenszügen (*Autorität!*) ähnliche spätere Wahrnehmung, jedes Nach-bild, verglichen. Der gesamte am Ur-bild haftende Klumpen von Emotion überträgt sich hierin auf die spätere Wahrnehmung, bedeute diese nun einfach *Mann* oder vielleicht *Lehrer*, *Vorgesetzter*, *Amtsperson* – oder auch *Gott* (in diesem Falle ein später geformter *Begriff*).

Weshalb also fürchten sich (wenn auch meist wohl nur unbewußt) erwachsene Männer oft auch vor *netten* Vorgesetzten, *freundlichen* Beamten, vor dem «lieben» Gott – und Frauen womöglich vor *allen* «männlich» auftretenden (nicht vielleicht dem Urbild *kleiner Bruder* entsprechenden) Männern? …

In diesen Zusammenhängen wird sichtbar, welch überragende Bedeutung den ersten Bezugspersonen, in der Regel den Eltern, des Kleinkindes für dessen *ganzes späteres Leben* zukommt. Ihr Verhalten, ihre Fähigkeit bzw. Unfähigkeit, seine vitalen, vom Lebenstrieb (nach Integration wie nach Selbstbehauptung) diktierten Bedürfnisse möglichst umfassend zu befriedigen – und damit das Maß seines schließlichen Umgedrehtseins in Angst und Triebblockierung: dies wird seine künftige Einstellung zu sich selbst, zu anderen und darin zum Leben nahezu unwiderruflich prägen. Glücklich dasjenige Kind, dessen Eltern sich hierüber klar sind!

10 Das angeborene Wissen von den
zu Überleben und Wachstum benötigten Bedingungen (den Triebbedürfnissen)
vermittelt sich uns in den Äußerungen des **Lebenstriebs**
mit seinen polaren Tendenzen der *Selbstbehauptung* und *Integration*

11 Spezielle Ausprägungen der beiden Tendenzen des Lebenstriebs
die lebenswichtigen **Grundbedürfnissen** entsprechen
sind: *Hunger* und *Durst*, die *Triebe nach Schlaf* und *nach äußerlicher Geborgenheit*
der *Sozialtrieb*, der *Kuschel- (bzw. Sexual-)trieb*, der *Spieltrieb*
der *Trieb nach freiem Selbstausdruck* und der *Emanzipationstrieb*
In bestimmten Entwicklungsstadien
sind jeweils bestimmte Grundbedürfnisse vorherrschend
Bleiben sie unerfüllt, wird der Übergang ins folgende Stadium problematisch

12 **Latente Angst** ist der Zustand der *Blockierung des normalen Triebenergie-Flusses*
mit welcher der Organismus auf den Schmerz früher Triebversagung reagiert hat
Die gestaute Energie wird jetzt zur Niederhaltung
des verdrängten Angst-Urschmerz-Komplexes benutzt
Dies äußert sich im Organismus als Spannung

13 **Fühlen** bedeutet die Wahrnehmung des Zustandekommens oder Ausbleibens
einer *triebenergetischen Verbindung* des Individuums mit der Umwelt
und der hierdurch bewirkten *Veränderungen* um bzw. in ihm
Das Ergebnis ist **Erfahrung**
Negative Erfahrungen (der Triebfrustrierung) können eine Fixierung
des Menschen im Stadium des unbefriedigten Bedürfnisses bewirken

14 Das erste Angsterlebnis ist das **Urtrauma**
des erstmaligen Gewahrwerdens der **Vereinzelung**

15 Lieblosigkeit der Eltern verursacht Angsterfahrungen
derer das hilflose Kind sich nur durch Verdrängung erwehren kann
Sein späteres Leben wird von Urschmerz, latenter Angst und Abwehr
nahezu unwiderruflich beherrscht sein

16 Durch unnötige Einschränkung seiner Triebbedürfnisse im Sozialisationsprozeß
wird das Kind «umgedreht»
Es wird um den Preis körperlicher Verkrampfung
auf einen Weg gestoßen, der es immer weiter
von seinem fühlenden, offenen Selbst entfernt

4. Fühlen und Emotion

Der Erwerb der Kommunikations- und Liebesfähigkeit

Vermutlich hinterläßt das Urtrauma der ersten Vereinzelungserfahrung mit der so schmerzhaften Triebfrustrierung ein gewisses Maß an Urschmerz und latenter Angst im Unbewußten eines jeden von uns. Folgt jedoch diesem (und danach *regelmäßig* jedem ähnlichen) Erleben die Erfahrung von Liebeszuwendung, so lernt das Kind bald, ein Ende solcher Situationen vorherzusehen. Es lernt die Begrenztheit der Angst, ihr Aufgehobensein in nachfolgender Liebeserfahrung. Damit ist der Weg der Triebenergie alsbald wieder frei. Isolierung und Hilflosigkeit sind beendet; das Maß an latenter Angst und damit die Anfälligkeit für spätere Situationsängste bleibt gering. Die Erfahrung regelmäßiger Liebeszuwendung schafft also das sogenannte «Urvertrauen». Es ist die Grundlage des Vertrauens überhaupt, jener Zuversicht, daß jeder mögliche Schrecken seine Grenzen hat – nicht zuletzt, weil es Menschen gibt, die ihn zu mildern vermögen. Das Kind reagiert seinerseits auf die Erfahrung der angst-aufhebenden Liebe mit dankbarem «Liebhaben». In dieser Weise hat das Erlernen der Kommunikationsfähigkeit begonnen.

Das Urtrauma ist offenbar unvermeidlich; man könnte es aber in gewisser Weise sogar als notwendig betrachten. Denn die Fähigkeit, dich selber als Einzelwesen, als getrenntes Individuum zu empfinden, stellt zweifellos eine wesentliche Voraussetzung dafür dar, daß auch andere dir als solche Individuen bewußt werden. Doch schiene es mir abwegig, deshalb auch die darin wurzelnde «Ur»-Angst an sich zu bejahen. Diese bildet ja innerhalb des gesamten natürlichen Entwicklungsprozesses lediglich die Vorstufe einer nicht minder notwendigen *gegenteiligen* Erfahrung – in welcher Liebe, als uneingeschränkte, vertrauende (und daher angstfreie) Zuwendung zum anderen, erlebt und «gelernt» wird.

Hier noch einmal die einzelnen Stufen des Gesamtprozesses:

1. *Der «Ur»- oder «Lebens»-Trieb bildet die angeborene Grundlage des Fühlens.* In der Triebstruktur des Menschen stehen dabei zwei Tendenzen in (einander ergänzender) Polarität zueinander: die Triebtendenz zur *Selbstbehauptung* und die zur *Integration* bzw. Hingabe. Als «Triebe» bezeichnen wir die machtvollen Energieströme, die hinter bestimmten, angeborenen Grundbedürfnissen (nach uneingeschränktem Akzeptiertsein ebenso wie nach Nahrung etc.) stehen. (Verhängnisvollerweise werden etliche davon bei uns nicht allgemein als triebbedingt anerkannt, wie etwa das nach ungehindertem Gefühlsausdruck oder nach Hineinwachsen in zunehmende Selbstverantwortlichkeit. In Wahrheit handelt es sich hier um spezifische Trieb*regungen* – jeweils konkrete Ausprägungen einer der beiden

Triebtendenzen auf bestimmtem Gebiet. Beim Säugling sind insbesondere die Triebregung zur Sättigung und das Bedürfnis nach umfassendem Sinneskontakt vorherrschend (die durch das Stillen gleichzeitig befriedigt werden).

Fühlen bedeutet allgemein die Wahrnehmung des Fließens der Triebenergie und der hierdurch bewirkten Veränderungen. Es ist ein einheitlich leib-seelischer Vorgang, in dem sich ein Kontakt zwischen der eigenen Person als ganzheitlichem Organismus und dessen Umwelt herstellt. Das Ergebnis ist *Erfahrung* im weitesten Sinne.

2. *Angst und Aggressivität werden gelernt:* Im Urtrauma des Gewahrwerdens seines Getrenntseins erlebt der Säugling erstmalig eine Frustrierung beider Triebtendenzen: er ist *hilflos* (Frustrierung der selbstbehauptenden Tendenz) und *isoliert* (Frustrierung der integrativen Tendenz). Das erzeugt Urschmerz – jenen augenblicklich abgewehrten (verdrängten) Schmerz der Frustration – und *damit zugleich* Angst, in welcher die Triebenergie blockiert wird, damit sie nicht weiterhin schmerzerzeugend ins Leere stößt. Fühlen wird also in dem betreffenden Bereich, um den Preis latenter Angst, unterbunden; dabei bleibt die Angst selbst gleichfalls weitgehend ungefühlt. Der jetzt einzig noch mögliche Versuch des Säuglings, sich dennoch zu behaupten, ist *Aggressivität* (bzw. Wut). Sie äußert sich vor allem durch Schreien, welches zugleich das Fühlen des Schmerzes und der Angst vermeiden hilft. Die Antriebskraft ist jetzt emotionale Spannung: das Schreien ist daher andauernd, heftig und krampfartig.

3. *Liebeserfahrung wird gelernt:* Ein Korrektiv findet sich in der fürsorgenden Liebe der Bezugsperson, welche den Schmerz der Frustrierung beendet. Damit entfällt die Notwendigkeit der Blockierung: die Angst läßt nach, Fühlen wird wieder uneingeschränkt möglich. Ein Rest von Urschmerz und latenter Angst bleibt allerdings vermutlich im Unbewußten bestehen.

4. *Dankbarkeit («Liebhaben») wird gelernt:* Selbstbehauptung ist nun gewährleistet, und in der Reaktion der Hingabe wird die Triebenergie auf natürlichem Wege wieder frei. Ein (wenngleich wohl als solches noch unbewußtes) Dankbarkeitsgefühl tritt also an die Stelle der (unnötig gewordenen) emotionalen Aggressivität.

5. *Vertrauen wird gelernt:* Folgt einem jedem Angsterlebnis regelmäßig die Liebeserfahrung, so schafft dies die Grundlage für Vertrauen. Seinem Wesen nach ist dieses nicht allein Zuversicht in das Vorhandensein einer zuverlässigen Bezugsperson – die mir Hingabe ermöglicht –, sondern *zugleich Selbstvertrauen.* Selbstgefühl kann sich entwickeln, da als Folge des eigenen Verhaltens das Ersehnte eingetroffen ist.

6. *Kommunikationsfähigkeit schafft die Möglichkeit echter Erfahrung:* Hiermit ist auch die Grundlage der Kommunikationsfähigkeit gelegt: Fühlen (die Wahrnehmung des ungehinderten Flusses der Lebenstriebenergie)

kann sich jetzt auf andere Personen beziehen. Den Bezug zwischen ihnen und mir ungehindert herstellen zu können bedeutet, daß ich sie *erfahren* kann. Dies ist auch die Voraussetzung für gefühlsmäßige Identifikation mit anderen, die im späteren Leben immer entscheidender wird.

Die Fähigkeit des Fühlens ist der Maßstab seelischer Gesundheit. Wenn latente Angst in den ersten Lebensmonaten gering bleibt, wird ja auch jede spätere Situationsangst als weniger schrecklich empfunden und also weniger leicht durch Verdrängung in latente Angst umgewandelt werden. Habe ich nun aber keine Furcht vor der Angst als solcher, so kann ich eine Situationsangst auch voll erfahren (d. h. hier: sie mit meinem Selbstgefühl, wie es sich bisher entwickelt hat, in Bezug setzen). In diesem Fall aber wird sie sich auflösen, sobald die betreffende Gefahr vorüber ist. Sie wird in der Erfahrung förmlich fortgeschwemmt, gewissermaßen «weg-erfahren».

Das Fühlen-Können in dem Maße, daß auch der Angstzustand selbst nicht gefürchtet wird, bedeutet natürlicherweise die Fähigkeit zur Kommunikation. Es ist die Grundlage der Liebe (als der Bereitschaft, sich einem anderen ohne Einschränkung voll zu öffnen) wie auch der Orgasmusfähigkeit oder «orgastischen Potenz» des Erwachsenen, von welcher Reich spricht. Schon Freud betonte die prinzipiell sexuelle Natur der Affektbeziehung in der entscheidenden ersten Kommunikationserfahrung (in der Regel zwischen dem Säugling und der Mutter). Auch dies heißt nichts anderes, als daß Fühlen immer eine Angelegenheit des gesamten, unteilbaren Organismus ist und bleibt. Sowohl *Liebe* als auch *Lust*, die auf unterschiedlicher Ebene Offenheit, also den ungehinderten Fluß der Lebensenergie bedeuten, lassen sich daher als *Gegenpole* der Angst betrachten. Wo sie in einer bestimmten Situation erfahren werden, bleibt für Angst keinerlei Raum. Umgekehrt werden im Angstzustand Liebe und Lust gleichermaßen blockiert.

Der Grund also, weshalb so viele von uns meinen, wirkliche Liebe (mit Bezug auf uns selbst ebenso wie auf andere) sei gar nicht möglich, ist ein Übermaß von latenter Angst. Je früher und häufiger der Fluß des Lebenstriebs schon in der frühen Kindheit blockiert wurde, desto nachhaltiger bleibt dir der Zugang nicht nur zum späteren Orgasmus-Erleben, sondern zur Liebe allgemein und damit zum Leben im eigentlichen Sinne versperrt.

Verhängnisvolle Folgen der Versagung frühkindlicher Triebbedürfnisse

Es ist ein wirkliches Unglück, daß der geschilderte Entwicklungsprozeß allzuhäufig nur mit Einschränkung, wenn überhaupt, ablaufen kann. Das ist immer der Fall, wenn die entscheidende (als dritte Stufe beschriebene) Liebeserfahrung entweder schon nach dem Urtrauma ausbleibt oder dem

Säugling nach späterer Wiederholung des schrecklichen Vereinzelungserlebnisses nur unregelmäßig zuteil wird. Janovs Mahnung, daß von Liebe eigentlich nicht die Rede sein könne, wo die ursprünglichen Triebbedürfnisse eines Kindes nicht befriedigt werden, gilt auch für manche ansonsten «liebevollen» Mütter – Mütter, die ihrem Kind zwar das Beste wünschen, es jedoch nach der Uhr füttern – oder es stundenlang schreien lassen, weil es nach ihrer Zeitplanung schlafen soll.

Dem Säugling, der nicht vertrauen kann, daß sein Angsterlebnis begrenzt sein wird, verbleibt nur das Mittel der Aggressivität als verzweifelter Versuch, die schreckliche Situation der Hilflosigkeit gewaltsam zu verändern. Das entsprechende Verhalten jedoch, mag es sich nun in anhaltendem Brüllen, Strampeln oder späterem Beißen der Brust äußern, wird häufig zu einer negativen, also verstärkt «lieblosen» (irritierten oder ungeduldigen) Reaktion der Mutter führen, was erneut Schmerz und damit Angst hervorruft. Diese mögen, da sie der Aggressionsäußerung unmittelbar folgen, bereits als «Vergeltung» empfunden werden. Hier fallen die dritte und vierte Stufe des geschilderten Entwicklungsprozesses (Liebeszuwendung und erwidernde Dankbarkeit) aus, auf der folgenden fünften Stufe jedoch wird an Stelle von *Vertrauen Vergeltungsangst* gelernt. Und das bedeutet zugleich: anstatt *Selbstvertrauen Schuldgefühl* – indem nun die negative Entwicklung dem eigenen Verhalten zugeschrieben wird.

Wut oder Aggressivität sind keine wirklichen Gefühle, sondern nur ein unvollkommener emotionaler *Ersatz* dafür.[1] Der natürliche Fluß der Lebensenergie, der in der Triebfrustrierung nur Schmerz vermittelt, ist hier ja bereits blockiert: Der Organismus versagt sich das Fühlen von vornherein; wo die Frustration andauert, «lernt» er es auf der betreffenden Ebene möglicherweise nie. Desgleichen wird, wo Vertrauen nicht ausgeprägt werden kann, auch die Fähigkeit zur Kommunikation nicht erworben. Mit dem Fluß der Triebenergie ist also auch der natürliche Bezug zur Außenwelt, *die Möglichkeit von Erfahrung*, in Angst blockiert. Die Assoziationsmuster im Gehirn werden so von vornherein falsch angelegt; sie entsprechen nicht der Wirklichkeit, sondern den Forderungen der Abwehr latenter Angst. An jeder Blockstelle sitzen sozusagen Spuren von Erinnerungen an verdrängtem Urschmerz. Neue Angstblockierung tritt ein, sobald die Erinnerung aktiviert wird. Ein immer größerer Bereich der Wirklichkeit erscheint somit als bedrohlich.

Die gewaltsame Stauung der sich ständig neu generierenden Triebenergie schafft nun eine ähnlich kritische Situation wie ein künstlich aufgestauter Fluß bei Hochwasser: um die Gefahr eines Dammbruchs und anschließender Überschwemmung zu vermeiden, muß ständig irgenwo für ein Abfluß gesorgt werden. Eben in dem ganztägigen Streben, durch spannungs-

1 Über den Unterschied vgl. den Abschnitt, S. 62f.

lindernde Maßnahmen dieser Dauergefahr vorzubeugen[2], und zwar bei *gleichzeitigem ständigem Ausbau des Stausystems,* besteht das Wesen jeder Neurose. Laß dir da nichts vormachen: dies ist eine Beschreibung des psychischen Zustands *der Mehrzahl, auch der vermeintlich «Gesunden» von uns.* Wenn Wilhelm Reich Ende der zwanziger Jahre den Anteil der schwer neurotisch Kranken in der Wiener Bevölkerung auf bis zu 80 Prozent schätzte («Entdeckung ...», S. 149), so besteht sicher kein Grund zu der Annahme, daß der Prozentsatz bei uns heute geringer sein könnte.

Im natürlichen Ablauf des menschlichen Reifungsprozesses kann gewiß eine solche Entwicklung nicht beabsichtigt sein. Sie ist, wo kein materieller Mangel herrscht, meist eine Folge des beschriebenen mütterlichen Fehlverhaltens. Doch gibt es auch einen natürlichen Grund, weshalb der Mensch zu Recht als «das neurotische Tier» bezeichnet wird. Im Gegensatz zu anderen Säugetieren ist er bei der Geburt noch recht unvollständig entwickelt und daher extrem hilflos. Eben dies macht jenes erste «extra-uterine» Jahr, in der seine «Austragung» gewissermaßen außerhalb des mütterlichen Uterus zu Ende vollzogen wird, so überaus kritisch. Seine praktisch totale Angewiesenheit auf die Bezugsperson in diesem ersten Lebensjahr schafft erst die Möglichkeit zu übermäßiger Angstentwicklung, die dann sein ganzes Leben so schwer beeinträchtigen kann.

Unter natürlichen Umständen ist allerdings die Bedrohlichkeit des extrauterinen Jahres eingeschränkt. Denn wo die hormonellen Prozesse der natürlichen Geburt nicht durch «moderne» Entbindungspraktiken (wie das Verabreichen von Betäubungsmitteln oder die Trennung des Neugeborenen von der Mutter) behindert werden, entwickelt eine einigermaßen angstfreie Mutter, vor allem auf Grund dieser Prozesse, ein intuitives Wissen von den Bedürfnissen und möglichen Gefährdungen ihres Kindes. (Es handelt sich hierbei weniger um einen angeborenen «Mutterinstinkt» als vielmehr das Ergebnis der biophysischen «Prägung» von Mutter und Säugling aufeinander während der Geburt und beim Stillen.) Hierdurch wird sie sich in entspanntem Zustand normalerweise «richtig» verhalten, auch ohne psychologische Bücher gelesen zu haben. Ist die Mutter freilich selber von schwerer latenter Angst geprägt, so wird auch ihr Energiefluß blockiert sein; die modernen Entbindungspraktiken tun dann ein übriges, um ihr jedes intuitive Wissen auch mit Bezug auf den Säugling zu verschließen.[3] Sie wird sich dann dem Kind gegenüber leicht unsicher und falsch verhalten, was für dieses überaus verhängnisvoll sein kann.

2 Die Problematik der Spannungslinderung sowie der Abwehr allgemein wird in den beiden folgenden Kapiteln erörtert.

3 Über Intuition vgl. Kap. 9. Die Mutter-Kind-Beziehung wird in «Mutter, wo bist du?» eingehender erläutert. Siehe hierzu auch Liedloff, «Auf der Suche ...», S. 77–79.

Nun mag eine Mutter allerdings während des kritischen ersten Jahres intuitiv völlig richtig auf ihr Kind eingehen; dies schließt dennoch nicht die Möglichkeit aus, daß später, sobald das Kind etwas selbständiger wird, der Verstand mit gewissen (von Angst bestimmten) Erziehungsprinzipien bei ihr die Oberhand gewinnt («es muß schließlich ein anständiger Mensch aus ihm werden»). Dann setzt die repressive Erziehung ein, deren Folgen ich bereits andeutete. Sie sind sicherlich nicht ganz so gravierend, wenn durch liebevolle Zuwendung im Säuglingsalter die Grundlagen des Vertrauens, der Erfahrungs- und Kommunikationsfähigkeit gelegt wurden. Aber neuer, durch spätere Unterdrückung erzeugter Urschmerz mit latenter Angst kann all das dann wieder zudecken, ja den Zugang zum Fühlen auch jetzt noch weitgehend verschütten. Mag das Kind zwar von einer Psychose verschont bleiben und auch nicht gerade kriminelles Verhalten entwickeln, so wird es nun doch als Erwachsener unter neurotischen Symptomen schwer zu leiden haben.

Es ist grotesk, daß die Wissenschaft diese Zusammenhänge längst kennt: man weiß, daß lieblose Behandlung im Säuglingsalter und spätere repressive Erziehung für Verbrechen und Geisteskrankheiten ebenso primär verantwortlich sind wie für alltägliche, weitverbreitete Neurosen und psychosomatische Krankheiten, bis hin zur Anfälligkeit für Krebs oder auch Unfälle. Doch scheint sich dies bis heute weder bis zu den Eltern noch auch zu Vorschul- oder Heimerziehern geschweige den Verantwortlichen für das Schul-, Justiz- oder Gesundheitswesen herumgesprochen zu haben. Gerade auf dem Gebiet, welches das Leben jedes einzelnen am entscheidendsten betrifft, befindet sich unsere Gesellschaft in jeder Hinsicht noch immer im finstersten Mittelalter: die erwähnten Entbindungspraktiken, Säuglingsheime, Frühehen, arbeitende Mütter, beengte Wohn- und Schulverhältnisse und vieles mehr zeugen davon. Wenig aber deutet darauf, daß sie demnächst wesentliche Anstrengungen zu der so notwendigen Neuorientierung unternehmen wird. Allen experimentellen Ansätzen engagierter einzelner zum Trotz (wie der Propagierung von Hausgeburten oder Einrichtung von Kinderläden und dergleichen), steht grundsätzlich den notwendigen Veränderungen das machtvolle Tabu im Wege. Es verlangt, wie ich noch verdeutlichen werde, zwingend die Aufrechterhaltung des unnatürlichen Abwehrcharakters unserer gesellschaftlichen Grundstrukturen – der Institutionen ebenso wie der Ziele, Normen und Moralbegriffe. Der einzelne *muß* einfach umgedreht werden, um diese Ziele und Normen bereitwillig zu lernen und zu verinnerlichen – d. h. ein «nützliches» Mitglied dieser Gesellschaft zu werden.

Mit Bezug auf den Bereich des Fühlens herrscht heute, vor allem bei jungen Menschen, vielfach eine große Begriffsverwirrung, und die Psychologie trägt hier zur Klärung nicht allzuviel bei. Du brauchst sicher kein Hippie oder religiöser Schwärmer zu sein, um die Grenzen rationalen Denkens wahrzunehmen und dir deiner Unfähigkeit zu spontanem Reagieren schmerzhaft bewußt zu werden. Das führt manchmal zu einer Neigung, die Emotionalität zu verherrlichen und alles Vernunftmäßige abzulehnen, die nicht ungefährlich ist. (Wir finden die gleiche Tendenz bekanntlich auch im Faschismus.)

In Wahrheit vermitteln die Fähigkeiten des Fühlens und des rationalen Denkens dem Menschen unterschiedliche, aber gleichermaßen notwendige Möglichkeiten, Beziehungen herzustellen (wobei allerdings das Fühlen entwicklungsgeschichtlich primär, also zuerst aufgetreten ist). Wo jedoch der Organismus von latenter Angst beherrscht wird, werden beide verfälscht. Das rationale Denken verkümmert in diesem Falle zu lebenshemmender Grübelei oder Pedanterie, während das Fühlen vollständig blokkiert und durch Emotionalität ersetzt sein mag.

Du wirst nun fragen, was denn der Unterschied zwischen *Fühlen* (bzw. *Gefühl*) und *Emotion* sei. Ich weiß, daß die Unterscheidung ungewöhnlich ist.[4] Sie scheint mir aber sehr wichtig – und sie wird vom «allgemeinen Sprachgebrauch» tatsächlich bestätigt. Während man das Wort «gefühlsmäßig» häufig zur Kennzeichnung einer Art von intuitiver Wahrnehmung benutzt, bezeichnet man mit «emotional» (meist leicht abwertend) eine affektbestimmte Reaktion, die nicht ganz im Einklang mit den Erfordernissen der gegenwärtigen Situation steht. Dementsprechend verstehe ich unter *Gefühl*, wie ich schon sagte, die Wahrnehmung jenes Bezugs, der sich im freien Strömen der Triebenergie zwischen dem lebendigen Selbst und seiner Umwelt bzw. der jeweilig gegebenen Situation herstellt. Seinem Wesen nach mag dieser Bezug «selbstbehauptend» oder «integrativ» sein oder auch beide Tendenzen in sich vereinigen. Verstand und bewußter Wille bleiben dabei weitgehend unbeteiligt: im natürlichen (nichtentfremdeten) Zustand sorgen die Triebtendenzen sozusagen «automatisch» für das fortwährende Knüpfen solcher Verbindungen. Dieses Verbinden, in welchem ich meine Umwelt wie auch mich selbst in der ständig gegebenen Veränderung fühle, ist der Entwicklungsprozeß des *Erfahrens.* Ich meine damit Erfahren im *aktiven* Sinne, an dem ich triebenergiemäßig voll beteiligt bin.

Darin wird das Erlebte in Bezug gesetzt zur eigenen *Identität als Konti-*

4 Auch Janov macht sie jedoch – vgl. «Urschrei», S. 63. Der Unterscheidung «gefühlsmäßig»–«emotional» entspricht bei ihm der Gegensatz «spontan»–«impulsiv» (s. S. 297).

nuität, d. h. der Summe all meiner bisherigen «verarbeiteten» (also unverdrängten) Erfahrung. All das voll Erlebte, das einmal Gegenwart war, geht so in meine Identität als ständig werdendes Individuum ein. Solch aktives Erfahren ist «*Wahr*nehmung» im eigentlichen Sinne des Wortes (ein Zu-mir-Nehmen des Wahren) – und zwar sowohl *sinnliche* Wahrnehmung (Sehen, Hören, Riechen, Schmecken, Tasten), als auch *intuitives* Erspüren von gewissen Ausstrahlungen, die sich bisher mit keinen Apparaten messen lassen: etwa, wie ein anderer Mensch mir gesinnt ist, ob er ehrlich ist oder nicht (hier spricht man oft fälschlich von «Menschenkenntnis») usw. Dazu gehört auch das Wissen um das eigene seelische Befinden, über das ich nur bei wirklicher Aufgeschlossenheit verfüge.

Im Gefühl ist also keinerlei Angst wirksam. Das gilt nicht nur für *Vertrauen* und *Selbstvertrauen* (Angstlosigkeit allgemein) oder *Liebe* (angstfreie Offenheit für andere und deren Bedürfnisse wie auch für ihre Wahrnehmung meiner selbst), sondern für alle Gefühle: also auch *Dankbarkeit* (erwidernde Liebe) oder *Freude* (ein ganzheitliches Glücksempfinden, das sich aus einem gegenwärtigen Fehlen von Angst ergibt) sowie für deren Gegenteil: *Traurigkeit* (das Bewußtwerden der Zeitunterworfenheit und damit Vergänglichkeit alles Irdischen).

Erfahrungen sind aber natürlich häufig, in der Praxis vielleicht sogar überwiegend, *passiver* Art. Bei entfremdeten gesellschaftlichen Beziehungen und im Zustand weitgehender Gefühlsblockierung des einzelnen sind diese die Regel. Da hier jede Äußerung der (immer wieder an Grenzen stoßenden) Triebregungen als Schmerz empfunden wird, ist nunmehr «Erfahrung» fast nur noch möglich, indem ich *passiv* (d. h. hier nur: weitgehend gegen das Fühlen des erwarteten Schmerzes abgestumpft, nicht unbedingt emotionslos) registriere, was *mit mir* geschieht: sei es, daß ein Vorgesetzter mich anschnauzt, Fremde mich auslachen, ein Freund meine Liebesäußerung zurückweist oder meine Verdienstmöglichkeiten von «höherer» Seite beschränkt werden. Natürlich beeinflußt auch *solche* Erfahrung meine Entwicklung. Nur besteht diese jetzt nicht mehr in dem natürlichen «Reifungsprozeß» zu einer immer vollständigeren Realisierung der Möglichkeiten meines Selbst hin. Sie stellt vielmehr ein weitgehend hilfloses Treiben in die Entfremdung dar. Das so Erlebte ist nicht Teil meiner ständig werdenden Identität geworden, sondern lagert, von meinem Selbst abgespalten, durch Urschmerz und latente Angst blockiert, weiterhin in mir, lädt mich mit Spannung und macht mich «unglücklich»: leicht reizbar oder allgemein deprimiert. Veränderungen meiner Person bestehen nun notgedrungen überwiegend im Ausbau meiner Abwehr- und Ersatzmechanismen.

Der Energiestau bedrängt den Organismus mit *Spannung*. Diese drängt nach Linderung – und findet sie, wenn anders nicht möglich, in plötzlichen explosiven Kontakten, die nicht eigentlich *gefühlt* werden, ja auch keineswegs wirklich angenehm sind. Doch solcherart ist das Wesen unseres Alltags: gewissermaßen mit unserem potentiellen Energiefluß ständig im Rückstand, sind wir auf krampfhafte emotionale Explosionen zur Erlangung kurzlebiger Erleichterung angewiesen: eben auf Entspannung.

Das also verstehe ich unter *Emotion*: eine im Grunde unzulängliche Art Ersatz-Gefühl-Spannung, die sich Luft verschafft, wo das triebgesteuerte Knüpfen von Verbindungen nicht mehr möglich ist. Sie ist Ausdruck gestauter und fehlgeleiteter Energie, die ihren natürlichen Ausfluß nicht finden konnte. Daher ihre weitgehend aggressive Tendenz (im Sinne von heftig, wenn nicht destruktiv). Die biochemische Basis dieser «Pervertierung» ist eine gesteigerte Hormonproduktion. An Stelle von Offenheit für andere und anderes (wie in Liebe, Dankbarkeit, Freude usw.) finden wir nun einen gewaltsamen Versuch, die eigenen Interessen gegen alle Widerstände dennoch durchzusetzen. Wie *Selbstvertrauen* durch *Vergeltungsangst* und *Schuldgefühl* ersetzt ist, so tritt nun an die Stelle von *Freude* etwa *Wut* (Rebellion gegen die frustrierenden Umstände); *Liebe* wird ersetzt durch *Haß* (das aggressive Verantwortlichmachen anderer für meine Frustrierungen), *Dankbarkeit* durch *Gier* (das An-sich-raffen-Wollen aus Verhungerungsangst), *Wohlwollen* durch *Neid* oder *Eifersucht* mit ihrem Schmerz darüber, daß etwas von mir Gewünschtes anderen gehört. Schließlich ist *Traurigkeit* hier verkehrt in *Verzweiflung*: die Hoffnungslosigkeit der Angst, nichts und niemand könne jemals mehr etwas bessern.

Eine Emotion ist also letztlich immer eine Reaktion auf jene *früheren* Versagungen, welche Urschmerz und latente Angst erzeugten: ihnen ist ja durch Blockierung des Triebflusses auch die entsprechende Spannung zu verdanken. Und auch jetzt noch verhindern sie das *Fühlen* der *gegenwärtigen* Situation – ja, vermutlich wird durch den Angst-Urschmerz-Komplex sogar die Fähigkeit *sinnlicher* Wahrnehmung (also des Hörens, Sehens usw.) dessen, was um mich vorgeht, eingeschränkt. Du kannst immer wieder beobachten, daß spannungsgeladene «Neurotiker» von Vorgängen, die sie selbst (d. h. ihre Angst und Abwehr) nicht unmittelbar betreffen, kaum Notiz nehmen. Entsprechend wird *intuitive* Wahrnehmung praktisch unmöglich. Solche Leute sind von ihren Angst-Assoziationen, von den Erinnerungen (zumeist an lieblose Eltern), welche das Aussehen, das Reden oder Verhalten ihres jeweiligen Gegenübers in ihnen wachrufen, unbewußt voll in Anspruch genommen. Daher können sie gar nicht die individuelle Ausstrahlung der Persönlichkeit, die gegenwärtig vor ihnen steht, unbehindert aufnehmen. Vielleicht verspüren sie schon irgendwie, daß der Betreffende ihnen freundlich gesinnt ist. Aber sie werden dieser Wahrnehmung, wenn sie nicht in ihre Vergangenheits-Assoziationen hineinpaßt, nicht trauen.

Die gegenwärtige Situation wird von dem Neurotiker also nicht eigentlich gefühlt, sondern nur als *Auslöser* für derartige Emotionen benutzt. Er mag beispielsweise plötzlich heftige Wut als Reaktion auf eine Bemerkung empfinden, die ganz freundlich gemeint war («warum machst du das nicht lieber so») – unbewußt erinnerte sie ihn an ständige, unberechtigte Kritik, die er als Kind seitens seiner Eltern erfuhr. Selbst auf unmißverständliche Freundlichkeit kann eine solche Person leicht mit Aggressionen oder Weinen reagieren. Denn auch diese rührt vielleicht an Urschmerz aus einer Kindheit, in der Freundlichkeit immer entbehrt wurde. Es geht also hier überhaupt nicht um das tatsächliche Verhalten des anwesenden Gegenübers. Ihm wird zwar womöglich vorgeworfen, seine Freundlichkeit sei nur geheuchelt, sei bestimmt nicht von Dauer oder ähnliches. Nicht er jedoch ist dann in Wirklichkeit angegriffen (obwohl beide das glauben mögen), sondern die Eltern des Neurotikers, welche den Urschmerz verursachten.

Auf diese Weise gehen manche Beziehungen irgendwann scheinbar «kaputt». Denn die beschuldigte Person wird sich natürlich einmal zur Wehr setzen. Darauf ist dann die Reaktion: «Siehst du, jetzt zeigst du dein wahres Gesicht!» In Wirklichkeit haben hier Beziehungen als gefühlsmäßige Kontakte zwischen den gegenwärtig lebenden Menschen nie bestanden.

Natürlich können Emotionen auch eine Reaktion auf *gegenwärtigen* Stress sein (so in dem obigen Beispiel des früher ständig Kritisierten). Als solche werden sie jedoch die Stress-Situationen nicht überdauern – sie brauchen uns daher in unserem Zusammenhang so wenig zu beschäftigen wie Situationsangst.

Das Kernproblem bleibt folgendes: Die (emotionale) Reaktion auf das *ältere*, unverarbeitete (Urschmerz-)Erlebnis hat stets Vorrang vor jeder möglichen (fühlenden) Reaktion auf die tatsächliche Gegenwart. Die ständige Spannung, unter der ein «emotionaler» Mensch steht, muß sich eben bei jeder nur scheinbar passenden Gelegenheit Erleichterung suchen. Neue aktive Erfahrungen, solche, die seinen inneren Reifungsprozeß fördern würden, vermag dieser Mensch daher nicht zu machen. Er ist mit dem Geschäft der Abwehr und Spannungslinderung voll ausgelastet. Dazu gehört wesentlich, sich seine alten Vorurteile (insbesondere die Rolle, die man «gelernt» hat und nun auch vor sich selber spielt) unablässig bestätigen zu lassen. («Ich werde von niemandem geliebt»; «ich bin ein Versager», «ich muß mich immer für andere aufopfern»; «alle wollen mich ausnutzen» usw.). Selbst eine unübersehbare Äußerung des Gegenübers wird nur und erst dann anerkannt, wenn sie diese Vorurteile bestätigt. Hat etwa der Neurotiker so lange gegen liebevolles Verhalten gestichelt, bis endlich doch ein unfreundliches Wort seitens des Partners fällt, so wird er *dieses* jetzt aufgreifen und in sein «Persönliches Spannungslinderndes Symbol-System»[5] einbauen. Daß er sich mit diesem Abwehrsystem aus symbolischen Ersatzwerten und Vorurteilen selber den Zugang zu dem verbaut, was er doch

5 Hierzu siehe Kap. 6.

eigentlich sehnsüchtig zu erlangen sucht, ist fast unausweichlich.[6] Natürlich ist es faktisch unmöglich, etwas in der Vergangenheit unwiderruflich *versäumtes* (etwa die elterliche Liebe, die man in der Kindheit vermißte) *als solches* in der Gegenwart nachzuholen. Und doch geht es dem Neurotiker irgendwie nur erst einmal *darum*, *nicht* aber um die Liebe, die sein Partner ihm *tatsächlich jetzt* geben könnte – und vielleicht wirklich geben will.

Wir sehen, daß (Gegenwart erlebendes) *Gefühl* und (auf Vergangenheit reagierende) *Emotion* einander ausschließen. Das heißt aber nicht, daß sich die Reaktion eines Menschen *ausschließlich* in dem einen oder anderen der beiden Bereiche abspielten: «total» neurotische Menschen dürfte es wohl ebenso selten geben wie «völlig» gesunde. Es bedeutet, daß meine Fähigkeit des Fühlens genau in dem Maße beeinträchtigt ist, zu dem ich neurotisch bin. Und umgekehrt kann Fühlen nur in dem begrenzten Bereich noch wirksam sein, welcher vielleicht unversehrt blieb. Wenn also beispielsweise (um zur Veranschaulichung ein mathematisches Bild zu gebrauchen) der neurotische, *emotional* nur mit der unbewältigten Vergangenheit und seiner Spannung beschäftigte Bereich 70 Prozent der Psyche eines Menschen umfassen würde, so blieben 30 Prozent innerhalb derer dieser, bei günstigen Bedingungen, noch *spontan* (gefühlsmäßig) auf Gegenwart reagieren könnte.

Umgekehrt sind viele Menschen sicher nur auf bestimmten Teilgebieten gefühlsmäßig blockiert. Wir müssen uns vor der Vorstellung «absoluter Neurotiker» oder auch «absolut realer» Menschen hüten: nur das wollte ich mit dieser mathematischen Spielerei betonen. Ließe sich das menschliche Wesen tatsächlich solcherart vermessen, so wäre als «neurotisch» wohl derjenige zu betrachten, bei welchem der blockierte, entfremdete Bereich überwiegt, und als «normal» oder gesund jeder Mensch, bei dem das vielleicht gerade noch nicht der Fall ist.

Wenn Janov betont, Fühlen sei immer eine Angelegenheit des «alles oder nichts» («Urschrei», S. 282), so heißt das: *Zu dem Grade* und in dem Bereich, in dem eine Angstblockierung besteht, ist *keinerlei* Fühlen möglich. Und wenn mancher von uns sich wohl glücklich schätzen darf, daß der Urschmerz- und Angstbereich noch nicht den größten Teil seines Wesens einnimmt, so wird er das doch meist kaum beurteilen können. Einem Neurotiker wird es jedenfalls immer sehr schwerfallen, in den vielleicht noch unversehrt gebliebenen Bereich des eigenen Wesens vorzudringen, weil eben die neurotische Abwehr ständig ihr Vorrecht fordert.

Zur Veranschaulichung hier noch ein Versuch, die unterschiedlichen Bereiche von Gefühl und Emotion als Folge der gesunden bzw. neurotischen Entwicklung schematisch gegeneinander abzugrenzen:

6 Der Vorgang wird im einzelnen beschrieben bei Karen Horney, «Der neurotische Mensch ...»

URTRIEB LEBENSENERGIE

Tendenzen

Selbstbehauptung & Integration

URTRAUMA

Hilflosigkeit + Isolation

Schmerz + Angst

verdrängt, wird → URSCHMERZ + LATENTE ANGST

TRIEBBEFRIEDIGUNG	FRUSTRIERUNG + ABWEHR
ungehindertes Fließen	Angstblockierung
Erfahrung – Fühlen	Verdrängung – Emotion
Wahrnehmung der Umwelt durch Sinne und Intution	Benutzung der Umwelt zur Abwehr Triebkraft Spannung
spontan	impulsiv
Aufgeschlossenheit für Gegenwart	Absorbierung durch Vergangenheit
Bezug zu Außenwelt – offen	Isolation in Innenwelt – versperrt
→ LEBEN → erlebt	→ TOTSEIN → läßt unbewältigt
Entwicklung	Erstarrung
ZUVERSICHT	ANGST
Vertrauen	Vergeltungsangst
Selbstvertrauen	Schuldgefühl
Neugier / Offenheit	Vorurteil / destruktive Aggression
Freude Liebe	Wut Haß
Dankbarkeit, Wohlwollen	Gier, Neid
Großzügigkeit	Eifersucht
Traurigkeit (bewußter Schmerz)	Verzweiflung (unbewußter Urschmerz)
Zufriedenheit	Sucht nach Ersatz
ANGSTFREI	ENTFREMDET
frei eigentlich	«umgedreht» / unecht
Selbstsein	Charaktermaske / Rolle
Wirklichkeit	Ersatz
WAHRHEIT	ILLUSION (LÜGE)

17 Die Grundlage von **Vertrauen** und **Selbstvertrauen** ist
die Erfahrung von beständiger Liebeszuwendung
(d. h. Befriedigung aller Triebbedürfnisse) im Säuglingsalter
Angstblockierung der Triebenergie in diesem Stadium
beeinträchtigt das Erlernen der Kommunikationsfähigkeit
18 Echtes **Gefühl**, insbesondere *Liebe* und *Lustempfindung* bedeutet
Angstfreiheit
In der Triebblockierung durch latente Angst bleibt es weithin unzugänglich
Je früher und häufiger diese Blockierung beim Kleinkind stattfand
desto nachhaltiger die Abgetrenntheit des Erwachsenen vom Leben
19 Angst verfälscht Fühlen zu Emotion und mißbraucht den Verstand
für Grübelei, Rationalisierung, intellektuelle Pedanterie
20 **Emotion** ist ein Ersatz für nicht zugängliches Gefühl
Ihre Triebkraft ist angestaute Energie: Spannung
Die Gegenwart wird hier nicht als solche erfahren
sondern als Auslöser für eine Reaktion auf frühere Versagung benutzt
21 **Emotion** und **Fühlen** schließen einander aus
Die *emotionale* Reaktion auf ein älteres (unverarbeitetes) Erlebnis
hat Vorrang vor jeder *fühlenden* Reaktion auf Gegenwart

geburt ins gerichtet

aus jener burg
aus millennien strahlenden klingens wieder
hinaus
geschlagen lichtlos plötzlich
blind noch
leuchtend aus vollkommenem körper
ins dunkel unverstehender dingwelt
was hütet ihr nicht eure
kinder so nah noch
der quelle
und schon
in diese nacht nichts mehr abgeben
dürfen
jeder strahl schnellstens ab-
gelöscht ins verboten
woher eure
normen regeln werte
aus welchem fremdsein
abrichtung die einzig gültige
eintrittskarte zur einzigen welt:

gemessen gereinigt aufgeräumt sterilisiert stramm-
geputzt erhalten bekommen
die kleinen einlaß in
jenen kampf um mehr besser schneller höher
– vom ersten atemzug abgeknickt in
freiheitlich marktwirtschaftliche denk-
ordnung
                was verschüttet ihr euch so
                aufs neue in jedem säugling
erst dann für erwachsen befunden wenn der
so hergerichtete körper stumm zum panzer
erstarrt
das vergessene leuchten innen
zur weißglut gepreßt endlich
hervorschreit in explosionen
die schmerz sind und schmerz vielfach
gewaltsam austeilen
                komm neuer mensch zärtlichkeit
                geburt bis ans ende
                der tage heiland
in die allumgreifende fremdheit die jeden
der großgewordenen
toten brüllend anstiert aus
wänden plätzen autostraßen werkhallen aus
kneipengähnen werbeschlagern galareden aus den millionen
unablässig heischenden masken
                einer kindlosen welt
                rettung du kind bleib uns
                in der kraft die du immer
                schon bist

                Verbinde uns erstrahle uns
                wieder
                neu

Vom ungeliebten Selbst zum erfolgreichen Ich-Bild: Der Pfad in die Entfremdung

5. Abwehr

Die Schrecklichkeit des Angst-Zustands selbst

Latente Angst ist vor allem deshalb so gefährlich, weil sie auf Grund ihres Verdrängtseins mit Bewußtsein kaum wahrgenommen wird. Hinzu kommt noch etwas: Im Zustand der Situationsangst, also bei akuter äußerlicher Bedrohung, wird der Gesamtorganismus durch gesteigerte Hormonproduktion zu bestimmten, gefahrabwehrenden Reaktionen aktiviert; hingegen scheint im Falle latenter Angst hormonale Überproduktion eher eine allgemeine Erstarrung und *Unfähigkeit* zu angemessenem Reagieren zu bewirken. Wie ich schon andeutete, stellt latente Angst sozusagen bereits die Grundstufe ihrer eigenen Abwehr dar.

In einem gewissen Sinne ist diese Blockierung tödlich. Und wie unbeschwert du auch immer erscheinen magst – der Körper spürt sehr genau, daß ihm die Fähigkeit, sich lebendig zu fühlen, verlorengegangen ist. Wilhelm Reich beschreibt einmal das Ergebnis bei Neurotikern, die äußerlich durchaus gut angepaßt schienen:

«Wo eigentlich Aggression, Tat, Entscheidung, Stellungnahme im Leben notwendig waren, da herrschten Rücksicht, Höflichkeit, Zurückhaltung, falsche Bescheidenheit, kurz lauter Tugenden, die in hohem Ansehen stehen. Doch es war nicht zu zweifeln: Sie *lähmten ... jede lebendige, tätige Regung im Menschen*» («Entdeckung des Orgons I», S. 113).

Und Janov berichtet eine Generation später, seine Patienten beklagten sich «oft darüber, daß ihnen das Leben ‹nicht widerfuhr›». Er fügt hinzu: «Es widerfuhr ihrem *irrealen* Selbst» («Urschrei», S. 44). Das reale Selbst ist in der Blockierung völlig unzugänglich geworden – in praktischer Hinsicht so gut wie tot.

Die Psychologie erklärt den Schrecken, der für viele von der Angst selbst ausgeht, damit, daß das psychische Gleichgewicht und also der gesamte Funktionsmechanismus eines von Angst befallenen Menschen «empfindlich gestört und in Extremfällen sogar völlig lahmgelegt ist» (Levitt, «Psychologie …», S. 35). Tatsächlich bewirkt ein Übermaß an latenter Angst einen äußerst unangenehmen Konflikt: sich bei lebendigem Leibe tot zu fühlen ist ein schrecklicher Zustand, der nach Beendigung strebt, auch wo das Gefühl nicht gänzlich bewußt wird – die Blockierung muß aber dennoch (auf Grund des gefürchteten Urschmerzes, welcher der Angst zugrunde liegt) um jeden Preis aufrechterhalten werden.

Das Tabu bietet einen Ausweg an: Indem die Existenz latenter Angst im allgemeinen verneint wird, läßt sich auch der Konflikt leugnen und also das Gefühl des Totseins leichter verdrängen. Erst wo dies unmöglich wird, weil ein Übermaß latenter Angst die Abwehr durchbricht, ist das psychische Gleichgewicht ernsthaft bedroht.

Das Tabu funktioniert also nicht nur auf gesellschaftlicher Ebene, sondern auch individuell-psychologisch. Um die Lüge aufrechtzuerhalten und dem Konflikt weiterhin auszuweichen, wird es nun notwendig, einen Ersatz für das unzugänglich gewordene angstfreie Leben zu finden – d. h. im Leugnen der Angst den allgemeinen Abwehrzustand für angstlose, unblokkierte Lebenswirklichkeit auszugeben. So mag es gelingen, einen offenen Angstausbruch zu vermeiden. Dennoch wird häufig noch immer ein dumpfes Gefühl «inneren Totseins» knapp unterhalb der Bewußtseinsschwelle verbleiben. Diese Empfindung, der die Lähmung des realen, lebendigen Selbst zugrunde liegt, kann ihrerseits nur betäubt werden durch Maßnahmen zur Verstärkung der Abwehr – also letztlich Verschlimmerung des Zustands.

Die Furcht vor der Angst selber wird so eher noch anwachsen. Sie ist in diesem Sinne tatsächlich eine Art Todesfurcht, da sie sich vor allem gegen die Todeserfahrung richtet, die im akuten Angstzustand, psychisch erlebbar, ständig mitschwingt.

Abwehr und soziale Anpassung

Es ist nicht erstaunlich, daß das Phänomen der Abwehr von der Psychologie ursprünglich nur in pathologischen Fällen wahrgenommen wurde, in denen die gewöhnlichen Abwehrmechanismen versagt hatten. Erst hier macht ja die immer wieder hervorbrechende Angst den tatsächlichen, nämlich krankhaften, Allgemeinzustand deutlich. Auch dem Therapeuten Freud dienten fast ausschließlich klinische Fälle, in denen die Krankheit bereits sichtbar war, als Material seiner Studien.

Der Begriff der Abwehrmechanismen spielt in der Freudschen Lehre eine zentrale Rolle. Die klassische Psychoanalyse kennt deren neun: «Verdrängung, Regression, Reaktionsbildung, Isolierung, Ungeschehenmachen, Projektion, Introjektion, Wendung gegen die eigene Person, Verkehrung ins Gegenteil», sowie nach Anna Freud, «noch eine zehnte, die mehr dem Studium der Normalität als dem der Neurose angehört, nämlich die Sublimierung oder die Verschiebung des Triebziels»[1]. Levitt, der die meisten dieser Methoden ausführlich beschreibt, spricht außerdem von «Vermeidung», «Fixierung», «Somatisierung» und «Zwangshandlungen». Er betont, daß es sich dabei um begriffliche «Konstrukte» handelt, denen sich auch andere hinzufügen ließen («Psychologie ...», S. 36ff).

In der Tat sind die einzelnen Mechanismen schwer vergleichbar. Schon Anna Freud weist darauf hin, «daß sich hier Ungleichartiges und Mannigfaltiges unter einem Begriff vereinigt» («Das Ich ...», S. 34). Und noch immer herrscht unter Wissenschaftlern, wie Levitt bezeugt, ein «Durcheinander» bezüglich ihrer Arten und Funktionsweisen.

Um den Begriff besser zu verstehen, scheint es mir wiederum nützlich, auf die Primärtheorie von Janov Bezug zu nehmen, die so manche alten Erkenntnisse in einen neuen, erhellenden Zusammenhang rückt. Aus Freudscher Sicht gilt die Abwehr allen «Triebgefahren», also den verdrängten Forderungen der Triebregungen mitsamt den begleitenden Ängsten.[2] Das aber bedeutet nach Janov allgemein *Urschmerz*. Mit diesem ist, wie wir gesehen haben, *latente* Angst untrennbar verknüpft. Grundsätzlich bezieht sich somit die Abwehr auf den gesamten verdrängten Komplex. Wichtig ist dabei, daß sie nur auf der Ebene des Unbewußten wirksam zu bleiben vermag. Indem die latente (also verdrängte) Angst wie gesagt ihrem Wesen nach bereits die Grundstufe des Abwehrvorgangs selber verkörpert, ist ihr Bewußtsein, ihr «Ausbruch» aus der Verdrängung, immer ein Zeichen für eine Beschädigung der Gesamtabwehr.

Freud selbst war sich bewußt, daß die Abwehrmechanismen eine falsche Wahrnehmung der Wirklichkeit zur Folge haben und damit den Reifungsprozeß des Individuums schwer beeinträchtigen. Dennoch berichtet Levitt:

«Die meisten Psychotherapeuten sehen in den Abwehrmechanismen gegen die Angst notwendige, der Anpassung dienende Funktionen, die uns allen gemeinsam sind. Es ist zweifelhaft, ob sich jemand ohne sie zu einem produktiven, sozial angepaßten Erwachsenen entwickeln könnte. (Sie) funktionieren ähnlich wie die physiologischen Abwehrmaßnahmen des Körpers gegen Krankheiten. Funktionieren sie normal, so wird die Homöostase mühelos, und ohne daß der Betreffende es wahrnimmt, aufrechterhalten» («Psychologie ...», S. 36).

Diese Mechanismen werden demnach weitgehend als etwas Gesundes betrachtet, weil sie der Produktivität und der sozialen Anpassung dienen. Und die Begriffe «Produktivität» und «Angepaßtheit» werden ihrerseits offensichtlich mit dem der «Homöostase» (dem inneren Gleichgewicht)

1 «Das Ich und die Abwehrmechanismen», S. 36. Eine knappe Erläuterung dieser Begriffe versuche ich im Anhang.

2 Näheres hierzu siehe «Das Ich ...», S. 43ff.

gleichgesetzt! Die entscheidende Frage jedoch: Kann eine Gesellschaft denn selber gesund sein, wenn man, um sich ihr anzupassen *und* dabei das seelische Gleichgewicht aufrechtzuerhalten, solche Abwehrmechanismen *braucht*: diese notwendige Frage taucht hier gar nicht auf.

Natürlich steht diese Art, das Problem abzutun, in völligem Einklang mit dem Tabu. Sie trägt jedoch wenig zum Verständnis der eigentlichen Problematik bei. Ronald Laing, einer der wenigen Wissenschaftler, die sich von dem Tabu weitgehend freigemacht haben, hat mehrfach auf die Fragwürdigkeit des herrschenden Verständnisses von «normalem» *Funktionieren* bzw. *Anpassung* hingewiesen. Sind «Geisteskranke», bei denen der *normale* Mechanismus zusammengebrochen ist, deshalb tatsächlich kränker als diejenigen, bei denen ein solcher Mechanismus noch funktioniert? Als wir «Normalen», denen es nur mit seiner Hilfe gelingt, sich an ihre gesellschaftliche Umwelt anzupassen? Ist es nicht denkbar, daß die scheinbare Homöostase (sprich: Anpassungsfähigkeit an eine möglicherweise doch kranke Umwelt), welche wir so erreichen, in Wahrheit gar nichts mit innerer Ausgeglichenheit zu tun hat? Daß sie im Gegenteil nur erfolgreiche Verdrängung des Konflikts andeutet? Freud nannte die Verdrängung «etwas ganz Besonderes, das von den anderen Abwehrmechanismen schärfer geschieden ist als diese untereinander». In der Tat stellt sie offenbar ein Element dar, das allen möglichen Arten der Abwehr[3] gemeinsam ist und gewissermaßen auch die Grundlage der anderen Mechanismen bildet. Indem sie dafür sorgt, daß Urschmerz und latente Angst unbewußt bleiben, bewirkt Verdrängung ja die *Illusion* inneren Gleichgewichts und also psychischer Gesundheit. Mittels solcher Verschleierung seines wirklichen Zustands beeinträchtigt sie nun aber unvermeidlich das Reifen des Individuums, als ausgeglichene Entwicklung im Einklang mit der Wirklichkeit und in der Richtung seiner eigenen Möglichkeiten.

Freud war sich dessen bewußt. Er bestätigt, daß «die Abwehrmechanismen durch immer weiter greifende Entfremdung von der Außenwelt und dauernde Schwächung des Ichs den Ausbruch der Neurose vorbereiten und begünstigen»[4]. Für Janov hingegen *besteht* die Neurose schon im Abwehrprozeß, ja, in der *Existenz von Abwehr* selbst.[5] Der «Normalzustand» (im Sinne wirklicher Gesundheit) wäre demgemäß durch ein Fehlen von Abwehr gekennzeichnet. (Die Primärtherapie sucht diesen Zustand dadurch herzustellen, daß sie den Urschmerz auflöst, um so der latenten Angst wie auch der Abwehr den Boden zu entziehen.[6]) Ein abwehrfreies Leben setzte

3 «Endliche und unendliche Analyse», GW XVI, S. 81.

4 Ebd., S. 83.

5 Vgl. «Urschrei», S. 55 ff.

6 Näheres siehe «Urschrei», über Behandlungsmethodik S. 75 ff u. 369 f sowie meinen eigenen Erfahrungsbericht, «Fühlen als Therapie».

jedoch, um sich zu behaupten, auch eine wesentlich andere Art von Gesellschaft voraus als die entfremdete Ordnung, in der wir leben. Diese schafft ja im Grunde erst die Voraussetzungen für die Notwendigkeit von Abwehr für jeden. Und weiß sich dann nur dadurch zu helfen, daß sie das Ganze für normal erklärt. Krankheit wird so zum Ersatz von Gesundheit. Schlußstrich. Weiteres Fragen verboten. Tabu.

Es scheint mir an der Zeit, daß wir endlich den Mut finden, uns näher mit dem Phänomen Abwehr *als Krankheit* zu befassen. Damit wir ihr endlich entschlossen zu Leibe rücken können – vielleicht, noch ehe es zu spät ist.

Die allgemeine Verbreitung bestimmter Abwehrtendenzen

Das Phänomen der Abwehr, so krankhaft es im Grunde auch ist, betrifft keineswegs nur eine Minderheit von gestörten Individuen. Die mit Urschmerz und latenter Angst unfehlbar aufs engste verknüpfte Abwehr stellt ein Alltagsproblem dar, das unser aller Leben ununterbrochen und zutiefst beeinflußt.

Hierzu noch eine wichtige Klarstellung: Was in der «Abwehr», dem hier benutzten Verständnis des Begriffs zufolge, abgewehrt wird, ist *immer* ein innerer Feind. Äußere Bedrohungen als solche, etwa Kränkungen durch andere, Ausbeutung und Notlagen erfordern zwar vielleicht gleichfalls defensive Maßnahmen, die aber nicht mit Abwehr in diesem psychologischen Sinne gleichzusetzen sind. Erst wenn solche Bedrohungen Schmerz und Angst bewirkt haben, *die verdrängt worden sind*, tritt gegen diese zur Beibehaltung der Verdrängung die «Abwehr» auf den Plan.

Da nun Urschmerz und latente Angst allgemein und bei Menschen unterschiedlichster Lebensbedingungen verbreitet sind, ist es wohl einleuchtend, daß es höchst zahlreiche Arten der Abwehr geben muß und daß die genannten Mechanismen, welche die psychologische Literatur registriert, möglicherweise nur einen Bruchteil davon darstellen. Dennoch können jene begrifflichen Konstrukte zum Verständnis des Allgemeinproblems beitragen. Die Wesenszüge, welche damit beschrieben werden, liegen häufig weitverbreiteten Alltagsphänomenen zugrunde, deren Abwehrcharakter daran deutlich erkennbar wird.

So sehen wir etwa den Mechanismus der *Projektion* am Werk in dem recht alltäglichen Phänomen des *Vorurteils* gegen gewisse Bevölkerungsgruppen. «Projektion» bedeutet: ich schreibe unerwünschte Eigenschaften, die ich selber zu haben glaube (was mir angst macht) anderen zu.

Schuldgefühle und Minderwertigkeitskomplexe (die ständig den Urschmerz des Ungeliebtseins wegen Unzulänglichkeit zu aktivieren drohen) lassen sich so auf «Sündenböcke» und andere Minderheiten abwälzen. Die Illusion, daß andere noch tadelnswerter sind, als man selber sich fühlt, hilft den Schmerz dieses Gefühls unterdrücken.[7] Ähnlich steht die (keinesfalls als «krankhaft» geltende) Geisteshaltung des *Faschismus* im engen Zusammenhang mit den Mechanismen der *Regression und Fixierung*.

Dabei bedeutet «Regression» ein Zurückstreben in ein kindliches Stadium der Verantwortungslosigkeit, als andere einem Sorgen und Angst scheinbar abnahmen; «Fixierung», das Festhalten an einer emotionalen Abhängigkeitsbeziehung zu einer Elternfigur. Im Faschismus äußert sich latente Angst als Furcht vor eigenverantwortlicher Selbstentwicklung bei gleichzeitiger Sehnsucht nach dem Geschenk einer illusionären Freiheit durch eine Führerfigur. Wie Wilhelm Reich ausführt, tauschten die jubelnden Menschenmassen, die Hitler zur Macht verhalfen, ihre Freiheit begeistert gegen einen Ersatz durch «Identifizierung mit einer Idee aus; denn diese *illusionäre Freiheit* enthob sie jeder individuellen *Verantwortung*»[8]. Sie begaben sich willig in ein kindliches Abhängigkeitsverhältnis zum Führer als dem großen Übervater, der Freiheit *für sie* verwirklichen und darin zugleich ihre unerfüllten Kindheitsbedürfnisse ersatzweise befriedigen sollte.

Auch der Begriff der *Zwangshandlungen* ist recht aufschlußreich. Damit sind Handlungsweisen gemeint, die von einem inneren Zwang bestimmt sind und daher immer wieder, sorgfältig und auf stets genau die gleiche Weise, wiederholt werden. So gibt es Leute, die unter einem Zählzwang leiden; andere müssen sich dauernd die Hände waschen usw. Allgemein sind extreme Sauberkeit oder Pünktlichkeit, pedantischer Ordnungssinn und dergleichen zwanghaft, wo immer keine objektive Notwendigkeit dafür besteht, der Betreffende aber «einfach nicht anders kann». Offenbar lernte er in einem solchen Fall als Kind von diesen Verhaltensweisen, daß einzig sie eine Art elterlicher Zuwendung (gewissermaßen Ersatzliebe) nach sich zogen. Ihr fortdauernder «Einsatz» kann daher den Urschmerz des Sich-ungeliebt-Fühlens verdrängt halten.

Im Grunde ist natürlich Abwehr immer zwanghaft; hat ein bestimmter abwehrender Mechanismus sich einmal erfolgreich bewährt, wird man sich ihm zwangsläufig immer wieder mit besonderer Gründlichkeit hingeben.

Es scheint mir bezeichnend für den Abwehrcharakter unserer Gesellschaft, daß gewisse zwanghafte Verhaltensweisen sich hier nicht nur großer Verbreitung, sondern auch besonderer Anerkennung erfreuen. Sie begegnen uns im «Sauberkeitswahn der typischen Hausfrau», in bürokratischer Genauigkeit, in der Leidenschaft des Sammelns, der Tugend der Sparsam-

7 Der Vorgang wird sehr anschaulich beschrieben in dem Stück von Harold Pinter «Der Hausmeister» (Vorurteil des Tramps Davies gegen die «Schwarzen» aus dem Gefühl eigener Minderwertigkeit.)

8 «Entdeckung des Orgons I», S. 175. Mehr zu diesem Thema in «Massenpsychologie ...» (vgl. ferner Kap. 15).

keit – aber vor allem (und dort tatsächlich verhängnisvoll) in den Erziehungsmaßstäben allzu vieler Eltern. Hier also noch einmal die Frage: als wie gesund dürfen wir eine soziale Ordnung betrachten, in der solche sichtlich so stark von Abwehr geprägten Geisteshaltungen besonders hochgeschätzt werden? In der Tat zeigt sich immer wieder, daß bei uns alles als «normal» gilt, was allgemein verbreitet ist und dabei das Funktionieren des Betreffenden fördert (so auch der zwanghafte Gebrauch, innerhalb gewisser Grenzen, von Tabak, Alkohol und Beruhigungsmitteln, obgleich all dies sogar erwiesenermaßen schädlich ist); was hingegen die Anpassung beeinträchtigt – überwiegender Alkoholgenuß ebenso wie der Konsum bestimmter Drogen –, wird als krankhaft bzw. «unnormal» abgelehnt, ohne Rücksicht darauf, ob es gesundheitsschädigend sei oder nicht. Die von Levitt besprochenen Anschauungen der Psychologen bestätigen eben diese Tendenz, indem sie den Bezug zwischen alltäglichen Verhaltensweisen und bestimmten Abwehrmechanismen schlicht ignorieren.

Der solchem Denken zugrunde liegende (an den Erfordernissen des Tabus orientierte) Begriff der «Normalität» scheint mir höchst anfechtbar – es sei denn, wir bekennten uns zu der Konsequenz, endlich offen zuzugeben, daß es im Sinne gesellschaftlicher Anpassung das Normale ist, die Wirklichkeit zu verfälschen bzw. ihr auszuweichen – wie es in der Abwehr schließlich immer geschieht. Wie tatsächlich gewöhnlichermaßen die Lüge fast immer einen Abwehrzweck erfüllt, so enthält (mögen wir es zugeben oder nicht) umgekehrt jede Art Abwehr stets ein Element des Belügens – und mag der Belogene nur der Abwehrende selbst sein.

Angst und Charakter

Wer bis hierher gelesen hat, mag sich nun womöglich schon einige Zeit fragen, was von dem Gesagten wohl auf ihn selber zutrifft – insbesondere, ob er wohl auch von latenter Angst befallen sei, ohne es zu wissen. Das steht allerdings kaum in Frage: du kannst davon ausgehen, daß es höchstwahrscheinlich so ist. Hundertprozentig reale Menschen ohne eine Spur von latenter Angst dürfte es, zumal in unserer Gesellschaft, kaum geben.

Die Frage lautet daher eher: In welchen besonderen Formen tritt meine latente Angst zuweilen an die Oberfläche – d. h., für welche spezifische Situationsangst bin ich besonders anfällig, obwohl die betreffende Situation an sich nicht eigentlich bedrohlich ist? Die meisten von uns werden bei einiger Überlegung leicht solche Ängste entdecken, die ständig grundlos auf der Lauer zu liegen scheinen:
– etwa die Furcht,
– etwas Wichtiges oder Interessantes zu versäumen,
– kritisiert oder getadelt zu werden,
– einen schlechten Eindruck zu machen,

- ausgelacht bzw. nicht ernst genommen zu werden,
- arm (ohne finanzielle Sicherheit) zu sein, wenn es einem in Wirklichkeit gutgeht,
- andere zu verärgern,
- allein gelassen zu werden,
- von anderen ausgenutzt zu werden,
- Pflichten oder Hilfeleistungen zu versäumen,
- in kritischen Situationen zu versagen usw. usw.

Die nächste, wohl noch entscheidendere Frage, die sich hieraus ergibt, ist: Wie verhalte ich mich normalerweise, gewohnheitsmäßig und unbewußt, um solche Angst abzuwehren? Dazu gehört oft: Für welche (anderen völlig uninteressanten) Dinge oder Aktivitäten interessiere ich mich besonders? In der umfassenden Antwort auf diese Frage liegt weitgehend der Schlüssel zu meinem Charakter. «Charakter» bedeutet schließlich nichts anderes als die Art und Weise, wie ich meiner Umwelt gewohnheitsmäßig gegenübertrete. Darin aber spiegelt sich mein Verhältnis zur Wirklichkeit allgemein wie auch zu meinem eigenen Selbst, das ja von meinem Abwehrsystem nicht unberührt geblieben sein kann. Schon Freud betonte die Fixiertheit der Abwehrmechanismen: «Sie werden regelmäßige Reaktionsweisen des Charakters, die durchs ganze Leben wiederholt werden, so oft eine der ursprünglichen Situation ähnliche wiederkehrt» (GW XVI, S. 83). Wilhelm Reich spricht sogar von einer «Panzerung» des Charakters. In diesem Begriff äußert sich die Erkenntnis, daß die andauernde Blockierung des Energieflusses im Laufe der Zeit zu körperlicher Erstarrung führen muß – einem permanenten Verspannungszustand, in welchem Fühlen (aus beständiger Angst vor dem Fühlen von Urschmerz) wirksam verhindert wird. Reich betont, daß dieses Phänomen nicht auf einzelne besonders kranke Individuen beschränkt sei, sondern zum Wesen der Neurose gehöre. Sein schon zitiertes «Schema der Abwehrkräfte und Schichten der neurotischen Struktur» verdeutlicht, wie sich unter ganz normal scheinenden Verhaltensweisen die vielfältigsten Ängste verbergen können: etwa die «Angst vor Liebes- und Schutzverlust» hinter der Fassade übertriebener Höflichkeit – wobei diese Angst eine Antwort auf eigene Charakterzüge wie Mißtrauen und Machtgier sein mag, welche ihrerseits einer Autoritätsangst entspringen usw. («Entdeckung des Orgons», S. 111 ff).

Ich mag also vielleicht besonders
- höflich, rücksichtsvoll, aufopfernd, bescheiden,
- ordentlich, pünktlich, sauber,
- dynamisch, pflichtbewußt, fleißig,
- religiös, «lieb», sentimental, abergläubisch,
- sportlich, wagemutig, zupackend, aggressiv,
- ein «Frauenheld» oder eine «Klatschtante»

sein: aus Zufall bin ich so sicherlich nicht geworden. Und über eine gewisse

Veranlagung hinaus stellen solche fixierten Charakterstrukturen gewiß auch kein rein biologisches Erbe dar. Mit Reich sind sie sicherlich zutreffender gedeutet als jeweils «ein Stück Lebensgeschichte, *in anderer Form* aktuell erhalten und wirksam» (Ebd., S. 113).

Du wirst vielleicht fragen, ob das nicht doch zu weit ginge, hinter all solchen ganz gewöhnlichen Eigenschaften «nur» Angstabwehr zu sehen? Natürlich müssen diese Eigenschaften auch an sich keinesfalls krankhaft sein. Krankhaft im Sinne von «neurotisch» ist nun aber vielfach der Zweck, zu dem sie eingesetzt werden – der «Gebrauch», den der Betreffende unwissentlich davon macht.

Du erkennst dies an der Zwanghaftigkeit, der Starre, mit der er unter allen Umständen daran festhalten wird (muß doch die abwehrende Blokkierung, die sich hier ausdrückt, um jeden Preis aufrechterhalten werden).

Hier ein paar Beispiele für weitverbreitete charakterliche Wesenszüge, in Gegenüberstellung mit der jeweiligen Ausprägung latenter Angst, die ihnen zugrunde liegt:

Schüchternheit	– Angst vor anderen
extreme Höflichkeit, Zurückhaltung	– A. vor der eigenen Aggression (Schuldgefühl)
Intellektuelles Verhalten	– A. vor Unzulänglichkeit und/oder vor dem eigenen Gefühl
Pedanterie	– A. vor Tadel bzw. den eigenen, als chaotisch empfundenen Triebwünschen
Extremer Ekel vor Schmutz oder dergleichen	– A. vor eigener Schuld (Unsauberkeit)
Oberflächlichkeit	– A. vor Selbstsein
Angeberei, zwanghaftes Reden	– A., nicht beachtet zu werden
Ehrgeiz, «Dynamik», Aggressivität	– A. vor Versagen, Unterlegenheit, Pflichtversäumnis
Sparsamkeit, Geiz	– A. vor dem Ungeliebtsein (Verhungernmüssen)
Extreme Aufopferungsbereitschaft	– A. davor, erwartete Hilfeleistung zu unterlassen (Schuldgefühl)
Einsatz für absolute Normen und Ansprüche	– A. vor moralischem Versagen

usw.

In der Realität finden sich hier viele, häufig recht komplexe Überschneidungen; die Zusammenhänge sind kaum je so eindeutig, wie es nach diesen Beispielen aussieht. Wie gesagt, handelt es sich ja jeweils um bestimmte Ausprägungen *latenter* Angst.

Diese jedoch ist eben nicht *nur* eine Angst vor dem Urschmerz und damit einer Beschädigung der Abwehr. Sie ist in jedem Fall zugleich *Angst vor dem eigenen Selbst*, also der persönlichen Trieb- oder Gefühlsrealität, verknüpft mit Unzulänglichkeits-, wenn nicht Schuldgefühlen. Waren es doch die natürlichen Triebregungen, die dereinst eine negative Reaktion der Umwelt bewirkten – etwa das elterliche Gebot: «Kinder haben den Mund zu halten!» Der dadurch verursachte Schmerz wurde zwar rasch verdrängt – doch die Angst vor der (Schmerz-)Situation, *nicht beachtet zu werden*, bleibt eben darum wirksam. Die Gegenreaktion mag sich, je nach «Veranlagung», bei dem einen Kind als Redezwang äußern, bei dem anderen eher in Zurückhaltung, Gehemmtheit im Reden oder übermäßiger «Bescheidenheit».

Die angenommenen, einen möglichen Abwehrerfolg verheißenden Charaktereigenschaften dienen also im Grunde dem Zweck, sich von der Umwelt (stets auf die gleiche, als «erfolgversprechend» gelernte Weise) Bestätigung zu erbitten oder diese zu fordern. Das aber bedeutet nun auch Bestätigung des so entstandenen Abwehr-Ichs. Nur mit Hilfe dieses Selbstersatzes lassen sich ja die mit dem eigentlichen Selbstsein verbundenen Angst- und Schuld-Emotionen wirksam abwehren.

Angstabwehr ist so grundsätzlich auch mit dem Verstecken oder Verdrängen meiner wahren Anlagen identisch: Statt dessen wird der Schein für das Sein ausgegeben. In diesem Sinne spricht bereits Karl Marx von der «Charaktermaske». Sie besteht aus der Summe jener charakterlichen Eigenschaften, die ich gewohnheitsmäßig öffentlich zur Schau trage, um mir damit von der Umwelt etwas einzuhandeln: Anerkennung, Respekt, Unterwürfigkeit, Bewunderung – oder irgendeine Art von Angst anderer Personen vor mir. Im Grunde muß mir so die Charaktermaske mein Leben lang als Ersatz dienen für das durch die Öffentlichkeit seit je zurückgewiesen geglaubte Bild meines wirklichen Selbst.

Das Bedürfnis nach Ersatz und emotionales Symbolverhalten

Das Ersatz-Ich, dessen öffentlich wirksame Ausprägung die Charaktermaske darstellt, ist eine tragende Säule der Abwehr. Allgemein wird es etwa den Zustand des «Umgedrehtseins» spiegeln, in welchem das Kind ja am konsequentesten Anerkennung erfuhr. Im ständigen Zurschaustellen dieses Zustands sollen auch weiterhin Angst- und Schuldgefühle besänftigt werden. Da dem angstblockierten Menschen jedoch *alles* Natürliche und Wirkliche weithin unzugänglich wird, ist fernerhin insbesondere Ersatz erforderlich für diesen faktischen Mangel, der ja keinesfalls bewußt werden darf. Das gilt auf *jeder* Ebene – also nicht nur für jenen öffentlichen Aspekt des Selbst, dessen Platz die Charaktermaske so erfolgreich einnimmt, sondern desgleichen auch für diejenigen Aspekte, mit denen ich selbst zu tun habe. Ein Ersatz für das blockierte spontane Gefühlsleben wird in Spannungslinderung gefunden, sowohl durch emotionale Reaktionen als auch beispielsweise mittels zwanghafter Betätigungen, die vom Rauchen, Tratschen oder Saubermachen bis zum Autofahren oder sexuellen Annäherungsversuchen reichen mögen. Schließlich muß selbst die allgemeine Weltanschauung (also Wahrnehmung der Wirklichkeit) samt der Moralvorstellungen so beschaffen sein, daß sie mit alldem übereinstimmt. Jemand mit der Charaktermaske des «forsch Handelnden» wird vermutlich entsprechende Anschauungen vertreten wie: «Dem Tüchtigen gehört die Welt», «Wer bei uns keinen Erfolg hat, ist selber schuld» und dergleichen.[9] Auf all diese Aspekte, die insgesamt ein komplexes System darstellen, werde ich im folgenden Kapitel ausführlicher eingehen. Wichtig an dieser Stelle scheint mir festzuhalten, daß in der Abwehr das Bild der Wirklichkeit allgemein durch ein in dieses System passendes Abbild ersetzt wird, welches emotional durch starke Vorurteile gefärbt ist.

Emotionale Reaktionsweisen, die nicht gerade eine Antwort auf akute Stress-Situationen darstellen, sind letztlich in der Regel immer eine Art «symbolischen Ausagierens», durch welches nach Janov das Fühlen von Urschmerz vermieden werden soll. Ein Beispiel: Ein Freund weist mich in höflichem Ton auf einen Sachverhalt hin: «Du hast da etwas Tee verschüttet.» Sein Tonfall löst in diesem Augenblick die Erinnerung an väterliche Vorwürfe aus, unter denen ich als Kind ständig leiden mußte – und *damit die Angst* vor dem entsprechenden Urschmerz (also vor der gesamten *Erfahrung, d. h. der Verknüpfung mit meinem Selbstgefühl*, die damals nicht geleistet werden konnte). Damit wird aber *zugleich auch die entsprechende Abwehrreaktion mobilisiert.*[10] Sie bewirkt, daß die Gesamterinnerung also nicht bewußt wird. Der Urschmerz bleibt verdrängt – statt dessen fahre ich jedoch meinen Freund heftig an oder erröte und fühle mich elend – je nachdem, welcher Mechanismus meinem Wesen entspricht und wieviel Spannung im Spiel ist. Es *scheint* also, als sei das gegenwärtige Verschütten des Tees und die (sachliche, freundlich gemeinte) Reaktion des Freundes das Schreckliche, auf das sich meine latente Angst bezieht – doch in Wahrheit ist es die verdrängte Urschmerzerinnerung. *In diesem Augenblick* meiner Reaktion findet im Gehirn der Abwehrvorgang statt – womöglich noch begleitet von anderen, gleichfalls angelernten (dazu assoziier-

9 Aufschlußreich hierzu ist Janovs Charakterisierung vom Charakter und der Ideologie des «Kalten Kriegers», «Primal Revolution», S. 181 ff.

10 Janov betont, daß im Gehirn die Identifizierung eines Reizes (einer Wahrnehmung) genügt, «um das vollständige Schmerzmuster hervorzubringen. Bruchstücke einer gespeicherten Erfahrung können den kompletten neurophysiologischen Kreisprozeß in Bewegung setzen (ein Anblick, ein Geräusch oder ein Geruch)» – mit dem auch die Abwehr selbstverständlich verknüpft ist. («Anatomie der Neurose», S. 66).

ten) *körperlichen* Symptomen (der Magen krampft sich in mir zusammen – aber vielleicht bleibe ich trotzdem höflich beherrscht). Meine Reaktion stellt in diesem Fall ein «symbolisches Ausagieren» des verdrängten Gefühls dar.

Käme der Schmerz an die Oberfläche, so würde er mich drängen, *meinen Vater* anzuschreien bzw. um Liebe zu bitten oder dergleichen. Gerade diese *damals* angebrachte, ja notwendige Schmerzreaktion wurde seinerzeit unterbunden (der Schmerz, eben aus Angst vor der verbotenen Reaktion und den möglichen Folgen, wurde nicht voll erfahren – sonst wäre mein Vater womöglich noch liebloser geworden: deshalb steckt dieser Urschmerz ja noch immer als energieblockierende, angstmachende Erinnerung in mir!). Jetzt «hole» ich das Versäumte unter dem Antrieb eines Teils der gestauten Spannung *symbolisch* «nach»: ich verhalte mich zu meinem Gegenüber, *als wäre* es der Vater meiner Vergangenheit.[11]

Auf solche Weise stellen bei vielen Menschen gegenwärtige Beziehungen nur allzu häufig einen Ersatz für die niemals gefühlsmäßig vollzogene wirkliche Beziehung zu den Eltern dar. Hieraus resultieren unsere ungezählten alltäglichen «Mißverständnisse»: Wir reagieren «symbolisch» abwehrend auf die Angst-Assoziationen in unserem Hirn anstatt («richtig») auf die gegenwärtige Wirklichkeit. Die emotionale Abwehrreaktion selber kann nun aber die Angst sogar noch verstärken; ist sie doch schon ein Zeichen für die Brüchigkeit des Abwehrsystems (wäre es anders, hätte in unserem Beispiel die neutrale Bemerkung des Freundes nie eine derartige Wirkung haben können). Dies mag sich etwa darin äußern, daß mich die eigene Reaktion noch lange beunruhigt, obgleich der Freund vielleicht kaum Notiz davon nahm. Andererseits wird, bei identischen Bedingungen der Neurose, etwa ein erfolgreicher Unternehmer, der über ein bewährtes und machtvolleres Abwehrsystem verfügt, auf die gleiche Situation stets souveräner reagieren als ein Student oder Lehrling. Und er wird die Beherrschung leichter verlieren, sobald seine Rolle in der Hierarchie bereits irgendwie angefochten ist.

Die Symbolisierung kann natürlich noch weit komplexer sein, wie etwa im Fall *psychotischer* Reaktionen: wenn ich mich plötzlich, bei bestimmten (den Reiz auslösenden) Gegebenheiten, von jemandem hinter mir bedroht fühle, eine Stimme höre etc. – Bei neurotischen Menschen haben nach Janov selbst *Träume* eine ähnlich abwehrende Funktion mittels Symbolisierung. Die Traumsymbole, sofern sie der Erinnerung überhaupt zugänglich

11 Vgl. Erich Fromm: «... in dem Grad, in dem ein Teil von mir selbst entfremdet ... ist ... wird die Art und Weise, wie ich die Welt erfasse, auf verschiedene Arten verfälscht ...: Ich erlebe den andern ... mit meinem gespaltenen, infantilen Ich, und daher empfinde ich einen andern Menschen als wichtige Person meiner Kindheit und nicht als den Menschen, der es wirklich ist» («Zen-Buddhismus ...», S. 162).

bleiben, sind dann stellvertretend für die abgewehrten Gefühle[12] und um so bizarrer, je größer das Ausmaß des verdrängten Schmerzes.

Zusammenfassung: Wesen und Wirkung der Abwehr

Ich will kurz zusammenfassen: Abwehr im psychologischen Sinne richtet sich stets gegen eine innere Bedrohung durch verdrängten Urschmerz und latente Angst. Auf der untersten Ebene ist sie im Organismus in Form muskulärer Verspannungen mit beiden untrennbar verknüpft. Auf höherer Ebene hat die Abwehr darüber hinaus die doppelte Aufgabe:

1. Die Charaktermaske und andere Aspekte meines Ersatz-Ichs immer wieder neu zu *bestätigen*;

2. durch symbolisches Ausagieren *Spannungslinderung* zu erreichen – als Ersatz für lebendige, gefühlsmäßige Reaktionen auf die gegenwärtige Umwelt.

Das betreffende Verhalten wird allgemein von meinem persönlichen Wertsystem gestützt werden, sei dieses nun vorwiegend moralisch, religiös, politisch, intellektuell, zynisch-skeptisch oder sonstwie orientiert.

Von hier aus läßt sich nun auch etwas klarer definieren, was das Bestehen von Abwehr im Organismus im einzelnen *bewirkt*:

1. Beeinträchtigt sie, indem sie das *Fühlen von Urschmerz* verhindert, dementsprechend die Fähigkeit des Fühlens überhaupt. Die ersatzweise oft stattfindende emotionale *Entladung gestauter Energiespannung* wirkt zwar für den Augenblick erleichternd. Sie hebt die Blockierung jedoch nicht auf; neue Energie wird sofort wieder in der Blockierung gebunden.

2. Richtet sie sich auch gegen das, was den Urschmerz in der Regel verursacht hat: die von den Eltern einst nicht gestillten, sondern abgelehnten (wenn nicht gar bestraften) *Triebbedürfnisse*. Diese werden mit Schuld assoziiert. So läßt Abwehr allgemein eigentliches *Selbstsein* nicht zu. Denn die verbotenen (daher schmerzbewirkenden) Triebbedürfnisse zielen ja grundsätzlich auf die Entfaltung des Selbst, d. h. auf die volle Verwirklichung der genetisch im individuellen Organismus angelegten Möglichkeiten. Da meist das Bedürfnis nach freiem Gefühlsausdruck selbst tabuisiert ist, können Kinder oft nicht einmal (durch Weinen oder Wutausbrüche) spannungsentlastend auf ihren Schmerz reagieren – was sie zur Verstär-

12 Doch wie Janov betont, unterscheidet «dieses Phänomen ... sich nicht von der wachen Vorstellungsbildung: beide stehen symbolisch für Gefühle». Denn: «Die Energie des Gedächtniskreises ist ständig mit symbolbildenden und assoziativen Hirnbereichen rückverbunden, ohne einen direkten Zugang zum Schmerzzentrum zu finden» («Anatomie der Neurose», S. 91).

kung der Verdrängung zwingt. – Wirksame Abwehr wird also den Zugang zum eigentlichen Selbst noch weiter verstellen, indem sie an seiner Statt den Zustand des «Umgedrehtseins» als Ich-Wirklichkeit bestätigt und das allgemeine Ersatz-Ich ständig weiter auszubauen sucht.

3. Bewirkt sie neue *latente Angst*, wo immer sie die bestehende Blockierung noch verstärkt – und damit erhöhte *Spannung*.

4. Dies resultiert leicht in einem unentrinnbaren Teufelskreis: die abwehrenden Ersatzmechanismen, die sich doch in Wahrheit auf die Vergangenheit beziehen, werden hier immer weiter ausgebaut – und spontane Reaktionen auf die Hier-und-Jetzt-Wirklichkeit dadurch bald gänzlich unmöglich.

Bei alldem hat die Abwehr ursprünglich unbestreitbar eine wichtige Schutzfunktion. Sie ermöglicht zunächst einmal dem hilflosen und allein gelassenen Kind das Aufrechterhalten seines seelischen Gleichgewichts. Das Tragische hieran ist, daß hierdurch auch später, im Erwachsenenalter, wenn Urschmerz und Angst ertragen (somit erlebt und überwunden) werden *könnten*, der Zugang nicht nur zu ihnen, sondern damit gleichermaßen zu wirklichem Erleben überhaupt versperrt bleibt. Neurotiker sind sich selber entfremdet, und je besser sie (d. h. ihre Abwehr!) funktionieren, in desto stärkerem Maße bleiben sie es.

Das «Gesetz der unumschränkten Abwehrpriorität»

Der entfremdete Mensch ist, wie wir wissen, zu nahezu allem, auch dem Schrecklichsten fähig. Er kann sich selber, seine Gesundheit, Freundschaften, Familie oder berufliche Laufbahn scheinbar «sehenden Auges» zerstören; ja, es mag ihm Befriedigung verschaffen, anderen Leid oder Schmerzen zuzufügen oder gar sie zu töten. Ich glaube – wie gesagt – nicht, daß ihn bei solchen Handlungen ein angeborener Destruktions- oder Aggressions-«Trieb» leitet. Und doch «kann» er in den meisten solchen Fällen einfach «nicht anders». Von Angst und Abwehr bestimmtes und daher zwanghaftes Verhalten läßt sich mit bewußtem Willen nur äußerst schwer beeinflussen. Denn es entspringt ja keiner rationalen Erwägung, sondern läuft im Gehirn, als *automatische Reaktion* auf den dort befindlichen, bedrohlichen Komplex aus Urschmerz und latenter Angst, gänzlich *unterhalb der Bewußtseinsebene* ab. Es hat daher fast die Unvermeidlichkeit eines Naturgesetzes an sich.

Im Prinzip ist der von latenter Angst ausgelöste Vorgang der gleiche wie beim *Schreck* oder der *Furcht* (bzw. einer Situationsangst ohne Aktivierung latenter Angst). Ihnen kommt bei einer akuten Bedrohung (etwa durch ein Raubtier oder durch Hunger) eine sinnvolle Alarm- bzw. Warnfunktion zu. Doch bedeutet in solchem Falle die erfolgreiche *Abwehr der Bedrohung* auch die *Überwindung* des Schrecks oder *der Furcht*: wenn die Bedrohung vorüber ist, werden sie hinfällig. Latente Angst hingegen ist auf solche Weise nicht zu überwinden, weil ja der Feind, vor dem sie warnt (der abgewehrte Urschmerz), *nicht* verschwindet. Daß er, der dereinst eine wirkliche Bedrohung für dich als hilfloses und allein gelassenes Kind darstellte, heute von dir *gefahrlos* konfrontiert und damit überwunden werden *könnte*, weißt du auch als Erwachsener nicht, da du ihn ja mit Bewußtsein nie kennenlerntest. Er bleibt also unerkannt aktiv: die Angst-Urschmerz-Last, einst auf Grund ungünstiger *äußerer* Faktoren entstanden, zwingt dich nun lebenslang unter die *innere* Notwendigkeit, in deiner Abwehr niemals nachzulassen.

Hierin liegt eine verhängnisvolle Gesetzmäßigkeit; und vermutlich bestimmt diese das menschliche Leben entscheidender als *jeder andere* Faktor. Daß die Wissenschaft dies bis heute nicht deutlich erkannt hat, ist wohl nur mit der Macht des Tabus zu erklären, das ja alles latente Angst und deren Abwehr Betreffende zu verschleiern sucht. Ich möchte den Tatbestand unter dem Begriff «Gesetz der unumschränkten Abwehrpriorität» zusammenfassen. Dieses besagt:

Wo immer im Unbewußten ein Angst-Urschmerz-Komplex besteht, hat das Bedürfnis nach dessen Abwehr den unumschränkten Vorrang vor allen anderen Bedürfnissen.

Das heißt nicht unbedingt, daß es *auf Kosten* jener anderen Bedürfnisse operiert, so daß diese nun nicht befriedigt würden. Vielmehr vermag es sich diese, auch wenn es sich um grundlegende Triebbedürfnisse handelt (etwa nach Essen oder Sex), gewissermaßen «einzuverleiben» und sie dadurch zu *pervertieren* – d. h. ihrem eigentlichen Zweck zu entfremden und eben dem Abwehrzweck zu unterordnen. Sowohl die «Freßsucht» als auch sexuelle «Ausschweifung» sind als Bestandteile typischer Abwehrmechanismen äußerst weit verbreitet. Das gleiche gilt auch für so normale Triebäußerungen wie Arbeit, Spiel, Neugier oder die Aufzucht von Kindern. Wer latente Angst abwehrt, tut dies also niemals um den Preis etwa des Verhungerns (gerade die Hungersituation, wenn sie akut wäre, würde ja seine *latente Angst* mitsamt der Abwehr sofort mobilisieren!). Aber er wird *meist* Hunger *eher* in Kauf nehmen als ein Nachlassen seiner Abwehr. Die Situation, in der jemand gekränkt auf etwas verzichtet, woran ihm eigentlich sehr gelegen ist, um seine «Würde» (sprich: Abwehrrolle) zu wahren, ist nur ein einfaches Beispiel.

So werden in der Abwehr neben allem anderen auch die natürlichen menschlichen Trieb*bedürfnisse* entfremdet. Ja, wir können die Abwehr gewissermaßen als den *Ersatz für Triebbefriedigung* betrachten:

1. Das echte Bedürfnis ist das nach *Triebbefriedigung* (Liebe, Zuwendung).

2. Bei *Versagung* dieses Bedürfnisses entsteht *Urschmerz*. Das echte (Liebes-)Bedürfnis selbst ist damit schon mit *latenter Angst* befrachtet und *abgewehrt*. Weil es mit dem gefürchteten Urschmerz untrennbar assoziiert ist, wird es nicht mehr voll gefühlt.

3. Auf Grund des nun im Unbewußten lagernden Angst-Urschmerz-Komplexes (bei Gefühlsblockierung und entsprechender emotionaler Spannung) besteht nun ein übermächtiges *Abwehrbedürfnis*. Dies ist der wirkliche Zustand der Selbstentfremdung. Man könnte sagen: ein von außen kommender Impuls, ein echtes Bedürfnis zu fühlen, dringt nun nur noch bis zur Abwehr. Er wird im Gehirn gestoppt und in ein Warnsignal umgewandelt: Achtung, Urschmerz! – somit durch ein Abwehrbedürfnis ersetzt.

Hier zeigt sich das verhängnisvolle Wirken des erwähnten Gesetzes. Anstatt ein Bedürfnis nach *wirklicher Liebe* zu fühlen, verspürt der Mensch jetzt eines nach der Art von *Ersatz-Liebe*, die er am erfolgreichsten in sein Abwehrsystem einbauen kann. Die Begegnung mit *Liebe* (mit der Bereitschaft zu uneingeschränkter Offenheit in der Kommunikation) erweckt Angst (siehe 2. oben): er weicht ihr aus. Was der Partner ihm *an deren Stelle* nun bieten soll, mag in Wahrheit *Unterwürfigkeit* sein, *Aufopferung*, *Bewunderung*, *sexuelle Protzerei* oder *Tyrannei*. Es gibt bekanntlich viele Arten, auf die Menschen sich «geliebt fühlen» – d. h. viele Arten von zu Abwehrzwecken entfremdeter (Ersatz-)Liebe. (Mehr hierzu s. Kap. 6.)

Das «Gesetz der unumschränkten Abwehrpriorität» liegt, wie eben schon angedeutet, natürlich auch dem Tabu zugrunde. Die Tabuisierung von latenter Angst und allem, was damit verknüpft ist, soll vor allem ein allgemeines Bekanntwerden dieses Gesetzes und seines übermächtigen Wirkens verhindern. Man könnte sonst schließlich seine Geltung in Frage stellen. Du könntest fragen, ob das denn wirklich alles so sein muß, könntest versuchen, Licht in dieses unbewußte Wirken zu bringen und es dadurch teilweise vereiteln (was tatsächlich die Psychoanalyse weitgehend, wenn auch nicht mit letzter Konsequenz, tut). Damit aber wäre die gesamte Ersatz-Religion [13] und -Existenz des neurotischen (sich selbst, der Gegenwart und anderen entfremdeten) Menschen in Frage gestellt.

Das Gesetz stellt sicher, daß dessen gesamtes Trachten und Handeln zunächst und in erster Linie das Abwehrbedürfnis zu befriedigen hat. Sein Bestreben, die entsprechenden Mechanismen aufrechtzuerhalten und auszubauen, muß ihm also das wirkliche Leben ersetzen – und verhindert dieses tatsächlich weitgehend selber. Käme ihm das aber zu Bewußtsein, wäre die Abwehr bereits durchlöchert. Die Wahrnehmung seines Lebens als der kümmerliche Ersatz, der es tatsächlich ist, würde seine latente Angst aktivieren – das muß mit allen Mitteln verhindert werden.

Um Urschmerz wirksam und dauerhaft verleugnen zu können, darf man

13 Mehr hierzu siehe Kap. 17.

von der eigenen latenten Angst nichts wissen – und folglich nichts von Abwehr und Entfremdung. So verfälscht das erwähnte «Gesetz» die Wirklichkeit, der man sich in Wahrheit nicht zu stellen wagt, und zwar täglich und überall, in ungezählten Verkleidungen: wo immer jemand sagt: «ich liebe dich», und eigentlich meint: «ich brauche die Liebe von Mama oder Papa» – oder auch, wo vorgegeben wird, daß das Rasen in überschnellen Autos oder das Profitieren von der Arbeit anderer oder der Privatbesitz von Produktionsmitteln unveränderliche Rechte auf Grund realer Bedürfnisse seien. In Wahrheit dienen dergleichen Behauptungen stets nur der Befriedigung entfremdeter Abwehrbedürfnisse bzw. der ideologischen Untermauerung des jeweiligen eigenen Systems.

Selbstmord: das Ende der Abwehr

Der Selbstmord scheint im allgemeinen eine Reaktion auf das Gewahrwerden jenes inneren «Lebendigen Totseins» darzustellen, welches die Folge extremer Blockierung durch latente Angst und Abwehr ist. Janov betrachtet einen Selbstmordversuch als «eine weitere neurotische Bitte, geliebt zu werden», also einen «Schrei um Leben» («Urschrei», S. 315). Doch das bezieht sich hier hauptsächlich auf solche «Versuche», in denen der Betreffende eben im Grunde nicht sterben, sondern gerettet werden wollte. Entsprechend sieht Janov darin einen «irrealen Akt». Wenn er tatsächlich zum Tode führt, ist die letzte Hoffnung des Neurotikers eben gescheitert. Wo nun aber eine solche Tat *ernsthaft* die Vernichtung des körperlichen Ichs anstrebt, wie es unbestreitbar bei einem Sturz aus dem Fenster oder einem Pistolenschuß der Fall ist, würde ich sie für den Versuch eines *realen* Akts halten. Sie stellt dann einen «Schrei um Leben» in anderem Sinne dar: nämlich als das verzweifelte Bemühen, jenes Nicht-Leben, dem sich das reale Selbst unterworfen sieht, zu beenden, wenn alle Bemühungen um Erlangung fühlender Lebenswirklichkeit versagt haben. Eine Furcht vor dem Sterben kann in diesem Fall kein Hindernis mehr sein, weil hier der Tod nicht als das Ende von etwas Wertvollem erscheint. Das Verspüren des lebendigen Totseins ist so überaus schrecklich, daß demgegenüber die aktive Beendigung dieses Zustands geradezu eine Erlösung versprechen mag.

Anders ist natürlich der Fall desjenigen, der sich mit seiner Blockierung so weit arrangiert hat, daß er den Bedürfnissen seines verschütteten Selbst überhaupt nicht mehr zugänglich ist. Weit entfernt davon, gegen seine Lage zu rebellieren, wird er sich eher mittels Ersatzbefriedigungen so weit betäuben, daß er schließlich für den Schrecken weder seines eigenen Zustands noch auch des Todes anderer Menschen mehr empfänglich ist. Ihm wird daher sogar Mord bzw. das Töten von «Feinden» im Krieg grundsätzlich nicht allzu fern liegen. – Der Wunsch, sich selbst zu töten, wird hingegen erst dem als letzter Ausweg annehmbar, der über keinerlei wirksames Abwehrsystem verfügt – und vielleicht auch gar nicht daran interessiert ist. Er nämlich hat das Tabu durchbrochen – jedoch ohne nun weiterzuwissen oder auch nur fähig zu sein, seiner ansteigenden Spannung wirkungsvoll Herr zu werden.

Es ist sicher kein Zufall, daß Selbstmord gerade unter Kindern und Jugendlichen so weit verbreitet ist. Statistisch ist er heute vielerorts in der Gruppe der 15- bis 25jährigen die *zweithäufigste* Todesursache nach Verkehrsunfällen. Das ist im wirklichen Sinne tragisch – ist doch offensichtlich gerade bei solchen Menschen das Bewußtsein für die Verhinderung von Realität durch Entfremdung noch ansatzweise sehr lebendig. Ihr Akt zeugt häufig von einem überdurchschnittlichen Grad an Bewußtheit. Erst dieser läßt es ihnen ja unmöglich erscheinen, das irreale, angstbestimmte Leben des Nicht-Selbstseins zu führen, welches die Gesellschaft ihnen vorschreiben will. Die angebotenen Mechanismen, mittels derer die anderen, die Erwachsenen ebenso wie die anpassungsbereiten Jugendlichen, sich ihren wirklichen Zustand verschleiern, erscheinen ihnen als die Ersatz-Mätzchen, die sie wirklich sind, und daher nicht akzeptabel. Lange Zeit mögen sie noch eine *Hoffnung* auf schließliche Befreiung aus ihrer Zwangssituation gehegt haben: aus der Situation, entweder permanent an Urschmerz und latenter Angst leiden oder sich völlig der Abwehr (und damit Irrealität) hingeben zu müssen. – An dem Punkt, wo diese Hoffnung sich dann als gegenstandslos erweist, so daß ein Weiterverharren in ihrem Nicht-Leben sinnlos ist, wird der Selbstmord für sie zur besseren Alternative.

Ähnliches mag auch für Menschen gelten, die gegen Ende ihres Lebens die Brüchigkeit ihrer bisher als Sicherheit akzeptierten Abwehrfassade plötzlich erkennen. Oder für solche, deren Haupt-Abwehrmechanismus nichtig geworden ist, weil sie ihren Beruf nicht mehr ausüben können bzw. von ihren Kindern nicht mehr gebraucht werden. Für sie ist es ja auch deshalb besonders schwierig, sich ein neues Abwehrsystem zu schaffen, weil gerade die Bedürfnisse der Altgewordenen (wie in jeder anderen, so auch in dieser Richtung) bei uns weitgehend mißachtet werden (vielleicht ebenso stark wie die der Kinder, jener zweiten «Minderheit» aus Schwäche). Hinzu kommt, daß Menschen im Alter wohl vielfach an einen Punkt gelangen, wo die Sehnsucht nach einem von Abwehrmechanismen *ebenso* wie von latenter Angst freien, *realen* Leben (die sie als Jugendliche einst verspürt haben mögen) wieder aufsteigt. Jetzt, da ihr gesamtes Leben dem Ende zugeht, werden sie leicht empfindsamer für die Irrealität ihres bisherigen Daseins. In diesem Sinne mag oft für einen Selbstmord in fortgeschrittenem Alter die Furcht vor nicht enden wollendem «lebendigem Totsein» ausschlaggebend sein – vielleicht noch stärker als diejenige vor dem Urschmerz, der sich in völliger Einsamkeit kaum mehr in Schach halten läßt.

22 In der durch Triebversagung bewirkten **Blockierung** des Energieflusses
stellen Urschmerz, latente Angst und die Elementarstufe der Abwehr
einen unentwirrbaren Gesamtkomplex dar
Durch das resultierende Empfinden «inneren Totseins»
wird leicht neue Angst erzeugt

23 **Charakter** ist die Fixierung bestimmter Verhaltensweisen
die gewohnheitsmäßig der Abwehr dienen

24 In scheinbar realen Beziehungen äußern sich häufig die wirklichen seinerzeit
ungefühlt gebliebenen Beziehungen des Kindes zu den Eltern

25 Wirksame **Abwehr** muß durch Bereitstellen von Ersatz verhindern
daß das unzugängliche Wirkliche je vermißt wird
Zu ihren wichtigsten Aufgaben gehören:
– 1. das Aufrechterhalten von Charaktermaske und Ich-Bild
(an Stelle des triebblockierten Selbst)
– 2. das Ermöglichen von Spannungslinderung durch symbolisches
Ausagieren
(an Stelle fühlender Reaktionen auf Gegenwart)

26 **Wirkungen von Abwehr** sind:
1. Einschränkung der allgemeinen Fähigkeit zu fühlen
2. Blockierung des Zugangs zum wirklichen Selbst
3. gelegentliche Erzeugung neuer latenter Angst
4. Verfälschung des Bildes der gegenwärtigen Wirklichkeit

27 Das Gesetz der unumschränkten Abwehrpriorität:
**Wo immer im Unbewußten ein Angst-Urschmerz-Komplex besteht
hat das Bedürfnis nach dessen Abwehr
den unumschränkten Vorrang vor allen anderen Bedürfnissen**
Der Abwehrwille kann sich daher grundsätzlich alles zunutze machen und
wird es hierdurch zum *Ersatz für Realität* verfälschen
Das Tabu ist Ausdruck dieses Gesetzes
und hält uns in Unkenntnis über sein Wirken

28 Der Abwehrzustand ist der Zustand *persönlicher Entfremdung*
Denn Abwehr wird unweigerlich zum Ersatz für Triebbefriedigung:
ihre Mechanismen ersetzen das Leben
welches sie verhindern

6. Die Reaktionen auf Spannung

Spannungslinderung: Ersatz für Lebensintensität

Jede Blockierung des Energieflusses in einem lebendigen Organismus erzeugt Spannung. Wenn die angestaute und in der Stauung mißbrauchte Energie keinen Ausfluß findet, führt die Überbelastung beim Menschen entweder zu körperlichen Krankheiten (Somatisierung) oder aber zu einem Nervenzusammenbruch.

Die Reaktion, mittels der dies vermieden wird, muß nicht direkt emotionaler Art sein. Emotion aber ist sicherlich immer im Spiel; sie wird zum Ausbruch kommen, wo immer der spannungslindernde Mechanismus gehemmt wird.

Der schon zitierte Angstforscher Levitt gibt im Anschluß an seine Besprechung der Abwehrmechanismen eine von anderen Wissenschaftlern aufgestellte Teilliste von «Ablenkungsmechanismen des täglichen Lebens» wieder, mit denen normalerweise eine vorübergehende Spannungslinderung angestrebt wird. Dazu gehören etwa:

Essen, rauchen, lachen, weinen, fluchen, Schlaf, körperliche Arbeit, ziellose motorische Bewegungen wie Auf- und Abgehen oder mit den Fingern trommeln, der Rückzug in Tagträume oder Phantasien usw. («Psychologie ...», S. 52). Auch sie dienen also der Aufrechterhaltung des psychischen Gleichgewichts, welches ohne diese «kleinen Stabilisatoren», wie Levitt sie nennt, «ernsthaft bedroht» wäre.

Man sieht in ihnen eine *vorübergehend* durch die Notwendigkeit gelegentlicher Entspannung bedingte «Folge der Anwendung von Abwehrmaßnahmen». Doch scheinen mir diese *Ablenkungs*mechanismen gerade auf Grund ihrer Stabilisierungsfunktion vom allgemeinen Abwehrprozeß untrennbar zu sein. Dieser erzeugt ja ständig neue Spannung, nicht nur in dem Energiestau selbst, sondern auch durch den Mißbrauch eines Teils dieser Energie zur Aufrechterhaltung der abwehrenden Mechanismen. Und wo immer die Abwehr brüchig zu werden droht, muß zusätzliche Energie zur Verstärkung der Blockierung abgezweigt werden. (D. h. in einem solchen Fall auch: im Gehirn treten zusätzliche Schaltungen in Aktion.[1])

Eine Vermehrung von Spannung ist also häufig ein Zeichen für eine Beeinträchtigung des Abwehrsystems. Sie äußert sich durch Nervosität oder emotionale Gereiztheit. Generell stellt die Spannungslinderung jenen Teil des Abwehrprozesses dar, dessen du dir bewußt wirst.

1 Vgl. hierzu die sehr interessanten Ausführungen von Janov in «Anatomie der Neurose», S. 68ff.

Doch erstreckt sich das Bewußtsein keinesfalls auf das Funktionieren dieses Prozesses selbst – im Gegenteil: das Gewahrwerden nachlassender Spannung vermittelt ein Gefühl der Befreiung, eine Illusion intensiveren Lebendigseins. Es *scheint* dann, als sei die Blockierung durchbrochen – dabei ging der Schuß in Wahrheit sozusagen «nach hinten» los. Denn es fand eben doch keine fühlende Verbindung mit der Realität der Gegenwart statt, sondern allenfalls eine symbolische Auseinandersetzung mit deiner unbewältigten Vergangenheit. (Wie ich das meine, wird, hoffe ich, im folgenden noch klarer werden.)

Da Spannungslinderung so im Sinne der Aufrechterhaltung funktionierender Abwehr eine immerwährende Notwendigkeit ist, trifft auch das «Gesetz der unumschränkten Abwehrpriorität» darauf zu. Das heißt hier: *Die Notwendigkeit der Spannungsableitung kann sich praktisch jede Tätigkeit für ihren Zweck zunutze machen.* Es gibt dementsprechend unendlich viele mögliche «Stabilisatoren», von denen nur die alltäglichsten in der erwähnten Liste berücksichtigt werden. Zu ihnen gehören etwa auch gewisse Verhaltensweisen, deren Auswirkungen auf gesellschaftlichem Gebiet so beträchtlich sind, daß man hier tatsächlich schon von «Einrichtungen» sprechen kann.

Es erscheint mir bezeichnend für das Wirken des Tabus, daß dieser Zusammenhang traditionell von der Forschung ausgeklammert bleibt. Ein Beispiel, das ich bereits erwähnte: das Autofahren. Man muß gewiß kein Rennfahrer sein, um die Neigung zu haben, innere Spannung durch übertriebene Raserei abzubauen. (Wäre es anders, der Autoverkehr wäre sicherlich weniger gefährlich.) Oder wie steht es mit unserem Konsumverhalten? Nicht wenigen Menschen dient der Einkauf von Dingen, die sie im Grunde nicht brauchen, zur Spannungserleichterung. Wenn sie besonders erregt oder nervös sind, finden sie Beruhigung beim Einkaufen. Oder vielleicht auch beim Saubermachen – oder in aggressivem Verhalten anderen gegenüber – im Büro, daheim, auf der Straße. Desgleichen hat der Sport, insbesondere Fußball und Boxen, und haben natürlich die Massenmedien – vom Krimi oder Liebesroman bis zur Fernseh-Quizsendung – gerade für den scheinbar passiven Zuschauer, hier ihre «lebens»wichtige Abwehrfunktion. Auf dieses gesamtgesellschaftliche Problem, das äußerst weitreichende Auswirkungen hat, werde ich zurückkommen.

Das «Persönliche Spannungslindernde Symbol-System» (PSSS)

Ein wesentlicher Aspekt des persönlichen Abwehrsystems, der befriedigende Beziehungen zur Außenwelt ermöglichen soll, ist die *Charaktermaske*. «Tugenden», die dereinst bewirkten, daß du dich anerkannt oder doch ernstgenommen fühltest, werden nun in ständiger «Erwartung» solcher Belohnung zur Schau gestellt, bis sie ein Teil deiner selbst zu sein scheinen. So hilft die Charaktermaske gleichermaßen, anderen den Zugang zu deinem wirklichen Selbst zu versperren, wie auch, deine geheimen Wünsche vor ihnen verborgen zu halten; waren doch einstmals nicht nur das triebbestimmte Selbst, sondern auch diese kompensierenden Wünsche verpönt. (Die letzteren fristen nun allenfalls in Gestalt opponierender «Untugenden» noch ein verborgenes Dasein und stellen im Unbewußten eine ständige Quelle möglicher Schuldgefühle und neuer Angst dar.[2])

Obwohl die Charaktermaske einen Ersatz für das *Gesicht* meines wirklichen Selbst bietet, haften ihr doch zwei große Nachteile an. 1. Sie verhilft nicht wirklich zu Spannungslinderung (diese äußert sich, wo das Kind am Weinen oder Schreien gehindert wird, oft in Symptomen wie Bettnässen, Stottern, Fahrigkeit usw.); 2. das (wenn auch nur teilweise) «umgedrehte» Kind benötigt, um sich selbst voll zu akzeptieren, ein komplexeres und vor allem attraktiveres Ersatz-Ich. Dieses muß ihm einen angst- und schuldfreien Bezug zu sich selber ermöglichen und dabei seine frustrierten Triebbedürfnisse, insbesondere aber das Bedürfnis nach Spannungslinderung, wenigstens symbolisch befriedigen.

Ursprünglich läßt sich dies durch eine Vielfalt von Tagtraumbildern bewerkstelligen, in denen die Frustrations-Spannungen zumindest in der Phantasie ausgelebt werden können. Hieraus erwächst allmählich ein immer komplexeres System; es wird den Erwachsenen sein ganzes neurotisches Leben hindurch führen und begleiten. Die Möglichkeiten ebenso wie die besonderen Ziele des Systems werden dabei natürlich von der jeweiligen bisherigen Lebensgeschichte bestimmt sein: von den Wünschen und dem Verhalten der Eltern, von den frühen Schmerzerfahrungen und deren Intensität, von den realen Anlagen und dem Ausmaß, in dem diese gebremst wurden sowie den statt dessen gebotenen bzw. erlaubten Ersatzmechanismen und -verhaltensweisen.

Es gibt gewichtige Gründe, weshalb dieses System auch später so unentbehrlich bleibt. Auch eine im Verhältnis zur Umwelt ursprünglich erfolgreiche Charaktermaske wird dann oft nicht mehr ausreichende Abwehr bieten. Viele kindliche «Tugenden» (Schüchternheit, Niedlichkeit, Den-Mund-Halten, übertriebene Rücksichtnahme etc.) sind in der Arbeitswelt des Erwachsenen alles andere als gefragt oder aber sie zahlen sich in bestimmten Rollen einfach nicht aus. «Reifen» bzw. «Erwachsenwerden» bedeutet so bei uns vor allem die Notwendigkeit, *das ehemals kindliche Abwehrsystem durch Ausbau und Umstrukturierung an veränderte Bedingungen einer gleichbleibend feindseligen Umwelt anzupassen.* Dabei ist das Problem der Spannung natürlich unbedingt mit zu berücksichtigen.

2 Vgl. Reichs schon mehrfach zitiertes «Schema der Abwehrkräfte und Schichten ...» (s. S. 52f).

Oft leistet das Berufsleben bei diesem Ausbau wertvolle Hilfe. Bin ich «vom Charakter her» etwa aggressiv/dynamisch/tatkräftig, so kann ich mit etwas Glück vielleicht Fußballer oder Polizist oder Geschäftsmann werden; der aufopfernden/fürsorglichen Frau bietet der Beruf einer Krankenschwester, dem gewandten/redebegabten Mann der eines Discjockeys, oder Politikers oder Vertreters die Möglichkeit, ihre berufliche Tätigkeit mit der Charaktermaske in Einklang zu bringen und diese dadurch aufzuwerten. Wichtig bleibt dabei, daß sowohl Gelegenheiten für «Erfolgserlebnisse» (durch welche das Ersatz-Ich gestärkt wird), als auch solche für den Abbau von Spannung durch tatkräftige Aktivität, in genügender Anzahl geboten werden. In einem solchen Falle ist dann der zweite entscheidende Schritt, der von der *Charaktermaske* zur *Rolle* (die mit den zur Schau getragenen Charakterzügen möglichst weit vereinbar sein sollte), bereits vollzogen.[3]

Es mag freilich sein, daß ein Beruf, selbst wenn er gewisse Möglichkeiten für eine Rolle, und damit auch für Erfolgserlebnisse, bereithält, dennoch nur wenig Gelegenheiten zum Abbau von Spannung bietet. Beispiel: der Fall eines pedantisch/ordentlichen Menschen, dem als Beamter zwar Ich-Bestätigung zuteil wird, der jedoch am Schreibtisch seine Spannung nicht abzubauen vermag – anders als vielleicht der Kollege im Publikumsverkehr, welcher sich unter Umständen an der Bevölkerung «abreagieren» kann. Schlimmer noch: einem Großteil der Bevölkerung, vor allem Frauen und Angehörigen des Proletariats, wird auch im Beruf eine Abwehrmöglichkeit durch Erfolgserlebnisse (geschweige die Gelegenheit zur Spannungsableitung) gar nicht erst geboten. Und wo der Abwehrmechanismus im Berufsleben gut funktioniert, läßt er sich doch nur in Ausnahmefällen auch auf das Privatleben übertragen: auch dem erfolgreichen Unternehmer oder Politiker wird seine bewährte Berufsrolle in möglichen Auseinandersetzungen mit Ehefrau, Freund oder Schwiegermutter meist wenig nützen. Er wird in diesem Falle, ebenso wie der ungelernte Arbeiter, wie die im Berufsleben diskriminierte Frau oder wie der hinter Aktenbergen nervös werdende Beamte, weitgehend, je nach Bedarf und Gelegenheit, auf seine während der Kindheit geprägten Ersatz-Ich-Träume zurückgreifen müssen.

Die Gesamtheit dieser *symbolischen Ersatz-Ich-Vorstellungen und Wunschträume* bildet das Kernstück jedes individuellen Abwehrsystems. Auf jeden Fall ist es der *persönlichste* Teil – das *private* Gegenstück der für den *öffentlichen* Gebrauch bestimmten Charaktermaske. Da er von vornherein auch auf die Ermöglichung von Spannungslinderung angelegt ist, bezeichne ich ihn als das *Persönliche Spannungslindernde Symbol-System* (abgekürzt: PSSS – oder einfach: Symbol-System). Es wird vom Kind, zur

3 Zur Rollenproblematik siehe Kap. 7 und 17.

Abwehr von Urschmerz und latenter Angst mittels Spannungslinderung und symbolischer Ich-Bestätigung, auf- und dann immer mehr ausgebaut.

Schon in frühen Jahren wird das «Persönliche Spannungslindernde Symbol-System» das Spielverhalten des Kindes weitgehend bestimmen. Sein Lieblingsspielzeug (ob Puppen, Panzer oder Batman-Comics) wird dasjenige sein, welches ihm bei der Ausprägung seines symbolischen Privat-Ichs am wirkungsvollsten behilflich ist. Psychisch gesunde Kinder können in ihren Spielen die jeweiligen Spannungen des gegenwärtigen Tages frei ablassen bzw. ihre konkreten Konflikte im Miteinander mit den Spielgefährten austragen und also bewältigen. Hingegen wird das unterdrückte, das nachhaltig frustrierte oder gehemmte Kind, das von seinem Symbol-System bereits zwanghaft beherrscht wird, sich lieber in Tagträumen von anderen innerlich absondern oder aber diese anderen zu beherrschen, ihre Aufmerksamkeit zu erzwingen suchen. Es wird dabei unbewußt von einer Ich-Vorstellung geleitet, die ich als «Symbol-Ich» bezeichne – etwa der Art, die es dann beispielsweise schreien läßt: «Ich bin Tarzan!» und entsprechendes Verhalten nach sich zieht. Dies meint jetzt nicht jenes Rollenspielverhalten, wie es Kinder auch normalerweise ständig an den Tag legen, indem sie sich vorstellen, sie seien diese oder jene Person, sondern ein zwanghaftes Benehmen, welches das Kind braucht, um sich symbolisch zu bestätigen. In einem solchen Fall wird etwa das «Tarzan»-Spiel (vielleicht anfangs markiert durch ständig lautes Schreien, Herumtoben und «Besiegen» imaginärer Feinde) mit bestimmten Abwandlungen fortwährend wiederholt werden.

Später lernt das Kind sich vielleicht, auf Grund elterlicher Verbote, als der «gefangene Tarzan» begreifen. Zu dem Gesamtsystem gehört jetzt also auch jemand, der es gefangenhält, von dem es sich daher befreien muß usw. Die Ausprägungen des Systems mögen im Laufe der Jahre immer weniger eindeutig sein – doch wird dieses auch späterhin, noch im Erwachsenenleben, sein Verhalten, insbesondere die Art seiner Beziehungen zu anderen, entscheidend beeinflussen, wo immer Abwehr und Spannungslinderung notwendig sind. Und derjenige Erwachsene, der über andere Möglichkeiten konstant ausreichender Abwehr und Spannungslinderung – etwa in seiner gesellschaftlichen Rolle – verfügt, wird in der Regel vor allem durch den fordernden Druck seines Symbol-Systems zu diesen Möglichkeiten gelangt sein.

Das Symbol-System ist seinem Wesen nach ziemlich komplex. Es stellt ja ursprünglich, für das Kind, das wichtigste Mittel zur Bewältigung des neurotischen Konflikts dar. (Andere Abwehrmöglichkeiten werden Kindern bei uns, außer der Charaktermaske, kaum geboten.) Darin aber muß es die Forderungen des Über-Ichs (also die ihm anerzogenen Wertvorstellungen) irgendwie in Einklang zu bringen suchen mit den gegen die Unterdrückung rebellierenden Regungen seines eigentlichen Selbst. Denn dieses wird in der Kindheit normalerweise noch nicht ganz zum Schweigen gebracht worden sein. Das Kind selber hat jedoch vermutlich nie Gelegenheit erhalten, es irgendwie kennenzulernen: die Lern-Erfahrungen über sein eigenes Wesen, die es vorgesetzt bekommt, handeln ja in der Regel eben nicht von seinem wirklichen Selbst, sondern, wie ich noch näher erläutern werde[4], von jener *Rolle*, die ihm *im Symbol-System seiner Eltern* zugewiesen wird. Es ist also gezwungen, einen Begriff vom eigenen Ich zu entwickeln, der ihm im «Ausleben» seiner Spannungen das abgelehnte Selbst mit seinen natürlichen Triebansprüchen wenigstens *symbolisch* zugänglich macht.

Du kannst dir denken, daß dies häufig eine komplizierte Sache ist. So magst du beispielsweise als Kind in deinem Verhältnis zum Vater ganz anderen Zwängen unterworfen sein als in dem zur Mutter. Die Triebstauung ist dann jeweils unterschiedlicher Art; und das Kind wird seine frustrierten Liebesgefühle ebenso wie seine rebellischen Regungen auf je unterschiedliche Weise «umprägen»[5]. Das Symbol-Ich hat daher oft, wenn nicht meistens, zwei verschiedene Ausprägungen, je nachdem, ob ein Bezug zu Männern oder Frauen imaginiert wird. Derjenige Aspekt, der sich mit der «Genitalorganisation»[6] vereinbaren läßt, wird vermutlich späterhin überwiegen.

Das *Symbol-Ich*, der Kernpunkt des gesamten Systems, bildet den persönlichsten Teil des neurotischen Ersatz-Ichs (zu welchem im übrigen auch die Charaktermaske und die soziale Rolle gehören). Es ist die Fixierung jener Traumrolle, in der ich mich unbewußt, aus dem Bedürfnis nach zusätzlicher Selbstbestätigung, imaginiere. Gerade die Beziehungen zur menschlichen Umwelt sind dabei entscheidend – auch von sich selber träumt das Kind ja immer im Bezug auf diese (noch in der Vorstellung von sich als «Einsiedler» bestünde ein solcher, hier negativer, Bezug). Dabei wird zumeist einer von zwei möglichen Aspekten wesentlich sein: entweder das symbolische Betteln um Liebe und persönliche Bestätigung, bei gehorsamer Anerkennung der erzieherischen Normen (Symbol-Ich von Art «Helfer», «Retter» usw.), oder aber das symbolische Nachholen der verbotenen Auflehnung gegen diese Normen (Symbol-Ich: «Herrscher», «der Stärkste» usw.). Ein lediglich extremes Beispiel stellen meines Erachtens die Fälle von Schizophrenen dar, die sich bekanntlich gern entweder für *Christus* (bzw. die *Jungfrau Maria*) oder für *Napoleon*, *Hitler* oder dergleichen halten. Extrem ist daran nur, daß hier die Unterscheidung zwi-

4 Siehe Kap. 8.

5 Der Freudsche Begriff für solche Umprägung ist «Sublimierung». Aufschlußreich in unserem Zusammenhang scheint mir Norman O. Browns Bemerkung: «Sublimierung ist die Fortsetzung nicht der kindlichen Sexualität, sondern des kindlichen Träumens» («Zukunft im Zeichen ...», S. 209).

6 Siehe S. 97.

schen Symbol und Wirklichkeit überhaupt nicht mehr vollzogen wird. Im Gegensatz hierzu erkennt der «Normale» die äußere Wirklichkeit als getrennt von seiner inneren an. Er jedoch verdrängt die Tatsache, daß seine innere Symbolwelt für ihn mindestens die gleiche *Wichtigkeit* besitzt wie die äußere Realität.

Hier nun ein paar Beispiele für Symbol-Ich-Ausprägungen in ihrem Bezug auf die Umwelt:

- «der Feldwebel»: versucht, das Leben seiner bzw. ihrer Mitmenschen für sie zu arrangieren und zu organisieren (selbst wenn sie nicht wollen);
- «der mit Macht ausgestattete Peiniger»: bestätigt sich nach Möglichkeit, indem er andere, insbesondere Untergebene oder den Ehepartner quält oder wenigstens demütigt (dieser Typ käme in einem Polizeistaat als Verhörexperte auf seine Kosten);
- «das bemitleidenswerte Opfer»: läßt sich lustlos peinigen oder flüchtet in Leiden und Krankheit;
- «der Held»: erträgt stoisch immer neue Widrigkeiten;
- «Superman»: glaubt sich unerkannt im Besitz ungewöhnlicher Fähigkeiten

usw. in endloser Vielfalt («die Filmdiva», «Don Juan», «der Prediger in der Wüste», «Robin Hood», «Prinz bzw. Prinzessin inkognito», «unumschränkter Herrscher», «Dr. Allwissend», «das liebe Töchterlein [Söhnchen]», «die wissende Hexe» und unzählige andere könnte man hinzufügen).

Sicher ist der Gedanke erschreckend, in den persönlichen Beziehungen unwissentlich von einem komplexen System dieser Art beherrscht zu werden. Doch du müßtest schon ziemlich frei sein von latenter Angst, um dem nicht zu unterliegen. Tatsächlich ist das *Symbol-Ich* nur ein Aspekt des Ganzen: wie du vielleicht schon erkannt hast, gehört dazu nicht nur ein passender *Partner* (oder mehrere), sondern auch jenes bestimmte, private *Wertsystem*, das ich im vorigen Kapitel schon erwähnte (S. 80). Dieses mag ebenfalls mit den Forderungen der Erziehung (dem Über-Ich) übereinstimmen oder aber sich dagegen auflehnen. Es kann etwa *perfektionistisch* sein (Symbol-Ich z. B. «der Alles-besser-Könnende»), *idealistisch* («Retter», «heldenhafter Streiter», «Märtyrer»), *autoritätsgläubig* («Diener», «Gefolgsmann») usw. – vielleicht auch mehreres davon zugleich. Vermutlich ist das Wertsystem ursprünglich sogar für die Wahl des jeweiligen Symbol-Ichs maßgeblich.[7] Es schreibt mir nun mein Leben lang vor, was ich innerlich gut finde (was mich anspricht) – und zwar auch, wenn ich

7 Andererseits sind gewisse «Tugenden» auch des öffentlichen Wert-Systems nur mit Bezug auf ein Symbol-Ich überhaupt sinnvoll. «Stolz» sein auf etwas, heißt im Grunde: es genügt den Anforderungen meines Symbol-Ich, «Ehrgeiz» ist die Suche nach einer *gesellschaftlichen* Rolle im Einklang damit usw.

vernunftmäßig vielleicht dagegen bin. So mag etwa eine recht «emanzipierte» Frau sich zu sehr bestimmt (d. h. autoritär) auftretenden Männern besonders hingezogen fühlen, obwohl sie verstandesmäßig deren Gebaren ablehnt. Ihr privates symbolisches Wertsystem steht also im Widerspruch zu ihrem rationalen Bewußtsein.

Insofern das persönliche Symbol-System grundsätzlich vor allem meinen mangelnden Zugang zum eigenen Selbst ersetzen und darin Spannungslinderung bewirken muß, regelt es natürlich meine unbewußte Handhabung der blockierten Triebenergie. Es wird somit bestimmend 1. für die Art meiner «Aggression», als des aktiven Herangehens an die Dinge, 2. später für das, was Freud die «Genitalorganisation des Erwachsenen» nennt. Beides steht in engem Bezug zur Triebwirklichkeit.

Du wirst dich erinnern: ich bestimmte die beiden natürlichen Triebtendenzen als die zur *Selbstbehauptung* (ihr entspräche der Freudsche «Todestrieb») und die zur *Integration* (bei Freud: «Eros»). Die Aggression läßt sich ihrem Wesen nach der ersteren zuordnen. Dabei ist jedoch zu unterscheiden zwischen *reaktiver* («defensiver») *Aggression* (als des triebgesteuerten, fühlenden *Herangehens* an Erfahrung zum Zweck der Selbstbehauptung) und *destruktiver Aggression*[8], einem emotionalen *Drauflosgehen* im Versuch symbolischer Kompensierung für erlittene Versagungen. Die destruktive Aggression ist gewöhnlich gemeint, wenn von «Aggressivität» oder aggressivem Verhalten die Rede ist. Weil er damit in der therapeutischen Praxis immer wieder konfrontiert wurde, postulierte Freud anfänglich, ehe er seine «Todestrieb-These» entwickelte, die Existenz eines *Aggressions- bzw. Destruktionstriebs*. Heute darf diese Theorie, von der Freud selber bald wieder abrückte, als überholt gelten. Auch die entsprechende Theorie von Konrad Lorenz, der in Tierversuchen Beweise für die Existenz eines angeborenen Aggressionstriebs zu finden glaubte, wurde inzwischen nachhaltig erschüttert. (Eine Wiederholung der Lorenzschen Buntbarsch-Experimente zeigte, daß die Ergebnisse durchaus völlig andere Deutungen zuließen.[9])

Hinsichtlich der Manifestationen, deren Beobachtung Freud zu seiner ursprünglichen These führte, zeigt nun nähere Überlegung recht deutlich, daß es sich hierbei wohl eher um eine *Pervertierung* oder Entfremdung des *«Todestriebs»* (in meiner Terminologie: der selbstbehauptenden Urtriebtendenz) handelt. Konkret heißt das: Wo ein Mensch durch Angst- und Abwehrblockierung gehindert wird, sich als Individuum voll zu verwirkli-

8 Diese Unterscheidung trifft Erich Fromm («Anatomie der menschlichen Destruktivität»). Sie findet sich auch schon bei Reich.

9 Siehe «Ist Aggression ein Trieb?» in Süddeutsche Zeitung, 7. 11. 1975. Zu der gesamten Auseinandersetzung siehe die Beiträge in «Mythos vom Aggressionstrieb» und «Zur Aggression verdammt?»

chen, wendet sich die gestaute Triebspannung nur allzu leicht destruktiv gegen andere (hier mögliches Symbol-Ich: «tapferer Soldat», «Verbrecherjäger» etc.). Im Kontext einer entfremdeten Gesellschaft sieht also manches nach Triebwirklichkeit aus, was in Wirklichkeit eine *Reaktion auf Triebfrustrierung* ist. Dies wird im Verlauf dieses Buchs noch deutlicher werden.

Desgleichen auch im Falle der «Genitalorganisation» des Erwachsenen: in ihr erkannte schon Freud die *entfremdete* Handhabung der Triebrealität des «Eros» im Zustand der Abwehrblockierung. Das bedeutet: unfähig, voll zu fühlen (zu «orgastischem Erleben», würde Reich sagen) lokalisiert der Erwachsene den «Eros» (jene Triebkraft, die auf Integration oder Vereinigung drängt) ausschließlich in seinen Genitalien. Schlimmstenfalls wird so «Ficken» oder «Gevögelt-Werden» oder auch «gemeinsames Bumsen» zum Ersatz für erotische Orgasmus-Erfahrung (entsprechendes Symbol-Ich etwa: «potenter Mann», «Don Juan», «die Mißbrauchte» etc.). Aber auch in weniger krassen Fällen bildet sich eine *Symbol-Sexualität* – denn natürlich verlangt das Spannungslindernde Symbol-System auch eine besondere, persönliche Art sexueller Orientierung. Das entsprechende sexuelle Verhalten mag als «lustvoll», «spielerisch», «lieb» oder «hingebungsvoll» gelten; es wird, da es immer wieder Spannungslinderung bewirkt, vermutlich sogar die Illusion orgastischer Befriedigung erwecken. In Wahrheit aber ist es ein Ersatz dafür; unbewußt so beschaffen, daß es mich der eigenen Triebrealität, dem ganzheitlich fühlenden Selbst (das mit Urschmerz, Angst und Schuld assoziiert wird) eben *nicht* ausliefert.[10] Du kannst diese Haltung daran erkennen, daß der oder die Betreffende im konkreten Fall zwar den Geschlechtsakt sichtlich genießen mag, jedoch die Situation eigentlicher Liebe stets abblocken oder von vornherein meiden wird. Bei *uneingeschränkter* Offenheit *müßte* er/sie sein Symbolverhalten ja aufgeben und sich in seinem bzw. ihrem wirklichen Wesen zeigen; das kann die Abwehr nie zulassen.

Um kurz zusammenzufassen: Wesentliche Merkmale des Persönlichen Spannungslindernden Symbol-Systems sind:

1. Das *Symbol-Ich* (oft in zwei unterschiedlichen Ausprägungen), welches ihm entsprechende (Symbol-)Partner benötigt,

2. ein privates *Wertsystem*,

3. die Ausprägung einer besonderen Art der *Aggression* (also *emotionaler Reaktionsweisen*), die Spannungslinderung bewirkt,

4. die Ausprägung einer spannungslindernden *Symbol-Sexualität*, die den Menschen der eigenen ganzheitlichen Triebwirklichkeit fernhält und doch die Illusion sexueller Befriedigung vermittelt.

Ich sagte bereits, daß vor allem die *persönlichen* Beziehungen neuroti-

10 Vgl. S. 85.

scher Menschen von ihrem jeweiligen PSSS maßgeblich bestimmt werden. Wenn du dich etwa wunderst, wieso offenbar «glückliche» Ehen nach einigen Jahren, scheinbar aus heiterem Himmel, auseinanderbrechen, oder weshalb manche Menschen sich an die unmöglichsten, dem äußeren Anschein nach ganz unpassenden Partner heften, so findest du hier die Erklärung. Es liegt daran, daß solch ein Partner (und das nehme ich meist schon bei der ersten Begegnung unbewußt wahr) seinem Wesen nach in mein Symbol-System hervorragend «hineinpaßt» – jedenfalls ursprünglich. Im Laufe der Zeit kann sich das freilich ändern. Zum Beispiel mag ein Mann mit dem Symbol-Ich «Beschützer» mit allen Anzeichen der Verliebtheit ein Mädchen zur Frau nehmen, das vielleicht gar nicht besonders unselbständig, aber noch sehr jung ist. Dann aber wird sie älter, wird vielleicht selbst Mutter und «paßt» schließlich gar nicht mehr in sein System. Der Mann nun wird sie deshalb nicht wegschicken; er wird sie eher zu zwingen suchen, durch Hilflosigkeit sein Symbol-Ich zu bestätigen. Mißlingt ihm das, widersetzt sie sich etwa, so wird er seines Mittels zur Spannungslinderung beraubt und reagiert entsprechend emotional. Auf diese Weise gibt es «plötzlich» dauernd Streit – und keiner versteht wieso, da man «sich doch liebt». Eine echte Liebesbeziehung, im Sinne des *Offenseins für den anderen, so wie er wirklich ist,* hat jedoch nie bestanden.

Wenn nun dabei vielleicht das Symbol-Ich der Frau «verfolgte Unschuld» ist, so wird sie sich *trotz aller realen, berechtigten Unzufriedenheit* von ihrem nun ständig herumnörgelnden Ehemann nicht trennen können. Und vom Abwehrerfordernis gedrängt, wird sie womöglich eben dies als Indiz für ihre trotz allem «glückliche» Ehe werten. («Wir lieben uns halt doch!») Daß die Beziehung völlig irrealer Art ist, indem im Grunde jeder für den anderen nur eine symbolische *Rolle* spielt, als eigenständige Persönlichkeit hingegen kaum wahrgenommen wird – das sieht keiner von ihnen. Aus ihrem Abwehrinteresse, das eigene System zu erhalten, *darf* es auch keinem je voll zu Bewußtsein kommen.

Wohl die Mehrzahl unserer persönlichen Beziehungen beruht auf solcherart neurotischen Bindungen. Nur in seltenen Glücksfällen sind es Verhältnisse zwischen realen, autonomen Menschen, die sich dem anderen angstfrei als diejenigen, die sie wirklich sind, zu öffnen vermögen. In der Regel handelt es sich vielmehr um Symbol-Verhältnisse zwischen den persönlichen Ersatz-Ichs. Mit Freud könnte man auch sagen, sie beruhen auf «Übertragung», d. h. einer Gefühlsbeziehung, die nicht in der realen Situation gründet, sondern der jeweiligen Elternbeziehung entstammt. Daß bei alldem eine Spur *wirklicher* Beziehung zum halbverschütteten, aber noch intuitiv wahrgenommenen realen Selbst des anderen doch mitschwingen kann, macht die Sache nur komplizierter. Man hat dann sicher auch ein reales Bedürfnis, dem Partner beizustehen in dessen Not, kann sich daher erst recht nicht trennen usw. Insbesondere langjährige Beziehungen werden naturgemäß, je besser man einander kennt, desto stärker auch ein durchaus reales Element enthalten, das sich aber selten ganz durchsetzen wird.

Verhältnisse der geschilderten Art können dennoch recht gut, ja unter Umständen (wenn die Symbole einander ergänzen) lebenslang funktionieren. Vermutlich handelt es sich bei den landläufig glücklichen Ehen oft um ideal aufeinander abgestimmte «Doppelsysteme» (vereinfacht dargestellt, etwa mit den Symbol-Ichs «Krankenschwester»–«Leidender» oder «absoluter Herrscher»–«Sklavin» etc.). Im Grunde aber sind derartige Beziehungen natürlich steril. Durch innere Fixierung an das benötigte Rollenbild des ergänzenden Partners wird die Entwicklung beider zum realen Selbst hin verhindert. Und das ist ja tatsächlich der Abwehrzweck: Weil das Selbst hinter Urschmerz und Angst verschüttet ist, muß das ersetzende Symbol dauernd und unzweifelhaft als wirklich gelten. Nur so kann die unzulängliche (weil schmerz- und schuldbefrachtete) Wirklichkeit nicht vermißt werden.

Insofern nun das Symbol-Ich es außerdem ermöglicht, Spannung «auszuagieren», vermittelt es zusätzlich noch die *Illusion wirklichen Lebens.* Die unterdrückte Ehefrau mit dem Symbol-Ich «verfolgte Unschuld» hat also ein gutes Motiv, ihren tyrannischen Mann nicht zu verlassen: sein Gebaren, entstammte es nun einem Symbol-Ich von der Art «absoluter Herrscher» oder aber gegenwärtiger Unzufriedenheit, bietet ihr in jedem Fall die benötigte Gelegenheit zu ständigem Klagen. Er wiederum kann in Wutausbrüchen, wenn nicht gar Tätlichkeiten, zumindest «Dampf ablassen» [11].

Unter normalen Umständen sollte es möglich sein, mit dem geschilderten Mechanismus zu leben, ohne gänzlich davon beherrscht zu werden. Dazu müßtest du freilich als Tatsache akzeptieren, daß vieles in unseren Beziehungen eben nicht real ist (sich aber vielleicht auf mehr Realität hin entwickeln ließe!). In einer Partnerbeziehung sollte man sich gegenseitig behilflich sein, das Wesen des eigenen Symbol-Ichs zu erkennen. Dann wäre es vielleicht möglich, in der sexuellen Beziehung seine Symbolbedürfnisse in bestimmten gemeinsamen «Spielen» auszuagieren, ohne sie allzu ernst zu nehmen. Und dies könnte wiederum Raum lassen, zu anderen Zeiten das Verhältnis auf der realen Ebene zu intensivieren.

Wirklich verhängnisvolle Folgen hat der geschilderte Mechanismus allerdings, wo er das Verhältnis von Eltern zu ihren Kindern bestimmt. Naturgemäß lassen die eigenen Kinder sich besonders leicht in die Rolle des benötigten Ideal-Partners für das eigene Ich-Symbol zwängen. Und hier wird das Ganze dann bitterster Ernst. Unter dem Deckmantel der Liebe

11 Schlagzeile in der Illustrierten *Quick* vom 27. 5. 1974: «Das passiert in jeder dritten Familie: einmal in der Woche fliegen die Fetzen.» Gemeint sind «normale» Ehen, nicht etwa solche, die kurz vor der Scheidung stehen!

sind manche Eltern auf diese Weise geradezu verbissen ganztägig mit dem «Umdrehen» ihrer Kinder beschäftigt. Indem sie ihnen nur unter bestimmten Bedingungen Zuneigung erweisen, zwingen sie sie zur Ausbildung einer Charaktermaske, wenn nicht eines eigenen, ganz bestimmten Symbol-Systems. Eine Mutter mit dem Symbol-Ich «aristokratische Dame» mag z. B. vielleicht ihr Söhnchen am liebsten in der Rolle eines «kleinen Kavaliers». So wird er schon früh die Charaktermaske des «Sanftmütigen und Höflichen» entwickeln – vielleicht aber auch, als Kompensation, ein Symbol-Ich von der Art «unerkannter Herrscher» – welches ihn später veranlaßt, eine Frau zu suchen, die er auf subtile Weise unterdrücken kann.

Bei jenen oft bewunderten «gefestigten Charakteren», deren Neurose niemand je vermuten würde, handelt es sich häufig einfach um eine ideale Entsprechung von Charaktermaske und Symbol-Ich in Verbindung mit einer anerkannten sozialen Rolle. Die Berufsrolle «Lehrer» verträgt sich beispielsweise gut mit der Charaktermaske des «Verantwortungsvollen und Wissenden» – aber unter Umständen zugleich mit dem Symbol-Ich «Feldmarschall» oder «Ordnungshüter». Wem das Glück zuteil wurde, in sein Symbol-System nicht nur seine persönlichen, sondern zugleich auch die beruflichen Beziehungen spannungslindernd eingliedern zu können, der kann es sich leisten, «ganz in seinem Beruf aufzugehen». Wem hingegen in Beruf und Privatleben die geeigneten Symbol-Partner fehlen, der ist ganz übel dran. Er wird am ehesten beim Therapeuten landen.

Infolge des «Gesetzes der unumschränkten Abwehrpriorität» sind für den Neurotiker seine Symbol-Beziehungen vermutlich noch wichtiger, als es wirkliche Beziehungen für den realen Menschen sind. Dieser kann auch eine Periode der Einsamkeit ohne allzu große Frustration ertragen, da ihm sein eigenes Selbst noch immer die Möglichkeit fühlender Erfahrung vermitteln wird, in der man nie völlig allein ist. Wessen Selbst jedoch von latenter Angst verstellt ist, so daß er es gar nicht kennen *will*, der hat sozusagen nichts außer seinem Symbol-Ich. Er braucht die anderen, damit sie ihm dieses fortwährend bestätigen. Beziehungen, die sich in das Symbol-System einbauen lassen, tragen daher tatsächlich *Suchtcharakter*.

Das trifft insbesondere auf die Situation des sogenannten «Verliebt-Seins» zu. Von einem Partner, der sowohl mein Symbol-Ich bestätigt als auch mir Gelegenheit zum Ausagieren meiner «Symbol-Sexualität» bietet, werde ich aus Gründen der Abwehrpriorität leicht abhängig werden. Dabei ist das, was ich für die Substanz einer solchen Beziehung halte, in Wahrheit nichts anderes als der emotionale Zündstoff, den ich selber darin eingebracht habe: die Möglichkeit zur Ich-Bestätigung und Spannungslinderung, die ich ihr im Rahmen meines Systems zuweise. Wenn der Partner mich nun verläßt, meine ich wohl, mir «breche das Herz»: in Wahrheit zerbricht da das Herz, das lebendige Kernstück, meiner Abwehr. Die hierauf folgende Depression wird andauern, bis die Abwehr wieder zurechtgeflickt ist – d. h. bis ich auf einen neuen Symbol-Partner treffe. Dann scheint wieder «der Funke zu zünden» – doch das Ergebnis wird zumeist wieder ein Strohfeuer sein. Denn mit großer Wahrscheinlichkeit ist der Partner von den Erfordernissen *seines* Systems beherrscht, das ja nicht weniger fordernd noch offener gegenüber der Wirklichkeit sein wird als das meinige.

Ausprägungen der Sucht nach Lebensersatz

«Verliebtsein» im Sinne der hier gemeinten *Fixierung an den symbolischen Idealpartner* (als welcher der andere begriffen wird) bietet ein aufschlußreiches Beispiel für das Wesen der Sucht. Das zwanghafte Element, welches ihm innewohnt, verleiht ihm den Charakter einer Manie. Das gleiche gilt für den gewohnheitsmäßigen Gebrauch von Drogen oder Alkohol, Tabak oder Beruhigungsmitteln, und auf andere Art vermutlich sogar für manche der sogenannten «Geisteskrankheiten». All diese Praktiken oder Verhaltensweisen bewirken Spannungslinderung und müssen für diesen Zweck immer wieder neu herhalten. (Im gleichen Sinne läßt sich natürlich das Persönliche Symbol-System selbst als ein Suchtmittel begreifen – welches freilich im Alltag eben nicht immer konkret anwendbar ist.)

Wohl mag es zutreffen, daß Süchtige einer bestimmten Gruppe durch ihr Mittel (etwa Heroin) ihr inneres «Totsein» faktisch verstärken. In solchen Fällen ist das allgemeine Abwehrsystem vermutlich unheilbar beschädigt – der Süchtige kann sich gegen den ständig drohenden Ausbruch von Urschmerz und latenter Angst nur noch zu betäuben versuchen. Zumeist jedoch wird in der Sucht eindeutig angestrebt, mittels wirksamer Spannungslinderung der dumpfen Empfindung inneren «Totseins» zu entrinnen.

Viele von uns, deren Abwehr unter normalen Bedingungen durchaus zureichend ist (ich nehme mich da selbst nicht aus), greifen aus ähnlichem Grunde gelegentlich (etwa zu Zeiten, wenn ihnen ihre Blockierung als Hindernis bewußt wird) und durchaus zielgerichtet, also nicht unter Suchtzwang, zum Alkohol, vielleicht auch zu Haschisch (bzw. Marihuana) oder Drogen wie LSD. Die Entspannungswirkung kann hier, vielleicht durch emotionale Ausbrüche oder sexuelle Lust noch gesteigert, ein starkes Empfinden des Lebendigseins hervorrufen. Bei Haschisch oder LSD kann dieses Freiheitsgefühl sehr intensiv sein. Denn diese Drogen ermöglichen ein vorübergehendes Durchbrechen der Blockierung und somit eine momentane Wahrnehmung des eigenen Selbst. Allerdings wird diese häufig durch konkrete oder symbolische Ausprägungen der Angst getrübt sein; für Menschen, die mit der eigenen Angst noch nicht vertraut sind, besteht daher stets die Gefahr eines «Horror-Trips».

Wo immer alltägliche Möglichkeiten der Spannungslinderung nicht genügen, insbesondere wo das Symbol-System sich nicht in das Alltagsleben einbeziehen läßt oder die Abwehr auf Grund ungewöhnlicher Stress-Situationen brüchig ist, sind die Bedingungen für das Entstehen von Sucht gegeben. Am gebräuchlichsten sind dabei keineswegs Haschisch oder auch «harte» Drogen, sondern die legalen Drogen Tabak, Alkohol, Coffein und die verschiedensten Beruhigungsmittel. So schreibt Raphael Lenné über die «Psychopharmaka»: «Jeder von uns muß sich darüber klarwerden, daß der jährliche Verbrauch an Mitteln, die gegen Angst und Depression schützen sollen, nur noch in Tonnen ausgedrückt werden kann» («Urphänomen Angst», S. 278[12]).

Offensichtlich vermittelt der gewohnheitsmäßige, zwanghafte Konsum all solcher Mittel eine Illusion intensiveren Lebendigseins, wie deren Benutzer sie durch andere Abwehrmethoden nicht mehr erreichen. Ähnliches gilt für die zwanghafte Praxis mancher Jugendlicher, sich stundenlang von dröhnender Popmusik berieseln zu lassen. Süchtig macht dabei offenbar weniger die jeweilige Droge bzw. Praxis an sich, als vielmehr die Tatsache, daß für die Betreffenden jene Illusion überlebenswichtig geworden ist und sie sie gerade hier erreichbar fanden. Wie Weils Ausführungen vermuten lassen, könnte Entsprechendes sogar auf Heroin zutreffen (vgl. «Das erweiterte Bewußtsein», S. 46f).

Ausschließlich in einer bislang unzureichenden Befriedigung dieses Bedürfnisses, nicht aber in irgendeiner Drogensubstanz, wäre demnach auch der Grund für das «Umsteigen» mancher Süchtiger von Zigaretten und Alkohol auf Haschisch und weiter auf «harte» Drogen zu suchen. Prinzipiell richtet sich eben jede Sucht gegen latente Angst. Sie stellt einen abwehrenden Mechanismus dar, der nur mit Hilfe bestimmter Substanzen oder auch Verhaltensweisen funktioniert, so daß man daher immer wieder auf diese zurückgreift. Die Stärke des benötigten Mittels wird einzig vom Ausmaß der Bedrohung durch Urschmerz und Angst bestimmt.

Es ist allgemein bekanntlich zwecklos, den Konsumenten von Suchtmitteln vorzuhalten, sie gefährdeten ihre Gesundheit. Die typische Antwort hierauf wirst du auch schon gehört haben: Das schade nichts, denn ein Leben ohne das betreffende Mittel sei gar nicht lebenswert. Wie zu erwarten, sorgt das Gesetz der unumschränkten Abwehrpriorität für Befriedi-

12 Vgl. dort auch Lennés Ausführungen über Alkoholkonsum. Sowohl Alkohol wie «legale» Beruhigungsmittel übertreffen übrigens die illegalen Drogen auch an Schädlichkeit. Der amerikanische Arzt und Drogenforscher Andrew Weil versichert recht glaubwürdig: «Im allgemeinen sind die illegalen Drogen ... medizinisch nicht gefährlich, zumindest wenn man sie mit legalen Drogen, deren Gebrauch weit verbreitet ist, vergleicht. Zum Beispiel kommt kein illegales Rauschmittel dem Alkohol an medizinischer Schädlichkeit gleich. Diese Feststellung ... beruht auf eindeutigem Tatsachenmaterial» («Erweitertes Bewußtsein», S. 35). Und: «LSD und Marihuana gehören zu den am wenigsten giftigen Drogen, die die moderne Medizin kennt» (S. 40).

gung des Bedürfnisses nach Spannungslinderung selbst unter Gefährdung wichtiger Lebensinteressen. Anders ausgedrückt: *Die Bekämpfung der Wahrnehmung latenter Angst mittels zwanghafter Spannungslinderung macht unempfänglich für gewisse gerechtfertigte Situationsängste.* Tatsächlich hat das Wissen um die Gefährdung von Rauchern durch Krebs und Herzinfarkt den Tabakkonsum nirgendwo entscheidend beeinträchtigt. Selbst Alkoholiker und Drogensüchtige zeigen sich durch die akute Gefährdung ihrer Gesundheit, wenn nicht ihres Lebens, kaum je beeindruckt.

Freilich ist das «Totsein», dem die Menschen mittels ihrer Sucht entfliehen möchten, nicht allein ein psychisches Phänomen. Dieser innere Zustand ist schließlich nur ein Spiegel der beherrschenden äußeren Strukturen unserer Gesellschaft – welche ihn ihrerseits reflektieren. Es scheint daher nicht minder gerechtfertigt, wenn Michael Schneider den Drogenrausch als regressiven «Versuch des Ausbruchs aus der wirklichen Öde und Erstarrung der spätkapitalistischen Tauschgesellschaft» deutet («Neurose und Klassenkampf», S. 282). Das Suchtproblem wird nie gelöst werden, solange wir an den gegenwärtigen lebensfeindlichen Gesellschaftsstrukturen festhalten.

Vieles von dem hier Gesagten trifft auch auf *Psychosen* zu – die Geisteskrankheiten, die sich heute in nie gekanntem Maße ausbreiten. Hier scheint die gleiche Art von Problem im Grunde gefahrloser gelöst zu sein. Wie die Studien insbesondere von Ronald Laing[13] zeigen, läßt sich das subjektive «Ziel» solcher Krankheiten durchaus mit dem der erwähnten Süchtigen vergleichen. Psychisch Kranken, wie beispielsweise Schizophrenen, kann daher recht wenig an einer «Heilung» gelegen sein, solange diese nur Anpassung an eine irreale, selber stark abwehrgeprägte und daher «tote» Gesellschaft bedeutet. Laing deutet an, daß ihnen ihre «Krankheit», die sie in eine «innere Welt» führt, darin durchaus eine Ahnung intensiver Erfahrung von Leben zu vermitteln vermag. Das ist mehr, als der angstbedrohte, «normale» Alltag mit seiner extremen Bezogenheit auf das lebenshemmende Geschäft der Abwehr üblicherweise zuläßt. Auch der französische Schriftsteller Henri Michaux, der sich mit Erfahrungen am Rande des Wahnsinns beschäftigt, hebt hervor, daß «seelisch Kranke», selbst wenn sie ihr Gedächtnis verloren hatten, in vielfacher Hinsicht «im Wesentlichen verblieben»: «Sie hatten *nicht das Gefühl, daß ihnen etwas Wichtiges fehle,* daß ihr Wesen angetastet sei, sondern daß es im Gegenteil einleuchtender war.» («Zerreißproben», S. 38.)

Das Unverständnis, das solchen Menschen in unserer Gesellschaft, *und zwar auch in den entsprechenden Kliniken,* zuteil wird, ist recht aufschlußreich. Dabei scheint selbst die Wissenschaft bis heute keine zuverlässigen

13 Vgl. «Phänomenologie der Erfahrung». Desgleichen den schon zitierten Film von Loach, «Family Life» (1972).

Kriterien entwickelt zu haben, wie man deren Krankheiten überhaupt erkennt.[14] Und die Art ihrer Behandlung verschlimmert häufig nur das Problem. So ist, wie Goffmann ausführt, auch das unverständlich scheinende Verhalten von Patienten in Nervenkliniken in ihrer unzumutbaren Situation oft Ausdruck eines sinnvollen (wenn auch vergeblichen) Protests (zitiert in «Phänomenologie ...», S. 92).

Andererseits scheint es Anzeichen dafür zu geben, daß außerhalb der Kliniken vorübergehende psychotische (also Wahnsinns-)zustände, vor allem in Situationen der Einsamkeit, weit häufiger auftreten, als man allgemein annimmt.

Solange die Gesellschaft unter der Herrschaft des Tabus zwar Abwehrmechanismen in großer Zahl bereithält, die es einzelnen ermöglichen, anderen angst zu machen, dabei aber keinerlei Gelegenheit zur wirklichen *Bewältigung* (im Gegensatz zur Abwehr) latenter Angst bietet – solange wird die Zahl der Süchtigen ebenso wie der «Geisteskranken» (und auch der Kriminellen) sich aller Voraussicht nach weiterhin unaufhaltsam erhöhen.

Da Suchtverhalten in jedem Fall der Abwehr dient, wird das Problem von Urschmerz und latenter Angst, gegen das es sich richtet, damit natürlich nie gelöst. Im Gegenteil bestätigen Drogen und sonstige Rauschmittel, vielleicht noch stärker als die «Geisteskrankheiten», im Grunde die Angst, der man damit doch zu entrinnen sucht. Das gilt insbesondere für Drogenabhängige sowie manche gewohnheitsmäßigen Konsumenten von Haschisch oder Marihuana. Mit dem toten Alltag lehnen sie oft in Wahrheit zugleich *jede* noch mögliche Realität ab. Ihre subjektiven «Fühl»-Erfahrungen bleiben illusionärer Ersatz, im wahrsten Sinne des Wortes einge*bil*det. Denn aus dem Bedürfnis, intensiver zu leben, haben sie nicht die Konsequenz gezogen, auch Angst und Urschmerz (die doch ihren *Körper* bewohnen) endlich erleben zu wollen. Weit davon entfernt, der Abwehr prinzipiell zu entsagen, flüchten sie in eine weniger bedrohliche jenseitige Welt der *Seele*. Dadurch bejahen sie unbewußt das verhängnisvolle Dualismus-Prinzip, welches den Menschen künstlich in Körper und Seele (bzw. «Geist») spaltet.[15] Reale Erfahrung bedeutet jedoch immer *ganzheitliche* Erfahrung. Von der Realität läßt sich in Wahrheit nirgendwo etwas abtrennen. So spielt sich auf «rein» geistiger Ebene wirkliches Leben immer nur unvollständig ab.

In den gleichen Zusammenhang scheint mir schließlich auch die Problematik der sogenannten *«Gegenphobie»* zu gehören: der Sucht nach dem Risiko, der Gefahr. Auch darin suchen von latenter Angst bedrohte Men-

14 Vgl. «Geisteskrankheit ...» und «Asyle». Die Fragwürdigkeit psychiatrischer Diagnosen wurde durch Experimente von David L. Rosenhan nachgewiesen. Siehe «Fragwürdige Diagnosen der Seelenärzte», in: *Die Zeit* vom 2. 2. 1973

15 Mehr hierzu siehe Kap. 16.

schen ein Gefühl intensiveren Lebens zu erlangen. Sie tun dies, indem sie gewissermaßen jene Ersatz-Angst-Situation, der ich mich beim Anblick eines Krimis oder Gruselfilms aussetze, in den Bereich der Realität steigern.

Arno Plack deutet das Empfinden, das sich z. B. beim Anblick eines «Angst» erregenden Films einstellt, als eine Art Ersatzlust. Denn: «Der sexuell frustrierte Mensch *muß* Angst (oder Furcht) empfinden, um wenigstens halbwegs den Orgasmus zu spüren, den er vermißt oder nie erreicht.»[16] Doch scheint mir in diesem Zusammenhang der Begriff «Angst» übertrieben. Der erwachsene Kinozuschauer weiß recht wohl, daß es sich hier eher um einen Lustersatz handelt; die Kino-«Angst» verhilft ihm im buchstäblichen Sinne, sich zu entspannen, und er begnügt sich damit. Ganz anders der von der Gegenphobie Befallene. Rennfahrer, Fallschirmspringer, Bergsteiger, Söldner, Berufsspione und einige Spielarten von Berufskriminellen: sie alle suchen deutlich etwas Realeres. Darin zeigt sich, daß ihre latente Angst besonders stark sein muß: die begleitende wenn auch kaum bewußte Empfindung des Totseins ist für sie offenbar bedrohlicher als die Möglichkeit des tatsächlichen Sterbens. Hingegen verleiht ihnen das Gefühl, eine konkrete Todesfurcht durch den Einsatz ihres Lebens zu überwinden, wohl die Illusion, damit sei auch das «innere Totsein» besiegt.

Doch unterliegen auch diese Menschen einer Täuschung. Denn sie überwinden ja immer wieder nur eine *Situationsangst* (und sei es die vor dem Sterben). Die dem schrecklichen Gefühl zugrunde liegende *latente Angst* aber löst sich dadurch nicht auf. An die triebenergetische Blockierung gelangen selbst die riskantesten Aktivitäten der Gegenphobiker nicht heran. So bleibt auch deren Einsatz letztlich ein irrealer Akt der Abwehr – zwar objektiv gefährlicher als ein Kinobesuch, aber wenig mehr bewirkend. Und die sich auf Grund der fortbestehenden Blockierung ständig neu ansammelnde Spannung setzt sie wie alle Süchtigen unter den Zwang, ihn ständig zu wiederholen.

Aggressivität und Somatisierung

Wo Spannung sich nicht anders ableiten läßt (weil etwa das Symbol-System nicht funktioniert), macht sie sich zumeist in erhöhter Reizbarkeit bzw. Aggressivität bemerkbar. Die Aggression ist dann immer *destruktiver* Art, weil die Möglichkeit der natürlichen (nichtdestruktiven) Triebäußerung ja blockiert ist.

Destruktive Aggression ist nun Kindern allgemein verboten. Da das

16 «Die Gesellschaft und das Böse», S. 202. Über die Lust in der Angst vgl. auch Balint, «Angstlust und Regression».

Über-Ich also mit Straffolgen droht, wird Angst aktiviert, die wieder abgewehrt werden muß. Hierdurch wird die Spannung noch erhöht. Die Aggressivität mag nun in das Symbol-System eingebaut sein (etwa im Falle eines Symbol-Ichs wie «todesmutiger Draufgänger»). Sie stellt dann zugleich einen symbolischen Versuch dar, das Über-Ich (die «inneren Eltern») totzuschlagen. Ich werde dann leicht auf ältere oder Autoritätspersonen aggressiv reagieren. – Ist hingegen mein Über-Ich noch unangefochten wirksam, werde ich auch die aggressiven Impulse lieber symbolisch umleiten. Ich verprügle dann also *nicht* meine Frau, schlage auch nicht meine Diskussionspartner zusammen, brülle vielleicht nicht einmal – sondern gebrauche einen der erwähnten zahllosen «Stabilisatoren»: stürze also ins Auto, ins Wirtshaus, vor den Fernseher, ins Bordell, auf den Fußballplatz oder sonstwohin, wo immer ich die aggressive Spannung indirekt oder symbolisch (etwa als «Entspannung» vor dem Bildschirm) abladen kann.

Wo und in dem Maße, zu dem mir auch diese Möglichkeit verwehrt bleibt, «hilft» der Körper sich selber durch die sogenannte (fälschlich als Angstabwehrmittel betrachtete) *Somatisierung*: er wird krank, entwickelt eine Migräne, Neuralgie, Hautausschlag, «Manager-Krankheit» oder dergleichen.

Ein anschauliches Beispiel für Art und Ursache einer Somatisierung schildert Alexander Mitscherlich in dem Fall eines Neurotikers, der jahrzehntelang recht gesund und zufrieden lebte, da es ihm gelungen war, «mit Hilfe oraler Gratifikationen seine Triebspannungen zu mäßigen» («Krankheit als Konflikt» II, S. 51). D. h., sein «Stabilisator», der eindeutig den zentralen Platz in seinem Symbol-System einnahm, war das Essen. Es heißt darüber, er drückte «auch seine Zuneigung unter diesen Gesichtspunkten aus», indem er etwa seiner Frau «ästhetisch appetitanregend zubereitete» Speisen schickte (S. 49/50), was ihm bei seinem Beruf als Koch nicht schwerfiel. Das Ausleben seines Systems hatte bei ihm zwar Fettsucht und erhebliches Übergewicht zur Folge, doch hielt es ihn, zumal sein Beruf darin integriert war, in einem Zustand seelischer und körperlicher Ausgeglichenheit. Hatte er einmal Grund, sich über irgend etwas zu ärgern, so trank er eine Kanne Milchkaffee, «dann war auch sein Zorn verraucht».

Das Unglück dieses Mannes begann, als amerikanische Truppen 1945 sein Restaurant requirierten: die Aufrechterhaltung seines PSSS wurde damit unmöglich. Er reagierte zunächst äußerst aggressiv «mit einem ungezügelten Wutanfall, indem er ziellos hin- und herrennend wie ein Tier brüllte. Dann schlug seine Reaktion in krampfhaftes Weinen um» (S. 50). Bemerkenswert ist, daß sich bereits innerhalb von 24 Stunden heftige Magenschmerzen bei ihm entwickelten, woraus dann im Laufe der Zeit schwere Magengeschwüre wurden. Somatisierung trat also, nach einem vorübergehenden Ausbruch von Aggressivität, dann ein, als ein Funktionieren seines

Systems und damit die gewohnte Art der Spannungsabfuhr unmöglich wurde (die Aggression aufrechtzuerhalten hätte wohl nicht dem «Wesen» dieses Mannes entsprochen).

Der Fall zeigt deutlich, wie ein Persönliches Spannungslinderndes Symbol-System, in welches sich Berufs- und Privatleben gleichermaßen integrieren lassen, auch die körperliche Gesundheit positiv beeinflußt. Läßt sich hingegen das System nicht mehr aufrechterhalten, ist destruktive Aggression und/oder körperliche Erkrankung (Somatisierung) die wahrscheinliche Folge.

29 Abwehr ist immer mit **Spannung** verknüpft
Erhöhte Spannung deutet auf ein unzulängliches Abwehrsystem
das der Verstärkung bedarf
30 Wirksame **Spannungslinderung** ist ein notwendiger Bestandteil
jeder Abwehrstrategie
Wenn sie sich dauerhaft aufrechterhalten läßt
– mittels bestimmter Tätigkeiten, Verhaltensweisen, Drogen oder dergleichen
so vermittelt dies die Illusion gesteigerter Lebensintensität
und wird dann meist zur Sucht
31 Praktisch jede Tätigkeit kann in der Abwehr
zum Zweck der Spannungsableitung benutzt werden
32 Das **Persönliche Spannungslindernde Symbol-System**
dient vor allem der Schaffung des in der Abwehr benötigten Ersatzes
für das blockierte *Selbst* und mangelnde *Lebensintensität*
Hierzu vermittelt es dem Abwehrenden
– ein Symbol-Ich
– ein privates Wertsystem
– eine spezifische Art der Aggression (des Herangehens an die Dinge)
– eine (spannungslindernde) Art von Symbol-Sexualität
Beziehungen zu anderen sind dann von besonderem Interesse
wenn sie sich in dieses System einbeziehen lassen
33 Persönliche Beziehungen zu passenden Symbolpartnern
tragen **Suchtcharakter**
34 Die Bekämpfung der Wahrnehmung latenter Angst
mittels zwanghafter Spannungslinderung
macht unempfänglich für gewisse gerechtfertigte Situationsängste
35 Wenn das PSSS nicht (oder nicht mehr) ausgelebt werden kann
ist destruktive Aggression und/oder Somatisierung
die wahrscheinliche Folge

kind für die zukunft

warum
schaffen wir nicht
uns ein kind an so eine
folgsam häusliche kurzweil
leisten
sich schließlich viele

wie man das
großkriegt das wissen
wie selber ja auch groß
geworden
ordentlich leistend verdienend

und leicht zu
handhaben:
kinderwagen häkelkäppchen vitamindosenkost
schnuller und klapper
zum ablenken und wenns doch mal
unartig wird
sich naßmacht den teppich beschmutzt
lümmelt theater spielt dummes zeugs fragt:
ein paar auf den po kräftig das wirkt
immer
daß unser lebensraum still
bleibt sauber mit haltung ordentlich fraglos
dafür sorgen
wir eltern mit der er-
ziehung

und für später gibts dann ja
schulen fabriken kasernen
anstalten

7. Entfremdung

Der Wesensbezug zwischen Entfremdung und Abwehr

Bisher habe ich eher indirekt darauf hingewiesen, daß der Abwehrzustand immer eine Art Entfremdung bedeutet. Sein Zweck ist ja das Sich-Verschließen – sowohl vor gewissen Erinnerungen der eigenen Vergangenheit als auch vor dem Hier und Jetzt mit seinen gefürchteten Vergangenheitsassoziationen, und darin insbesondere vor dem realen Selbst. Dasjenige jedoch, was du von dir auszuschließen suchst, wird dir notgedrungen fremd werden.

Auch dieser Zusammenhang ist sicherlich entmutigend. Können wir denn ohne Abwehr überhaupt auskommen und all das einfach über Bord werfen: Charaktermaske, Symbol-System, soziale Rolle oder was sonst immer Schutz, Ich-Bestätigung und Spannungslinderung verspricht? Und wenn die Abwehr einmal zusammenbricht, ist es dann nicht geraten, sich schleunigst an einen Psychiater zu wenden, der helfen kann, sie zurechtzuflicken und so das Leben wieder zu «meistern»?

Ich meine, die Fragen sind falsch gestellt. Natürlich sind Abwehrmechanismen in unserer Gesellschaft, die fortwährend für die Erzeugung neuer latenter Angst sorgt, einfach unentbehrlich. Zu bekämpfen sind in erster Linie nicht sie, sondern die angsterregenden *Umstände*, welche zu abwehrendem Verhalten zwingen. Dabei sind allerdings die möglichen *Folgen* der Abwehr besonders gefährlich, da sie ihrerseits viel zur Verfestigung dieser Umstände beitragen. Die schlimmste Bedrohung geht von der *Entfremdung* aus, die *sowohl* Ursache als auch Folge von Abwehr ist. Sie breitet sich aus wie eine Seuche, wo immer das Tabu unangefochten herrscht: Wo daher der Abwehrzustand für eigentliches Leben ausgegeben wird und das Umgedrehtwerden für Liebe. Und wo das Fehlen jeglicher Lebenswirklichkeit fortgesetzt Urschmerz und Angst erzeugen *muß*, die nach weiterer Abwehr verlangen. So setzt für die meisten von uns vom ersten Lebenstag ein wahrer Teufelskreis ständig anwachsender Entfremdung ein, der unser ganzes Dasein dann so traurig und sinnlos macht.

Ich möchte versuchen, die Bedeutung des Begriffs «Entfremdung» ein wenig zu erläutern, ehe ich auf einige ihrer Auswirkungen zu sprechen komme. Besonders umfassend haben bisher marxistische Theoretiker die gesamte Problematik mit Bezug auf unser gegenwärtiges sozio-ökonomisches System dargestellt. Doch möchte ich diese Diskussion hier nicht im einzelnen referieren; nützlicher scheint mir, aus der Fachdiskussion ausbrechend die gleichen Zusammenhänge noch einmal von einem anderen Blickpunkt zu beleuchten. Obwohl hierbei die Selbstentfremdung wesentlich ist, soll dennoch auch der schon von Marx herausgearbeitete Bezug zur

Warenproblematik (der Entfremdung im Losgelöstsein des Menschen von seinen eigenen Produkten sieht) nicht aus dem Auge verloren werden.[1]

Natürlich gibt es vielerlei Zusammenhänge, in denen von Entfremdung gesprochen werden kann. Das Gemeinsame ist jeweils, wie schon das Wort ausdrückt, daß jemandem etwas bzw. jemand fremd ist oder wird. Marx schrieb über *«entfremdete Arbeit»* als Arbeit, in welcher der Arbeiter sich «außer sich» fühlt, während er «erst außer der Arbeit bei sich» sei: «Sie ist daher nicht die Befriedigung eines Bedürfnisses, sondern sie ist nur ein Mittel, um Bedürfnisse außer ihr zu befriedigen» (MEW, Ergänzungsband I, S. 514).

Desgleichen finden wir nach Marx ein Element der Entfremdung auch im *Produkt* solcher Arbeit, welches dieser Arbeit «als ein fremdes Wesen, als eine von dem Produzenten unabhängige Macht» gegenübertrete (ebd., S. 512). Konkret bedeutet das etwa: Der Arbeiter in der Autofabrik erkennt in dem mit seiner Hilfe produzierten Wagen nicht mehr ein Produkt, das mit ihm selbst etwas Entscheidendes zu tun hat; niemals erlebt er, der täglich erleichtert aufatmet, wenn Feierabend ist, die Befriedigung dessen, der ein Produkt mit eigener Hand angefertigt hat.

Ein Zeichen der Entfremdung ist es ferner, wenn, wie in unserem Wirtschaftssystem durchaus üblich, der *Gebrauchswert* einer Ware hinter ihrem *Tauschwert* verschwunden ist. Die Ware zählt dann nicht mehr als etwas, das der Befriedigung dient, sondern nur als ein Ding, für das ich etwas anderes bekommen kann. Konkret mag das Geld sein oder auch Anerkennung, Prestige usw. Indem jemand sich an dergleichen abstrakten Werten orientiert (lieber ein protziges als ein sicheres Auto, eine teure als eine schöne und praktische Wohnungseinrichtung kauft; oder im Urlaub Tausende von Kilometern fährt, anstatt sich zu erholen, Farbdias von Sehenswürdigkeiten knipst anstatt Natur und Menschen kennenzulernen), ist er seinen *eigenen Bedürfnissen* entfremdet. Du kannst ihm das freilich kaum vorwerfen. Ihm bleibt kaum eine andere Wahl; denn die Gesellschaft, in der er lebt, ist eben gänzlich darauf eingerichtet, viel eher solche falschen (Geldwert- bzw. Prestige-, also Ersatz-)bedürfnisse zu befriedigen als die natürlichen (in ihrer Triebstruktur angelegten) Bedürfnisse «realer Menschen». (Darüber später noch mehr.)

Ein Bild der Entfremdung *von anderen Menschen* bieten Beziehungen, wie ich sie schilderte, in denen dem Partner eine feststehende Funktion innerhalb des eigenen Symbol-Systems zugewiesen wird. Sein eigentliches

1 Ich verweise hierzu auch auf Kap. 17. – Als Einführung in die marxistische Diskussion siehe ferner Duhm, «Warenstruktur», Kap. I. Duhm betont dort: «Entfremdung ist ... kein bloßes Bewußtseinsphänomen, sondern sie ist das aus der Warenproduktion resultierende und sie gleichzeitig bedingende Grundverhältnis des Menschen zu seinen Arbeitsprodukten, seiner Gesellschaft und seinen Mitmenschen» (S. 47).

Wesen bleibt mir dabei unzugänglich und unverstanden; denn es zählt für mich nur der symbolische Wert, welcher ihm in meinem System zukommt.

Um Entfremdung *vom eigenen Selbst* handelt es sich schließlich, wie schon betont, bei der Entwicklung der neurotischen, mehr oder weniger «umgedrehten» und ihre Angst abwehrenden Persönlichkeit allgemein. Das beginnt mit dem Annehmen der Charaktermaske, findet seinen Höhepunkt im Ausprägen des PSSS mit dem unbewußten Symbol-Ich und endet nach Möglichkeit in der Identifizierung mit einer gesellschaftlichen Rolle. Jedes dieser unterschiedlichen Ersatz-Ichs hat eine jeweils andere Funktion. Keines von ihnen entspricht dabei meinem wirklichen Selbst in irgendeiner Weise; im Gegenteil helfen sie alle, dieses noch unerreichbarer werden zu lassen.

Dadurch, daß diese Zusammenhänge nun nicht erkannt, sondern der Ersatz (die Irrealität) aus Gründen der Abwehrnotwendigkeit geradezu bevorzugt und *für das Wirkliche gehalten* wird, ist in diesen Fällen auch Entfremdung *von der Wirklichkeit allgemein* gegeben: in ihren wesentlichen Aspekten wird die solcherart unbewußt verfälschte Wirklichkeit dem Neurotiker immer fremd bleiben.

«Entfremdung» meint also, allgemein gesprochen: die Entfernung (als Zustand des Entferntseins oder als Wegbewegung) von dem, was ich eigentlich bin, was meinem realen Selbst (samt seiner Fähigkeit der Intuition, des Fühlens, der Erfahrung) und seinen wahren Bedürfnissen entspricht und ihm zugehört. D. h. insbesondere: von den in der menschlichen Triebstruktur wurzelnden Bedürfnissen nach *Selbstbehauptung* (als der Entwicklung des in mir angelegten Wesens) und *Integration* mit der natürlichen Umwelt. Diese natürlichen Bedürfnisse erkenne ich nun gar nicht mehr als mir zugehörig; sie wurden unbewußt durch ein übermächtiges Abwehrbedürfnis ersetzt. Darin ist mir auch die Verbindung mit dem jeweils Ganzen (der Ganzheit meiner Person ebenso wie der Umwelt) verlorengegangen.

Kurz, die wesentlichen Elemente der Entfremdung sind: Entfernung vom eigentlichen Wesen, vom Selbst, vom natürlich Zugehörigen und dem Natürlichen, Angemessenen; dadurch Getrenntsein vom Ganzen – und *Unverständnis für diesen Tatbestand: Verwechslung* in dem Sinne, daß der Ersatz, das Symbol-Ich, die Irrealität für richtig, wahr, wirklich gehalten werden.

Abwehr ist, wie gesagt, insofern lebensfeindlich, als sie mit dem Fernhalten von Angst und Urschmerz die Fähigkeit des Fühlens allgemein beeinträchtigt und Erfahrung (den lebendigen Bezug zwischen der Wirklichkeit und dem Selbst) verhindert. Hierdurch *trägt* sie nicht einfach zur Entfremdung *bei*: vielmehr *ist* sie selbst die Haltung, in welcher der Entfremdungszustand, fälschlich doch unbeirrbar, für wirkliches Leben gehalten und also diesem vorgezogen wird.

Über die Möglichkeit «entfremdungsmindernder» Abwehr

Gesetzt, du hast die hier geschilderten Zusammenhänge erkannt: sicherlich wirst du dann noch immer nicht auf Abwehr verzichten können. Vielleicht aber gibt es eine Möglichkeit der Abwehr, durch die der erwähnte Teufelskreis dennoch durchbrochen wird – Abwehr, die *nicht* noch weiter in die Entfremdung hineintreibt, sondern die zu deren Abnahme (wenn schon nicht zur tatsächlichen Überwindung der Angst) beiträgt?

Ich meine, dies könnte unter günstigen Umständen auf zweifache Weise geschehen:

1. Durch Abwehr, welche das *Entstehen von Situationsangst verhindert* bzw. die Möglichkeiten dafür entscheidend verringert. Dadurch verminderten sich die Situationen, in denen gewöhnlich latente Angst aktiviert und damit eine Verstärkung der Abwehr erforderlich wird. Alle Aktivitäten, welche *Hilflosigkeit* und *Isolation* (die Voraussetzungen für Situationsangst) begrenzen helfen, tragen zur Errichtung entsprechend angstfreier Zustände bei. Das gilt insbesondere für Gemeinschaftsaktivitäten: gemeinschaftliche Arbeit, gemeinschaftliches Wohnen etc. Wichtig ist dabei freilich, daß die Beteiligten das Tabu bewußt zu bekämpfen gewillt sind und daß sie im Rahmen einer Ordnung leben, die nicht *als solche* den Entfremdungsprozeß fördert (wie es mehr oder minder in jedem *faschistischen* System geschieht). Innerhalb einer Gesellschaftsordnung hingegen, die sich die Überwindung von Entfremdung zum Ziel gesetzt hat, hilft die betreffende gemeinschaftsorientierte Haltung nicht nur dem einzelnen. Sie trägt hier darüber hinaus zur Schaffung eines gesellschaftlichen Klimas bei, wo Abwehr letzten Endes objektiv überflüssig werden müßte. Der Kreisprozeß würde somit durchbrochen. Mancherorts, insbesondere in den USA, sind seit einigen Jahren «alternative» Gemeinschaften im Entstehen, die beispielsweise vielfach eine buddhistische Geisteshaltung kultivieren. Für den einzelnen mag ständiges Meditieren hier durchaus Abwehr bedeuten. Doch stellt es im Rahmen solcher Gemeinschaften *zugleich* ein Mittel zur Einschränkung von Entfremdung dar – jedenfalls solange sie auch der Außenwelt gegenüber offen bleiben, also nicht selbst zur Sekte erstarren. (Mehr hierzu insbesondere in Kap. 21 und 22.)

2. Durch Abwehr, die einen *Freiraum* schafft, in welchem die entfremdenden Tendenzen der gesellschaftlichen Umwelt weniger wirksam werden – d. h., wo Selbstverwirklichung wenigstens prinzipiell möglich würde. Daß die Abwehr sich auch unserer kreativsten Tendenzen bemächtigt, läßt sich in diesem Sinn positiv nutzen. (Hierzu siehe auch Kap. 21.) Dies kann durch jeden Beruf erreicht werden, in dem ich nicht entfremdeter Sklaverei unterworfen bin, sondern mehr oder minder schöpferische Arbeit verrichte, die mir innere Befriedigung verschafft. Hierdurch werde ich fähig, mich meiner Umwelt gegenüber offener, also liebevoller zu verhal-

ten und meinerseits in begrenztem Maße zum allgemeinen Abbau der Entfremdung beizutragen.

Die Gefahr ist in beiden Fällen natürlich, daß der *Ersatz* (den ja Abwehr im Grunde stets darstellt) nicht als solcher erkannt, sondern schon *für die Wirklichkeit* genommen wird. Dann schleicht die Entfremdung durch die Hintertür wieder ein. Beispiel: Pseudo-Gemeinschaften, deren verbindendes Element selbst eines der Entfremdung ist (destruktive Aggression, etwa in der Rocker-Subkultur; Lethargie oder Ersatz-Ich-Aufbau, wie ihn die Mitgliedschaft in einem elitären Club gewährt). Hier wird Entfremdung wohl kaum vermindert, sondern eher gefördert.

Im übrigen ist auch dies wieder eine ebenso graduelle wie relative Angelegenheit. D. h., was in dem einen Fall entfremdungsüberwindenden Charakter hat, kann im anderen «reine» Abwehr, auf Kosten angemessener Wirklichkeitserkenntnis, sein. Denken wir an Mitscherlichs Beispiel des fettsüchtigen Kochs (S. 106f). Er hatte sich in seinem Beruf sicherlich eine Art Freiraum geschaffen, der ihm freundliches Verhalten anderen gegenüber leichtmachte. Möglicherweise war dieses auch tatsächlich eine Art Spiegelung seines «eigentlichen Selbst». Andererseits deckte sich sein Beruf ganz offensichtlich mit seinem Symbol-Ich; es wäre daher ein Irrtum, seine Tätigkeit, so sehr sie ihn scheinbar befriedigte, mit wahrer Selbstverwirklichung zu verwechseln.

Diese Einwände bedeuten: Abwehr kann nur dann eine die Entfremdung (relativ) mindernde Wirkung haben, wenn sie gleichzeitig *als Abwehr ständig in Frage gestellt* wird. Sie muß als ersatzmäßiges Provisorium begriffen werden, welches notwendig ist, solange der Zugang zu wirklichem, freiem Erleben noch von Angst und Entfremdung verstellt ist. Es müßte jedoch seine eigene schließliche Überwindung zum Ziel haben. Vermutlich ist auch Maos Begriff der «permanenten Revolution» so zu verstehen: im Sinne der Notwendigkeit ständiger Infragestellung des einmal Erreichten, mit dem Ziel, dessen Ersatz-Charakter letztlich zu überwinden.

Die Schwierigkeit für uns ist natürlich die: In einer entfremdeten, unfreien Gesellschaft kann Selbstsein (als Entwicklung zu innerer Freiheit von Angst und Abwehr) immer nur mit Einschränkung verwirklicht werden. Leben bedeutet Interaktion; und wahrhaft angstfreies, nichtentfremdetes Leben würde Integration in einer Gemeinschaft angstfreier Individuen bedeuten. Wo eine solche Gemeinschaft auch nicht annähernd besteht, bleibt auch der scheinbare Freiraum grundsätzlich behelfsmäßiger Art. Und mehr: Jede *reale* Reaktion trägt hier den Keim der Irrealität in sich, bedeutet sie doch in letzter Konsequenz Isolierung von den gegebenen Umständen.

Nimm als Beispiel den Fall eines halbwegs «realen» Mannes, der mit einer (mit einem anderen verheirateten) Frau zu einem besonders offenen gegenseitigen Verstehen gelangt ist. Beide werden fast unvermeidlich in eine Art Fixierung gedrängt werden – einfach weil es überhaupt so wenig Wirkliches gibt, das echte Befriedigung vermittelt, und für den einzelnen so wenig Gelegenheiten, reale, nichtneurotische Partner auch nur kennenzulernen.

Eine entfremdete, unfreie Gesellschaft bewirkt so unfehlbar die Verkehrung selbst der natürlichsten Verhaltensweisen in eine Art Abwehr. Klammert sich jemand hier auf zwanghafte Art an etwas Echtes, das ihm zufällig begegnet, so steht hinter dieser Reaktion eben *nicht* notwendig latente Angst, sondern oftmals die wohlbegründete *Situationsangst*, daß die Gelegenheit bald wieder verloren sein wird. Die Reaktion dient also ursprünglich nicht der Blockierung des Triebflusses, sondern seiner sinnvollen Nutzung. Da sich jedoch die real in der Außenwelt bestehende Gefahr, der sie zu begegnen sucht, in einer entfremdeten Gesellschaftsordnung kaum bannen läßt, ist diese Situationsangst kaum überwindbar. Sie hat so die Tendenz, allmählich *latent* zu *werden*.

Wir müssen demnach ständig auf der Hut sein vor der entfremdenden Wirkung *jeder* Art von Reaktion auf eine (noch so reale) Bedrohung. Und das gilt besonders für solches Abwehrverhalten, welches die Entfremdung zu mindern *scheint*. Denn selbst diese Wirkung wird, unter dem Zwang der Gegebenheiten, nur allzuleicht in ihr Gegenteil verkehrt werden.

Abwehrbedingte Erstarrung

Das andauernde, charakterprägende Geschäft der Abwehr wird natürlich, soviel Energie es auch kostet, niemals bewußt. Und tatsächlich ist es, da es sich auf *latente* Angst bezieht (die ohne weiteres gar nicht verschwinden *kann*), in Wahrheit eine Sisyphus-Arbeit – eine Tätigkeit, die ständig wiederholt werden muß, weil ihr Erfolg nie von Dauer ist. Das Tabu muß jede Einsicht in die grundsätzliche Vergeblichkeit der energievergeudenden Strategie zu verhindern suchen; sonst könnte diese leicht zusammenbrechen; akute Angstzustände wären die Folge.

Ähnlich ergeht es in der Tat vielen zu Beginn einer Psychotherapie: Zunächst kann sich ihr Befinden drastisch verschlechtern. Auch Meditations- und Yoga-Übungen haben anfangs häufig eine entsprechende Wirkung. Du mußt mit einer solchen Folge rechnen, sobald du deine eigene Abwehr ernsthaft in Frage zu stellen beginnst (und sei es nur durch das Lesen von Büchern wie diesem). Damit aber hast du immerhin den entscheidenden ersten Schritt auf das Durchbrechen des Tabus hin vollzogen – die Voraussetzung dafür, allmählich zu immer größerer Angstfreiheit, Offenheit, Liebesfähigkeit – also auch zum eigenen Selbst – vorzudringen.

Wer es mühsam gelernt hat, sich in seinem Ersatzdasein einigermaßen glücklich einzurichten, dem muß eine Infragestellung seiner Abwehr natürlich sehr schwerfallen. Viel bequemer ist es, für «angeborenen Charakter» zu halten, was doch weitgehend nur Wiederholungszwang (zur Aufrechterhaltung der abwehrenden Mechanismen) ist; Menschen mit schwacher Abwehr als «labil» zu verachten, da sie in unerwartet auftretenden Stress-Situationen für Suchtverhalten oder Krankheiten anfällig sind; und auf die eigene, starre Maske als Zeichen besonderer «Charakterfestigkeit» stolz zu sein. Die Erstarrung eines solchen Menschen äußert sich zum einen in der «Charakterpanzerung», wie Reich es nannte: der Verfestigung seiner Gefühlsblockierung (welche nur selten als «inneres Totsein» auch *empfunden* wird) – zum anderen aber auch als eine gewisse *Starrheit im Denken*. Schließlich ist für den Abwehrenden die ständige, keinen Fußbreit preisgebende Sicherung der einmal erreichten abwehrgewährenden Position absolut «lebenswichtig».

So sind die meisten von uns für die gesamte Dauer ihres Daseins buchstäblich gekettet an ihr energieverzehrendes Bemühen, den bedrohlichen Komplex aus latenter Angst und Urschmerz in sich im Schach zu halten und sich der resultierenden Spannung zu erwehren. Für Leben im eigentlichen Sinne verbleibt da weder Energie noch Zeit – ja auf Grund des eigenen Verhaltens selten überhaupt eine Möglichkeit. Habe ich etwa in früher Kindheit die Angst vor dem Urschmerz des Verlassenseins «gelernt», so werde ich auch späterhin unentwegt nach Ersatz für die damals entbehrte Geborgenheit suchen. Doch was mir jetzt eine Andeutung davon zugänglich machen könnte: angstfreie Kommunikation mit anderen – gerade diese Möglichkeit werde ich mir vermutlich selber immer wieder verbauen. Schon als Säugling konnte ich ja den Schritt des Erlernens der Kommunikationsfähigkeit (über empfangene Liebe und erwiderndes Vertrauen) nie wirklich vollziehen. So wird mein jetziges Symbol-Ich vielleicht das des «Unabhängigen» sein, der fest auf eigenen Füßen steht, «da man sich doch auf niemanden verlassen kann». Wer aber, so denkend, im Grunde ständig Verrat wittert, der wird vermutlich bald auch die liebevollsten Freunde so vor den Kopf stoßen, daß sie sich tatsächlich von ihm abwenden. So wird ihm der benötigte Beweis für die Berechtigung seines Mißtrauens zuteil. (Es ist dies der Fall desjenigen, der sich ständig beklagt, daß ihm niemand etwas erzählt, und darüber keine Zeit mehr zum Zuhören hat; also wird ihm natürlich niemand etwas erzählen!) Die Ironie ist also, daß die Starrheit des Abwehrverhaltens dieses nur um so notwendiger macht.

Die psychologische Literatur ist voll von Beispielen für den «Wiederholungszwang», in dem Neurotiker auf solche Weise genau jene Situation immer wieder herausfordern, der sie im Grunde genommen doch sehnlich entrinnen möchten. Das Wiedererschaffen der Frustrationssituationen ihrer Vergangenheit dient dem Zweck, sich dann mittels ihres Symbol-Systems vortäuschen zu können, deren Bewältigung sei doch irgendwie möglich. Immer wieder geht es noch in den Beziehungen des Erwachsenen unbewußt fast ausschließlich darum, der lieblosen Mutter, dem zürnenden

Vater, den gleichgültigen Geschwistern der Kindheit die *damals* so schmerzhaft vermißte Anerkennung nachträglich abzuzwingen.

Auch die Charaktermaske gilt letztlich diesem Bemühen. Sie ist ursprünglich von den konkreten Abwehrerfordernissen des Kindes bestimmt. Zu ihr zählt jeder Charakterzug, der nicht dem eigentlichen Wesen des Betreffenden entspricht, sondern unbewußt zum Zwecke anerkennender Umweltreaktionen entwickelt worden ist. Damit «spiele» ich bereits eine «Rolle», mag diese nun mit der mir einstmals aufgedrängten übereinstimmen oder auch nicht. Soll meine Umwelt etwa glauben, ich sei bescheiden, so werde ich die Maske des Bescheidenen auch dann zur Schau tragen, wenn ich eigentlich viel lieber eine fordernde Haltung einnehmen würde (mein Symbol-Ich könnte dabei ja beispielsweise «Pirat» sein, «Befehlshaber» oder dergleichen). Dazu aber bieten sich dem Erwachsenen dann die öffentlich institutionalisierten, gesellschaftlichen Rollen. Sie garantieren häufig allein durch den Respekt, den sie von anderen erheischen, einen beträchtlichen Abwehrerfolg.[2]

Die Abrichtung zum abwehrenden, starren Gebrauch solcher Rollen im späteren Leben beginnt mit dem «Umgedrehtwerden» in der Familie. Da gibt es das «brave Kind», den «Jungen» (der nicht mit Puppen, aber mit Autos und Soldaten spielt, nicht weint und nur selten Angst zeigt), die «Mutter» (die im Haushalt und am Herd ihre Bestimmung findet – Kindererziehung kommt bei dieser Rolle nur am Rande vor) usw. Das geht dann später weiter etwa über den «schaffenden Arbeiter» (der ist natürlich fleißig und pünktlich, denkt nicht zuviel nach und muckt niemals auf) und die (dynamische, unermüdlich tätige) «Führungskraft» im Wirtschaftsbetrieb, bis hin zum allweisen, gütigen «Professor» (welcher «Forschung und Lehre» souverän vertritt) oder den (einzig dem Volke und seinem Gewissen verpflichteten) «Politiker».

All das heißt natürlich nicht, daß jeder, der eine solche Funktion innehat, darin unbedingt *nur* sein Abwehrbedürfnis befriedigt. Ob und wieweit er das tut, wird einzig von dem Maß seiner latenten Angst abhängen. Wieder ist hier allein die Entfremdung maßgeblich, welcher er in der Ausübung seiner rollenbedingten Tätigkeit unterliegt. Sie ist erkennbar an dem Grad der Erstarrung, mit welcher er *an der Rolle als solcher*, unabhängig von den jeweiligen Umständen, festhält. Daran, ob er etwa *auch* imstande ist, wo es erforderlich wird, einfach «als Mensch» zu handeln, nicht nur als «Vater», «Geschäftsleiter», «Politiker», «Beamter» usw. Sind ihm die Normen des Menschseins, die sich aus den natürlichen Erfordernissen des Lebenstriebs herleiten, also noch zugänglich? Oder wird sein Handeln, zwanghaft und ausschließlich, von den Erfordernissen und Vorschriften seiner jeweiligen Funktion bestimmt? Starres Rollenverhalten, welches sich gegebenenfalls,

2 Die Rollenproblematik wird in Kapitel 17 eingehend erörtert.

ohne sonstigen zwingenden Grund, über die realen Bedürfnisse anderer hinwegsetzt, ist ein unfehlbares Zeichen für Abwehr. Derjenige, für den so die gesellschaftliche Funktion *Selbst-Ersatz* bedeutet, ist auch entfremdet im Sinne von *fremdbestimmt*. Unfähig, als ein freies Selbst auf die Erfordernisse des Hier und Jetzt zu reagieren, bezieht er die Maßstäbe seines Handelns sämtlich und immer von außen. Regeln und Vorschriften sind ihm unentbehrlich zur Untermauerung seiner Position in praktisch jeder Lage.

Jeder Rollenträger gerät ständig in Situationen, die ihm eine entsprechende Entscheidung abverlangen. Wie reagiert er darauf? Besteht etwa ein Beamter auf der korrekten Ausfüllung eines Formulars (was die Rolle ihm vorschreibt), oder *kann* er auch darauf verzichten, wenn triftige Gründe vorliegen? Ist ein Geschäftsmann bereit, seinen Angestellten Mitbestimmung einzuräumen, obwohl nichts ihn dazu verpflichtet – aus dem alleinigen Grund, daß dies für alle Beteiligten von Nutzen wäre? Legt ein Graduierter unbedingt Wert auf die Anrede «Herr Doktor»? Schlägt eine Mutter ihre Kinder, weil sie im Übermut mit Straßenschuhen in die Küche gerannt sind? Oder: *Muß* ich in einer intimen Beziehung zu einer Frau «als Mann» auftreten? (Beachte den Bezug zwischen «auftreten» und «Rolle»!) Feste Vorstellungen von der Rollenfunktion der Geschlechter waren bekanntlich im viktorianischen Zeitalter besonders maßgeblich: da schuldete es etwa der (vielleicht soeben aus dem Bordell gekommene) Ehemann seiner «Ehre», der Gemahlin einen «Fehltritt» nicht zu verzeihen. Aber ist es heute wirklich sehr viel anders? Die Art des herrschenden Rollenverständnisses mag sich verändert haben – angewandt auf persönliche Beziehungen ist die Zuschreibung von Rollen an sich jedoch *immer* unangebracht. In seiner Starre wird es dem wirklichen Wesen des Partners niemals gerecht (ganz abgesehen von möglicher Diskriminierung), auch wo es sich nur in Vorstellungen äußert wie: «Eine Frau muß warten, bis der Mann das und das tut.»

Gerade an den alltäglichen Verhaltensweisen läßt sich ersehen, ob bei einem Menschen Beruf oder gesellschaftliche Funktion zur Rolle erstarrt sind – oder ob er sich womöglich *trotz* seiner Rolle den Zugang zu seinem Selbst weitgehend bewahrt hat und damit die Möglichkeit, auch für andere und ihre Bedürfnisse offen zu bleiben.

Die soziale Rolle (im Gegensatz zur Charaktermaske) ist sicherlich nicht *notwendig* ein Bestandteil des jeweiligen Ersatz-Ichs. Sie kann mit gewisser Berechtigung durchaus auch von «nichtneurotischen» Menschen wahrgenommen werden und stellt darin nicht unbedingt eine Täuschung des Gegenübers über deren wirkliches Wesen dar. Denn natürlich erwachsen aus der jeweiligen Rollenfunktion als Geschäftsmann, als Lehrerin, als Beamter usw. gewisse mehr oder minder feststehende Verpflichtungen. D. h. auch: Als Rollenträger *kann* ich mich nicht *jederzeit jedem gegenüber* angstfrei öffnen, bis ich als Selbst, als autonomer Mensch hinter der Rolle sichtbar werde.

Inwieweit ich das dennoch gelegentlich tue (oder aber vermeiden *muß*), wird immer von der jeweiligen Situation und damit auch vom anderen (insbesondere von dessen Rolle im Verhältnis zu der meinigen) abhängen. Wenn etwa ein rollenbewußter Boss mich, einen kleinen Angestellten, ungerechterweise grob anraunzt, kann ich ihm nicht ohne weiteres «als Mensch» mutig die Meinung sagen – es sei denn, ich verzichtete freiwillig ganz auf meine Angestelltenrolle, nähme also die Kündigung in Kauf. Auch ein Politiker wird zu den Wählermassen nie einfach als «er selbst» reden, sondern immer *in der Rolle des Politikers*. Wo er das nicht konsequent genug tut, wird er in einer entfremdeten Gesellschaft *als Politiker* letzten Endes scheitern: Bundeskanzler Brandt ist nur ein Beispiel der jüngsten Geschichte. Wer nicht durch ein übermäßiges Abwehrbedürfnis seinem Selbst entfremdet ist, der wird in der Regel wissen, inwieweit auf Grund der Erfordernisse einer bestimmten Situation ein gewisses Rollenverhalten unumgänglich oder aber unangebracht sein mag. Er wird sich ohne langes Nachdenken *richtig* verhalten – d. h. *im Einklang mit der jeweiligen gesamten Situation*, welche die Bedürfnisse und Rolle des Gegenübers ebenso einschließt wie die eigene, rollenbedingte Verantwortung.

In der Praxis freilich wird den meisten von uns, besonders wenn ihnen der Schutz einer wirksamen Rolle fehlt, solch richtiges Verhalten nur bedingt möglich sein: nämlich nur in jenen begrenzten (aber manchmal entscheidenden) Augenblicken der Angstfreiheit, die sich selten genug einstellen. Und auch dann heißt dies in Wahrheit, daß latente Angst und die entsprechende Abwehr lediglich vorübergehend eingeschläfert sind. Das Abwehrbedürfnis gegen den inneren Feind wird wiederkehren. In solch seltenen Augenblicken aber wird mir vielleicht die außergewöhnliche Erfahrung von *Liebe* zugänglich werden – sei es in einer Situation mit dem oder der Geliebten, sei es dort, wo ich jemandem unter zeitweiligem Aufgeben meiner Rolle wirkliche Hilfe erwies.

«Richtiges» Verhalten in diesem Sinne, auch wenn es mein normales Abwehrsystem beeinträchtigen mag, werde ich danach doch nie ernsthaft in Zweifel ziehen oder bereuen. Im Gegenteil: Noch viel später, lange nach dem Rückfall in meine gewohnte Angst- und Abwehrbestimmtheit, kann mir die Erinnerung daran eine Hilfe sein – als eine schwache Verbindung zu jenem wissenden Selbst, dem ich dann wieder weitgehend entfremdet bin.

Der tödliche Konservatismus

Es gibt zwei Arten von konservativer Einstellung. Ein relativ angstfreier Konservatismus wäre sicher kein Widerspruch zu innerer Freiheit. Als solchen würde ich das Bestreben verstehen, gewisse Werte der Vergangenheit zu bewahren, um sie auch in der Gegenwart wirksam bleiben zu lassen. Dies setzt freilich eine «richtige» Erkenntnis der gegenwärtigen Lage und der möglichen Anwendbarkeit des Vergangenen auf diese Lage voraus. Für eine von Angst und Abwehr beherrschte Gesellschaft werden jedoch Werte aus einer weniger entfremdeten Vergangenheit in der Praxis nutzlos sein, wenngleich man sie hier sicher gern als Alibi für angstinspiriertes Abwehrverhalten zitieren wird.

Der Versuch, Vergangenes in die Gegenwart hinüberzuretten, kann stets nur begrenzt gelingen. Um für eine veränderte Gegenwart gültig zu sein, müßte sich das Vergangene ja selber verändern. Dann aber wäre es bereits etwas anderes. Ein Beispiel: die absolute Monogamie. Eine moralische Wertordnung, derzufolge die Ehepartner einander absolut treu sein müssen, mag in einer Agrargesellschaft nicht nur konfliktfrei funktionieren, sondern womöglich sogar sinnvoll in deren Wirtschaftsgefüge eingebaut sein. Damit will ich nicht sagen, daß ich eine solche Ordnung deshalb von vornherein für menschlicher halte, sondern nur, daß die betreffenden Wertbegriffe für deren Zusammenhalt unentbehrlich sein mögen. Denn dort herrschen Bedingungen, unter denen etwa Mann und Frau früh heiraten und Hof und Haushalt gemeinsam bewirtschaften. Da sie sich in der Arbeit nicht entfremdet sind, kennen sie auch keine besondere Freizeit in unserem Sinne, die sie noch dazu getrennt voneinander in Gesellschaft von Angehörigen des anderen Geschlechts verbringen könnten. Wer nun einen Teil dieser Ordnung (denjenigen, der die sexuellen Beziehungen regelt) als einen auch für die Gegenwart noch gültigen Wert bewahren möchte, der muß zunächst berücksichtigen, daß in einer Industrie- und Konsumgesellschaft wie der unsrigen die entsprechenden sozialen Bedingungen grundlegend verändert sind. Geht es ihm wirklich um die Erhaltung des Wertes «ehelicher Treue», so muß er auf jeden Fall versuchen, *mit Bezug auf die gegenwärtigen Lebensbedingungen der Bevölkerung* diesen Begriff neu zu definieren, und zwar so, daß er für sie noch sinnvoll sein kann – als etwas, das sie für sich in Freiheit (ohne Angst) voll akzeptieren können.

Dadurch aber wird der Begriff unvermeidlich eine Veränderung erfahren. Er wird dann womöglich nicht mehr absolut ausschließen, daß sogar eine Ehefrau, wenn sie durch ihren Beruf etwa häufig vom Ehemann getrennt und dabei mit anderen Männern zusammen ist, in einem solchen Fall gelegentlich mit einem anderen schläft. – Ich will damit sagen, daß es einen gesunden Konservatismus «um jeden Preis» nicht geben kann – er müßte schon flexibel genug sein, die zu bewahrenden Werte der Vergangenheit im Sinne der Gegenwart neu zu definieren. Der 75jährige Goethe (auf den sich Konservative so gerne berufen) sagte einmal: «Die Zeit aber ist in ewigem Fortschreiten begriffen, so daß eine Einrichtung, die im Jahre 1800 vielleicht eine Vollkommenheit war, schon im Jahre 1850 vielleicht ein Gebrechen ist» (zu Eckermann am 25. 2. 1824). – Heutzutage verläuft dieser Prozeß ohne Zweifel noch sehr viel schneller.

Eine konservative Einstellung scheint mir also nur sinnvoll als Versuch, die Erinnerung an Zeiten (und damals gültige Verhaltensweisen) aufrechtzuerhalten, da die Menschheit den Mächten der Entfremdung weniger stark unterworfen war als heute. Diese Erinnerung kann nur in der verändernden Übertragung auf veränderte Verhältnisse irgendwie fortwirken – oder besser: neu wirksam werden. Eine kritiklose Übernahme des dereinst Gültigen ohne den Willen zu solchen Veränderungen muß dahin führen, daß man sich von toten Werten regieren läßt. Das jedoch würde eine Zunahme von Entfremdung bedeuten.

Die heute gängige Art von Konservatismus sucht das Vergangene weitgehend so, wie es einst war, zu bewahren und ins Heute zu übertragen bzw. wiedereinzuführen. Das geschieht also nicht um lebendiger Gegenwart, sondern um der Vergangenheit selbst willen – oder vielmehr: um des eigenen, verklärenden Traums von einer Vergangenheit willen, in der alles vermeintlich weniger angstmachend war.

Hier herrscht Erstarrung, ein unflexibles Sich-Klammern an nicht mehr Wirkliches. Es ist die Einstellung, die konkret etwa für die Beibehaltung von Strafandrohung für Abtreibung und Pornographie plädiert, für erschwerte Ehescheidung, eine Neuverschärfung des Strafrechts (Todesstrafe) oder die Wiederaufwertung der Bildungsideale des klassischen Gymnasiums – aber auch für die Aufrechterhaltung solch überholter Einrichtungen wie des uneingeschränkten Rechts auf privaten Grundbesitz. Die dahinterliegende Angst, das persönliche Sicherheits- und Abwehrbedürfnis, ist in all diesen Fällen recht offenkundig. Diese Art von Konservatismus müssen wir bekämpfen, wo immer sie auftritt, denn sie ist in letzter Konsequenz tödlich. Und kein Wunder: spiegelt sich doch darin das «innere Totsein» des selbstentfremdeten Menschen, der, um den Preis gegenwärtiger Erfahrung, in eine vermeintlich heile Kinderwelt zurückflüchten möchte. Daher ist es auch nicht erstaunlich, daß gerade diese Art Einstellung so außerordentlich weit verbreitet ist: unter den Anhängern mächtiger politischer Parteien (der «schweigenden Mehrheit») in allen westlichen Demokratien nicht weniger als unter den Parteifunktionären mancher «sozialistischer» Staaten.

Da den Betreffenden ihre konservative Haltung zur Abwehr unentbehrlich ist, sind sie sich der Falschheit ihres Denkens natürlich nicht bewußt. Sie *können* die Notwendigkeit einer Veränderung der Verhältnisse im Einklang mit der unaufhaltsam sich vollziehenden Veränderung der Wirklichkeit gar nicht erkennen: nehmen sie doch nicht einmal den Zustand der eigenen Entfremdung wahr. Abwehr verhindert ja mit der Blockierung des Fühlens nicht nur Leben an sich, sondern auch die Erkenntnis der Wirklichkeit. Jedem Psychologen ist das bekannt. So beschreibt Fromm das Bewußtsein des (neurotischen = abwehrbestimmten) «Durchschnittsmenschen» als «hauptsächlich ein ‹falsches Bewußtsein›, das aus Fiktionen und Illusionen besteht, während die Wirklichkeit genau das ist, dessen er sich nicht bewußt ist» («Zen-Buddhismus ...», S. 139). Die Fiktion bzw. Illusion des entfremdeten Konservativen ist die, daß die Gegebenheiten sich *nicht* ihrem Wesen nach beständig veränderten – daß menschliche Einrichtungen über Jahrzehnte hinaus *unverändert* Gültigkeit bewahrten –, ja, daß in solcher Unveränderlichkeit eine persönliche Sicherheit liege.

Ein besonders krasses Beispiel für mangelnde Wirklichkeitserkenntnis aus abwehrbedingter Starrheit ist das *Vorurteil* gegen andersdenkende, -lebende oder -aussehende Menschen (Juden, Neger, Kommunisten, Homosexuelle, Langhaarige usw.). Es stellt sich, zumeist getragen von einer konservativen Denkweise, ein, wo immer der Betreffende über unzureichende sonstige Mittel der Abwehr verfügt. Wenn mir meine Zugehörigkeit zu einer Rasse oder einem bestimmten Volk bzw. meine allgemeine Lebensweise zur Angstabwehr dient, so ist sie notwendigerweise dem jeweils Andersgearteten uneingeschränkt vorzuziehen. Im Vorurteil bestätige ich mir, daß sie besser sei als die von Juden, Negern, Hippies usw., stimmt doch sie allein mit dem in meiner engeren Umgebung Anerkannten bzw. dem Überkommenen («bei uns daheim» Erlaubten! – in welchem Bereich auch immer: Religion, Moral, Haartracht, gesellschaftliche Normen) überein. Die anderen, deren Lebensweise von meiner abweicht, *kann* ich, selbst «beim besten Willen», nicht so sehen, wie sie in Wirklichkeit sind. Ich brauche von ihnen ja nur ihre Andersartigkeit, um gewisse Aspekte meines Symbol-Systems vorteilhaft abzuheben. Angstabwehrbedürfnisse haben, wie gesagt, vor allem anderen den Vorrang. Aus diesem Sachverhalt erklärt sich, daß ein vorurteilsbefangener Mensch, wenn er doch einmal gezwungen wird, der Wirklichkeit ins Gesicht zu sehen (Herr Jones ist Schwarzer und dennoch unbestreitbar ein tüchtiger Mann), behaupten wird, das sei eben eine Ausnahme. Das Vorurteil wird sich dadurch nicht ändern – es sei denn, es fände sich eine andere Menschengruppe, auf die es sich im Einklang mit herrschenden Anschauungen übertragen ließe. (Dann allerdings mag es eines Tages etwa heißen: «Die Juden sind ja wirklich nicht so schlimm, wie ich immer gedacht habe – aber die türkischen Gastarbeiter ...»)

Wie ich schon sagte, läßt latente Angst auch in Wahrheit gänzlich harmlose Dinge als bedrohlich erscheinen, wenn sie in der Erinnerung irgendwie mit dem verdrängten Urschmerz assoziiert sind. Aus dem Rahmen fallende, andersartige Lebensweisen sind dafür nur ein Beispiel. Wem es trotz seiner Angst gelungen ist, sich eine Nische zu schaffen, die Sicherheit zu gewähren scheint (was bei uns besonders durch Geld und Besitz oder bestimmte gesellschaftliche Rollen möglich wird), der *muß* natürlich darauf bedacht sein, daß ihm diese Nische auch erhalten bleibt. Da dennoch die

Angst ja nicht weg, sondern nur so eben in Schach gehalten ist, darf sich in seiner gesamten Umwelt möglichst wenig ändern. Insbesondere müssen die «Werte», die ihm im Kampf um seine jetzige Position geholfen haben, unverrückbar auch allgemein als Werte anerkannt bleiben.

Hier liegt der Grund, weshalb es in der Regel unmöglich ist, die Besitzenden zur Aufgabe ihrer Privilegien zu überreden – zumal in Ländern, wo Besitz die Ausnahme darstellt. Keine noch so zutreffenden Argumente können sie überzeugen, daß eine gerechtere Verteilung aller Güter *jedem* zugute kommen *und* dabei auch ihnen selbst letzten Endes nur nützen würde. Sie sind gänzlich unfähig, die betreffenden Aspekte der Wirklichkeit wahrzunehmen, weil ihr Besitz *und die dazugehörige konservative Haltung* ihrer Abwehr dient. Da nützt es nicht einmal, ihnen selber einen noch so angemessenen Lebensstandard zu garantieren: es geht ja nicht um die Angst vor dem tatsächlichen Verhungern. Das Aufleben des Verdrängten ist die schreckliche Bedrohung, die sie mit allen verfügbaren Mitteln, gegen jede Vernunfterkenntnis, verhindern müssen. – Das Schicksal von Allendes Chile ist eines der jüngsten von zahllosen traurigen Beispielen in der Geschichte.

Die gängigen Formen des Konservatismus stellen also eine rückwärts gerichtete Geisteshaltung dar, welche Werte aus der Vergangenheit dafür einzusetzen sucht, die eigene Erstarrung (nicht zuletzt vor sich selber) zu rechtfertigen. So zementiert sie in Wahrheit das innere Totsein. Wie bezeichnend für den Angst- und Entfremdungszustand der Menschheit, daß sich dennoch allenthalben Millionen unter das Banner dieser tödlichen Ideologie scharen! Und wie gefährlich für den Fortbestand dieser Welt! Denn es bedeutet unvermeidlich, daß den gegenwärtigen Erfordernissen des Zeitalters nicht Genüge getan wird – oder wenn doch, dann bestenfalls um eine Generation später, als im Interesse des Lebens aller so dringend notwendig wäre.

36 Die wesentlichen Elemente der **Entfremdung** sind:
Getrenntheit vom eigentlichen Wesen
vom Selbst, vom Natürlichen und der Ganzheit
– und mangelnde Erkenntnis dieses Zustands:
Verwechslung in dem Sinne
daß der irreale, abgetrennte, symbolische Ersatz
als ungeteilte, natürliche Wirklichkeit gilt

37 Abwehr ist besonders gefährlich auf Grund ihrer Neigung
den Entfremdungszustand für natürlich zu halten
und daher dem Leben vorzuziehen

38 Abwehrmethoden, die der Situationsangst vorbeugen
und einen Freiraum für Selbstverwirklichung schaffen
können eine die Entfremdung mindernde Wirkung haben

Voraussetzung ist, daß sie als vorläufiger Ersatz begriffen werden
der überwunden werden muß

39 Eine entfremdete Gesellschaft verfälscht auch reale Verhaltensweisen
die dort immer einen isolierten Ausnahmezustand darstellen
zu einer Art Abwehr

40 Ob und inwieweit jemand in seiner **Rolle**
nur sein Abwehrbedürfnis befriedigt, hängt vom Maß seiner latenten Angst ab
Starres Rollenverhalten unter Ignorierung der Bedürfnisse anderer
ist ein sicheres Zeichen für Abwehr und Selbstentfremdung

41 Ein **Konservatismus**, der die Veränderungen der Gegenwart ignoriert
und Vergangenes unverändert ins Heute zu übertragen sucht
ist tödlich
Diese Haltung spiegelt das «innere Totsein» des Neurotikers

8. Angsterzeugung durch Angst

Die Übertragung elterlicher Angst auf das Kind

Unter jeglichen nur denkbaren Umständen werden die Triebbedürfnisse eines Kindes gelegentlich frustriert werden; und nicht zuletzt durch das Lernen, wie man dies bewältigt, entwickelt es sich. Schlimm wird der Fall jedoch dort, wo das Kind *anhaltende Versagung elementarer Grundbedürfnisse* (nach Nahrung, Körperkontakt, freiem Gefühlsausdruck) erfährt – *und* wenn es dazu bei der Bewältigung dieser Situation von den eigenen Bezugspersonen im Stich gelassen, also *hilflos und isoliert* bleibt. Dies nämlich wird bedeuten, daß Urschmerz, insbesondere der Schmerz des «Urtraumas der Vereinzelung», ständig neu aktiviert und in latenter Angst die Triebblockierung immer weiter verstärkt wird. Für Eltern und Erzieher heißt dies, daß sie wirklich «liebevoll» sein müssen – also für die realen, triebbedingten Bedürfnisse des Kindes gänzlich offen sowie stets bereit, ihm bei der Bewältigung schwieriger Situationen zu helfen. Auf keinen Fall darf die notwendige Erziehung zu sozialem Verhalten im «Umdrehen» der werdenden Persönlichkeit enden. Die große Frage ist nur: Wie lassen sich in unserer entfremdeten Gesellschaft Eltern, Pflegepersonen und Erzieher finden, die selber von Abwehrbedürfnissen genügend frei sind, um hierzu in der Lage zu sein?

Ein gewaltiges Problem in der Tat; seine Vernachlässigung dürfte in den vergangenen Jahrhunderten für unendlich viel vermeidbares Elend in der Welt verantwortlich gewesen sein. Lieblosigkeit und Aggression, Kriege und Kriminalität, wie auch Krankheiten aller Art und millionenfache individuelle Verzweiflung waren und sind die Folge. Noch heute stehen die Eltern bei uns den Erfordernissen der kindlichen Wirklichkeit in der Regel recht hilflos gegenüber. Ja, vielfach bringen sie von sich aus Elemente in die familiäre Situation ein, die diese Wirklichkeit dem Kind erst entfremden und so bedrohlich machen. Und du kannst es ihnen nicht einmal verdenken, da sie damit ja nur auf die Entfremdung und Bedrohlichkeit ihrer eigenen gesellschaftlichen Umwelt reagieren.

Das Kind ist der Leidtragende. In seiner Abhängigkeit und Hilflosigkeit läßt es sich weit müheloser als alle anderen Partnerbeziehungen in das jeweilige elterliche Symbol-System einfügen. Und in der unnatürlichen Kleinfamilie, wie sie heute in den Industriestaaten vorherrscht (wo Tanten, Großeltern, ältere Geschwister usw. als ausgleichende Kräfte weitgehend fehlen), ist diese Abhängigkeit ganz besonders groß. Entsprechend hoch ist auch die Anfälligkeit des Kindes für die Ängste der Eltern.

Denn Angst ist zwar nicht angeboren, hingegen übertragbar wie eine ansteckende Krankheit. Was oft wie Vererbung ganzer Neurosen- und Abwehrkomplexe von Eltern auf Kinder (oder allgemein von einer Generation auf die nächste) aussieht, ist in Wahrheit solche Übertragung, die in der sozialen Situation bedingt ist. Bei Kindern ist die Fähigkeit der intuitiven Wahrnehmung, der «richtigen» Einschätzung einer Wirklichkeitssituation, ursprünglich noch voll erhalten. Wo in der frühen Erfahrung des Kindes neurotisch bestimmte familiäre Situationen vorherrschen, hat das geradezu katastrophale Folgen. Denn auf Grund seiner außerordentlich feinen Einfühlung (die überhaupt die Grundlage für sein Lernen darstellt) wird das Kind «tiefer und nachhaltiger» als etwa von Verboten und äußeren Maßnahmen «von den affektiven Strebungen, den Ängsten und Konflikten der Eltern beeindruckt, die es gleichsam neben oder hinter den äußeren erzieherischen Praktiken ... errät» [1]. Es läßt sich daher auch besonders leicht in die elterlichen Symbol-Systeme hineinziehen.

So wird ein Kind einer besonders ängstlichen Mutter selber sozusagen «automatisch» ängstlich, da es sich dieser Mutter gefühlsmäßig anpaßt. Es wird dies selbst dann tun, wenn die Mutter ihre Ängstlichkeit kennt und zu unterdrücken sucht: ihr allgemeines Verhalten wird ja dennoch unbewußt davon geprägt sein. Das gleiche gilt auch für die elterlichen Abwehrmechanismen. Sie werden so den Kindern häufig gewissermaßen «vererbt» (natürlich nicht im biologischen Sinne). Betrachten wir eine Mutter, die einem neurotischen Zwang zum Saubermachen unterliegt – was ihr das eigene Über-Ich befiehlt: sie sucht damit selber die Anerkennung ihrer Eltern sozusagen nachträglich zu erringen. Eine solche Mutter wird auf «Unsauberkeit» bei ihren Kindern (bzw. was sie darunter versteht: Flecken auf der Hose, schmutzige Hände etc.) leicht allergisch reagieren. Und selbst wenn sie dann «aus Aufgeklärtheit» von einer Bestrafung solcher «Unsauberkeit» absieht, genügt das oftmals, um in dem Kind den gleichen Mechanismus in Gang zu setzen: auch sein Über-Ich gebietet ihm nun zwanghafte Sauberkeit; denn es hat gelernt, daß nur so die uneingeschränkte Anerkennung der Mutter zu gewinnen ist. Oder aber es mag dagegen rebellieren und besonders «unsauber» werden; dies wird dann zu Schuldgefühlen und hierdurch noch verstärkter Angst führen.

Aber selbst Eltern, die sich der Problematik durchaus bewußt sind, können das Kind zuweilen eben dadurch verunsichern. Eine Mutter mag beispielsweise Angst haben, ihr Kind falsch zu erziehen und häufig Schuldgefühle deswegen entwickeln. Auch dies wird das Kind spüren und unter Umständen auszunutzen versuchen – oder aber es wird vielleicht schreien, weil es die ratlose Angst der Mutter als Anzeichen konkreter Bedrohung auffaßt.

1 Richter: «Eltern, Kind und Neurose», S. 16. Mir scheint es sich hier allerdings nicht um Erraten zu handeln, sondern um eine intuitive Wahrnehmung, die ihrem Wesen nach ein Wissen darstellt. Vgl. dazu Kap. 9.

Wichtig ist daher, daß Eltern wissen, worauf es in der Erziehung ankommt. Daß sie prinzipiell konsequent sind, aber auch vor etwaigen Fehlern keine Angst haben und sich diese gegebenenfalls eingestehen. Haben die Eltern Vertrauen zu sich selbst, so wird auch das Kind leicht Selbstvertrauen entwickeln können.

Die realen Bedürfnisse zu erfüllen, bedeutet zwar: für den *Säugling* praktisch jederzeit da zu sein; das älter werdende Kind (ab etwa 18 Monaten) hat jedoch auch ein natürliches Bedürfnis nach wachsender Selbständigkeit. Auch dabei müssen die Eltern ihm helfen. Sie müssen die Stärke aufweisen, ihm beizustehen, wenn es gilt, daß es sich allmählich aus der ursprünglichen Bindung löst – und ihm beizubringen, daß Alleinsein eben *nicht* gleichbedeutend ist mit Ungeliebtsein oder Verlassensein.

Das Kind als Rollenträger

Obwohl die Verhältnisse in der Praxis recht kompliziert sein mögen, läßt sich doch allgemein sagen: In der Regel wird das elterliche Symbol-System für das Kind genauso weit wirksam sein, wie es für den in der Erziehung maßgeblichen Elternteil selber bestimmend ist. Nimm als Beispiel eine Mutter mit dem Symbol-Ich «Dienerin», welches sie selber einer herrschsüchtigen Mutter gegenüber entwickelte. Indem sie nun ihre Tochter unbewußt mit dieser (also der autoritären Großmutter des Kindes) identifiziert, wird sie ihr bald einen unverrückbaren Platz im eigenen PSSS zuweisen. So drängt sie jetzt das Kind, etwa durch extrem besorgtes oder verwöhnendes Verhalten, unerbittlich in genau die «Rolle», welche dessen Großmutter in *ihrem* Symbol-System innehatte. Das unbewußte Ziel ist natürlich, ihr eigenes Symbol-Ich-Bild «Dienerin» nun in der Beziehung zur Tochter weiterhin ausagieren zu können. Das hilflose Kind hat nur eine Möglichkeit, auf diese verfahrene Situation intuitiv richtig zu reagieren: Es ist gezwungen, seinerseits das Symbol-Ich «Gebieterin» auszuprägen. Denn es wird ja immer wieder von der *Urschmerz bewirkenden* (daher freilich auch verdrängten) Erfahrung konfrontiert: Nur dort, wo ich auf das neurotische Bedürfnis der Mutter eingehe und als *Gebieterin* auftrete, werde ich einigermaßen akzeptiert, d. h. wenigstens ersatzweise «geliebt». Und es wird so wahrscheinlich auch *Angst* vor Situationen entwickeln, in denen es nicht «gebieten» kann, weil sich dort dieser Urschmerz des Ungeliebtseins regen wird: etwa wenn die Eltern ausgehen und das Kind trotz seines Gezeters im Haus allein lassen, oder in der Schule, wo Mitschüler und Lehrer sein herrschsüchtiges Gebaren ablehnen usw.

Richter gibt in «Eltern, Kind und Neurose» eine Krankengeschichte wieder, welche diese Situation ziemlich genau spiegelt («Dagmar M.», S. 92 ff). Desgleichen beschreibt und belegt er zahlreiche andere Konstellationen, in denen jeweils dem Kind von einem Elternteil eine derartige Rolle zuerteilt wird. Damit ist hier nicht die gesellschaftliche Rolle gemeint, von der ich auch schon gesprochen habe (die heißt hier nur: «Kind», «Junge», «Mädchen», «Schüler» usw.), sondern der Standort, welchen man dem Kind mit Bezug auf das eigene Symbol-System zuweist. Das mag, wie im Falle der Dagmar, der des Ersatzes für einen anderen Partner sein (einen Elternteil, den Gatten, eine Geschwisterfigur), aber es kann auch Ersatz für einen vielleicht idealisierten oder abgelehnten Aspekt des elterlichen Ichs bedeuten. Beispielsweise können Eltern, die ein Symbol-Ich von der Art «Dr. Allwissend» oder «Prinzessin» nie auszuleben vermochten, ihr Kind zur Übernahme dieser Rolle zu zwingen suchen – es, wenn es darin versagt, unter Umständen auch konstant bestrafen usw. Wie Richter aufzeigt, gibt es da beträchtliche Variationsmöglichkeiten.

Die «Benutzung» der eigenen Kinder auf diese Art ist außerordentlich weit verbreitet. Und sie ist für die Entwicklung des betreffenden Kindes kaum weniger schädlich als eine völlige Versagung von Zuwendung.

Da ja das Kind in der Kleinfamilie den Eltern fast völlig hilflos ausgeliefert ist, hat es keinerlei Möglichkeit, dem zu entgehen. Es wird so auf dem Weg über den von Richter beschriebenen Mechanismus im wörtlichsten Sinne mit der elterlichen Angst infiziert: «Die eine Generation bindet die nächstfolgende durch ihre unbewußten Rollenvorschriften wieder an den gleichen Konflikt, an dem sie selber gescheitert ist» (S. 260). Dabei mag die dem so umgedrehten Kind «anerzogene» Neurose äußerlich oft kaum sichtbar werden. Unübersehbare Schwierigkeiten treten jedoch dann auf, wenn sich durch familiäre Veränderungen (Geburt eines Geschwisterchens, Scheidung der Eltern, Wiederverheiratung eines Elternteils) auch die vom Kind erwartete Rolle plötzlich ändert.

Auf solche Weise werden nun nicht allein die Konflikte, sondern auch die unzulänglichen Methoden der Konfliktbewältigung übertragen. Hierzu rechne ich außer der Ausbildung eines eigenen Symbol-Systems auch sämtliche unwirksamen erzieherischen Maßnahmen. Generationen, die die entsprechenden Normen in der eigenen Kindheit verinnerlicht haben, werden sie auch dann noch anwenden, wenn sie sich eindeutig als schädlich erwiesen haben. Das dürfte auf die meisten üblichen Bestrafungsmethoden zutreffen, welche fast sämtlich bei dem Kind das Bewußtsein seiner Isolierung und Hilflosigkeit, und damit sein Abwehrbedürfnis, nur verstärken. Wirkliche Erziehungserfolge, die ihm den Zugang zum eigenen Selbst finden helfen, kommen sicherlich nie durch Bestrafungen, sondern nur durch Liebe zustande.

Richter schreibt: «So werden manche sich über verschiedene Generationen fortpflanzende Neurosen verständlich, die oft voreilig als vererbte Psychopathien gewertet werden» (S. 260/61). Dies läßt sich aber sogar von *Psychosen* sagen: Geistig gestörte Eltern (auch wenn sie ihrer Umwelt manchmal als recht «normal» erscheinen), werden grundsätzlich ganz besonders unfähig sein, ihren Kindern kontinuierliche und liebevolle Zuwendung zu bieten. Bei ihnen findet das Kind nicht einmal die armselige Kontinuität einer Symbol-Rolle. Ihr eigenes gestörtes Verhalten, welches von ihm intuitiv genau erfaßt wird, verwirrt es in hohem Maße. Diese Verwirrung hindert es am Ausprägen verläßlicher Kriterien zur Beurteilung der Wirklichkeit, und verunsichert es auch mit Bezug auf seine Wahrnehmung. Die «normalen» neurotischen Abwehrmethoden reichen in einer solchen Situation oft nicht mehr aus, um Urschmerz und Angst fernzuhalten; die Ausprägung einer «echten» Psychose ist die Folge.[2]

Die wechselseitige Potenzierung der Ängste von Partnern in einer Beziehung

Akute Konflikte innerhalb einer Beziehung werden in der Regel nicht durch die Angst nur einer der beteiligten Personen ausgelöst. Sie ergeben sich zumeist erst aus dem Zusammenprall von gegensätzlichen Ängsten der jeweiligen Partner. Wo jemand auf angstbestimmtes Verhalten eines anderen «richtig» reagiert, wird er sich von der dahinterliegenden Angst nicht anstecken lassen. Seine Gelassenheit wird, sofern es ihm nicht gelingt, den Partner zu beruhigen, doch zur Entschärfung der Situation beitragen – es sei denn, Gelassenheit wäre gerade die Haltung, welche die Angst des anderen intensivierte. (Selbst in diesem Falle würde aber der Konflikt auf die Person des Neurotikers beschränkt bleiben und sich nicht ausweiten.) Anders jedoch, wenn die Angst des einen auf eine gegensätzliche Angst seines Partners stößt. In diesem Falle wird in der zwischenmenschlichen Beziehung ziemlich schnell eine kritische, explosive Situation entstehen.

Ein Beispiel: Eine Frau mit einem extremen (neurotischen) Bedürfnis nach äußerer Sicherheit bindet sich aus diesem Grund an einen bestimmten Mann. Sofern dieser selber relativ angstfrei ist, wird er darauf einzugehen und ihr die ersehnte Sicherheit zu bieten suchen – oder aber er wird, wenn er dies nicht kann, ihr bald klarmachen, daß eine Trennung wohl besser wäre. Ist er nun aber selber von einer gegenteiligen latenten Angst befallen (etwa vor Bindungen), so wird er gerade die gebotene Trennung vermutlich *nicht* anstreben. Mit Wahrscheinlichkeit wird ihn (ebenso wie vielleicht auch die Frau) der erwähnte *Wiederholungszwang* des Neurotikers überhaupt erst veranlaßt haben, sich in diese Beziehung zu begeben. In ihr würde er sich dann (natürlich unbewußt) nachträglich zu beweisen suchen, was er dereinst nie erfahren durfte: daß er bei einer familiären Bindung auch frei und er selbst sein könne. Nun aktiviert diese seine Tendenz unfehlbar die Angst der sicherheitsbedürftigen Partnerin, die daraufhin die Bindung zu

2 Vgl. die Krankengeschichte in «Urschrei», S. 350ff.

intensivieren sucht; dies wiederum rührt an *seine* latente Angst. Er wird sich der Frau nun vielleicht unbewußt in entscheidenden Situationen entziehen. Dadurch aber wird ihre Angst vor Ungeborgenheit nur verstärkt werden, sie wird beginnen, sich an ihn zu «klammern»; er seinerseits wird immer offenkundiger versuchen, sich freizumachen usw.: früher oder später ergibt sich mit Sicherheit eine explosive Situation. (Dabei schien anfangs vielleicht jeder Partner ideal in das Symbol-System des anderen zu passen, so daß man sich innig zu lieben glaubte!)

Die latenten Ängste der Partner in einer Beziehung haben eine machtvolle Tendenz, wenn sie einmal aktiviert werden, sich wechselseitig zu potenzieren. Sie addieren so allmählich zu einer Summe gemeinsamer Angst, die unvergleichlich höher ist als die der ursprünglich individuell wirksamen Ängste, indem beiderseitig ein immer größeres Maß an latenter Angst mobilisiert und in die gegenwärtige Situation hineingezogen wird. Es ist ein Prozeß, für dessen Charakterisierung der Vergleich mit einer gefährlichen Infektionskrankheit nicht mehr ausreicht. Er ähnelt eher der Situation, in welcher, weil potentiell krebsauslösende Stoffe schon im Körper vorhanden sind, in einem kritischen Augenblick ein Krebsgeschwür zu wuchern beginnt, das dann immer mehr gesunde Zellen in einen unaufhaltsamen Zerstörungsprozeß hineinreißt.

Unterdrückung: Versuch der Angstabwälzung auf andere

Der stark abwehrende Mensch versäumt buchstäblich sein eigenes Leben. Das ist schlimm genug; noch schlimmer jedoch ist, daß er dabei zumeist ständig versucht, seine Angst auf Kosten anderer loszuwerden. So vergiftet er damit auch deren Leben. Die Rolle, welche in der Familiensituation dem Kind von neurotischen Eltern zugeteilt wird, ist ein besonders trauriges Beispiel. Kaum weniger bedrohlich aber ist das Verhalten anderer neurotischer Personen, sobald diese über wirkliche (oder auch nur vermeintliche) Autorität innerhalb der Gesellschaft verfügen. Bei rollenbewußten Lehrern, Beamten, Politikern, Offizieren und sonstigen Vorgesetzten ist das Beharren auf der Einhaltung sinnloser Gebote durch ihre Untergebenen häufig eine unbewußte Reaktion auf eigene frühkindliche Versagungen. Hierin manifestiert sich das bereits besprochene Phänomen, daß für den Neurotiker die gesellschaftliche Rolle nach Möglichkeit zur Ergänzung des Persönlichen Symbol-Systems herhalten muß.

Von einer entsprechenden Einstellung zeugen auch häufig gehörte Sprüche wie: «Die heutige Jugend kennt keine Zucht mehr» und dergleichen. Wer in der eigenen Jugend durch sinnlos einschränkende Regeln und Verbote am Ausleben seiner natürlichen Triebbedürfnisse gehindert wurde, den muß natürlich jeder einzelne anders (nämlich freier) lebende junge

Mensch an den Urschmerz jener Vergewaltigung erinnern. Er wird daher bestrebt sein, diesen ebenso unfrei zu machen, wie er selbst seinerzeit war. Denn allein der Gedanke, das eigene Leben sei nur natürlichen, unveränderlich gültigen Regeln unterworfen gewesen, kann den betreffenden Urschmerz erfolgreich abwehren. Die Unterdrückung, welche ich erdulden mußte, erweist sich dadurch als «normal», daß sie für jeden anderen auch gilt. Hier liegen die psychischen Wurzeln alltäglicher Unterdrückung, die sich über Generationen hinweg fortpflanzt. Sie stellt somit eine Art Versuch dar, die eigene Angst (vor dem verdrängten Urschmerz des Vergewaltigtseins) abzuwälzen auf andere. Die begleitende Rationalisierung lautet etwa: «Ich wurde zwar streng erzogen, das mußte aber so sein – es wird auch euch so guttun, wie es gut für mich war.»

Wurde mir nun tatsächlich eine soziale Rolle zuteil, die mir gestattet, entsprechenden Druck auszuüben, so spielt freilich meist noch ein anderer Faktor mit. Eine solche Rolle ist ja nicht *nur* (wie die «Rolle» des Kindes im elterlichen Symbol-System) ein Mittel zur Erlangung von Anerkennung. Sie bietet mir außerdem eine *Fassade*, in der die Züge meiner Charaktermaske (vielleicht auch gewisse Symbol-Ich-Bedürfnisse) sich offiziell Geltung verschaffen dürfen. So kann sie mein womöglich durch erzieherische Unterdrückung geschwächtes Ich-Gefühl mittels Spiegelung von außen noch verstärken helfen.

Die Umwelt zu einer solchen Verstärkung durch unterwürfige Reaktionen zu veranlassen: dem dient ein *Imponiergehabe*, welches, wenn es sich einmal bewährt hat, zwanghaft immer neu wiederholt wird. Es wird dann zum *durch die Rolle legitimierten* Teil meiner *Charaktermaske*, die ich ja zur Verfälschung der Wirklichkeit einsetze, um meine unbewußte Angst zu verringern. Das aber gelingt mir naturgemäß dort besonders gut, wo ich anderen Angst «einflöße», oder mir doch einbilden kann, es zu tun. In Wahrheit kann ich zumeist nur deren eigene latente Angst aktivieren. Vorbedingung für den Erfolg meiner Strategie ist also eine gewisse Angstanfälligkeit bei ihnen selbst. Von mir aus gesehen, erscheint diese als Bereitschaft, einen Teil meiner Angst auf sich zu nehmen.

Die gesellschaftliche Rolle bewirkt durch die Institutionalisierung entsprechender Verhaltensgebote («seinem Vorgesetzten widerspricht man nicht», «Ehre wem Ehre gebührt» etc.) eine tatsächliche Mobilisierung solcher Bereitschaft seitens der anderen.[3] Ist mir auf Grund meiner Klassenherkunft eine in sich tragfähigere Rolle verwehrt, so kann eine Uniform, können «Vorschriften», auf die ich mich berufen darf, dem nachhelfen. Ist die Rolle hingegen in der gesellschaftlichen Hierarchie fest verwurzelt, wird der ganze Prozeß automatisch immer wieder erfolgreich ablaufen, ohne daß ich mich im geringsten als Tyrann fühlen muß. Im Gegenteil: Insbe-

3 Mehr hierzu siehe Kapitel 15 und 17.

sondere wo die Rolle meiner Maske bzw. meinem Symbol-Ich entspricht, werde ich es mir aus dem Bewußtsein der so gewonnenen Machtfülle heraus leisten können, mich stets freundlich und gütig zu zeigen. Väter und Vorgesetzte, Lehrer, Professoren, Generale, ja selbst diktatorische Staatsoberhäupter *fühlen* sich wohl selten als Unterdrücker. Auch wenn ihnen tatsächlich die Rolle zur Abwehr latenter Angst dient, können sie gegenüber ihren Untergebenen oder Anvertrauten mühelos als souveräne, allein ihrer Verantwortung lebende Menschen auftreten; sie wissen ja, daß diese sie *kraft ihrer Rolle* auf jeden Fall irgendwie fürchten.

Erst wenn Kinder, Schüler, Studenten, Untergebene einmal «den Respekt verlieren» und sich nicht mehr von der Rolle als solcher einschüchtern lassen – erst dann wird sichtbar, ob dahinter ein freier Mensch oder aber ein entfremdeter, angstgeprägter Neurotiker steht. Dem letzteren wird dann jedes Mittel recht sein, seine durch die Rolle legitimierte Macht, auch gegen jede möglichen Vernunftgründe, womöglich sogar gewaltsam, durchzusetzen. Jede Rebellion, die ihm verwehren will, sich weiterhin hinter der Rolle zu verschanzen, muß er unter allen Umständen zu unterdrükken suchen. Denn die Angst vor ihm, die er in anderen aufkeimen sieht, ist ihm unentbehrlich für die Illusion, er selber sei dem Bereich endgültig entronnen, wo man (vor Mächtigeren) Angst haben muß.

Destruktive Aggression in der Verkleidung autoritärer Unterdrückung ist wohl die direkteste Form von Abwehr, die anderen sichtbar wird. Und wo die institutionellen Voraussetzungen gegeben sind, wohl auch die erfolgreichste. Sie ist über autoritäre Erziehungsmethoden besonders leicht von einer Generation auf die nächste ver«erb»bar. Wer als Kind tyrannischen Eltern oder Erziehern ausgeliefert war (besonders wo diese nach außen hin einen gütigen Eindruck vermittelten!), der wird einerseits autoritäres Verhalten als etwas Natürliches ansehen; andererseits wird er sich später selber die Position des unanfechtbaren Tyrannen zu erkämpfen suchen, um sich endlich einmal relativ sicher zu fühlen. Unzähligen unterdrückten Kindern sind solche Empfindungen in der Form von Phantasiewünschen nach absoluter Macht und entsprechenden Symbol-Ich-Bildern zweifellos vertraut. Im Erwachsenenleben unserer hierarchisch aufgebauten Gesellschaftsordnung werden diese zu einem starken Motor sozialen Aufstiegs.

Der seine Angst mittels aggressiven Machtstrebens Abwehrende kann sich eines Erfolgs dann besonders sicher sein, wenn genügend potentielle Unterdrückte mit dem Symbol-Ich «Jünger», «Gefolgsmann» oder dergleichen vorhanden sind. Auch sie werden dieses in einer Kindheitssituation der Unterdrückung ausgeprägt haben. Die erwähnte «Vererbung» autoritärer Unterdrückung geht also nicht nur über die aktiven, sondern ebensosehr über die passiven Teilhaber an dem Gesamtsystem vor sich: also auch über diejenigen, die von Anfang an ihre Sicherheit im Sich-Fügen fanden. Ein besonders eindrucksvolles Beispiel für das Wirken dieses Mechanismus bietet das Naziregime. So betonte der Historiker Joachim Fest anläßlich des Erscheinens seiner Hitler-Biographie in einem Interview, er betrachte das «Phänomen der Angst ... als das umfassende und entscheidende Antriebselement sowohl der Person Hitler als auch der faschistischen Gefolgschaften – nicht nur in Deutschland ...» Er fährt fort:

«Diese Angst wird greifbar in einem äußersten, radikalen Abwehrwillen gegen die moderne Realität ... Und diese Angst ist in der Erscheinung Hitlers auf geradezu exemplarische Weise sichtbar. Die Belege dafür sind zahllos.»[4]

In dieser Richtung liegt also auch die Antwort auf die angesichts der Geschehnisse im Dritten Reich so oft gestellte Frage: «Wie konnte es nur passieren?» Um nur einen aus sicher unzähligen ähnlichen Fällen hervorzuheben: Die Geschichte des 1971 in der Haft gestorbenen KZ-Kommandanten Franz Stangl[5], der aus bürgerlichen Verhältnissen stammte, bestätigt Fests Aussage in jeder Hinsicht. Stangl hatte einen äußerst strengen Vater, der einst Dragoner gewesen war. («Ich hatte eine Todesangst vor ihm», berichtet er.) Sein Über-Ich bestand daher auf unbedingtem Gehorsam – dem Ausmaß an latenter Angst, das bei einer Übertretung dieses Gebots frei zu werden drohte, war er nicht gewachsen. Hinzu kam zweifellos noch ein ganzer Komplex von Aggression gegen die Unterdrückung und entsprechender Schuldangst. Schon sein Symbol-Ich muß also wohl etwa so ausgesehen haben wie «ordentlicher Vollstrecker von Befehlen». Das ließe sich gut damit vereinbaren, daß er äußerlich ein recht biederes Wesen zur Schau trug. Er war sicherlich nicht der einzige KZ-Mörder aus angstbedingtem Gehorsam; im Gegenteil scheint mir seine Lebensgeschichte, die von besonders extremer Belastung durch Urschmerz in früher Kindheit zeugt, ein Musterbeispiel dafür, wie Angst sich mittels Unterdrückung fortpflanzt und ausbreitet. So entstehen Charaktere, die dann gar nicht anders können, als neue Unterdrückung zu erzeugen.

Daß Angst sich durch Unterdrückung verbreitet und fortpflanzt, ist in einer hierarchisch strukturierten Gesellschaft wie der unsrigen, in der es geboten ist, nach oben zu kuschen und nach unten zu treten, von besonderer Bedeutung. Damit, daß etwa ein Chef seinen Untergebenen irgendwie «unterdrückt», ist es ja nicht getan. Der Chef tut dies, wie wir gesehen haben, sicherlich, um latente Angst abzuwehren. Diese mag sich bei ihm als Situationsangst *vor Unterdrückung* äußern. Sein Abwehrbedürfnis muß sich also zusätzlich verstärken, sobald er sich selber in einer Situation tatsächlichen Unterdrücktseins (nämlich durch *seine* Vorgesetzten) befindet (welche ja diese Angst ständig neu aktiviert). Und genauso geht es nun dem

4 In: *Die Zeit* Nr. 42, vom 12. 10. 1973.

5 Siehe Gitta Sereny: «Bekenntnisse eines Biedermanns» (Protokolle von Tonbandgesprächen mit Franz Stangl. In: *Die Zeit*, Nr. 41–44, 1971).

Untergebenen: Auch er benötigt gegen die durch seine Situation ständig erweckte latente Angst verstärkte Abwehr. Wieder bietet sich als nächstliegendes die durch *seine* soziale Stellung legitimierte Aggression gegen niedriger Gestellte an. So bilden sich ganze Unterdrückungshierarchien, die mit der hierarchischen Gesellschaftsstruktur im Einklang stehen: Die sich von höheren Mächten unterdrückt fühlenden Bosse unterdrücken die leitenden Angestellten, diese die kleinen Angestellten und Arbeiter, diese wiederum ihre Ehefrauen, die Ehefrauen die Kinder und die Kinder nach Möglichkeit schwächere Kinder – den letzten beißen die Hunde.

Es scheint mir kein Zufall, daß das Naziregime ausgerechnet in Deutschland zur Entwicklung kam – innerhalb eines Staatswesens mit traditionell besonders autoritären Erziehungsstrukturen. Dabei will ich nicht vereinfachen: auch andere Faktoren waren sicherlich maßgeblich, und die Unterschiede im Vergleich zu anderen Ländern dürften auch in dieser Hinsicht nur graduell sein. Vor einer ähnlichen Entwicklung wäre wohl nur eine solche Gesellschaft gefeit, die aus ihren Erziehungsmethoden jede Form von angstauslösender Unterdrückung getilgt hätte. Doch wie hiermit den Anfang machen? Angstgeprägte Menschen (bei uns sicher die Mehrheit!) müssen ja aus Gründen der Abwehr stark motiviert sein, genau das Gegenteil zu glauben: Auch wenn jede wissenschaftliche Untersuchung es widerlegt, lassen sie sich also die Illusion nicht nehmen, ausgerechnet repressionsfreie Erziehungsmethoden (wie sie selbst sie nie erfahren durften) und entsprechende Liberalität in Gesetzgebung und Strafsystem begünstigten Verwahrlosung und Kriminalität. Der Druck abwehrorientierter öffentlicher Meinung steht so jeder Veränderung zum Besseren im Wege. Das Ergebnis: Angst pflanzt sich mittels repressiver Verhaltensweisen weiterhin über Generationen fort.

Wahrscheinlich dürfte kaum eine Furcht so gerechtfertigt sein wie die vor der Angst der anderen. Latente Angst hat nicht zuletzt deshalb die Tendenz, sich immer mehr auszubreiten, weil der von ihr Befallene eben auch anderen konsequent «angst macht». Hierdurch aber hindert er sie an aufgeschlossenem Verhalten ihm gegenüber (welches ihm doch allein helfen könnte) und gerät so auch mit ihnen ständig in neue Situationsangst-Konflikte. Daher der häufige Eindruck, Neurotiker wollten gar nicht geheilt werden, sondern *brauchten* eine «kaputte» Umgebung; daher auch die Schwierigkeit, ihnen wirksam zu helfen. In der Tat haben sie Grund, die Freiheit (und also auch relativ angst*freie* Menschen) zu fürchten, weil durch diese ihre Abwehr ja wirklich in Frage gestellt wird – und damit der ganze trübe Entfremdungszustand, den sie für ihr Leben halten. Die grundsätzliche Erreichbarkeit eines angstfreien Daseins für jeden ließe ihr zwanghaftes Abwehrsystem als hinfällig erscheinen: ein unendlich angsteinflößender Gedanke für sie. So halten sie sich natürlich lieber an das Tabu, welches ihnen bestätigt: «Es gibt gar keine latente Angst – folglich auch keine Abwehr und keine Entfremdung – es sei denn in klinischen Ausnahmefällen.» Auch die Angst, die sie dabei selber zwanghaft verbreiten, nehmen sie nicht wahr; das Resultat bei den anderen beweist ihnen nur, daß der Entfremdungszustand offenbar «das Normale», eben «wirkliches Leben» sei.

Die Angst des Neurotikers wird so zur akuten Gefahr auch für eine ursprünglich relativ angstfreie Umwelt. Nicht zuletzt aus diesem Grunde muß die versteckte Angst in ihren vielfältigen Verdrängungs- und Verkleidungsformen bekämpft werden, wo immer sie auftritt. Das kann freilich nur geschehen, indem man dabei selber auf angsterzeugende oder -verstärkende Mittel verzichtet. Andernfalls hat man den Kampf von vornherein schon verloren.

Du wirst einwenden, wie unendlich schwierig ein solcher Kampf dann doch sein müsse. Das ist er. Und doch meine ich, daß eben die verdrängte, tabuisierte Angst, *und wer oder was immer ihr dient* – im Grunde also das gesamte Unterdrückungs- und Abwehrsystem! –: daß dies das einzige ist, wogegen überhaupt zu kämpfen sich wirklich lohnt. In diesem Sinne stellt der blockierende Komplex aus latenter Angst und deren Abwehr gewissermaßen «das Böse» schlechthin dar – oder, um einen einstmals allgemein gebräuchlichen Begriff neu zu verwenden: die *Sünde*. Ja, ich möchte sagen: weil er sich tatsächlich auf so heimtückische und verhängnisvolle Art «fortpflanzt» (wenn auch nicht im streng biologischen Sinne), kann man ihn mit einiger Berechtigung als die *Erbsünde* betrachten – die eigentliche Wurzel alles menschlichen Übels.

42 Bei einer Erziehung, welche die kindlichen Triebbedürfnisse ignoriert
stellt jede elterliche Äußerung eine neue *Trennungserfahrung* dar
die beim Kind an das Urtrauma der Vereinzelung rührt
und so seine Angstblockierung verstärkt

43 Angst ist **übertragbar** wie eine ansteckende Krankheit
Neurotische Eltern vergiften unbewußt auch das Leben ihrer Kinder
mit ihrer eigenen Angst, indem sie
ihnen eine **Rolle** innerhalb ihres Symbol-Systems zuweisen

44 Wenn innerhalb einer Beziehung
gegensätzliche latente Ängste der Partner aktiviert werden
potenzieren diese sich wechselseitig
Das Ergebnis ist ein gemeinsames Angstpotential
das wie ein Krebsgeschwür die Beziehung langsam vergiftet

45 Die Neigung zur **Unterdrückung anderer** bzw. **Aggressivität**
als direkte und relativ erfolgreiche Form von Angstabwehr
ist über autoritäre Erziehungsmethoden «vererbbar»

46 Für den, der seine Angst mittels Unterdrückung anderer abwehrt
werden angstfreie Menschen zur Bedrohung
da sie seine Abwehr in Frage stellen

Parabel von der Unzulänglichkeit des einstmals Sinnvollen

Dein haus war für ein kind gebaut es zu beschützen, das ist lange her, es ist eng, decken und mauern sind mächtige felsquadern, die sich im laufe der jahre tiefer und nach innen gesenkt haben wodurch es noch enger wird. Du kannst als heute erwachsener nicht mehr aufrecht stehen ohne irgendwo schmerzhaft anzuecken. Daher hältst du den rücken gekrümmt die schultern eingezogen (nur der bauch kann noch wachsen). Nie lerntest du richtig laufen, hast ja auch seit je in deinem haus alles griffbereit was du brauchst:

die vorgefertigte plastiknahrung die man dir mitsamt den dosierungsanweisungen vererbte, die spielsachen und spiele (deren befriedigendste zusammenstellung du aus den kellern deiner unausschöpflichen phantasie ständig weiterentwickelst), die tabletten, talismane, gebetbücher, das telefon (durch das du anderen deine spiele empfiehlst und erläuterst) und die im laufe der zeit stark verfeinerten betäubungsapparaturen, die dich befähigen alles auszuschalten wenn es dir wieder einmal mißlungen ist, fernmündliches interesse zu wecken für das was dir so langjährig ans herz wachsen mußte.

Manchmal allerdings wird dir die enge dieses herzens und seiner behausung beinahe bewußt. Du verspürst einen unerklärlichen wunsch dich zu recken, deine glieder zu bewegen anstatt nur weiterhin hochentwickelte spielsachen durcheinanderzuschieben oder spiele zu verbessern – ja vielleicht sogar, andere persönlich zu sehen, zu sprechen, anzurühren ... Doch gewissenhaft unterdrückst du den lächerlichen impuls, ziehst die steinerne tür fester zu, weil wieder mal tageslicht verführerisch durch die fugen dringt (die wirst du neu abdichten müssen), drehst dein radio auf um nicht vom gesang der natur draußen gestört zu werden, und bringst deinen qualmigen ofen in gang – so alsbald wieder die gewohnt wohnliche atmosphäre verbreitend, in der bewegung und wahrnehmung unnütz sind ...

Denn nicht wahr, man hat dirs früh eingebleut:

Draußen die welt ist voller gefahren. Und damals: wenn immer du laufen wolltest, bist du gefallen, wenn du andere anrühren wolltest, wurdest du zurückgestoßen, wolltest du erwachsenennahrung kosten, verbot man sie dir aber gab dir plastik zu essen, und stopfte dir immer den mund damit, wenn du ungefragt reden wolltest; und lehrte dich das spielzeug, das radio, die apparaturen handhaben und still sein. Denn draußen hat der regen deine eltern einmal durchnäßt, hat die sonne ihnen einmal die haut verbrannt, wurde einer deiner vorfahren einst von wilden tieren zerrissen und ein anderer von feinden getötet.

«Ach ich bin dankbar so dankbar», geht der vers den sie dir schließlich doch beibrachten, «für mein haus, wo ich mich sicher fühlen darf, dessen schutz ich noch immer verstärken kann durch abdichten der fugen zwischen den quadern mit immer neuem material, wenn das alte wieder einmal aufzuweichen oder zu bröckeln beginnt ... Es ist ja wahr daß es eng ist und kalt und feucht und dunkel und daß es stinkt, doch es bietet mir schutz und das ungeziefer kenne ich seit langem mit namen, was will ein dankbarer mensch mehr!»

Draußen aber scheint jetzt warm die sonne. Da zwitschern die vögel, da duften die blumen, da reifen die früchte der erde auf bäumen und sträuchern. Draußen ist raum, farbe und luft zum atmen, die wilden tiere sind nahezu ausgestorben, die einstigen feinde längst seßhaft und kampfunwillig. Dein körper und geist jedoch, jenes unverlierbare eigentum mit dem du geboren wurdest, sind stark genug gebaut um selbst schlechtem wetter zu widerstehen. Und vielleicht allmählich ein anderes, geräumiges luftiges sonnendurchlässiges haus zu errichten. Doch solche worte, wenn du sie hörst, lösen in deinem sicherheitssystem nur die uralten warnlichter aus: «Wie kann ich je verlassen, was ich an schützenden werten ererbte – wofür ich vielmehr den sorgenden vorfahren dankbarkeit schuldig bin bis an mein lebensende?» Und: «Wie könnte ich, der ich gebückt bin und kränkelnd – asthmatisch, dicklich, verstopft – der ich kaum laufen kann und auch ganz allein bin mit meinem bisher gelernten: wie könnte ich mir überhaupt je ein besseres haus bauen? wer zeigte mir das? und was böte mir denn schutz, bis es fertig wäre? (denn sobald ich dieses verließe, würde ich ihm entwachsen und paßte dann nicht mehr hinein!) Ist nicht letztlich dieses ererbte unvollkommene doch ständig von mir weiterentwickelte noch immer am sichersten?

Deshalb bleibe ich hier in dem einstmals vorgefundenen wo ich mich seit unvordenklicher zeit eingewöhnt habe. Schließlich kann ich auch wenn nötig noch immer verbesserungen vornehmen: den boden scheuern, kerzen aufstellen, ja das ungeziefer töten wenn es denn sein muß, und sprays ersinnen gegen den gestank – da gibt es noch tausend möglichkeiten, ohne daß ich mich der angst aussetzen muß vor dem ungeschützten draußen das ich so wenig wie meine vorfahren je gelernt habe zu bestehen ...»

Laß dir aber sagen und glaube:

Trotz aller solcher reformversuche wirst du weiter verkümmern, und wirst niemals die schönheit der lebendigen natur einschließlich deines eigenen wesens auch nur ahnend wahrnehmen:

Es sei denn jemand zerschlüge dein haus total – und: Du fändest den mut, *vor* diesem schlag dich zu retten ins freie. Besser noch: du befreitest dich zuerst und zerschlügst es selber, und bautest ein neues, ganz anderes.

Daß jedoch eben das nie geschehen möge, darum betest du nacht für nacht zu dem gott der vor jahrtausenden deine vorfahren lehrte, starke häuser zu bauen zu ihrem schutz. Er riet aber nicht zu unveränderlichem. Und vieles, alles hat er seither verändert. Nur haben menschen seither seine stimme wohl nicht mehr vernommen, sie dringt offenbar nicht durch solche wände, und an die telefone ist sie nicht angeschlossen.

Und wäre sie auch hörbar, würde sie doch heute gewiß so wenig beachtet wie diese worte. Wer möchte sich auch sagen lassen, daß die behausung mit der er nun selbst schon verwachsen ist, ihn fernhält vom leben? Das *überleben* zu sichern war die erste aufgabe – deren wirksames lösen nun auf immer das erlernen einer zweiten verhindert?

Jenseits der Angst: Das Selbst in der Ganzheit

9. Richtiges und falsches Verhalten

Die energetische Verknüpftheit aller Phänomene

Es liegt auf der Hand, daß das Tabu mit der allgemeinen Existenz von latenter Angst und Abwehr als andauernder Energieblockierung das Wirkliche überhaupt leugnet, auf welches diese Angst sich bezieht – also insbesondere das wirkliche Selbst. Zu diesem Fragenkomplex bleibt mir noch Wesentliches zu sagen. Der Begriff des Selbst, den ich bisher gebrauchte im Sinne der Summe meiner eigentlichen und eigenen, triebenergetisch bestimmten Möglichkeiten, kann adäquat nur erfaßt werden in Zusammenhängen, die unter dem Tabu gern als Spinnerei abgetan werden. «Mystisch» oder auch «idealistisch» lautet häufig der diesbezügliche Vorwurf. Mir selbst scheint zur Bezeichnung der angestrebten Betrachtungsweise der Begriff «ganzheitlich» angebrachter. Dem liegt eine keineswegs neue, in den Philosophien aller Völker und Zeitalter immer wieder hervorgehobene Erkenntnis zugrunde, mit der jedoch die moderne Wissenschaft, die ja in ihren Messungen letztlich immer mit Einzeldaten operiert, ihre Schwierigkeit hat: daß nämlich die Welt eine Einheit ist, indem *jedes Phänomen sich auf irgendeine Weise auf jedes andere bezieht.*

Der Mensch als Individuum behauptet sich selbst nur durch Integration in den größeren Komplex der Gesellschaft, in der er lebt. Desgleichen aber ist auch die menschliche Gesellschaft natürlich nicht das Ganze. Technokraten ebenso wie Gesellschaftstheoretiker übersehen allzu oft, daß auch sie in einem übergeordneten, *kosmischen* Zusammenhang steht; dieser schließt nicht nur die physikalische Gestalt der Erde und ihre Möglichkeiten ein, sondern überhaupt alle Kräfte, die im Universum wirksam sind. Dabei spricht alle bisherige Erkenntnis für die Annahme, daß das die Phänomene verbindende Element jeweils energetischer Art ist. Wir können sagen: *jede nur vorstellbare lebendige Verbindung beruht auf einem Austausch von Energie.* Und es ist durchaus denkbar, daß bei diesen Prozessen die bisher wissenschaftlich nachgewiesenen Energiearten nicht unbedingt die maßgeblichsten sind.

Indem latente Angst ihrem Wesen nach der Zustand einer energetischen

Blockierung ist, stellt sie in besonderem Maße ein Element der Trennung und Vereinzelung dar. Und der von ihr stark Befallene sieht im Grunde nur das für seine Abwehrzwecke Erforderliche. Wir dürfen uns also nicht wundern, daß eine Abwehrgesellschaft mit einer ganzheitlichen Betrachtungsweise höchst wenig anfangen kann. Hier herrscht vielmehr das verhängnisvolle *dualistische Denken*, welches die Welt streng in unvereinbare Gegensatzpaare aufteilt. Die Unzulänglichkeit dieser Denkweise steht längst außer Zweifel; schon Friedrich Engels wandte sich entschieden gegen «jene widersinnige und widernatürliche Vorstellung von einem Gegensatz zwischen Geist und Materie, Mensch und Natur, Seele und Leib ...» («Anteil der Arbeit ...» MEW 20, S. 453). Ja, die heutige Naturwissenschaft weiß die Widersinnigkeit solcher Vorstellungen zu belegen; dennoch herrschen sie weiterhin unangefochten in den Köpfen der meisten von uns. Und kein Wunder – denn natürlich ist diese Denkweise nur eine Spiegelung unserer tatsächlichen, durchweg dualistischen gesellschaftlichen Strukturen. Dort heißen die unvereinbaren Gegensatzpaare: die Oberen–die Unteren, Regierende–Regierte, Gebildete–Unwissende, Besitzende–Besitzlose, Intellektuelle–Arbeiter usw. usw. (Mehr hierzu später – siehe insbesondere Kap. 16.)

Im Sinne einer unvoreingenommenen Erkenntnis der Wirklichkeit scheint mir der Versuch geboten, diese Trennung auf *jeder* Ebene zu überwinden. Hierfür ist unumgänglich, auch gewisse Begriffe, die heute gern in den Bereich eines abstrakten Jenseits abgeschoben werden, in ihrem Bezug zur Lebensenergie und der Wirkung von Angst und Abwehr neu zu deuten – Begriffe wie «Sünde», «Verdammnis», «Ewigkeit», «Erlösung», «Wiedergeburt». Sie betreffen noch immer den einzelnen weit konkreter, als viele gern zugeben würden. Insbesondere ist für jeden, der die Fragwürdigkeit der ihm anerzogenen «Werte» erkannt hat, die Frage höchst aktuell, was denn nun eigentlich «noch gilt». Wenn ich die herrschenden Normen und Wertbegriffe ablehne, woher nehme ich dann die Kriterien meines Verhaltens? Kann es genügen, sich nun blind an irgendein anderes (vielleicht «proletarisches» oder sonstwie revolutionäres) Regelsystem zu klammern?

Ich glaube, wenn es uns gelingt, zu einer ganzheitlichen Betrachtungsweise zurückzufinden, verschwindet das Problem. Du brauchst dann niemanden mehr, der dir die Art deines Verhaltens vorschreibt – weil du ohnehin weißt, worauf es ankommt.

Das Wirken der Intuition

Das Wirken der *Intuition* läßt sich in unserem Alltag besonders deutlich noch bei Kindern feststellen. Wie Richter in seinem Buch «Eltern, Kind und Neurose» an Hand zahlreicher Beispiele belegt, bleiben ihnen auch die neurotischen, geheimen Wünsche der Eltern, ja selbst das Wesen des elterlichen Symbol-Systems, kaum je verborgen. Das Kind steht ja noch immer mit der Quelle seiner Lebensenergie, dem eigenen, noch unverwirklichten Selbstsein, in enger Verbindung. Vermag es sich ohne übermäßige Belastung durch latente Angst seinen Anlagen gemäß frei zu entfalten, so hat es auch nicht nötig, selber ein starkes Symbol-System auszuprägen. Sein späteres Verhalten wird dann nicht von der Vergangenheit beherrscht werden: im unbehinderten Fluß der Lebenstriebenergie, dem Zustand völligen Entspanntseins, wird ihm das intuitive Erfassen, das *Erfühlen* von Gegenwart voll zugänglich bleiben.

Es scheint mir naheliegend, die Triebenergie selbst als die Quelle intuitiven Wissens zu betrachten. Theorien, die noch immer die Ansicht propagieren, das «Böse» (was immer dies sei) sei dem Menschen angeboren, scheinen mir durch die neuere Forschung klar widerlegt. Deren Ergebnisse ebenso wie klinische Beobachtung und nicht zuletzt auch meine eigene kommunikative Erfahrung sprechen sämtlich dafür, daß der Mensch sich nur falsch (bzw. «böse») verhält in dem Maße, zu dem er von latenter Angst und entsprechendem Abwehrbedürfnis beherrscht wird. Darin aber äußert sich, wie wir gesehen haben, eben *kein Trieb*, sondern im Gegenteil dessen *Blockierung*. Der Urtrieb selbst, dessen Energiefluß unser Lebendigsein ausmacht, zielt – wie gesagt – sowohl auf Selbstbehauptung als auf Integration. Darin birgt er, genetisch verschlüsselt, das Wissen in sich: einmal, daß ich auf Kosten anderer niemals glücklich sein kann, und ferner, daß in *jeder* Situation bei gegenseitiger Offenheit (also dem «Eingehen» auf den anderen und seine realen Bedürfnisse – das heißt: Liebe) ein *dieser besonderen Situation angemessener* Ausgleich möglich ist. Freilich muß ich, wenn ich mich so der Gegenwart öffnen will, auf jegliche Abwehr verzichten. Ich muß wenigstens vorübergehend meine daraus resultierenden *Emotionen* ausschalten können, um für wirkliches *Fühlen* bereit zu werden. Ein solcher Verzicht («dem Herrn» seine Sorgen anzuvertrauen) wird übrigens auch beim Gebet angestrebt; und desgleichen in der kontemplativen Meditation, deren Wesen Tschögyam Trungpa einmal definiert als «Offensein für den Augenblick» («Aktive Meditation», S. 115).

Emotionale Entspannung ist die Vorbedingung für das *«Wahr»nehmen* der jeweils gegenwärtigen Situation und das intuitiv richtige, ausschließlich auf diese (in ihrer Ganzheit!) bezogene Reagieren. Sobald ich irgendwie *befürchte*, daß mein Reagieren *nicht* richtig sein könnte, habe ich schon verspielt. Wirkliche Freiheit von Angst bedeutet eben immer auch Vertrauen, ebenso wie Selbstbewußtsein im Sinne von: Vertrauen in mein Selbst.

Tatsächlich weiß der Mensch seit Urzeiten, daß Richtiges nie *gewollt* (im Sinne von: allein durch den Willen erzwungen) sein kann. Das intuitive

Erkennen untersteht nicht dem Intellekt oder dem bewußten Willen. Andrew Weil macht darauf aufmerksam, daß die «leitende Funktion der Intuition ... von weisen Menschen zu allen Zeiten betont worden» sei:

«Sie haben uns immer wieder in Legenden und Mythen, Aphorismen, Gedichten und Allegorien erzählt, daß in unserem Innern eine Quelle direkter Information über die Wirklichkeit existiert, die uns alles lehren kann, was wir wissen müssen.» (Was schließlich die wörtliche Bedeutung des Begriffs Intuition ist.) («Das erweiterte Bewußtsein», S. 114.)

Manches spricht dafür, daß es sich bei der Intuition um mehr als eine Art «sechsten Sinn» handelt, da sie sich von den Sinnen durch einen direkteren Bezug zur Lebensenergie zu unterscheiden scheint. So reagiert sie offenbar sehr direkt (und dadurch womöglich unfehlbar) auf das *Lebendige* überhaupt. D. h., sie registriert die Äußerungen der Lebensenergie (oder auch deren Blockierung) bei anderen Wesen in der gesamten Umwelt (Menschen, Tieren, möglicherweise sogar Pflanzen) und in den komplexesten Interaktionen. Es ist dann zuweilen, als stelle sich eine Verknüpfung her zwischen deren Energie und derjenigen des Wahrnehmenden, in welcher Erkenntnis blitzartig aufleuchtet.

In diesem Zusammenhang möchte ich auf C. G. Jungs Lehre von den «Archetypen» verweisen. *Archetypen* sind vorgeprägte, im Erbgut des Menschen genetisch verschlüsselte, also gewissermaßen *instinktiv* «gewußte» Symbolbilder. Sie bilden nach Jungs Auffassung «das eigentliche Element des Geistes ... aber eines Geistes, welcher nicht mit dem Verstand des Menschen identisch ist»[1].

Ich halte es für plausibel, und auch mit den traditionellen Anschauungen über das Wesen der Intuition gut vereinbar, daß deren *Maßstäbe* dem Individuum im freien Fluß der Triebenergie sozusagen als Archetypen vermittelt werden. Damit geht einher das Wissen des jeweils «Richtigen», denn maßgeblich ist vor allem der Bezug auf die gegebene *ganzheitliche, gegenwärtige Situation*, deren allgemeines Wesen in der Intuition erfaßt wird. In der englischen Gegenwartsprache wird zur Charakterisierung dieses Zusammenhangs häufig der Ausdruck *vibes (= vibrations:* Schwingungen) benutzt; er verdeutlicht den energetischen Charakter des Vorgangs intuitiver Wahrnehmung. Die Ganzheit der jeweils gegenwärtigen Situation wird darin zur *Richt*schnur möglichen Verhaltens, also gewissermaßen bestimmend für die *Richtung* des Energieflusses.

Von der Intuition gesteuertes Verhalten ist seinem Wesen nach *richtig* in dem Sinne, daß es keinem Irrtum über die wirklichen Erfordernisse der jeweiligen Situation unterliegen kann. Konkret bedeutet das: Im wirklich angstfrei entspannten Zustand kannst du, besonders mit Bezug auf anwe-

1 GW. VIII S. 236. Zitiert nach: «Biologie – Psychologie», S. 67. Gertrud Hess gibt in diesem Buch einen anschaulichen Überblick über Jungs Archetypenlehre.

sende Menschen, auf die Richtigkeit deiner intuitiven Wahrnehmung vertrauen. Du wirst, wenn du alles Nachdenken darüber abgeschaltet hast, ziemlich genau und zutreffend wissen, ob die betreffende Person, dein gegenwärtiges Gegenüber, dir freundlich gesinnt ist oder nicht, ob sie dich anlügt oder die Wahrheit sagt – ja, ob sie als Kind viel Leid (mit der Folge beträchtlicher latenter Angst) erfahren hat – also auch, wie stark ihre Abwehr ist. Ob du ihr vielleicht helfen könntest – und wie. Oder, wenn es ein möglicher Geschlechtspartner ist: ob er oder sie geneigt wäre, mit dir zu schlafen. Und all das, ohne daß darüber ein Wort zu fallen braucht. Wenn du dabei vielleicht trotzdem in Verwirrung gerätst, kannst du ziemlich sicher sein, daß es die Verwirrung des anderen über seine eigenen Gefühle ist, die sich dir da intuitiv mitteilt.

Aber dieser Zustand wird dir natürlich nur begrenzt, in günstigen Augenblicken, möglich sein. Dann allerdings wird die richtige Wahrnehmung das Wissen einschließen, wie du dich zu verhalten hast – ganz gleichgültig, ob die betreffende Reaktion nun die von der anderen Person erwartete ist oder nicht. Im allgemeinen gibt es in jeder Situation immer eine – und nur diese eine – Möglichkeit des Verhaltens, die völlig «richtig» ist. Es ist jene, welche *allen* beteiligten Faktoren – also auch den Ängsten und Abwehrhaltungen der Betroffenen, den anderen Beziehungen, in denen sie stecken usw. – so weitgehend wie nur möglich Rechnung trägt.

Die Schwierigkeit ist natürlich, daß diese Faktoren zwar intuitiv erfaßt werden mögen, daß dann aber zumeist im konkreten Fall rationale (letztlich angstbestimmte) Erwägungen wie auch emotionale Spannungen buchstäblich dazwischenfunken – jene Faktoren also, die dir die Abwehr deiner Vergangenheitserlebnisse zudiktiert. Das Abwehrbedürfnis mag dir dann etwa eine Illusion aufzwingen («sie liebt mich doch!»), die im Widerspruch zu dem steht, was du innerlich «weißt». Wie wir uns allgemein in der Abwehr gern selber anlügen, so weigern wir uns auch, das intuitiv Gewußte zur Kenntnis zu nehmen, wenn es nicht in unser Beruhigungsbild paßt.

Im übrigen trifft das Gesagte natürlich nur auf einigermaßen unkomplizierte Situationen in einem begrenzten, daher meist privaten Rahmen zu. Wenn ich sage: in intuitiver Wahrnehmung verwirklicht sich eine Offenheit für das jeweils Ganze, so darf dieses dabei nicht allzu komplex oder schwer verstehbar sein. Eben zum Sortieren und Analysieren der komplexeren Zusammenhänge dient ja der Verstand, mit dessen Hilfe einzelne (sinnlich wahrgenommene oder auch erinnerte) Teilaspekte des jeweils gegebenen Ganzen miteinander verknüpft werden. Dabei ist freilich die mögliche Fehlerrate, anders als bei intuitiver Wahrnehmung, beträchtlich, da die Wichtigkeit oder Wertigkeit gewisser Einzelaspekte leicht falsch eingeschätzt werden kann.

Der triebblockierte, abwehrende Mensch ist selbstverständlich in vielen

Situationen auf seinen Verstand zurückgeworfen, in denen die Intuition ihm prinzipiell dienlicher wäre – vor allem etwa beim Zusammensein mit Fremden, über die ihm vorerst nur wenige Daten zur Verfügung stehen, die sich intellektuell kombinieren ließen. Sein Pech ist, daß dabei in der Praxis das Abwehrbedürfnis oft auch noch den Verstand weitgehend ausschaltet, indem es nur abwehrrelevante Daten überhaupt zur Kenntnis gelangen läßt.

Junge Leute, die ungeduldig den Zustand ihrer Selbstentfremdung, unter dem sie leiden, überwinden *wollen*, neigen vielfach dazu, die eigenen *impulsiven* (d. h. von emotionaler Spannung bestimmten) Regungen mit solcher (angstfrei entspannten) *Spontaneität* zu verwechseln. Das ist ein schwerwiegender Irrtum. Er wirkt sich besonders nachteilig aus, wenn die Betreffenden, wie du es oftmals erleben kannst, gleichzeitig das rationale Denken völlig ablehnen. So zementieren sie den Zustand ihrer Entfremdung durch die Unfähigkeit, ihr Beharren auf dem *Ausleben emotionaler Impulse* als eine vergangenheitsbestimmte Reaktion (nämlich eine Art Trotzreaktion auf einstmals erfahrene Triebunterdrückung) zu erkennen. In dieser Reaktion wird natürlich die Triebblockierung keinesfalls aufgehoben, sondern nur durch impulsive emotionale Spannungslinderung (die ihnen früher vermutlich auch verwehrt war) verschleiert. Damit aber bleibt der Weg zu intuitiv spontanem (also *richtigem*) Reagieren weiterhin verbaut.

«Bösesein» als Ausdruck von Selbstentfremdung

Richtiges Verhalten, als intuitives Reagieren auf die Ganzheit der Gegenwart, setzt natürlich im weitesten Sinne die Fähigkeit des Vertrauens voraus – und zwar *auch* als Zuversicht in richtige Reaktionen des eigenen Körpers: «sich trauen» bedeutet bekanntlich «ohne Angst sein». Dieser Zusammenhang zwischen Vertrauen zu anderen (wie es der Säugling durch die regelmäßige Liebeszuwendung der Mutter erlernt) und dem instinktiven Körpervertrauen spiegelt einerseits die Tatsache, daß auch der Mensch selber ein ganzheitliches Wesen ist. Das Geistige ist hier ebensowenig wie anderswo vom Körperlichen zu trennen. In echtem *Selbstvertrauen* finden sich daher beide Arten von Zutrauen. Andererseits zeugt eine prinzipiell mißtrauische Einstellung zu anderen (und darin begründete Kommunikationsunfähigkeit) ebenso von mangelndem Selbstvertrauen wie auch ein verkrampfter, verspannter Körper. Im Grunde ist ein solcher weitgehend die Folge unablässiger Selbstbeobachtung mit den kritischen Augen des Über-Ichs: Bewege ich mich jetzt richtig? Welchen Eindruck erhalten die anderen («die Erwachsenen») von mir?

Eine lieblose, gleichgültige Erziehung wird beide Tendenzen des Mißtrauens gleichermaßen fördern: nicht nur verhindert sie die Ausbildung der Kommunikationsfähigkeit, sondern sie verkrampft den werdenden Menschen in jeder Hinsicht, seelisch wie körperlich. Indem sie ihn «umdreht», zwingt sie ihm ja eine andere Entwicklung auf, als es der Anlage seines eigentlichen Selbst entspräche. Später wird der Mensch dann fast nur noch abwehrend auf Urschmerz, Angst und Spannung reagieren. Und soviel Anstrengung ihn das auch kosten mag: er wird, auf Grund des Gesetzes der unumschränkten Abwehrpriorität, gar nicht anders können. Ob dabei die Wahl seiner Mittel mit dem gesellschaftlich Anerkannten übereinstimmt oder nicht, wird von mancherlei Faktoren abhängen: von seinen Anlagen und seinen Erfahrungen ebenso wie auch von Geschlecht und Klassenherkunft, und natürlich dem Zufall.

Wen das «Glück» vor solchem Schicksal bewahrt hat, der wird in Situationen wirklicher Entspannung nicht nur wissen, worüber sich Generationen von Philosophen und Moraltheologen vergebens den Kopf zerbrochen haben: worauf es im täglichen Verhalten wirklich ankommt. Er wird dann darüber hinaus auch «falsches» Verhalten, insbesondere das sogenannte «Bösesein», so empfinden, wie es tatsächlich ist: als unglaublich anstrengend, eine Vergewaltigung des jeweiligen eigentlichen Selbst.

Es scheint mir ganz unzweifelhaft, daß niemand je zum Vergnügen «böse» sein kann. Und allen Behauptungen von Gerichtspsychologen zum Trotz: niemand, der in einer bestimmten Situation «böse» handelt, *könnte* «aus freiem Willen» auch anders gehandelt haben – sonst hätte er es nämlich bestimmt getan. Ein Verbrecher erzielt Angstabwehr und Spannungsabfuhr mittels destruktiver Aggressivität, welche anderen schadet, während ein gesetzestreuer Bürger sich zum gleichen Zweck scheinbar harmloserer Mittel bedient. Das aber ist keine Angelegenheit seines Wollens. Es ist vielmehr in der besonderen Natur seines Persönlichen Spannungslindernden Symbol-Systems begründet, das seine Antwort auf frühe Erfahrungen ist und an das er, ebenso wie jeder andere Neurotiker auch, zwanghaft fixiert ist. Mit dieser Bemerkung will ich natürlich kein mögliches Verbrechen entschuldigen, sondern nur betonen, was manchen tabu-verhafteten Psychologen noch immer nicht bekannt zu sein scheint: *Bösesein, in welchem Sinne auch immer, ist eine Krankheit.* Es ist ein wirkliches Leiden, das der Betreffende nur deshalb oft nicht als solches empfindet, weil es ihm die einzige Gelegenheit zu wirksamer Spannungsentlastung bietet.

Das Wesen auch dieser Krankheit ist wohl am zutreffendsten mit dem Begriff «Entfremdung» gekennzeichnet. Ich sagte ja schon, daß dies auf der individuellen Ebene immer bedeutet: sich selbst fremd und also vom natürlichen Menschsein getrennt zu sein. Das heißt auch: als geschichtlich gewordenes Individuum unfähig zu richtigem Handeln und Verhalten. Und: das nicht zu wissen. Zu sagen, daß ein solcher Mensch «seelisch tot» sei, ist in diesem Sinne nicht abwegig.

Die verzeihenden Worte des gekreuzigten Jesus: «sie wissen nicht, was sie tun» scheinen mir auf jeden zuzutreffen, der je einen anderen Menschen peinigt. Ganz sicher leitet ihn dabei kein angeborener «Aggressionstrieb», sondern das *primäre* Bedürfnis nach der Abwehr eines Übermaßes von latenter Angst und Urschmerz. Das PSSS, das persönlichste Mittel zu solcher Abwehr, kann beim Aufbau des dringend benötigten Ersatz-Ichs und der Ableitung unerträglicher Spannung die Bedürfnisse anderer natürlich nicht berücksichtigen. Darüber hinaus bedeutet latente Angst die Blockierung der Fähigkeit des *Fühlens überhaupt*; daher vermag der Betreffende sich mit dem Leiden seiner möglichen Opfer auch nicht zu identifizieren. So wie sein eigenes Selbst ihm fremd bleibt, hat auch der andere für ihn nur Bedeutung als mögliches Objekt zum Gebrauch innerhalb seines Symbol-Systems. Er ist in diesem Sinne für ihn wie ein totes Ding.

Die Verdinglichung anderer in verstandesbestimmtem Helfen

Praktisch das gleiche gilt nun aber auch für Menschen, die das, was wir unter «Bösesein» verstehen, gar nicht zuwege bringen und also niemals «kriminell» werden: für Feiglinge und kleine Unterlassungssünder, Schreibtischtäter, egozentrische Tyrannen und ganz gewöhnliche Opportunisten. Die Übergänge vom einen zum anderen, vom Bürokraten zum Folterknecht, bleiben fließend. Ihre psychische Situation ist prinzipiell die gleiche – nur sind jeweils andere Umstände, vor allem jedoch andersartige persönliche Symbolvorstellungen bestimmend für das jeweilige Tun oder Unterlassen. Die Blockierung des Lebenstriebs bleibt dabei natürlich, nicht zuletzt zum Schaden des Betreffenden selber, ständig wirksam. Sie läßt mit keinem menschlichen Gegenüber eine Identifizierung zu. Da in der frühen Kindheit kein Vertrauen gelernt wurde, ist auch kein intuitives Sich-Hineinversetzen in die Situation eines anderen möglich.

Sympathie oder Mitleid sind also all diesen Menschen im Grunde fremd. Das gilt auch dann, wenn sie in ihrem Tun und Verhalten (vielleicht aus unbewußter Angst vor Bestrafung) andere nicht direkt schädigen. Ihr einziges Mittel, die Situation eines anderen noch irgendwie zu begreifen, ist der Verstand. Doch auch seine Anwendung bleibt bei ihnen beherrscht vom Abwehrbdürfnis, also von unbewußten Vergangenheitsassoziationen und entsprechenden Emotionen.

So ist er hier seiner eigentlichen Funktion, gegenwärtige Wahrnehmungen und diesbezüglich vorhandenes Wissen zu sinnvoller Deutung zu verknüpfen, weitgehend entfremdet. Vielmehr zwingt das Abwehrgesetz ihn, mit absolutem Vorrang für das fortwährende Funktionieren aller abwehrenden und spannungslindernden Mechanismen Sorge zu tragen. Ein mit der gegebenen Wirklichkeit übereinstimmendes Bild ist dem Betreffenden somit kaum zugänglich. Der ausschließlich rational bestimmte Versuch des entfremdeten Menschen, die Situation eines anderen zu erfassen, kann der Wirklichkeit immer nur unvollkommen gerecht werden.

In der Praxis stellt sich der «gesunde» Kommunikationsvorgang etwa folgendermaßen dar:

Ich begreife intuitiv (nicht zuletzt mittels Identifizierung) die gegenwärtige Situation eines anderen Menschen. Das mag eine Notlage sein, wie im Falle von Flüchtlingen, Verfolgten, Gesetzesbrechern aus Not (etwa einer Frau, die ungesetzlich abtreiben möchte) usw. Mein «Mitgefühl» drängt mich spontan dazu, helfen zu wollen. *Dann, als Folge* dieser Ausgangssituation, reflektiere ich diese im umfassenderen Sinn, setze also den Verstand ein. So stelle ich Verbindungen zu anderen erfahrenen Gegebenheiten bzw. erfahrbaren Möglichkeiten her. Ist mir Hilfe möglich? Ist das, was ich tun kann, sinnvoll? Was könnte ich sonst noch tun, herschaffen, wen könnte ich einschalten? Welche Hindernisse sind zu berücksichtigen? – Im Rahmen der so reflektierten Gesamtsituation tue ich dann mein Möglichstes. Das, was mich vielleicht hindert zu helfen, suche ich dem anderen verständlich zu machen, biete ihm alternative Hilfsmöglichkeiten an. Auf jeden Fall bleibe ich, solange er mich braucht, für ihn verfügbar, soweit meine realen Möglichkeiten es zulassen.

Im Gegensatz hierzu der «entfremdete» Vorgang:

Da mir gegenwärtige Erfahrung intuitiv nicht zugänglich wird, vermittelt sich mir die Situation des anderen nur aus Fragmenten sinnlicher Wahrnehmung – als Objekt, d. h. äußerer Gegenstand meiner Betrachtung. Sie läßt mich so gefühlsmäßig kalt. Gedanken und Überlegungen aber stellen sich sofort ein – etwa, daß dies eine vertrackte Situation sei, daß man irgendwelchen Geboten zufolge helfen sollte usw. Muß ich allerdings befürchten, daß Hilfeleistung in dem betreffenden Falle mir selbst (bzw. meiner Abwehr) schaden könne, so werde ich dennoch passiv zusehen, was ihm geschieht. Denn meine Gedanken, auch wenn sie seine Situation betreffen, bleiben ja abstrakt, auf einer unverbindlich irrealen Ebene. Allenfalls aktivieren sie meine Angst, die dann abgewehrt werden muß. Ist nun aber keine Bedrohung meiner Abwehr damit verbunden, so werde ich möglicherweise bereitwillig Hilfe leisten – besonders wenn die Hilfeleistung meine abwehrenden Mechanismen bestätigt – sei es, daß ich dadurch Schuldgefühlen ausweichen kann oder auch, daß es meinem Symbol-Ich («aufopfernder Helfer» oder dergleichen) entspricht. Bei solcher Hilfe bleibt der andere dennoch Objekt. Sie ist entweder rational kalkuliert oder emotional (letztlich also durch die Art meines Symbol-Systems) bestimmt. Er hat in alldem keinerlei Gewähr, daß ich ihn nicht fallen lasse, sowie es für mich brenzlich wird.

Eine echte Sympathie, ein Mitgefühl auf Grund intuitiver Identifikation, kann mit einem Menschen, der so zum Objekt meines Helfens wird, nicht aufkommen. Selbst die Emotionen, die vielleicht ausgelöst werden, sind dann ja nur unbewußte Reaktionen meines Abwehrsystems, keine Gefühle, die sich wirklich *auf ihn* bezögen. Der rationale Prozeß, der dabei mitspielt, ist ebensowenig kommunikativ wie diese emotionale Komponente. Letztlich wird damit der andere jener Art von Entfremdung unterworfen, von der Igor Caruso (im Zusammenhang mit dem Problem der Unterdrükkung) einmal schreibt, sie komme «einem Mord am Menschen gleich, weil sie den Menschen entmenschlicht, verdinglicht» («Soziale Aspekte ...», S. 92). In dieser Hinsicht besteht kaum ein Unterschied zwischen aktivem «Bösesein» (wobei den Objekten meines Symbol-Systems äußerlich sichtbares Leid zugefügt wird) und rein verstandesbestimmtem Verhalten gegenüber anderen. Die negativen Aspekte solchen Handelns sind meist nur weniger sichtbar. In beiden Fällen bleibt die Menschlichkeit auf der Strekke, der andere wird praktisch behandelt wie ein totes Ding.

47 Die Welt als Kosmos stellt ein **Ganzes** und eine **Einheit** dar
indem sich auf irgendeine Weise jedes Phänomen auf jedes andere bezieht
Auch die menschliche Gesellschaft
wird nur als Teil dieser Ganzheit adäquat begriffen

48 Jede lebendige Verbindung beruht auf dem **Austausch von Energie**
Latente Angst als Zustand energetischer Blockierung
ist ein Element der **Trennung** und **Vereinzelung**:
Zerstörung der Ganzheit

49 **Intuition** ist ganzheitliche Wahrnehmung
auf Grund ungehinderten Flusses der Triebenergie:
Offenheit für alle energetischen Schwingungen des Hier und Jetzt
Sie ist dem Intellekt und Willen übergeordnet
und, sofern nicht durch Angst getrübt, unfehlbar

50 **«Richtiges» Verhalten** ist immer dasjenige
welches der jeweils gegebenen **ganzheitlichen** Situation
einschließlich der Bedürfnisse, Ängste und Abwehrhaltungen *aller* Beteiligten
so weitgehend wie möglich Rechnung trägt

51 **«Bösesein»** bedeutet immer eine Vergewaltigung des eigenen Selbst
– ein **Leiden**, das als solches nur deshalb nicht empfunden wird
weil es Spannungsentlastung gewährleistet

52 Rein vom Verstand bestimmtes Verhalten gegenüber anderen
stellt eine Entfremdung oder Verdinglichung der anderen dar
und ist darin dem Bösesein eng verwandt

10. Zeitliches Ich und zeitloses Selbst

Das Ich als Objekt

In der Entfremdung, im Durch-Fremdheit-getrennt-Sein, ist immer eine mögliche Ganzheit zerbrochen. Mit dem Urtrauma der Vereinzelung, im Gewahrwerden des hilflosen Getrenntseins von mütterlicher Wärme und Fürsorge, liegt eben diese Situation auch der Angst letztlich zugrunde. Der Zustand der Trennung bzw. des Geteiltseins stellt aber auch allgemein das Wesensmerkmal der *Dinge* dar. Das Ding existiert, vom jeweils anderen *getrennt* oder *abgeteilt*, ganz für sich. Der Akt, in welchem ich einen anderen Menschen als gänzlich von mir getrennt, quasi zu meinem Gebrauch behandle, ist in diesem Sinne ein Prozeß der *Verdinglichung*. Der andere wird mir «zum Ding gemacht»: ich stelle eine Teilung her, die die Voraussetzung dafür ist, daß er mir überhaupt zum Objekt werden kann – zum *Gegen*stand, der mir nun, einem Ding gleich, fremd *gegenübersteht*. Das heißt dann auch, wie Carusos oben zitierter Ausspruch hervorhebt, daß der so Objektivierte, Verdinglichte *als er selbst* für mich *tot* ist. Dinge «leben» bekanntlich nicht – in dem Sinne, daß ich nicht mit ihnen in intuitive Kommunikation treten kann (und eben daran fehlt es, wenn ich einen Menschen «verdingliche»). Nur auf dem Weg über *Begriffe* vermag ich sie irgendwie zu begreifen. Die aber sind ihrerseits selber leblos, symbolische Abstraktionen aus meiner vergangenen Erfahrung.

In gewissem Sinne gilt dies nun aber auch für das *Ich*, welches ich begreifen kann.[1] Ich kann mich als Körper im Spiegel sehen – das ist nur die äußere Hülle. Sage ich «Ich», so meine ich damit in der Regel mehr: neben dem gewordenen seelisch-körperlichen Organismus insbesondere die Kontinuität meiner bisherigen Erfahrungen, Erinnerungen und gewohnheitsmäßigen Reaktionen. Auch dabei aber handelt es sich notgedrungen um eine Art Verdinglichung, indem das, was ich so von mir begreife, meinem Denken zum Objekt geworden und überdies *in jedem konkreten Falle* immer schon vergangen, also faktisch tot ist.

Der amerikanische Religionsphilosoph Alan Watts hat diese Zusammenhänge in seiner Kritik an der christlichen Theorie recht deutlich dargestellt. Er schreibt:

«Und wir sind tot, weil jeder Mensch sich einzig und allein als seine

1 Der Begriff meint hier nicht das gleiche wie das Freudsche «Ich». Freud meint damit einen Bereich der Psyche, gewissermaßen die seelische Kontrollinstanz, die im Einzelfall etwa auch über die Notwendigkeit von Abwehr entscheidet. Hier dagegen wird darunter allgemein die bewußte Vorstellung von der eigenen Person verstanden.

Vergangenheit betrachtet. Sein ‹Ich›, seine Fortdauer, seine Identität sind nichts anderes als eine Abstraktion seines Gedächtnisses, weil das, was ich von mir weiß, immer das ist, was ich *war*. Dies aber ist nur Spur und Echo, aus dem das Leben gewichen ist» («Mythus und Ritus ...», S. 72).

Vielleicht erinnert dich das jetzt an das «innere Totsein», von dem ich im Zusammenhang mit der Gefühlsblockierung des Neurotikers sprach. Und wirklich rührt dieses ja daher, daß er mit seiner Abwehr ständig auf seine (nicht bewältigte) Vergangenheit reagiert. Solch extremer Vergangenheitsbezug schließt Leben schon dadurch aus, daß er für die Wahrnehmung der Gegenwart keinen Raum läßt. Leben ist, solange es andauert, *immer gegenwärtig*, niemals vergangen.

Hier liegt eine Erklärung für die Schwierigkeiten, die die Wissenschaft mit dem Menschen als Gegenstand der Forschung hat. Auch sie kann sich ja im Grunde nur mit Dingen und Dingbezügen befassen. Indem sie objektiviert und mißt, trennt und teilt sie: damit verdinglicht sie ihren Gegenstand, was immer dies sei. «Die Sprache der Wissenschaft besteht in positiven Feststellungen von Tatsachen: sie ist eine Analyse vergangener Erfahrungen» («Mythus ...», S. 65). Ein lebendiges Ganzes läßt sich als solches überhaupt nicht messen. So muß auch jeder Aspekt des Menschen, den die Wissenschaft untersucht bzw. mißt, erst einmal abgeteilt, vom Ganzen getrennt werden. Herzschlag oder Atemfrequenz sind zwar zum Zeitpunkt ihrer Messung noch Bestandteil des Lebens; doch wenn der Arzt oder Wissenschaftler die Daten dann errechnet, analysiert, miteinander kombiniert usw., sind sie längst unwiderruflich vergangen – nichts mehr als tote Fakten.

Die Welt der Wissenschaft, ihr möglicher Gegenstand, ist also in jedem Falle tot, wie alles als Ding oder Objekt Erkannte. Mit dieser Feststellung möchte ich selbstverständlich nicht die große Bedeutung des wissenschaftlichen Denkens anzweifeln. Die Beschäftigung mit toten Dingen und Tatsachen bringt ja immensen Nutzen: Nur sie kann zu gewissen unentbehrlichen, rationalen Aufschlüssen über das Wesen unserer Umwelt führen. Nur sind daraus eben keine Maßstäbe zu gewinnen für Leben – höchstens für bestimmte, begrenzte Zweckhandlungen, die im Leben angestrebt werden. Das heißt insbesondere auch: keine Verhaltensnormen für das lebendige Selbst.

Das Selbst ist nicht mit jenem begreifbaren Objekt-Ich identisch, von welchem ich reden, über das ich nachdenken kann. Wenn die östlichen Philosophien seit je die Begriffe *Ich* (bzw. Ego) und *Selbst* (manchmal auch: Über-Selbst) scharf voneinander abgrenzen, so hat diese Unterscheidung ihren guten Grund. Das Ich – als Körper plus den Erinnerungen, vergangenen Wahrnehmungen von sich selber und auch unbewußten Ersatz-Ich-Vorstellungen, sowie all den anderen unterschiedlichen, getrennt oder in begrenzter Addition wahrnehmbaren (und meßbaren) Aspekten der Person, die meinen Namen trägt, irgendwie durchdrungen von jenem unwägbaren Element der Identität und Kontinuität: das alles zusammengenommen ist letztlich (was immer an Daten ich dazu im Sinn haben mag) immer nur ein recht unwesentlicher *Teilaspekt* meines eigentlichen Selbst. Es ist jener Teil, welcher der Bemessung unterliegt – und damit, weil immer schon vergangen, nach Watts im Grunde eine Illusion: allenfalls das, was ich irrtümlich für mein Selbst halte. Wie schon gesagt: nur Vergangenes ist überhaupt meßbar; bei jeder Bemessung und entsprechenden Beurteilung bezieht man sich notgedrungen auf vergangene Tatsachen bzw. tote Begriffe.

Bisher habe ich den Begriff des «Selbst» vor allem im Sinne des *genetisch als individuelle Möglichkeit der Entwicklung* im Menschen angelegten Selbstseins angewandt; auch das ist nur ein Teilaspekt des Ganzen. Aber gerade auch dieses so wesentliche Element der noch unverwirklichten Möglichkeiten kann kaum in dem Begriff «Ich» als Realität mit berücksichtigt sein.

Die Vergangenheitsfixierung in der Angst

In jedem Reden oder Nachdenken über mein Ich nehme ich auf Vergangenes, Totes Bezug. Genau solcher Bezug gehört, wie wir gesehen haben, aufs engste auch zum Wesen latenter Angst. Entsprechend trifft auf das zeitliche, objektivierbare, zum Gegenstand machbare Ich zu, was auch Freud über das Ich (in etwas anderem Sinne) sagt: es ist die eigentliche «Stätte der Angst.»

Nicht zuletzt trägt hierzu die Tatsache bei, daß meine Ich-Vorstellung naturgemäß stark von meinen Abwehrtendenzen mitgeprägt ist. Das heißt: der gesamte Angst-Urschmerz-Komplex, der im Unbewußten lagert, bleibt von dem Bewußtsein, das «Ich» sagt, in der Regel gänzlich unberücksichtigt. Statt dessen werden die Ersatzaspekte (das Symbol-Ich und die Charaktermaske in ihrer Wirkung auf andere) mit dem Ich maßgeblich identifiziert. Eben weil diese auf Grund meiner Blockierung erforderlichen Surrogate die *Auseinandersetzung* mit der gefürchteten und verdrängten Vergangenheit verhindern, bleibt diese jedoch beherrschend. Sie stellt buchstäblich ein Gespenst in meinem Innern dar, das zwar tot und in Verwesung begriffen ist, dabei aber doch nicht eigentlich sterben kann, da es ja nie erfahren, nie wirklich erlebt und in kontinuierlichen Bezug zu meiner Lebensidentität gesetzt wurde. Mit ihm aber wächst auch die Angst unterschwellig weiter: der Modergestank des Gespenstes meiner unerlebten Vergangenheit versetzt mich in immer neuen Schrecken, sobald die Abwehr ein wenig nachläßt. Dies führt zu einer ständigen Verstärkung der abwehrenden, vergangenheitsorientierten Aspekte meines Ichs.

Das Problem wird dadurch noch schwieriger, daß der Abwehrende in seinem bekannten Wiederholungszwang dazu neigt, das Gespenst ständig herauszufordern – in einer Art verzweifelter Hoffnung, daß es dadurch weggehen möge. Immer wieder begibt sich der Neurotiker in Situationen, die denen in seiner Vergangenheit ähneln; er braucht sie für seinen Versuch, deren nachträgliche Korrektur zu bewerkstelligen. In seinen Symbol-Partner-Beziehungen sucht er den zürnenden Vater seiner Vergangenheit zu besänftigen, die gleichgültige Mutter zur Liebe zu zwingen usw. – vor allem: sich den eigenen Wert endlich zu beweisen. Was nicht funktionieren *kann*, weil es dabei schließlich immer um den Wert des *vergangenen* Ichs geht. In dieser Beschäftigung vergeudet er jedoch den größten Teil seiner Lebensenergie und versäumt sein Leben.

Solcherart mit Abwehr verbrachte Zeit ist im wörtlichen Sinne «totgeschlagen»: ungelebt ihrerseits in Vergangenheit verwandelt. Der Zeitbezug der Angst läßt sich folgendermaßen formulieren: *Angst ist die ständige zwanghafte Übertragung ungelebter Vergangenheit auf die Zukunft, wodurch die Möglichkeit des Erfahrens von Gegenwart blockiert wird.*

Ich sagte schon, daß dieser Prozeß auch den Preis einer stark reduzierten Wahrnehmung der Wirklichkeit nach sich zieht. Die Schutzbrille, die der Abwehrende für seinen entfremdenden Umgang mit der eigenen Energie benötigt, soll Fühlen (also den persönlichen Gegenwartsbezug) verhindern. Aber gleichzeitig projiziert sie die erinnerten Schreckensbilder des Verdrängten auf das tatsächlich sinnlich Wahrgenommene. Und natürlich, da es sich bei diesen Bildern meist um den strafenden Vater, die lieblose Mutter usw. handelt, vor allem auf die *Personen* der wirklichen Umgebung. Das Ergebnis habe ich bereits an Hand mehrerer Beispiele beschrieben.

Auf diese Weise sind wir wohl alle in gewissem Maße durch Angst an die Vergangenheit und damit an unser unlebendiges, dürftiges, ersatzmäßiges Ich gekettet. Gegenwart und somit Erfahrungen, die uns in unserem Wesen zu berühren und verändern vermögen, erleben wir nur noch in seltenen Ausnahmeaugenblicken. «Glücklicherweise», könntest du beinahe sagen, sorgt die Abwehr dafür, daß wir es in der Regel nicht merken. Und auch unser gesellschaftliches System ist ja so konstruiert, daß es diese Erkenntnis von uns fernhält. Auch dort herrscht, wie ich noch zeigen werde, mit latenter Angst und ihrer Abwehr die Vergangenheit über die Gegenwart, das Tote über das Leben.

Das Selbst und das Ganze

Im Grunde gehört die Kettung an das Vergangenheits-Ich natürlich mit zum eigentlichen Zweck der Abwehr. Durchbreche ich die Abwehrschwelle, um in die Tiefe meines Bewußtseins zu tauchen, so lauert dort die Angst. Sie aber verdeckt, wie gesagt, nicht nur die verdrängten Urschmerzerfahrungen, sondern auch meine eigentlichen, *realen*, triebbestimmten Bedürfnisse und persönlichen Anlagen, die immer wieder frustriert bzw. abgelehnt wurden. Sie sind ein Teil dessen, was den triebenergetischen, nur intuitiv erfahrbaren *Kern meines Ichseins* darstellt: des lebendigen *Selbst*.

Das Selbst, wie es das östliche Denken versteht, ist dem Ich, welches lediglich seine äußere und oberflächliche Erscheinung verkörpert, unvergleichbar. *Sein* Bezug ist *nicht* der zur Vergangenheit und zum vereinzelten Individuum, sondern zur *Gegenwart* und zum *Ganzen*. So kann ich es mir auch nicht zum Objekt machen, sondern mich allenfalls (wenn dies auch immer nur unvollständig gelingt) mit ihm zu identifizieren suchen. Es ist zwar die *individuelle* Äußerung des Lebenstriebs in mir, aber eben darin bin ich Einzelwesen ja mit dem *Leben als Ganzheit verbunden*. Und vermag so in der Annäherung an das Selbst, so weit ich sie vollziehen kann, Gegenwart zu er*fühlen* – d. h. einen sehr konkreten energetischen Bezug zwischen dem eigenen Leben und der jeweiligen Umwelt intuitiv (also nicht durch den Filter der Sinne, sondern weit direkter) wahrzunehmen.

In einer natürlichen, unentfremdeten und dabei durch äußere Gefahren nicht allzusehr bedrohten Umwelt müßte das Leben des Menschen identisch sein mit zunehmender Ver*wirk*lichung («*Wirk*sammachung») der in ihm genetisch angelegten Möglichkeiten. Sie schließen die artspezifischen Anlagen (auf Grund deren etwa ein Kind, ein Vierzigjähriger und ein Greis a priori unterschiedliche Reaktionen aufweisen) ebenso ein wie die individuellen Veranlagungen. Seine «Selbstbehauptung»: die triebgesteuerte, zeitliche Entwicklung auf seinen schließlichen Tod hin, wäre hier zugleich eine Entwicklung in Richtung ständig zunehmender *Selbst-Identität* – eines immer umfassender werdenden Einklangs seiner Erfahrungswirklichkeit (alles im Laufe des Lebens Erfühlten) mit seinen persönlichen Möglichkeiten. Darin würde sich auch das «integrative» Element verwirklichen. In seinem Lebenskern dem Selbst hat er ja immer *teil* am *Leben als solchem* und damit an allen Veränderungen seiner gesamten lebendigen Umwelt.

Anders gesagt: die Lebenstriebenergie, die diesen Wesenskern meiner selbst durchdringt und belebt, erhält mich einerseits «am Leben» und zeigt mir andererseits, in den in ihr wirkenden Triebtendenzen, die Richtung meiner Entwicklung an. Wo Abwehrblockierungen fehlen (dies natürlich ist die Voraussetzung) bzw.: *in dem Maße*, in dem ich von Angst und Abwehr frei bin, steuert sie die unzähligen vegetativen Körperfunktionen unfehlbar (Atmung, Hormonausstoß, Antikörperproduktion usw. usw.), vermittelt sie mir die (in den Genen gespeicherten) «archetypischen», richtungweisenden Symbolvorstellungen und «treibt» mich schließlich auch zur Erfüllung meiner besonderen, individuellen Möglichkeiten. Insofern ist das Selbst *der eigentliche Ort sowohl des Lebens als auch des Erlebens.* Der Ort, wo ich, im Vollbesitz meines gesamten Potentials[2], noch «ganz» oder «heil» bin – und wo die beiden polaren Triebtendenzen wirksam sind, mich in der Erfahrung von Gegenwart sowohl «zu mir» zu führen als auch mit der Lebensganzheit, um mich zu verbinden.

Mit dem Zusammenspiel der beiden konträren Triebtendenzen im Fluß der Lebensenergie ist eine *Ambivalenz* verwirklicht. Ambivalenz bedeutet nach Weil die «Koexistenz von Gegensätzen, die einander widerstreben»[3]. Sie scheint tatsächlich überall im Leben die Voraussetzung für Ganzheit zu sein. Das bedeutet: *Ganzheit umfaßt immer beide einander entgegengesetzten Pole eines Phänomens.* Da verliert dann jede Bestimmung von Gegensätzen wie «individuell-kollektiv», «subjektiv-objektiv» usw. ihren Sinn – möglicherweise also auch «lebendig-tot». Dieser Zusammenhang mag für das alltägliche, einseitig rational bestimmte, das *straighte* Denken (wie Weil es mit einem amerikanischen Ausdruck bezeichnet) recht obskur oder «metaphysisch» klingen. Der «angetörnten», vom Vertrauen auf Intuition bestimmten Betrachtungsweise ist er jedoch seit je geläufig. Und Weil hebt hervor, daß er auch der neueren Naturwissenschaft nicht unbekannt sei: «Moderne Physiker haben diesen paradoxen Dualismus in die subatomare Welt verfolgt, wo sie entdeckten, daß Gebilde wie Elektronen und Photonen sowohl in Form von Wellen als auch als Partikel existieren können, als Energie oder Materie» (S. 115).

Ambivalenz ist zweifellos ein wesentlicher Aspekt des Selbst. Indem ich «getragen» vom Fluß der Lebensenergie, einerseits in vollem Einklang stehe mit der eigenen Körperlichkeit, befinde ich mich darin zugleich in engster fühlender («geistiger») Verbundenheit zu allem anderen Lebendigen, also der Natur als solcher. Nach östlicher Auffassung ist dies der Beziehungspunkt des Menschen zur wirklichen Welt, wo der Gegensatz zwischen dem Individuum und dem Seinsganzen aufgehoben ist. Dieser «Punkt» läßt sich jedoch nicht als eine Art erreichbares Ziel anstreben; er ist in uns vorgegeben als eine *Möglichkeit.* «Verwirklichen» läßt sie sich nur als intensives Erleben, und nur, wo keine willensmäßige Anstrengung im Spiel ist. (Dies ist gemeint, wenn in der Bibel «Erlösung» als Ergebnis allein göttlicher «Gnade» bezeichnet wird.)

2 Der Philosoph Karl Jaspers redet daher, wo er diesen Aspekt des Selbst anspricht, von «*möglicher* Existenz» – zumal die Identifizierung damit eben auch nur jeweils begrenzt Wirklichkeit werden kann.

3 «Erweitertes Bewußtsein», S. 115. Vgl. dazu Haas über die östliche «Grundvorstellung eher kontrastierender als kontradiktorischer Pole» («Östliches und westliches Denken», S. 113ff).

Meist hindert uns die eigene Abwehrblockierung, ebenso wie das Leben in einer entfremdeten Umwelt, uns dieser Zusammenhänge bewußt zu werden. Sie machen jedoch so manches, was uns aufs persönlichste betrifft, erst begreiflich. So vor allem das Wesen der *Liebe*. Ich habe diese bereits andeutungsweise zu definieren versucht als «Offenheit»: Fähigkeit zur uneingeschränkten, angstfreien Hinwendung zum anderen. Dieser andere ist aber nicht eine vereinzelte, sozusagen exklusiv von mir verehrte Person. Auf den ganzheitlichen Aspekt der Liebe weisen alle ernsthaften Überlegungen über das Wesen dieses Phänomens. So auch Erich Fromm:

«Liebe ist in erster Linie nicht Bindung an eine besondere Person; sie ist vielmehr eine Haltung, eine Orientierung des Charakters, die das Verhältnis einer Person zur Welt als Ganzes, nicht aber zu einem einzigen ‹Objekt› der Liebe bestimmt» («Kunst des Liebens», S. 69).

Ich möchte es hier so ausdrücken: In der Liebe verwirklicht sich der Bezug zwischen meinem eigenen Selbst und demjenigen des jeweils anderen. Das bedeutet natürlich uneingeschränkte Offenheit für das, was *in jedem anderen* lebendig ist. Angstfrei im Einklang mit meinem Selbst, kann ich gar nicht anders, als in solcher Offenheit auch dem seinigen intuitiv, fühlend entgegenzukommen.[4] Das bedeutet konkret, daß ich auf seine *realen* Bedürfnisse (also diejenigen, die nicht auf Ersatz, sondern auf mehr Leben zielen) im Rahmen des Möglichen voll eingehe – und andererseits: daß ich ihm auch die Möglichkeit gebe, mich über die Ich-Maske hinaus (oder durch sie hindurch) im Kern meines Wesens zu erreichen.

Natürlich ist klar, daß dies nichts mit dem zu tun hat, was bei uns normalerweise unter «Liebe» verstanden wird. Nicht ganz zu Unrecht ist der Begriff heute so abgewertet, daß viele nur noch darüber witzeln können und vielleicht auch meinen, daß er in einem «seriösen» Buch nichts zu suchen habe. Ich halte aber gerade die Rückbesinnung auf das in der Entfremdung Verlorengegangene für notwendig. Was bei uns für «Liebe» gilt, ist ja allgemein nur deren entfremdeter, schäbiger Ersatz: eine Symbolbeziehung, bei der man im Glücksfall wechselseitig in das PSSS-System des anderen paßt, so daß beide Partner einen Abwehrerfolg erringen. Dabei jedoch verdinglichen sie einander im Grunde, wie gesagt, zum Objekt. Das gilt ganz besonders dort, wo man dem Irrtum unterliegt, es könne nur *den* einzigen Partner für «wahre» Liebe geben (weil eben nur *ein* ganz bestimmt geartetes Objekt wirklich ideal in das eigene System paßt und mir so emotionale Spannungslinderung in der Beziehung gewährleistet). (Vgl. hierzu Kap. 6, S. 100.)

4 Vgl. die Ausführungen über das Therapie-Prinzip des *surrender*, S. 365.

Die Kehrseite davon ist die schon erwähnte Angst der gleichen Personen vor der wirklichen Liebe. Denn das offene, kommunikationsbereite Selbst, das ihnen dort in der Person des Partners gegenüberträte, würde ja einen gewaltigen realen Anspruch an sie bedeuten: eine indirekte Aufforderung, die Abwehrblockierung zu überwinden, die den Zugang zu ihrem Selbst, dem Erfahrungsgrund ihres eigenen Lebens, versperrt hält. Und das darf nicht sein. Gerade ihr Symbol-System, insbesondere die Identifizierung mit ihrem Symbol-Ich und die spannungslindernde Symbol-Sexualität, soll ja das Fühlen von Gegenwart verhüten und ersetzen, damit Urschmerz und Angst abgewehrt bleiben.

Daß dies kein Rat sein soll, nun prinzipiell auf den «idealen» Symbol-Partner zu verzichten, habe ich (in Kap. 6) bereits deutlich gemacht. Ohne Zweifel ist es wünschenswerter, diesen gefunden zu haben, als sein Lebtag mit einem unvollständigen Abwehrsystem herumlaufen zu müssen. Nur so ist ein relativ ausgeglichenes Leben, eine wenn auch begrenzte Offenheit gegenüber der Wirklichkeit in unserer Art von Umwelt überhaupt möglich. Bestimmt wird auch jeder von uns Leute kennen, die tatsächlich recht gut dabei fahren. Vor allem muß eine solche gut funktionierende Symbol-Beziehung eben durchaus nicht in *jeder* Hinsicht neurotisch sein. Kommunikation geht immer gleichzeitig auf mehreren Ebenen vor sich – also *auch* unterhalb der Bewußtseinsschwelle und damit, wenn man Vertrauen zum anderen gefaßt hat, oft *gleichzeitig* auch unterhalb der *Abwehrschwelle*. Allerdings wird dann leider dieser positive Aspekt der Beziehung, der zögernde intuitive Bezug zwischen Selbst und Selbst, häufig vom Bewußtsein nicht akzeptiert – im Alltag liebt man sich lieber «symbolisch» – oder kämpft miteinander.

Aber selbst solch ein Ersatz ist, wo er nicht die eigenen Entfremdungsprobleme vergrößert, sicher noch besser als völliges Alleinsein. Nur darf dabei das Ziel, die Entfremdung zu mindern, also den Ersatz schrittweise zugunsten des Wirklichen abzubauen, nicht ganz aus dem Auge verloren werden.

Von Partnerbeziehungen einmal ganz abgesehen, meine ich eigentlich, daß unter natürlichen Bedingungen, wo kein Symbol-System auf der Erfüllung seiner Ersatzansprüche besteht, einem nicht völlig entfremdeten Menschen die Begegnung mit dem Selbst eines beliebigen anderen nicht schwerfallen müßte. So auch erklärt es sich wohl, daß jahrtausendelang in vielen «primitiven» Gesellschaftsordnungen, in denen schon die Kinder von den Eltern zu Ehepartnern bestimmt wurden, doch «glückliche» Ehen die Regel waren. Grundsätzlich müßte in jeder nichtneurotischen kommunikativen Beziehung wohl eigentlich *immer* eine Art echter Liebe sich verwirklichen. Die Gegenwart, für die ich hier gänzlich offen bin, schließt ja naturgemäß die realen Bedürfnisse des lebendigen anderen ein. Dabei muß die *erotische* Komponente, die bei sich Begegnenden unterschiedlichen Geschlechts zweifellos dazugehört, sicher keineswegs ein Bedürfnis nach sexuellem Kontakt bedeuten! Aber gerade sie aktiviert häufig latente Angst – so daß es Menschen gibt, denen *reale* Begegnungen mit anderen durchaus leichtfallen, wenn es sich nur nicht um mögliche Geschlechtspartner, sondern im Gegenteil möglichst um Angehörige des gleichen Geschlechts handelt.

Wie aber sähe die nichtneurotische *sexuelle* Beziehung aus, die wir uns zum Ziel machen müssen, wenn uns daran liegt, uns je von den Zwängen unserer Abwehrbestimmtheit zu befreien? Ich stelle bedauernd fest, daß ich selber noch nicht soweit bin, da einen erprobten Rat geben zu können. Allerdings kann ich nach mehreren Jahren Primärtherapie dem beipflichten, was Janovs fortgeschrittene Patienten über eine Abnahme sexueller Aktivität, und die gleichzeitige Erfahrung, «daß ihre jetzige Sexualität viel tiefer und befriedigender sei» berichten («Anatomie der Neurose», S. 212). Diese Beobachtung bestätigt zumindest, daß die Rolle der Sexualität bei uns normalerweise völlig falsch eingeschätzt wird. Wo die Angstblockierung durchbrochen ist, der Mensch also fähig wird, sich dem Strömen der Lebenstriebenergie zu überlassen, bedeutet zweifellos auch die sexuelle Vereinigung etwas anderes, als wir in ihr zu sehen gewohnt sind. Wilhelm Reich, der eine «funktionelle Gegensätzlichkeit von Sexualität und Angst» postuliert («Entdeckung des Orgons», S. 188), hat in seinen diesbezüglichen Untersuchungen immer wieder auf diesen Sachverhalt hingewiesen. Insbesondere betont er den gänzlich unwillkürlichen Charakter des «gesunden» Orgasmusvorgangs («Im Orgasmus sind wir nichts als ein zuckender Plasmahaufen») («Entdeckung des Orgons», S. 262). Im folgenden gebe ich einige Auszüge aus seiner «Beschreibung des orgastisch befriedigenden Geschlechtsaktes» (S. 81ff) wieder, die mir besonders charakteristisch erscheinen (es ist empfehlenswert, die gesamte Beschreibung im Zusammenhang nachzulesen). Er sagt dort u. a.:

«Die Aktivität der Frau unterscheidet sich normalerweise in nichts von der des Mannes. Die weitverbreitete Passivität der Frau ist krankhaft ...

... Das Bewußtsein [unmittelbar nach dem Eindringen des Mannes – R. T.] ist völlig auf die Aufnahme der strömenden Lustempfindungen eingestellt; das Ich ist dabei insofern aktiv beteiligt, als es versucht, alle Lustmöglichkeiten auszuschöpfen und eine recht hohe Spannung zu erzielen, ehe der Orgasmus einsetzt. Das geschieht selbstverständlich nicht mittels bewußter Überlegung, sondern spontan ... Nach übereinstimmender Mitteilung potenter Männer und Frauen sind die Lustempfindungen um so stärker, je langsamer und linder die Friktion und je besser sie aufeinander abgestimmt sind. Das setzt auch ein hohes Maß an Fähigkeit voraus, sich mit dem Partner zu identifizieren ...

... Bei fortgesetzter Friktion steigert sich die Erregung stetig ... erfaßt allmählich immer mehr und mehr *den ganzen Körper*, während das Genitale selbst mehr oder weniger gleichmäßig erregt bleibt. Schließlich setzt infolge neuerlicher, gewöhnlich plötzlicher Steigerung der genitalen Erregung die ... *Phase der unwillkürlichen Muskelkontraktionen* ein. *In dieser ist die willkürliche Beherrschung des Ablaufs der Erregung nicht mehr möglich* ...

... Die orgastische Erregung teilt sich dem ganzen Körper mit und bedingt lebhafte *Zuckungen der gesamten Körpermuskulatur* ...

... Ehe der Nullpunkt erreicht ist, klingt die Erregung in sanfter Kurve aus und wird unmittelbar von *wohliger körperlicher und seelischer Entspannung* abgelöst ...»

Reich fügt hinzu:

«... Die klinische Erfahrung lehrt, daß die Menschen infolge der allgemeinen Sexualunterdrückung die Fähigkeit zur letzten *vegetativ unwillkürlichen* Hingabe verloren haben. Ich verstehe unter ‹orgastischer Potenz› gerade dieses letzte, bisher unbekannt gebliebene Stück der Erregbarkeit und Spannungslösung. Die orgastische Potenz bildet die biologische Ur- und Grundfunktion, die der Mensch mit allem Lebendigen gemeinsam hat» (S. 85).

Die letzte Bemerkung scheint mir wichtig, da sie noch einmal hervorhebt, daß im wirklichen Orgasmus, in der Abkehr von jeglichem bewußten Wollen und gänzlicher Hingabe an den Triebenergiefluß, zugleich ein Bezug zur Lebensganzheit verwirklicht ist. Ohne Zweifel müßte das in der liebenden Vereinigung anzustrebende Ziel die Verwirklichung dieses Bezugs einschließen. Grundvoraussetzung ist natürlich ein abwehrfreies, vertrauendes Bejahen sowohl des eigenen Selbst als auch des Partners auf der gleichen Ebene *seines* bzw. ihres Selbst. Aber klingt dieses Ziel nicht ein bißchen nach religiöser Mystik? Wenn du das meinst, so hast du nicht ganz unrecht. Entsprechende Vorwürfe sind in der Tat auch gegen Reich erhoben worden. Ich kann nur beileibe nichts Bedenkliches daran sehen. Entweder ist das Ziel des Geschlechtakts nichts als eine vorübergehende gemeinsame, spannungslindernde Ersatzbefriedigung oder es ist mehr. «Mehr» aber könnte nur heißen: *gegenwärtige Verwirklichung von Liebe* auf der erotischen Ebene.

Im *tantrischen Yoga* wird die sexuelle Vereinigung ausdrücklich als ein Weg zum (in seinem Wesen als «göttlich» empfundenen) Selbst bejaht. Ich zitiere aus «Be Here Now» («Sei jetzt hier»), einem von der «Lama-Foundation» herausgegebenen Buch, an dessen Entstehen der einstige Psychologe Richard Alpert, heute Ram Duss, maßgeblich mitgewirkt hat. Alpert war zusammen mit Tim Leary durch ungewöhnliche LSD-Experimente bekannt geworden, hat jedoch später, nach einer bemerkenswerten «Bekehrung»[5], allen Drogen entsagt.

5 Sie wird in dem gleichen Buch beschrieben.

«Um sexuelle Tantra zu praktizieren, *bedarf es völliger Wahrhaftigkeit und völligen Vertrauens.* Du und dein Partner, beide müßt ihr bewußt begreifen, daß ihr gemeinsam als ein Akt der Läuterung wirksam seid, alle Unreinheiten hinwegzubrennen, um EINS zu werden ... es gibt kein Zurückhalten oder Sich-Weigern, zu akzeptieren, wie es in diesem Augenblick ist.

Es ist vollständig Hier und Jetzt. Alle Phantasien werden miteinander geteilt und ins Hier und Jetzt gebracht. Gedanken müssen offen, ganz offen geteilt werden, bis der Wahnsinn, der die Wollust begleitet, durch die verschwenderische Wärme der Liebe ersetzt ist.

Die Handlung beginnt mit gemeinsamer Meditation ... Langsam entfaltet sich der Tanz, in welchem jeder Atemzug ... jede Berührung ... Bewegung ... sogar jeder Gedanke ... vollständig ausgekostet (leidenschaftlich verstanden) wird von dem einen Bewußtsein, welches ihr jetzt teilt. Ihr beide seid Mann und ihr beide seid Frau ... und es gibt eine Handlung, an der zwei Körper beteiligt sind, aber die Handlung (wie das Klatschen mit zwei Händen) ist eine Einheit, die von einem einzigen Bewußtsein erfahren wird.

Der Körper des Partners wird zum Körper des Ram bzw. der Göttlichen Mutter. Jede Berührung, jeder Kuß ist ein Akt der Hingabe gegenüber diesem heiligen Wesen. Die ganze Erfahrung ist dieser Akt der Anbetung, und der Orgasmus selbst ist nicht mehr von höchster Bedeutung ...» («Be Here Now», S. 48f – meine Übersetzung).

Die Autoren weisen auch auf die Gefahr hin, die darin besteht, sich in trennender, persönlicher Sinnenlust zu verlieren. Und sie betonen, daß sie selber die Methode zur Zeit noch nicht endgültig beherrschten. Kaum einem von uns dürfte es wohl anders gehen – und doch meine ich, müßte es sich lohnen, wenigstens über das hier Beschriebene nachzudenken. Darüber also, was nicht nur Liebe allgemein, sondern auch die liebende sexuelle Vereinigung im besonderen, unter veränderten Bedingungen vielleicht bedeuten *könnte.*[6] Zum wenigsten gäbe uns dies noch einen weiteren Grund mehr, die gegebenen Bedingungen verändern zu wollen.

Die Überwindung der Zeit im Erleben des Jetzt

Das Selbst, wie ich es vorangehend beschrieben habe, ist gewissermaßen der Ort der offenen Begegnung mit dem jeweils anderen, wo individuelle Unterschiede ihren Sinn verlieren und Liebe sich verwirklicht.

In jedem von Abwehrblockierungen freien Bereich ist es dir zugänglich.

6 Eine praktische Hilfe dabei bietet das (an Gestalt, Reich, Bioenergetik orientierte) Übungsbuch «Orgasmus» von J. R. Rosenberg, das auf Wiedererlangen der vollen sexuellen Potenz bei beiden Geschlechtern zielt.

Dort findest du Kraft und Wissen, die aus der Quelle des Lebens stammen. Das sind Tatsachen – Erfahrungen, die Menschen aller Kulturen seit Jahrtausenden geläufig sind. Doch für viele von uns ist daran etwas Rätselhaftes und daher Unheimliches.

Dem angstbestimmten Menschen muß der *Verstand* die Intuition *ersetzen* – dieser jedoch kann an jenen ursprünglichen Punkt nicht vordringen. Entsprechend problematisch ist es daher, diese im Grunde doch recht einfachen Zusammenhänge rational erklären zu wollen.

Hingegen spielt der Begriff des Selbst in der Mystik, vor allem der östlichen Kulturen, eine wichtige Rolle. Er steht hier allgemein für mehr als nur den Kern des Ichseins (mit den individuellen Anlagen und Möglichkeiten). Bezeichnet wird damit ausdrücklich die Quelle *allen* Lebens: *atma*, das reine Bewußtsein oder das *Sein an sich*; verstanden als jenes göttliche Element, welches alles Leben durchdringt. Dabei wird wiederum betont, daß es jedem zugänglich und prinzipiell leicht zu erreichen sei. So schreibt der indische Weise Sri Ramana Maharshi:

«Niemand ist ohne den atma; man steht immer in Verbindung mit ihm ... Er ist der ewige, reine, bewußte Zustand der Freiheit, natürlich und dauernd. Es gibt nichts Neues dabei zu erwerben; man muß nur das Nichtwissen loswerden, das ist alles» («Gespräche», S. 139 u. 140).

Das «Nichtwissen» wird begriffen als der Zustand der Gleichgültigkeit gegenüber dem Selbst: also die in der Abwehrblockierung unvermeidliche Illusion, daß das Objekt-Ich das eigene Wesen ausmache. Wo nur diese Blockierung beseitigt ist, wird der Zugang zum Selbst augenblicklich frei: es «leuchtet» gewissermaßen «auf». Die Befreiung von der Beherrschung durch latente Angst ist mit der Befreiung, wie sie die östlichen Religionen verstehen, weitgehend identisch. Sie aber macht, auch traditioneller Auffassung zufolge, im Grunde den *Sinn unseres Lebens* aus.

Natürlich haben die Naturwissenschaften mit einem Phänomen der Ganzheit, das sich weder teilen noch messen, ja mittels Intellekt oder Willen nicht einmal suchen läßt, ihre Schwierigkeiten – wenngleich manche Entdeckungen der neuen Physik durchaus ähnlich wunderbarer Art sind. Das Selbst jedoch – wie immer ich es mir begrifflich erklären mag: als «erbbedingte Anlage meines eigentlichen Wesens», als «erfahrbarer Bezug zur Lebensenergie in mir» oder auch als «das Göttliche, das sich in mir manifestiert»: dieses Phänomen entzieht sich nun aber sogar der Bemessung durch die Zeit. Es ist seinem Wesen nach notwendigerweise *ewig*.

Das ist allerdings wieder gar nicht so erstaunlich, wie es dir auf den ersten Blick vorkommen mag. Wenn es überhaupt etwas Ewiges, Unsterbliches gibt, dann kann das ja eigentlich nur *das Leben selber* sein. Das Selbst aber ist eben dies: der Lebenskern in mir, die Quelle der Energie, die mich wie alles Lebendige durchdringt, antreibt, erhält und verändert. Ein individuelles Lebewesen geht irgendwann einmal vom Zustand des Lebens in den des Todes ein. Mit der Energie jedoch, *die selber Leben bedeutet*, ist es anders. Nach naturwissenschaftlicher Erkenntnis kann keine Energie je vernichtet werden. Sie kann allenfalls eine Umwandlung erfahren. «Ewig» bedeutet in diesem Zusammenhang nicht «immerwährend», sondern «nichtzeitlich». Hierzu noch ein Zitat – es stammt aus unserem eigenen Kulturkreis, von dem mittelalterlichen Prediger Meister Eckhardt. Vor 700 Jahren gab er folgende Darstellung der energetischen und zugleich zeitlosen Natur des Selbst:

«Ich habe auch noch mehr gesagt, nämlich, daß eine Kraft in der Seele ist, die nicht Zeit noch Fleisch berührt: sie fließt aus dem Geiste und bleibt in dem Geiste und ist ganz und gar geistig ...

Wäre der Geist allezeit mit Gott vereint in dieser Kraft, so könnte der Mensch nicht altern ... Nun seht, dieser Mensch wohnt in einem einzigen Lichte mit Gott; darum ist ihm weder Leiden noch Aufeinanderfolgen, sondern eine gleiche Ewigkeit ... Eine solche göttliche Würde ist in dieser Kraft» («Eckhardt», S. 200 u. 201).

Auf diesen wesentlichen Aspekt, in dem das Selbst sich vom «Ich» unterscheidet, habe ich bereits hingewiesen. Er bedeutet: Es wird immer nur *als Gegenwart* erfahren und *in Erfahren von Gegenwart* zugänglich. Es liegt also, wie Watts vom «erwachten Leben» sagt, «jenseits von Vergangenheit und Zukunft ... – immer offen für den, der ohne Zögern vorangeht, der sich mit dem Augenblick bewegt und nicht in der Vergangenheit aufhält» («Mythus ...», S. 169).

In solcher Gegenwartserfahrung, solcher Bewegung mit dem Augenblick bin ich tatsächlich der Zeit nicht mehr unterworfen. Vielmehr gehe ich ja, teilhabend an ihren Veränderungen, *mit ihr mit*. Sie kann daher für mich nicht eigentlich *vergehen*. Das ist im Grunde nicht schwer zu begreifen: ein Fahrzeug, in dem ich sitze, bewegt sich ja auch, so schnell es immer voranfahren mag, niemals von mir weg. Auf ähnliche Weise ist das Leben in der *Erfahrung ständiger, sich verändernder Gegenwart* «zeitlos»: Da es unter allen zeitbedingten Veränderungen ständig mitgetragen wird, unterliegt es selber nicht mehr der Bemessung durch die Zeit.

Das Sterben reduziert sich aus dieser Sicht auf eine besondere Art von Verwandlung. Wenn du glauben möchtest, mit dem Körper sei nach dem Tode auch «die Seele» nicht mehr existent, so hast du natürlich Gründe dafür. Du unterliegst darin jedoch dem Irrtum, Seele mit individuellem Bewußtsein (dem Objekt-Ich) zu identifizieren. Das Selbst ist aber, wie gesagt, eher ein kollektives Lebensbewußtsein, an welchem ich für die Dauer meines Lebens triebmäßig teilhabe. Im persönlichen Bezug darauf liegt eine Möglichkeit, den Tod sozusagen noch im Leben zu überwinden. Im Grunde ist das, und nichts anderes, die Aussage jeder Religion. Es ist etwas ganz Natürliches. Voraussetzung ist allerdings die Freiheit von Blockierung durch Angst und Abwehr, welche allein dich befähigt, dich fallenzulassen – also *mit* dem Energiestrom zu schwimmen, anstatt gegen ihn.

Ist dem Menschen nun aber die Möglichkeit eines gegenwärtigen Einsseins mit dem Lebenstrieb überhaupt gegeben, so *kann* dieses nur als *ewig* erfahren werden. Die Erfahrung selbst wird zwar in ihrer zeitlichen Dauer begrenzt sein, es ist jedoch eine Erfahrung *von* Zeitlosigkeit.

Zahllose Berichte über *mystische Erfahrung* ebenso wie über Bewußtseinsveränderung durch *Drogen* belegen, daß im Zustand des veränderten Bewußtseins die deutliche und beglückende Empfindung von *Zeitlosigkeit* dem Menschen tatsächlich zugänglich werden kann (vgl. «Erweitertes Bewußtsein», S. 29). Das gleiche gilt für den Augenblick des Orgasmus in der sexuellen Vereinigung. Er stellt vermutlich für die meisten von uns diejenige Erfahrung dar, in der sie sich noch am ehesten ihrem Selbst zu nähern und damit zugleich dem Partner zu öffnen vermögen. Wenn auch vielleicht nur sekundenweise, erreicht sie vor allem hier zuweilen im Alltag ein Abglanz von Zeitlosigkeit, wie ein Licht aus ihrem Inneren, das im Augenblick gemeinsamen Fühlens ihre latente Angst überstrahlt und unwirksam macht.

Die vergehende Zeit teilt, mißt, vereinzelt, zerstückelt jeden Augenblick. Sie «tötet» das Geschehen, indem sie es zu Gewesenem, zur Vergangenheit macht. Wer jedoch in der *Gegenwart* verharrt – konkret: wer jeden Augenblick der Gegenwart neu und vollständig erlebt, ohne an Vergangenem «hängenzubleiben», der nimmt dadurch Teil an der Ewigkeit. «In der Befreiung von der Vergangenheit und damit von der Zeit ganz allgemein» liegt nach Watts das, was auch die Evangelisten als «ewiges Leben» verstehen («Mythus und Ritus ...», S. 245). Im gleichen Sinne schreibt Krishnamurti: «Zu sterben heißt im Geiste vollkommen seiner selbst ledig zu sein, bar seiner täglichen Sehnsüchte, Vergnügungen und Schmerzen ... Freiheit von dem Bekannten ist Tod, und dann leben Sie wirklich» («Einbruch in die Freiheit», S. 69). Alle Meditationstechniken suchen dem Menschen diese Art von Befreiung im Erleben des «gegenwärtigen Augenblicks» zu vermitteln, denn «wenn er eben nur diesen jetzigen Augenblick erblickt, dann gibt es in diesem Augenblick überhaupt keine Begrenzung» («Aktive Meditation», S. 74).

In all diesen Zitaten ist immer wieder die Notwendigkeit angesprochen, vor allem die angstbestimmte emotionale Kettung an die Vergangenheit abzubauen. Erst dann kann ich für das Erfahren des Hier und Jetzt, der zeitlosen Gegenwart offen werden – und damit für jene Gesetzmäßigkeit der Natur, derzufolge alles im Leben einem fortlaufenden Prozeß ständiger Veränderung unterliegt. «Eigentliches Selbstsein» würde mit der Überwindung der Angst bedeuten, diese Gesetzmäßigkeit bewußt zu bejahen. Deren Verneinen, das Sich-Sperren gegen Veränderung ist nichts als Angst vor dem Leben, mit der Folge des Sich-Anklammerns an den Lebens-Ersatz des persönlichen Abwehrsystems. Gekoppelt damit ist, zum ersten, die Erwartung, daß die jeweilige äußere Situation, sobald sie mir nicht genehm ist, *sich* zu meinen Gunsten *verändere* – d. h. zugunsten des verdinglichten, begrenzten, der Bemessung unterworfenen Ichs, mit dem ich mich, mir im Leben zuschauend, irrtümlich identifiziere; und zweitens, mein Unwille, *mich selber* der Situation gemäß zu verändern, wie es «Einssein mit dem Selbst», meinem inneren Bezugspunkt zur lebendigen, *sich ständig verändernden* Natur bedeuten würde.

Das hier Gesagte soll durchaus kein Aufruf zur kritiklosen Anpassung sein. Der Wille, sich im Einklang mit der Wirklichkeit zu verändern, bedeutet nicht kritiklose Anpassung, nicht Resignation angesichts widriger Zustände, die vom Menschen tatsächlich veränderbar sind (wie Kriege, Hungersnöte und gesellschaftliche Konfliktsituationen). Ganz im Gegenteil: die gelassene, dem Leben vertrauende Intuition ist eine Grundvoraussetzung für den Erwerb des Wissens, auf welche Weise solchen Notlagen im Hier und Jetzt wirksam abgeholfen werden kann. (Auch die bahnbrechenden Entdeckungen der Wissenschaft beruhen bekanntlich durchweg auf Intuition.) Die starre, kompromißlose Haltung hingegen, welche die Wirklichkeit, einschließlich anderer Menschen, impulsiv, wenn nicht mit Gewalt so zu verändern sucht, wie es den eigenen Abwehr-Bedürfnissen entspräche, orientiert sich emotional an der Vergangenheit und eben nicht an den tatsächlichen Gegebenheiten. Dem Wesen nach bedeutet solch gewaltsames Verändernwollen immer Widerstand gegen die natürlichen, möglichen und *notwendigen* Veränderungen, die wirklich gegenwartsbezogenes Verhalten erfordern würde. Sie müßten das Überprüfen der eigenen Reaktion ebenso selbstverständlich einschließen wie das Beiseitelegen des Vergangenen. Soweit ich in der Gegenwart stehe, gilt immer, ohne Einschränkung, das ist vor dem gewesen. Die Vergangenheit mag zwar Daten liefern, die ich zur Vervollständigung meiner Erfahrung mit berücksichtigen kann oder muß. Diese jedoch sind immer dem gegenwärtigen Erleben unterzuordnen – nicht umgekehrt. Der Bezug auf die *Zukunft* hingegen ist stets aktuell, insofern diese nichts ist als die uns bevorstehende Veränderung der Gegenwart. Zukunftsbezug kann also sinnvoll nicht heißen: sich vertrösten auf ein fernes Nachher, sondern nur: die Richtung sich abzeichnender Veränderungen erkennen und darauf angemessen reagieren.

Du magst nun einwenden, daß sei alles schön und gut, doch redete ich da, mit meiner Betonung des notwendigen Einklangs mit den Veränderungen der Gegenwart, abstrakt über etwas, das ich selbst wohl kaum uneingeschränkt erfahren haben kann. Daran ist etwas Wahres. Wesentlicher aber scheint mir das Wissen, daß ich, *wie jeder andere auch*, solcher Erfahrung prinzipiell näher kommen kann – ja, daß in diesem Prozeß ein Sinn für mein Leben liegt. Wie ich unsere Lebenswirklichkeit bisher geschildert habe – Angstblockierung, Totsein, abwehrende Ersatzstrukturen allenthalben –, mag dir zu Recht als ein bedrückendes Bild erscheinen. Und dieser Eindruck wird sich in den folgenden Kapiteln noch verstärken, in denen ich das entsprechende Bild der Gesellschaft entwerfe. Angesichts dieser Lage und wenn wir darauf verzichten, uns mit der Hoffnung auf ein utopisches Jenseits zu trösten, wo alles einmal irgendwie besser und schöner sein wird (solche theoretischen Utopien stellen seit je ein beliebtes Mittel zur Abwehr dar), hätten wir allen Grund zu verzweifeln – gäbe es nicht eben doch eine sehr konkrete Hoffnung: trügen wir nicht selber, trotz aller Blockierung, trotz des Tabus, trotz unseres Leugnens und Vorziehens von Ersatz, die *Energiequelle Leben* dennoch in uns.

Das Selbst ist durchaus keine metaphysische Fiktion, wie manche dem Denken des 19. Jahrhunderts verhafteten Vulgärmaterialisten von rechts oder links dir vielleicht noch immer einzureden versuchen. Es ist eine Quelle aktivierender und reagierender Schwingungen, strömender Energie – wie praktisch alles um uns, wie ja selbst die Materie –, nur liegt sie in dir selbst, ist sie dir persönlich dadurch prinzipiell zugänglich. Die einzige Schwierigkeit – hier eben liegt die Problematik latenter Angst! – das zu lösende Problem für jeden einzelnen ist, da konkret wieder heranzugelangen. Aber es ist möglich – wie du sicherlich auch weißt. Kaum jemand, der sich des Problems noch genügend bewußt ist, um ein Buch wie dieses überhaupt aufzuschlagen, wird so blockiert sein, daß er oder sie nicht schon irgendwann einmal selber zumindest eine Ahnung davon erfahren hätte. Wenn auch vielleicht später nichts zurückblieb als die Sehnsucht nach einem realeren, offeneren, spontaneren Leben in unbeschwerter Beziehung zu anderen und größerer Fähigkeit zum fühlenden Erfassen des Augenblicks ... Die Mehrzahl von uns mehr oder minder «Umgedrehten», deren Zugang zu dieser Quelle anderthalb Dutzend oder mehr Jahre lang systematisch zugeschüttet wurde und die noch heute von allen Seiten bedrängt oder bedroht werden, stumm zu bleiben und sich zufriedenzugeben – sie werden bestimmt weit länger als ein paar Monate brauchen, sich da wieder freizuschaufeln. Doch schon die seltenen Momente echten Erlebens als solche zu erkennen und vom Ersatz zu unterscheiden, und dann darauf zu vertrauen, daß das kein Irrtum war: dies immerhin ist bereits der erste Schritt zur Revolution.

Ja, ich meine das ernst. Ich meine tatsächlich: es ist die Wiederentdekkung des Selbst, unserer wahren, auf die Gesamtheit des Kosmos bezogenen menschlichen Natur, die schließlich zur Revolution führen *muß*. Nämlich zu dem unbeirrbaren Willen, die entfremdeten Kerkerstrukturen unserer gesellschaftlichen Ordnung endlich aufzubrechen und durch menschlichere zu ersetzen. Damit wirkliches Leben endlich wieder jedem zugänglich werden kann.

53 Das **Ich** als möglicher Gegenstand der Betrachtung
ist immer *verdinglicht*
es unterliegt der Teilung
definiert sich durch Vergangenes
und ist somit faktisch tot
54 Angst ist die ständige, zwanghafte Übertragung
ungelebter **Vergangenheit** auf die **Zukunft**
wodurch die Möglichkeit des Erfahrens von **Gegenwart** blockiert wird
55 Das **Selbst** ist die zeitlose Quelle allen Lebens
wirksam im Individuum als **triebenergetischer Kern** des Ichseins
in dem artspezifische Anlagen wie individuelle Möglichkeiten
genetisch festgelegt sind
Es ist der Ort des Erlebens von Gegenwart, der Schöpfung, der Liebe
intuitiven Wissens, fühlender Begegnung mit dem Leben im anderen
Hier wirken die Triebtendenzen auf ambivalente Weise
indem sie den einzelnen *zu sich* führen
verbinden sie ihn mit der *Lebensganzheit* und dem *Göttlichen*
56 **Liebe** bedeutet schrankenlose Offenheit
für das lebendige Selbst im jeweils anderen
also: sein Potential zu erkennen, einzugehen auf seine realen Bedürfnisse
und ihm Zugang zu gewähren zum eigenen Selbst
57 **Leben** im Einssein mit dem Selbst: in der **Gegenwart**
im stetig sich verändernden Bezug auf sich wandelnde Wirklichkeit
unterliegt keiner Bemessung durch die Zeit
und ist in diesem Sinne **ewig**

zu allen zeiten
an allen orten
immer auf die eine weise
und immer neu
immer wieder
seit je
unter vielerlei namen
in vielerlei gestalten
über angst und sehnsucht hinweg
ungefragt
immer da
bist du:

Liebe ...

daß wir uns kennen
seit je
dies zu wissen
ist leben

immer wieder

11. Das unerforschte Potential der Lebensenergie

Einige Anschauungen über das Phänomen

Das Phänomen der Lebensenergie, der Quelle des lebendigen Selbst, macht ein paar weitere Betrachtungen erforderlich, die zwar vom Grundthema dieses Buchs – den alltäglicheren Aspekten von Angst und Abwehr – etwas fortführen. Doch auch die scheinbar weniger alltäglichen Manifestationen dieses Phänomens sind für unser Leben durchaus relevant. Es erstaunt daher kaum, daß das Tabu auch hier am Werk ist, die zielgerichtete Beschäftigung damit zu unterbinden. Als Folge ist uns ausgerechnet jene übermächtige, zielbewußte Kraft, die ganz offensichtlich nicht nur das menschliche Einzelwesen, sondern die gesamte Natur durchdringt, antreibt, speist und am Leben erhält, noch immer weit rätselhafter als fast alles andere, was uns umgibt; und gewisse ihrer Manifestationen stoßen immer wieder auf Unglauben.

Seit Jahrtausenden herrschen jedoch in allen Kulturkreisen erstaunlich gleichartige Anschauungen über die besondere Art von Energie, welche den Menschen, wie alles Lebendige, durchströmt. (Zuweilen gipfelten diese in Theorien über das Wesen des Menschen, zu denen auch beweisendes Material gesammelt wurde). Sie spielt als «psychische oder Libido-Energie» auch in den psychologischen Lehren Freuds, Jungs und anderer eine Rolle; ich habe sie hier bisher als (Ur-)Triebenergie oder *Lebensenergie* bezeichnet. Im Sinne unserer Wissenschaft handelt es sich dabei natürlich um eine Hypothese, eine theoretische Annahme. Das bedeutet: gewisse, in der Natur zu beobachtende Phänomene lassen sich nur mit ihrer Hilfe zufriedenstellend erklären, doch wurde ihre Existenz bisher noch nicht wissenschaftlich bewiesen. Die Ursache dafür dürfte allerdings vor allem in der bemerkenswerten Uninteressiertheit unserer tabuverhafteten Wissenschaftler liegen.

Die Lebensenergie ist unter vielen Namen bekannt: bei «Naturvölkern» etwa als «Mana» (in Melanesien), «Imana» (in Zentralafrika) oder «Mungu» (bei den Swahili). Näher mag uns die Vorstellung von «bioplasmatischen Energieströmen» stehen, wie sie der chinesischen Akupunktur-Lehre zugrunde liegt; oder der Begriff des «Prana» aus der indischen Yoga-Lehre, von dem es heißt: «Prana bedeutet Hauch, Atem, Leben, Vitalität, Wind, Energie oder Kraft ... auch ... Seele im Gegensatz zu Körper», und: «Prana im Körper des Individuums (Jivatma) ist ein Teil vom kosmischen Atem des Universellen Geistes (Paramatma)». (Iyengar, «Light on Yoga», S. 44 u. 46 – meine Übers.)

Der westliche Philosoph Henri Bergson gab der Energie den Namen *élan vital*; und der Psychotherapeut Wilhelm Reich bemühte sich in einem bewundernswerten Akt der Durchbrechung des Tabus sogar um ihren wissenschaftlichen Nachweis. Bei ihm heißt sie «Orgon». Er fand sie, wie er schreibt, nicht nur in der Strahlung der Sonne und im menschlichen Organismus wirksam: «Die Orgonenergie ist auch im Erdboden, in der Atmosphäre und am pflanzlichen und tierischen Organismus visuell, thermisch und elektroskopisch nachweisbar» («Entdeckung des Orgons», S. 289).

Und weiter:

«Der lebende Organismus enthält in jeder der Zellen, aus denen er sich zusammensetzt, Orgonenergie und lädt sich mittels der Atmung unausgesetzt orgonotisch aus der Atmosphäre auf» (S. 290).

Angesichts des Tabus ist es nicht erstaunlich, daß dieser Aspekt der Reichschen Forschung, so plausibel er dem Unvoreingenommenen erscheinen muß, von anderen Vertretern seines Wissenschaftszweigs heftig angegriffen wird. Reich selbst wurde in den fünfziger Jahren in den USA, auf Grund seiner Weigerung, die Ergebnisse seiner Forschung als unwissenschaftlich zu widerrufen, gerichtlich verfolgt; seine diesbezüglichen Schriften (insbesondere Band 2 der «Entdeckung des Orgons»: «Der Krebs») wurden nicht nur verboten, sondern tatsächlich verbrannt. Aber auch hierzulande bezeichnete noch 1973 selbst ein aufgeklärter Marxist wie Michael Schneider, der Reich allgemein wohlwollend-kritisch gegenübersteht, «seine biologistische Sexualmystik und ‹Orgontheorie›» als «wissenschaftlich drapierte Wahnvorstellungen» («Neurose und Klassenkampf», S. 67).

Ich selber kann nicht in Anspruch nehmen, die Stichhaltigkeit von Reichs Forschungen nachprüfen zu wollen. Die Wissenschaft jedoch scheint mir aufgerufen, sich mit seiner Theorie endlich ernsthaft auseinanderzusetzen und, wenn ihm bei seinen Experimenten wirklich Fehler unterlaufen sein sollten, ihm diese eindeutig nachzuweisen. Selbst dann wäre die Orgontheorie nicht unbedingt hinfällig. Denn die energetische Bestimmtheit allen Lebens steht wohl außer Zweifel. Dabei halte ich die Auffassung, die «psychische» und «physische» Energie als getrennte Phänomene betrachtet, für ein dualistisches Vorurteil. Im übrigen arbeiten bekanntlich auch Zoologen mit der Annahme einer «instinktspezifischen Energie». Sie soll im Verhalten der Tiere wirksam sein. Warum nicht ebenso beim Menschen? Man weiß ja, daß *in jeder Körperzelle* ein «Wissen» gespeichert ist, wie die Zelle sich unter allen nur denkbaren Bedingungen zu verhalten habe. Dieses Verhalten aber ist dann ein energetisches Problem. – Ganz zu schweigen von der Erneuerung der Lebenskraft, die Sonnenlicht und Sauerstoff bei Menschen, Tieren und Pflanzen eindeutig bewirken. Die Zusammenhänge zwischen diesen und anderen Phänomenen (etwa auch dem der «Libido») zu ergründen: dies müßte doch wohl eines der dringlichsten Anliegen aller Forschung sein. (Die deshalb allerdings nicht erwarten darf, daß ihr je ein konkreter Nachweis etwa des «Selbst» gelingt – ebensowenig wie dies bei der «inneren Uhr» möglich ist – an deren Existenz sogar bei Einzellern dennoch ihre *Wirkungen* keinen Zweifel lassen.)

Einen höchst beachtenswerten Hinweis darauf, daß es sich bei der von Reich erforschten Orgonenergie in der Tat um die gleiche Energie zu handeln scheint, die auch der Akupunktur zugrunde liegt, liefern Experimente des Berliner Forschers Bernd Senf. In diesen wurden durch Orgonbestrahlung bestimmter Akupunkturmeridiane des Körpers erstaunliche Veränderungen und sogar Heilerfolge erzielt.[1] Und schon etliche Jahre vorher gab ein bedeutender Naturwissenschaftler, der Physiker C. F. von Weizsäcker, zu bedenken, «daß der Begriff des Prana mit unserer Physik nicht unvereinbar zu sein braucht. Prana ist räumlich ausgedehnte belebende, also zunächst einmal bewegende Potenz. Die Quantentheorie beschreibt etwas davon nicht völlig Entferntes unter dem Namen der Wahrscheinlichkeitsamplitude ...» («Biologische Basis religiöser Erfahrung», S. 41). Allerdings sagt Weizsäcker dann über die «Erfahrung des Selbst»: «Es ist nach allem Gesagten klar, daß dieser Weg zu gehen, nicht theoretisch zu beschreiben ist» (S. 43). Was hier eindeutig keine Absage an die Notwendigkeit der wissenschaftlichen Erforschung des Phänomens der Lebensenergie sein soll, sondern ein Hinweis auf deren *praktische* Bedeutung für uns.

Es wird Zeit, daß die Vertreter der modernen Wissenschaft sich entschließen, die dualistische Trennung von Materie und Bewußtsein aufzugeben und den energetischen Zusammenhängen in *allen* Bereichen der Natur und des Lebens nachzuspüren. (Diese Problematik wird in dem Buch «Synthese der Wissenschaften» von Dieter Duhm eingehender erörtert.) Für mich persönlich besteht, insbesondere im Hinblick auf eigene langjährige Erfahrungen mit Primärtherapie, kein Zweifel mehr, daß uns das Wiederfinden des Zugangs zu den Möglichkeiten des eigenen Selbst nicht nur eine geistige Kraftquelle eröffnen würde, sondern auch ein gewaltiges Potential an *körperlicher* Energie.

Kundali

Es gibt Belege dafür, daß die Kraftquelle, von der hier die Rede ist, im normalen Alltagsleben tatsächlich, wenn auch nicht durch Willensanstrengung, voll erschlossen werden *kann*. Das obige Zitat von C. F. von Weizsäkker entstammt der Einleitung zu einem Buch des Inders Gopi Krishna[2]. Dieser berichtet in einem anderen Werk, «Kundalini», eingehend über eine Erfahrung, die er am eigenen Leib gemacht haben will. Er beschreibt sie als

1 B. S.: «Wilhelm Reich – Entdecker der Akupunktur-Energie?» In: Akupunktur – Theorie und Praxis, Heft 4/76, Uelzen.

2 «Biologische Basis der Glaubenserfahrung».

buchstäblich umwerfender Art, jedoch nicht als etwas absolut Ungewöhnliches, geschweige «Übersinnliches». Denn in alten indischen Schriften fand er hundertfach Belege für die gleiche Erfahrung und konnte sie daher nach einer Periode zögernder Unsicherheit schließlich als das *Erwachen von Kundalini* (der «Schlangenkraft») deuten. Mit «Kundalini» bezeichnet man in Indien ein psychosomatisches Kraftzentrum, das dort, wie Gopi Krishna schreibt, seit undenklichen Zeiten zum Erlangen einer höheren Bewußtseinsstufe eingesetzt wird und «durch dessen Tätigkeit» nach indischer Überlieferung «die menschliche Entwicklung bisher erfolgt ist» («Biologische Basis», S. 49). Von Weizsäcker, der den Autor persönlich kennt, nennt es «die erschütternde, lebensgefährliche, die ganze Persönlichkeit neu bildende Erfahrung einer jenseitig-diesseitigen Kraft» (S. 8).

In der Tat kann man den Bericht darüber nur mit Erstaunen lesen: er wird auch von v. Weizsäcker in dessen umfangreicher Einleitung zu dem Buch «Biologische Basis religiöser Erfahrung» seitenlang zitiert. Wenn er der Wahrheit entspricht (und von Weizsäcker zweifelt nicht daran), dann handelt es sich hier um eine direkte körperliche Manifestation der Lebensenergie in ihrer vollständigsten Wirkungsform. Sie trug Gopi Krishna zunächst Jahre psychischer Desorientierung und körperlicher Beschwerden ein, die ihn an den Rand des Wahnsinns und des Todes führten, da er nicht wußte, wie er der unheimlichen Erscheinung eines seinen ganzen Körper durchpulsenden «Feuerstroms» begegnen sollte. Schließlich aber bewirkte sie eine erstaunliche physische und psychische Umwandlung: eine körperliche Kräftigung und Verjüngung ebenso wie eine «Metamorphose des inneren Menschen».

Die Erfahrung der erwachenden Kundalini selbst beruht nach Gopi Krishna auf der direkten Wirkung des «Prana», der Lebensenergie im Körper. Deren «biologisches Gegenstück – wie ein Gedanke eine biologische Ergänzung im Gehirn hat –» ist, wie er näher erläutert, nach traditioneller Yoga-Auffassung eine äußerst feine biochemische «Essenz von höchst empfindlicher und sich schnell verflüchtender Natur, die die Nerven aus der sie umgebenden Masse herausziehen ...»:

«Sie zirkuliert im Organismus als antreibende Kraft und Empfindung, vollzieht alle organischen Funktionen des Körpers, wird durchdrungen und durchwirkt von der überintelligenten kosmischen Lebensenergie – Prana –, von der sie ständig beeinflußt wird, wie die empfindliche chemische Schicht einer fotografischen Platte durch das Licht. Die Bezeichnung Prana, die von Meistern des Yoga gebraucht wird, meint beides: die kosmische Lebensenergie und ihren feinen biologischen Leiter im Körper, die unzertrennlich miteinander verbunden sind» («Kundalini», S. 34/35).

Es versteht sich, daß auch die Sexualität als Manifestation der gleichen Energie (auf einer niedrigeren Ebene) gedeutet wird. Das Erreichen des Kundalini-Stadiums jedoch stellt, Gopi Krishna zufolge, ein vorweggenommenes Phänomen dar, auf das die gesamte biologische Entwicklung des Menschen hinsteuert. Es ist dennoch schon seit Jahrhunderten bekannt; ja er bezeichnet es als «das gesuchteste Objekt indischer Forschung in den vergangenen Tausenden von Jahren»:

«Meister auf Meister haben in nicht mißzuverstehenden Begriffen ... das Dasein und die Wirksamkeit dieses wunderbaren psychosomatischen Kraft-Mechanismus in festgelegten Berichten bezeugt und ihn als eine Allwissende und Allmächtige Göttliche Energie angesehen, als den Schöpfer jeder Lebensform im Weltall» («Biologische Basis», S. 76).

Dem Autor geht es mit der Darstellung seiner eigenen Erfahrungen vor allem darum, auch westliche Wissenschaftler zu einer Erforschung des allgemeinen Phänomens anzuregen: Er hält die systematische Untersuchung dieser offenbar im menschlichen Körper gegebenen biochemischen Essenz, «die ohne weiteres in ein psychisches Strahlen von hoher Potenz umgewandelt werden kann» (S. 77), für außerordentlich wichtig.

Der Physiker v. Weizsäcker zeigt sich diesem Vorschlag gegenüber sehr aufgeschlossen. Er setzt sich in seiner Einleitung auch mit den logischen Konsequenzen der geschilderten Erfahrung auseinander. Interessanterweise stößt auch er dabei auf das Problem der Zeit, als das eigentliche «philosophische Rätsel» der Evolution (S. 38). In ähnlichem Sinne hält Gopi Krishna Skeptikern die bemerkenswerte Tatsache entgegen, daß, sogar im Zeitalter des Materialismus, das «Wesen der Materie» selbst noch kaum erforscht worden sei:

«Die Ironie liegt darin, daß ... mächtige(n) Gebäude materialistischen oder agnostischen Denkens aufgebaut wurden, während die Materie selbst noch ein Rätsel war und nichts Positives über die Nervenimpulse, die psychische Energie und die verwirrende Aktivität von Nervensystem und Gehirn bekannt ist» («Biologische Basis», S. 63).

Ich meine, unser Mangel an taktischem Wissen über die Mechanismen, die unser Leben in seinen tiefsten Schichten bestimmen und regulieren, dürfte kein Grund sein, Erscheinungen wie die des Erwachens der Kundalini (auch wenn sie nur selten auftreten mögen) aus einer Betrachtung über das Wesen der Angst auszuklammern. Von besonderem Interesse scheint mir dabei, daß wir in Gopi Krishnas Beschreibung erstaunliche Parallelen zu den Erlebnissen des durchaus ernst zu nehmenden Anthropologen Carlos Castaneda finden, die diesem unter der Anleitung eines indianischen «Zauberers» in Mexiko widerfuhren. Auch in Castanedas Berichten («Die Lehren des Don Juan») ist von seltsamen Leuchterscheinungen die Rede, auch dort wird immer wieder betont, daß die Erweckung der rätselhaften kosmischen Kraft im Menschen für den Unvorbereiteten unter Umständen tödlich sein könnte. (Nicht zuletzt kommt auch in Darstellungen von Drogenerfahrungen zuweilen sehr ähnliches zum Ausdruck.) Zwar erzeugte die konkret gegebene Gefahr und deren Wahrnehmung sowohl bei Gopi Krishna wie auch bei Castaneda jeweils große Angst. Das schließliche Ergebnis war jedoch in beiden Fällen ein allgemeiner Zustand offenbar stark verminderter Angstanfälligkeit (was bedeuten müßte: reduzierter latenter Angst). Hierzu noch einmal Gopi Krishna:

«Im ... wirklich erfolgreichen Fall wird der erzeugte Umwandlungsprozeß jenen erhabenen Zustand bewirken, der den irrenden Sterblichen in überirdische Höhen hebt, in die freudige Nähe der ewigen, alles wissenden bewußten Wirklichkeit ... die sich als verkörpertes Leben in unzähligen Formen um uns herum manifestiert, häßlich und schön, gut und schlecht, weise und töricht, lebensvoll, freudig und leidend» («Kundalini», S. 205/206).

Vielleicht könnte man hier von einer wirklichen *Wiedergeburt* reden; die vorher besprochene Neugeburt zu nichtneurotischem, die Gegenwart bewußt erfahrendem Dasein wäre demgegenüber womöglich nur eine erste Vorstufe. So fremdartig uns das Ganze auch vorkommen mag, scheint es mir doch durchaus denkbar, daß es den Gipfel einer natürlichen menschlichen Entwicklung darstellt, die unter günstigen, «normalen» (d. h. nichtentfremdeten) Bedingungen jedem erreichbar sein könnte. Du wärst jedenfalls schlecht informiert, wenn du es etwa als «östlichen Mystizismus» abtun wolltest. (Interessanterweise berichtet Gopi Krishna, er selbst habe unter der Wirkung der Erfahrung zunächst jedes Interesse an Religion und «übersinnlichen» Dingen verloren.) Im übrigen betont beispielsweise der Orientalist William Haas, gerade das östliche Denken kenne gar keinen Mystizismus im Sinne eines abstrakten Bezugs zu verborgenen übersinnlichen Mächten:

«Was mit diesem Namen bezeichnet wird, ist das natürliche Resultat des östlichen Geistes, der klare Ausdruck seiner *philousia*. Keine seiner hier relevanten Schöpfungen enthält irgend etwas ‹Verborgenes, Unwißbares und Unmeßbares›. Im Gegenteil, sie enthüllen eine allgemeine Abgrenzung einer definitiven Erfahrung, die unter genau bestimmten Bedingungen erreicht werden kann. Diese läßt, wenn einmal erreicht, nichts mehr zu wissen oder zu wünschen übrig» («Östl. u. westl. Denken», S. 122).

Unter den heute herrschenden Bedingungen allgemeiner Entfremdung, die ja eine Erfahrung des Wirkens der Urtrieb- oder Lebensenergie ohnehin kaum zulassen, muß natürlicherweise die Kundalini-Erfahrung eine äußerst seltene Ausnahmeerscheinung bleiben. Doch auch gewisse Erfolge der Primärtherapie, über die Janov berichtet, zeugen von den drastischen Veränderungen, auch körperlicher Art, die eine Befreiung von Angst und Abwehrblockierung bewirken kann. Es handelt sich um so bedeutsame Gesundheits- und Verjüngungserscheinungen, daß Janov die Therapie allen Ernstes mit dem «Jungbrunnen» vergleicht, «nach dem wir immer gesucht haben ... als eine Möglichkeit ... unser Leben um Jahrzehnte zu verlängern» («Anatomie der Neurose», S. 14).

Immer wieder zeigt sich somit, daß *latente Angst als triebenergetische*

Blockierung uns um unser Leben auch im konkretesten biophysischen Sinne betrügt. Es wäre sicher ein wichtiger Schritt zur Überwindung der Bedrohung durch sie, auch auf der gesellschaftlichen Ebene, wenn wir beginnen würden, uns wieder an die Existenz des seit Jahrtausenden bekannten Kraftreservoirs zu erinnern. Letztlich weist dieses uns ein Ziel, das der angestrebten Aufhebung der Entfremdung einen sehr konkreten Sinn in *jedem*, nicht nur dem persönlichen Bereich verleihen könnte.

Psi-Phänomene und ihre Erforschung

Weit davon entfernt, der Anregung von Weizsäckers und Gopi Krishnas zu folgen, ist die Wissenschaft bis heute noch immer nur auf einem einzigen, begrenzten Spezialgebiet (dessen Anerkennung als «Wissenschaft» zudem noch umstritten ist) mit der Erforschung biopsychischer Energie beschäftigt. Auch bei Gopi Krishna trat im Zusammenhang mit seiner «Wiedergeburt» ein besonders rätselhaftes Phänomen auf, das diesmal allerdings durchaus «okkult» anmutet: Er «hörte» Gedichte in fremden, ihm zum Teil unbekannten Sprachen (wie Deutsch oder Italienisch) und schrieb sie auf.[4] Mit solchen und ähnlichen, in ihrem Sinn nicht zu deutenden Erscheinungen befaßt sich die relativ junge Disziplin der sogenannten *Parapsychologie*, kurz: Psi-Forschung. Sie wird heute in vielen Ostblockstaaten, aber ebenso in den USA, mit offenbar beträchtlichem Aufwand betrieben.

Das Ergebnis auch dieser Bemühungen hat längst zu dem Schluß geführt, daß eine außerordentlich starke, sonst bisher unerforschte Energie in uns wirksam ist. Sie ist offenbar imstande, bei bestimmten Menschen unter bestimmten Umständen sogar Raum und Zeit zu überbrücken. Die bekanntesten Beispiele für ihre «parapsychischen» Wirkungen sind *Telepathie* (Gedankenlesen) und *Clairvoyance* (das Hellsehen). Beides kann anscheinend, wie verschiedentlich getestet wurde, auch «normalen» Menschen zu einem gewissen Grade antrainiert werden. Auch vielfältige andere Wirkungen dieser Energie, wie eine außergewöhnliche Heilkraft oder die Beeinflussung des Wachstums von Pflanzen, scheinen verbürgt zu sein. Für unser Thema von besonderem Interesse ist das Werk des amerikanischen Parapsychologen David Thomson, der ein elektromagnetisches Aufzeichnungsgerät für die energetischen Kraftfelder entwickelte, von denen, der Psi-Forschung zufolge, lebendige Wesen umgeben sind. Thomsons Experimente zeigten, daß die «Kraftfelder von Menschen ... sofort Furcht, Aggression, Panik oder Freundlichkeit bei anderen Personen» fühlten

4 Kundalini, Kap. XVI, S. 170ff. Siehe auch «Biologische Basis», S. 23. Von Weizsäcker gibt hier einen Textauszug aus dem Gopi Krishna «diktierten» deutschen Gedicht wieder.

(«Psi», S. 346). Möglicherweise handelt es sich hier um einen experimentellen Nachweis intuitiver Wahrnehmung. Daß bei dieser eine «übersinnliche», im Sinne von: physikalisch nicht meßbare, Kraft im Spiel sei, scheint mir in der Tat unwahrscheinlicher als die Annahme einer direkten (möglicherweise «orgon»-)energetischen Beeinflussung, ob nun über andere Sinne (Blicke, die Haut etc.) oder allgemein als «Ausstrahlung».

Auf die vielfältigen Experimente und Ergebnisse der Psi-Forschung brauche ich hier wohl im einzelnen nicht einzugehen. Du kannst sie in dem Buch «Psi», dem das obige Zitat entstammt, nachlesen.[5] Wissenschaftliche Daten über den Lebenstrieb haben ja sowieso nur theoretische Bedeutung. Wichtiger als die Frage, ob einzelne Behauptungen über Psi «wahr» sind oder nicht, wäre für den Lebenden eine persönliche Erfahrung von dem Wirken dieser Energie als dem Lebensganzen in ihm selbst. Trotzdem bleibt interessant, daß in der Parapsychologie einmal von ganz anderer Seite bemerkenswerte Hinweise auf jene mächtige Triebkraft geliefert werden. Darunter finden sich auch Daten, die ihr einzigartiges und daher für uns so rätselhaftes Wesen zu bestätigen scheinen: so dürfte sie wohl die einzige Erscheinung des Universums sein, die nicht den Gesetzen von Zeit und Raum unterworfen ist. Ich brauche kaum zu erwähnen, daß nach Gopi Krishna bei all den betreffenden Phänomenen die gleiche Energie am Werk ist, wie er sie selber körperlich erfuhr:

«Medien und alle diejenigen, die die Kraft des Hellsehens, des Gedankenlesens, der Vorhersage und ähnliche übernatürliche Fähigkeiten besitzen, verdanken ihre überraschenden Gaben der Wirksamkeit einer erwachten Kundalini, die in begrenzter Weise im Kopf tätig ist, ohne das höchste Zentrum zu erreichen, aus dem allein sie das ganze Bewußtsein umwandelt» («Kundalini», S. 46).

Daß andere Wissenschaftszweige auch die Ergebnisse der Psi-Forschung noch irgendwo aufgegriffen haben, kann dich wenig erstaunen, wenn du dir nochmals vor Augen führst, welchen Platz die Wissenschaft allgemein in unserer gesellschaftlichen Ordnung einnimmt. Im Grunde läge natürlich eine Beschäftigung damit auch in anderen Disziplinen (wären sie wirklich vorurteilsfrei) recht nahe. Das dürfte, wie auch von Weizsäcker erkennen läßt, vor allem etwa für die Physik gelten – befaßt sich diese doch u. a. mit den vielfachen Arten der Übertragung von Energie durch Strahlung, ob es sich dabei um elektromagnetische, Radiowellen-, Nuklear-, Licht-, Röntgen-, Alpha- oder sonstige Strahlung handelt. Strahlen sind das, was die Erscheinungen der materiellen Welt in Beziehung setzt. Ohne sie gäbe es auch keine Wahrnehmung von Materie; sie sind in diesem Sinne primär, unentbehrliche Mittler. Sie setzen Beziehungen und bewirken schon allein

5 Siehe darüber auch Eberhard Bauer (Hg.): «Psi und Psyche. Neue Forschungen zur Parapsychologie». Stuttgart, 1974.

dadurch Veränderungen. Ja, sogar Materie läßt sich in Strahlung umwandeln.

Aber ausgerechnet diejenige Art von Strahlung, welche die menschliche Erfahrung am direktesten berührt, ja, dieser vermutlich zugrunde liegt, wird von der Forschung kaum ernstgenommen. Die einzelnen Naturwissenschaften, die den Ganzheitszusammenhang ihrer Forschungsgebiete längst aus dem Auge verloren haben, scheinen sich jeweils für nicht zuständig zu halten. (Im Gegensatz hierzu bezieht die Umgangssprache das Phänomen der Strahlung in vielen Variationen auf den Menschen: «er strahlte», «sie hat eine starke Ausstrahlung», «wir liegen auf der gleichen Wellenlänge» heißt es da etwa.) Dabei liegt doch in diesem Aspekt des Lebens wohl das Grundproblem aller Existenz verborgen – die Frage: «*Was ist das überhaupt – Leben?*»

Dieses Problem wird selbst von der isolierten und noch immer etwas anrüchigen Spezialwissenschaft, welcher man die Erforschung des Phänomens bisher als einziger überläßt, allenfalls am Rande berührt. Ihre Zielsetzung scheint mir allgemein höchst zweifelhaft. Natürlich liegt es auch ihr völlig fern, das Tabu erschüttern zu wollen. So dient sie im wesentlichen ganz und gar nicht der Überwindung von Angst und Entfremdung, sondern dem genauen Gegenteil. In den USA ebenso wie in den Ostblockstaaten wird sie offenbar vor allem mit dem Ziel betrieben, wenn irgend möglich, die «Psi»-Energie für destruktive, militärische Zwecke nutzbar zu machen. Ein weiteres, und ein überaus bedrohliches, Beispiel dafür, wie durch Angst-Abwehr tatsächlich *jede* an sich sinnvolle Tätigkeit in ihr potentielles Gegenteil pervertiert wird.

58 Wirkliche «**Wiedergeburt**» scheint zu bedeuten
Eröffnung des Zugangs zu dem inneren *Energie*reservoir
das Angst und Abwehr verschlossen hielten
Im Zusammenhang damit
sind intensive körperliche und geistige Erschütterungen zu erwarten
deren Durchleben jedoch auch eine *körperliche*
Stärkung und Erneuerung bewirken müßte

12. Die Auseinandersetzung mit dem Bösen der Vergangenheit

Unterschiedlicher Vergangenheitsbezug in Reue und Schuldgefühl

«Eigentlich», so könntest du jetzt sagen, «ist das ja eine bequeme Sache, wenn man sein Lebensenergiepotential voll im Hier und Jetzt nutzt, ohne sich an die Vergangenheit zu ketten. Ich brauche mir dann über frühere Verfehlungen nicht mehr den Kopf zu zerbrechen. Und wenn ‹Bösesein› nur eine besondere Ausprägung der ‹Krankheit Entfremdung› ist, bin ich sowieso entschuldigt.» – Wenn dies nicht der Sinn des bisher Gesagten sein sollte – wie war es dann gemeint?

Die hier ausgedrückte Haltung verwechselt Bewältigung mit Verdrängung. In Wahrheit bedeutet das Bestreben, sich vom Verhaftetsein an Vergangenes zu lösen, keinesfalls die Ablehnung oder Ignorierung dieses Vergangenen. Ganz im Gegenteil: Es ist ja gerade die Angstblockierung, in der mit der Aufrechterhaltung der Verdrängung das Vergangene abgelehnt wird. Dieses kann so nie zu *Erfahrung* werden, d. h. es wird nie in Bezug gesetzt zu meiner Identität als der gegenwärtigen Summe all meiner bisherigen Erfahrungen. Eben deshalb fährt es fort, mich zu bedrängen und verhindert so meine kontinuierliche Entwicklung wie auch das *Fühlen von Gegenwart allgemein*.

Im Gegensatz hierzu würde im *Anerkennen des Gewesenen* ein Versuch gemacht, diese Blockierung wenigstens auf der *bewußten* Ebene zu durchbrechen. Dies ist die Voraussetzung für die Bewältigung vergangenen Fehlverhaltens. Ein solches Bejahen des eigenen Verhaltens in der Vergangenheit, *obwohl* es als *falsch* erkannt wurde: eben das ist es, was das Christentum traditionsgemäß unter *Reue* versteht und für so notwendig zur «Rettung der Seele» hält. In der modernen Psychotherapie wird eine ähnliche Haltung zum Prinzip erhoben. In der Primärtherapie etwa soll das *Fühlen* des vergangenen Schmerzes davon befreien. – Der in der Reue zu fühlende Schmerz ist der über das eigene Unrecht, den eigenen Irrtum, die eigene Fühllosigkeit und Selbstentfremdung. Also *richtige*, *vollständige* und *fühlende* Erkenntnis des Gewesenen.

Der selbstentfremdete, blockierte Neurotiker setzt sein vergangenes falsches Handeln auch nachträglich nicht in Bezug zum eigenen Wesen. Er ist zur *Reue* nicht fähig, weil sein *Schuldgefühl* zu stark ist. Deshalb muß er *sich* zu *ent*schuldigen suchen – und tut es, indem er die Schuld auf andere oder auf die Umstände abschiebt, wenn nicht das Ganze einfach «vergißt». Hier zeigt sich das Wesen des Schuldgefühls: es ist ein *steriler Bezug auf tote Vergangenheit, in welchem diese Angst weiter verdrängt wird.* Aus Angst vielleicht vor den negativen Konsequenzen eigenen Handelns: konkreter oder göttlicher Bestrafung – vielleicht auch «nur» vor dem Urschmerz, der mit Strafangst verknüpft ist, bzw. vor dem Tadel des Über-Ichs. Vielfach jedoch, in den zahlreichen Fällen, wo tatsächlich gar kein Unrecht verübt wurde: aus bloßer Angst vor dem triebbestimmten, natürlichen *Selbstsein*. Da dessen Äußerungen in der Kindheit mißbilligt wurden, kann es auch später nur als schuldhaft empfunden werden.[1]

«Schuldgefühl» hat also mit gegenwartsbezogenem *Fühlen* überhaupt nichts zu tun. Es stellt eine besondere Art der verdrängenden, zwanghaften und im Grunde sinnlosen emotionalen Beschäftigung mit der eigenen Vergangenheit dar. Zudem wirkt es in der kommunikativen Praxis außerordentlich zerstörerisch. Es führt leicht dazu, daß du hinter jeder kritischen Äußerung nur Anklagen und Vorwürfe witterst und diesen nur begegnen zu können glaubst, indem du dich verteidigst. Dabei kannst du auf das Vorgetragene natürlich nicht mehr eingehen, wirst im Gegenteil häufig selber in emotionaler Erregung mit Anklagen reagieren, gewissermaßen, um das Gleichgewicht wiederherzustellen («so schlimm wie ich bist du längst auch»). Oder du wirst das Gespräch trotzig beenden («ich bin nun mal schlecht, du wirst mich nicht bessern»). In beiden Fällen ist dann jede Möglichkeit weiterer Kommunikation beendet.

Dieser Art der ständigen zerstörerischen Beschäftigung mit der eigenen Vergangenheit kann nur derjenige schließlich entgehen, der sich dieser Vergangenheit wirklich stellt, und zwar in dem Sinne, daß er sein vergangenes Tun mit allen, auch den negativen, Konsequenzen als Bestandteil seines *jetzt andauernden* Lebens akzeptiert. Dadurch fügt er es in den Gesamtzusammenhang seiner Erfahrungen ein. Nur so kann er je «frei» werden von der Last des Gewesenen. Dem «reuigen Sünder», heißt es bekanntlich in der Sprache der Bibel, wird alle Schuld vergeben. Aber auch der *Buddhismus* betont diese Notwendigkeit, obwohl doch dort der Begriff der Schuld längst nicht die zentrale Bedeutung hat wie im Christentum. So schreibt der buddhistische Abt Tschögyam Trungpa über den *Bodhisattva* – das ist der Mensch, der zum Leben «erwachen» will, der also den Zugang zum Selbst im Leben sucht: er «bejaht die negativen Dinge (Begierde, Leidenschaften und anderes) und nimmt sie an. Nun weiß er, daß er wirklich alle diese fürchterlichen Dinge in sich trägt, und wenn es auch sehr schwer ist, arbeitet er weiter mit ihnen ... Wenn aber die Zeit reif ist und er alle diese ... negativen Dinge erforscht hat, dann behält er sie nicht mehr, sondern benutzt sie als Dünger. So entsteht aus diesen unsauberen Dingen der Samen, der die geistige Erfahrung ist» («Aktive Meditation», S. 34).

Genau das bewußte Akzeptieren der im Unbewußten herrschenden negativen Vergangenheit soll also zu deren Überwindung führen. Und mehr:

1 Wie schon mehrfach angedeutet, ist latente Angst unfehlbar mit der (oft stark verdrängten) Empfindung *persönlicher Unzulänglichkeit* verknüpft.

es soll zu einem Mittel der Befreiung werden, indem dadurch die Fähigkeit zur vollständigen Erfahrung von Gegenwart wiedererweckt werden soll.[2]

Schuldgefühl bewirkt nichts dergleichen. Eher verstärkt es noch die Vergangenheitsblockierung und verhilft so dem Verdrängten erst recht dazu, gespenstergleich weiterhin das Leben zu beherrschen. Diese Wirkung des schuldhaft Verdrängten findet in den Symbolvorstellungen des Mythos seit Jahrtausenden ihren Ausdruck. Es ist nur der *reuige* Sünder, der die Macht von Dämonen, Teufeln, Erinnyen und anderen Wesen der Unterwelt nicht zu fürchten braucht.

Die Wirklichkeit des Dämonischen

Tatsächlich sind die mythischen Geistwesen von einer ähnlich erstarrten Wirklichkeit wie das rollenbefangene Ich hinter der Charaktermaske oder wie die vielen anderen Ersatz-Symbole, von denen noch die Rede sein wird. Gespenstisch tot, sind es doch Mächte, mit denen im Alltag beständig gerechnet werden muß. Als Schreckenssymbole treten sie häufig in Alpträumen, psychotischen Wahnvorstellungen oder auf durch Drogen ausgelösten «Horrortrips» hervor. Die Behauptung, bei solchen Erscheinungen handle es sich nur um irreale Bilder, ist für den durch sie Geängstigten barer Hohn. Hinter all diesen Symbolen verbirgt sich die ganze konkrete Wirklichkeit des aus Angst ins Unbewußte, in die Unterwelt der eigenen Seele Verdrängten: Urschmerz ebenso wie unbereute wirkliche Schuld. Von Teufeln oder Dämonen «besessen» zu sein ist, so gesehen, wohl auch heute nichts Ungewöhnliches. Was einen in solcher Lage peinigt und ängstigt, ist im Grunde immer die eigene unbewältigte Vergangenheit: in sehr realem Sinne kann sie weder leben noch sterben und bleibt so eine Quelle ständigen Schreckens.

Auch die körperliche Gesundheit wird, wie Wissenschaftler neuerlich immer wieder betonen, von den angsterregenden Mächten des Unbewußten akut bedroht. Der Arzt und Drogenforscher Andrew Weil sieht darin den Grund für viele Krankheiten über die wohlbekannten psychosomatischen Störungen hinaus, insbesondere auch für das Versagen des Immunsystems bei Virusinfektionen und dergleichen. Das Unbewußte richtet hier «seine Energien nach unten ... weil ihm der Zugang zum Bewußtsein versperrt ist». Weil fährt fort:

«Die Gründe für dieses Verschließen von oben sind allen Freudianern bekannt. Das Unbewußte, allen voran seine ihm innewohnenden vitalen Funktionen, wird der Aufbewahrungsort für alles, was bei dem sich ent-

2 Mit dem Einüben in solches Akzeptieren muß meines Erachtens auch jede tiefergreifende Therapie beginnen. Hierzu siehe Kap. 21, S. 364ff.

wickelnden Ich Angst erzeugt. Demzufolge versucht das Ich alle Kommunikationskanäle zu blockieren, um Ängste nicht ins Bewußtsein dringen zu lassen. Wenn wir nie lernen, die Kanäle zu öffnen, indem wir unseren Geist vom Normalbewußtsein zu lösen ... verurteilen wir uns selbst zu Krankheit und Tod» («Erweitertes Bewußtsein», S. 125).

Diese Ausführungen treffen sich mit der auch von Janov vertretenen Ansicht, daß zahlreiche durchaus ernste Krankheiten in der aus der Unterdrückung von Urschmerz resultierenden Spannung gründen. Wie Janov, bezugnehmend auf Forschungsergebnisse, die auf einer Tagung der New Yorker Akademie der Wissenschaften publik wurden, berichtet, gehört sogar Krebs dazu.[3] Unter körperlichen Beschwerden, die durch Primärtherapie nachließen oder verschwanden, zählt er an anderer Stelle auf:

«Hoher Blutdruck, hohe Pulsfrequenz, Arthritis, Schilddrüsenunterfunktion, chronische Verstopfung, Kopfschmerzen, Allergien, Rückenschmerzen, Dickdarmentzündung, Magengeschwüre, Schwindel, Alkoholismus, Schmerzkrämpfe bei der Menstruation, Hämorrhoiden, Bauchschmerzen, Brechreiz und Zähneknirschen» («Anatomie der Neurose», S. 205).

Sehen wir in Teufeln und Dämonen die Verkörperung des sehr realen Phänomens verdrängter Ängste und Urschmerzen[4], so finden wir in der uralten abergläubischen Vorstellung, derzufolge Krankheiten prinzipiell von dämonischer Einwirkung herrührten, im Grunde keinen Widerspruch zu diesen neuesten Erkenntnissen. Doch muß man natürlich dazu sagen, daß in damaliger Zeit das Gewußte eben falsch interpretiert und die Symbole mit der Wirklichkeit verwechselt wurden. Das Ergebnis ist mit Sicherheit mehr Schaden als Nutzen gewesen.

Allgemein scheint es mir naheliegend, mit C. G. Jung in mythologischen Vorstellungen Ausprägungen der «Archetypen» zu sehen, in denen sich Wissen über das Wesen der Natur und des Menschen intuitiv vermittelt. Womöglich unterliegt ursprünglich dem antiken Glauben, Hexen und Zauberei seien am wirksamsten durch Verbrennen unschädlich zu machen, die in diesem Sinne zutreffende Erkenntnis, daß das «Dämonische» *im Lichte des Bewußtseins*, also bei Aufhebung der Verdrängung und Überwindung der Angst, seine Macht verliert. Recht aufgeklärt reflektiert diesen Zusammenhang bereits das «Tibetanische Totenbuch». Interessant ist

3 «Urschrei», S. 132 – eine weitere Bestätigung von Reichs (bereits in «Der Krebs» vorgetragener) Auffassung, daß diese Krankheit mit der Blockierung des Lebensenergie-Flusses (Reich spricht auch von «Sexualstau») zusammenhängt. Zu der allgemeinen Thematik vgl. auch Mitscherlich in «Krankheit als Konflikt»; etwa Bd. I, S. 12f.

4 Auch Freud sieht in den Dämonen «böse, verworfene Wünsche, Abkömmlinge abgewiesener, verdrängter Triebregungen» (GW XIII, S. 318).

die Auffassung des amerikanischen Drogenforschers Tim Leary, der diesen Text, in welchem überlieferte Rituale des tibetanischen Buddhismus niedergelegt sind, als eine Darstellung von «Tod und Wiedergeburt des Ichs und nicht des Körpers» interpretiert, wie sie auch unter dem Einfluß von Drogen wie LSD erfahren würden.[5] Es heißt darin als Anleitung, wie der Sterbende den Erscheinungen bestimmter Gottheiten begegnen solle, etwa folgendermaßen:

«O Edelgeborener, was auch für schreckliche und erschreckende Visionen du sehen magst, erkenne sie als deine eigenen Gedankenformen ...

Auch die (Körper des) Todesgottes sind Emanationen der Strahlungen deines eigenen Intellekts; sie bestehen nicht aus Stoff ... außerhalb ... existieren die Friedlichen und Zornigen, die Bluttrinkenden, die Verschiedenköpfigen, die Regenbogenlichter, die erschreckenden Formen des Todesgottes in Wirklichkeit nicht: darüber gibt es keinen Zweifel. Wenn man somit dieses weiß, verschwinden von selber alle Furcht und Schrecken, man verschmilzt in den Zustand der Ver-ein-ung, und Buddhaschaft wird erreicht» («Tibetanisches Totenbuch», Abschnitt über die Visionen des «vierzehnten Tages»).

Das bedeutet: Indem man sie in heller Bewußtheit angstlos akzeptiert, zerstört man die Macht auch der schrecklichsten Visionen und Ängste. So wird man von der dämonischen Vergangenheit, der sie entstammen, erlöst. Ungezählte Mythen, Sagen und Dichtungen aus allen Zeiten drücken diese Erkenntnis aus; nicht zuletzt beruht auf ihr auch die psychoanalytische Methode. Das Schuldgefühl gehört, als zwanghafte Besessenheit von Schuldvorstellungen, gleichfalls zu den besagten höllischen Mächten. Hingegen werden durch Reue die über eine schlimme Tat erzürnten Gottheiten letztlich versöhnt. Lange vor dem Christentum hat der griechische Dramatiker Sophokles dies höchst eindrucksvoll am Schicksal des Ödipus dichterisch veranschaulicht.

Sünde, Verdammnis und «Erlösung»

Die Kettung an seine unerlebte Vergangenheit hindert den Neurotiker daran, sich zu verändern. Dem Bedürfnis nach Abwehr und darin den Ansprüchen seines Symbol-Systems weitgehend unterworfen und so abgeschnitten von der Intuition, kann er auch die ständigen Veränderungen der Wirklichkeit nicht richtig wahrnehmen. Er *verfehlt* also die Wahrheit. Dies ist, wie Watts hervorhebt, die eigentliche Bedeutung des Begriffs «Verfehlung». In der Ausrichtung nach rückwärts und auf das Objekt-Ich wird das Lebensziel, «der zeitlose, ewige Augenblick, der unser wirkliches Leben ausmacht» («Mythus ...», S. 105), buchstäblich verfehlt: jenes Ziel (wie ich

5 «Psychedelische Erfahrung», Allgemeine Einleitung, S. 14.

es formulieren würde) des allmählichen Einswerdens mit dem Selbst durch reifendes Wachsen, im Bezug auf andere und im Einklang mit den Veränderungen der Gegenwart.

In diesem Zusammenhang betrachtet, können wir den Begriff «Sünde» dem der «Entfremdung» fast gleichsetzen. Denn er bezeichnet ja das (im Grunde willige) *Verharren* in einem Zustand der Abwehr, in dem ich vereinzelt bin und bleibe – abge*sondert* vom Ganzen des Menschseins[6]: von der Natur und den anderen ebenso wie vom eigenen Selbst. In diesem Zustand eines ichbezogenen Ersatz-Lebens können wir uns nur lebendig fühlen, «indem wir immer schneller und schneller *im Kreis* laufen». Watts, der dieses Bild gebraucht, meint dazu: «Vielleicht ist es dies, was der Mythus die immerwährende, ewig wiederkehrende Verdammnis nennt» («Mythus ...», S. 72).

Ohne Zweifel ist der in Selbstentfremdung und Entfremdung von anderen Befangene «verdammt» – und zwar nicht erst im Jenseits, sondern schon hier, im Leben des Alltags. Nach der Bibel ist die Folge des Sündenfalls die Vertreibung aus dem Paradies und der Abgrund, der sich nun zwischen dem Menschen und dessen ursprünglichem Zustand der Harmonie mit der gesamten Natur auftut. Dieser Abgrund der Entfremdung aber gähnt noch heute in jedem von uns, den eine entfremdete Gesellschaftsordnung von seinen Mitmenschen absondert und der in seiner Abwehrblockierung auch der eigenen Triebwirklichkeit kaum noch nahe kommt.

«Erlösung» bedeutet so auch im religiösen Sinne immer die Überwindung der Absonderung, der Vereinzelung. Das setzt, wie wir sehen konnten, in der Praxis die Lösung von der Herrschaft der Angst und damit der Vergangenheit voraus. In der Bibel heißt es, daß Christus dies stellvertretend für die gesamte Menschheit tue – aber dort wird auch betont, daß ich, wenn dies wirklich auch für mich gelten soll – ihn lieben müsse. Ich soll ihm «nachfolgen», indem ich «*mein Kreuz* auf mich nehme». Auch dies kann als Aufforderung verstanden werden, die eigene Vergangenheit, einschließlich der gesamten Last von Urschmerz, Angst und Verfehlung, *bewußt und fühlend* zu meiner Erfahrung zu machen, mit dem Ziel einer wirklichen Neugeburt: damit (um einen bekannten Ausspruch Freuds abzuwandeln[7]) *Selbst* werde, wo *Ich* war.

Zu behaupten, es gäbe keine Sünde, scheint mir keineswegs ein Zeichen von Aufgeklärtheit, sondern leichtfertig und dumm. Es gibt sie heute unzweifelhafter denn je: insbesondere die westliche Industriegesellschaft, die in jeder Hinsicht das Voranschreiten der Entfremdung aktiv fördert, ist ihr sehr konkret und eindeutig unterworfen. Ein anderes wäre, zu sagen: «Es ist

6 In der Bezeichnung von Jesus als «Menschensohn» scheint mir u. a. angedeutet, daß er dieser Absonderung nicht unterlag.

7 «Wo Es war, soll Ich werden» (31. Vorlesung, GW XV, S. 86).

sinnlos, lebenshemmend, sich dauernd mit dem Problem der Sünde zu beschäftigen.» Tatsächlich würde ja auch das, ähnlich einem Schuldkomplex, sterile Kettung an die Vergangenheit bedeuten. Wer diese Haltung ablehnt, kann daraus jedoch keine Entschuldigung ableiten, «weiter zu sündigen». Wenn du die ständige Beschäftigung mit der Sünde (die nichts mit Reue zu tun hat) als sinnlos empfindest, kannst du im Gegenteil auch selbst nicht mehr «sündigen» wollen. Die Sinnlosigkeit des Gekettetseins an Ich und Vergangenheit einmal erkannt zu haben, bedeutet den Willen, jenen Abgrund, das *Trennende* in sich selber, zu überwinden.

«Der Weg zur Befreiung»

Wer aus dem Gesagten die Folgerung ziehen wollte: «Gut, befreie ich mich also, indem ich ‹religiös› (Christ, Buddhist, Hinduist) werde, ins Kloster gehe oder für den Rest meines Lebens an einem einsamen Ort meditiere» – wer so denkt, hat noch nicht ganz begriffen, worum es geht. Er hat auch sicherlich weder das Christentum noch den Buddhismus begriffen. Daß Angstabwehr durch Rückzug nach innen nicht die Lösung darstellt, ist beiden bewußt. Der Buddhismus ist in seinen wesentlichen Formen durchaus nicht weltabgewandt – im Gegenteil: «Der soziale Kontakt und Gedankenaustausch ist eine wesentliche Voraussetzung für die Durchdringung der Gesellschaft mit den sittlichen und spirituellen Werten des Buddhismus» («Buddha, Marx und Gott», S. 61). Ziemlich sicher ist auch, daß Jesus nicht zuletzt deshalb hingerichtet wurde, weil er die angsterzeugenden Institutionen seiner Gesellschaft (einschließlich derer, die damals offiziell die Religion vertraten) konsequent in Frage stellte. Die gesellschaftspolitisch bemerkenswerte Dimension der Religionen (die freilich in vielen Fällen schließlich verkümmerte) scheint mir gerade in ihrer Erkenntnis zu liegen, daß eine Erneuerung der Gesellschaft zum Wohl aller einzelnen unmöglich durch angstgeprägte, abwehrblockierte, also rückwärts orientierte Individuen erreicht werden kann. Revolutionäres Handeln und individuelle geistige Erneuerung bedingen einander.

Wenn der Buddhismus betont, aus dem Annehmen des Negativen in sich könne «Samen für geistige Erfahrung» werden, oder wenn das Christentum Reue für notwendig hält, so ist mit solcher Einstellung zum Gewesenen der uralte Begriff der Wiedergeburt verknüpft, wie er auch in vielen mythischen Vorstellungen (beispielsweise vom Phönix, der aus der Asche emporsteigt) Ausdruck findet. Gemeint ist damit allgemein jene grundlegende Neuorientierung, die folgen muß, wenn der Mensch aus der Dimension des zeitgebundenen, vergangenheitsverhafteten Ich in die des gegenwärtig-zeitlosen Selbst hinüberwechselt. Eben das ist die *Umkehr* aus dem

Entfremdungszustand der «Sünde» (des Abge*sondertseins* von der Lebensganzheit), wie sie sich auch in dem Wort *«Bekehrung»* andeutet.

Diese Umkehr nun, in der sich Befreiung von der Herrschaft der Angst verwirklicht, ist im Grunde immer mit *Glauben* verbunden. Es ist dies im wesentlichen eine Haltung des Vertrauens, in der ich alle zeitbedingten (also notwendigen) Veränderungen akzeptiere. Erst dadurch werde ich ja fähig, mich vom Vergangenen zu lösen und angstlos fallenzulassen in die Ganzheit der mich umgebenden Gegenwart. Ich sagte schon, daß das niemals ein kritikloses Akzeptieren von Zuständen gesellschaftlicher oder politischer Art bedeuten kann, die durch Menschen bedingt sind. Hier liegt ein grundsätzliches Mißverständnis, dem manche «Gläubige», auch wenn sie womöglich von den herrschenden Zuständen angewidert sind, offenbar leicht verfallen. Es ist aber auch eine inkonsequente Haltung. Wer die Bedrohlichkeit der Entfremdung erkannt hat, müßte konsequenterweise alles, was Entfremdung verursacht oder fördert, aktiv bekämpfen. Auf dieses Problem werde ich in späteren Kapiteln noch näher eingehen.

Ein anderes Mißverständnis liegt darin, Begriffe wie *Glauben, Bekehrung* oder *Wiedergeburt* auf etwas Jenseitiges zu beziehen, von dem natürlich nur eine sehr unklare Vorstellung herrschen kann. Ich hoffe, schon gezeigt zu haben, daß das, was tatsächlich *jenseits* der Gesetze von Raum und Zeit liegt (also ihnen nicht unterworfen ist), deshalb durchaus nicht unbedingt als etwas so Wundersames (Übernatürliches) zu betrachten ist, wie du möglicherweise anzunehmen gelernt hast. In der (ewigen) Gegenwart leben als «Mit-der-Zeit-Gehen» drückt bereits etwas davon aus: es bedeutet im Grunde «nur» das offene, fühlende *Annehmen geschehender Veränderungen zum Zeitpunkt ihres Geschehens.* Das ist zwar nicht ganz einfach: der angstbestimmte Mensch ist dazu vollkommen unfähig. Es ist aber etwas höchst Konkretes und Natürliches.

Die durch die Kundalini-Erfahrung bewirkte Wiedergeburt wird sicherlich den meisten von uns verschlossen bleiben. Der Begriff «Wiedergeburt», als eine *jedem von uns* prinzipiell zugängliche Befreiung, läßt sich jedoch mit einiger Berechtigung eben auch auf die definitive Rückkehr aus der Entfremdung anwenden. Sie wird möglich an dem Punkt, an dem wir uns nicht mehr mit unserem «Umgedrehtsein» identifizieren, sondern mit dem ganzen Potential unseres eigentlichen Selbst, an dem wir uns also aus Blockierung und totalem Vergangenheitsbezug lösen und endlich dem Hier und Jetzt, allen geschehenden Veränderungen der Gegenwart, öffnen. Eben diese Entwicklung versteht Fromm als das *«Ganz*-geboren-Werden» im Leben.

«Die Geburt ist nicht ein augenblickliches Ereignis, sondern ein dauernder Vorgang. Das Ziel des Lebens ist es, ganz geboren zu werden ... Zu leben bedeutet, jede Minute geboren zu werden ...

... psychologisch gesehen, hört die Geburt der meisten von uns an einem bestimmten Punkte auf ... niemals werden sie ganz sie selbst und sind daher niemals ganz geboren» («Zen-Buddhismus ...», S. 114).

Die «Wiedergeburt» aus der Entfremdung in die Wirklichkeit der Gegenwart setzt also von uns die Entscheidung voraus, die eigene Wirklichkeit, in die wir mit dem Eintritt ins Leben gestoßen sind, bewußt als einen kontinuierlichen «Geburts»prozeß – nämlich den *triebgesteuerten Prozeß der Entwicklung zum Selbst hin* – zu erleben. In solchem Durchbruch würden *Liebe* als Offenheit, *Glaube* als Vertrauen und *Freude* als Bewußtsein des eigenen Bezugs zur Lebensganzheit endlich verwirklicht.

Tatsächlich wird diese Art der Veränderung von jeder der heute praktizierten psycho-dynamischen Therapien angestrebt; sie kann aber im Prinzip durch entsprechende Praktiken sicherlich auch ohne Therapeuten erreicht werden. Ob formelle «Therapie» oder nicht: Voraussetzung ist in jedem Fall der Wille, sich nicht länger vom Tabu beherrschen zu lassen. Dies wird uns sicher einiges an gezieltem Bemühen abverlangen – nicht nur auf der individuellen Ebene, sondern auch auf der der Gesellschaft. Die wir desgleichen werden von Grund auf erneuern müssen, wollen wir je zur wirklichen Befreiung finden.

59 **Schuldgefühl** ist nicht Bewältigung der Vergangenheit
sondern ein zwanghaftes Verharren im *Gefühl eigener Unzulänglichkeit*
Oft liegt ihm kein eigentliches Fehlverhalten zugrunde
doch verhindert es angemessene Reaktionen auf wirkliche eigene Schuld
So zementiert es die Verdrängung der Vergangenheit
mit zerstörerischen Folgen für die Gegenwart

60 **Reue**, im Gegensatz zu *Schuldgefühl*, bedeutet
bewußtes Akzeptieren auch des Negativen im eigenen vergangenen Handeln
und dadurch *Erlösung* von der Macht dieser Vergangenheit

61 Die angsterregenden **verdrängten Kräfte im Unbewußten**
sind eine wahrhaft *«dämonische»* Macht
und Ursache mannigfacher *Krankheiten und Anfälligkeiten*

62 **«Wiedergeburt»** bedeutet Rückkehr aus der Entfremdung
Befreiung von zwanghaftem Vergangenheitsbezug der Angstblockierung
und williges *Annehmen notwendiger Veränderung*
in der Hinwendung zum vollen Potential des fühlenden *Selbst*
So werden *Liebe, Glaube* und *Freude* wieder möglich

Parabel von der Sichtbehinderung

Jeder wohnt in seinem eigenen glaszimmer und hat von dort freien ausblick auf die anderen in deren glaszimmern. So manch einer verfügt über ansprechend bunte: blaue grüne oder rosarote und oftmals interessant strukturierte (charaktergepanzerte) glaswände – mit musterungen die in den frühen experimenten, als man ihm zugang zu den blitzend durchsichtigen scheiben verwehrte, vorteile boten. Dies hat zur folge, daß auch für ihn alle anderen ähnlich ansprechend aussehen: blau, grün oder rosarot und oftmals interessant strukturiert. Und wenn zwei die nasen gegen ihre bunten scheiben pressen und durch die jeweiligen muster einander angucken, haben sie manchmal sogar das gefühl, sie wären mit dem anderen zusammen im selben zimmer. Das heißt natürlich, sie nehmen an, der andere wäre bei ihnen in ihrem zimmer. Vielleicht auch merken sie plötzlich, daß sie voneinander getrennt sind; dann hämmern zuweilen beide enttäuscht oder wütend gegen ihre scheiben.

Unter dem fußboden eines jeden zimmers aber befindet sich ein gang, und jeder dieser gänge mündet schließlich in den riesigen prächtigen empfangssaal, in das paradies des kollektiv unbewußten, von welchem die bewohner der glaswandumstellten zimmer also gar nicht sehr weit entfernt sind. Die meisten wissen natürlich auch von ihrem gang, haben aber seit je angenommen, dort wäre die rumpelkammer. Hat man ihnen nicht früh beigebracht, die tür verschlossen zu halten, um sich beim strukturieren ihrer scheiben nicht ablenken zu lassen? Inzwischen liegt eine unmenge gerümpel darin, das sie seit unvordenklichen zeiten da hineingeworfen haben – und es gibt motten und ratten, schimmel und gestank – so daß sie die tür auch unaufgefordert zulassen. Und selbst wenn sie einmal offenstünde, könnten sie den lichtschein vom anderen ende des gangs schon längst nicht mehr wahrnehmen – und sie würden auch gar nicht hinsehen, denn der modergestank ihrer eigenen abfälle widert sie an und ängstigt sie.

Natürlich gäbe es eine möglichkeit, den gang wieder freizulegen. Man müßte das dort lagernde gerümpel einfach verbrennen. Es ist sicherlich ein langwieriger prozeß, denn bei dem dort gegebenen sauerstoffmangel brennt der feuchte unrat nicht leicht; und will man je das ende des gangs erreichen, muß man schließlich, ehe sich neuer unrat ansammeln kann, durch die noch heiße asche hindurch. Entschließt sich aber einmal jemand dazu und bleibt dabei, dann gelangt er unfehlbar in den paradiesischen saal. Und dort weht ständig ein lauer wind, der die asche allmählich hinwegbläst.

Wer aber einmal das paradies – sei es auch nur von fern durch den noch vollgestopften gang hindurch – wahrgenommen hat, der erkennt wie die dinge *in wirklichkeit* aussehen. Und er kann die farbmuster und strukturierungen abkratzen von den scheiben, die sein zimmer umstellen, so daß er durch sie hindurch jetzt auch das äußere richtig sieht und erkennt, hinter welchen musterungen und strukturen sich die anderen unwissentlich doch verborgen halten. Wenn dann auch einer der anderen die eigenen scheiben schon klar hat, wird er dessen ganze gestalt in all ihrer schönheit sehen. Und er kann sich durch das klare glas hindurch, so ihn die glühende asche nicht schreckt, mit dem anderen im paradies verabreden und ihn dort jederzeit und immer auch körperlich treffen.

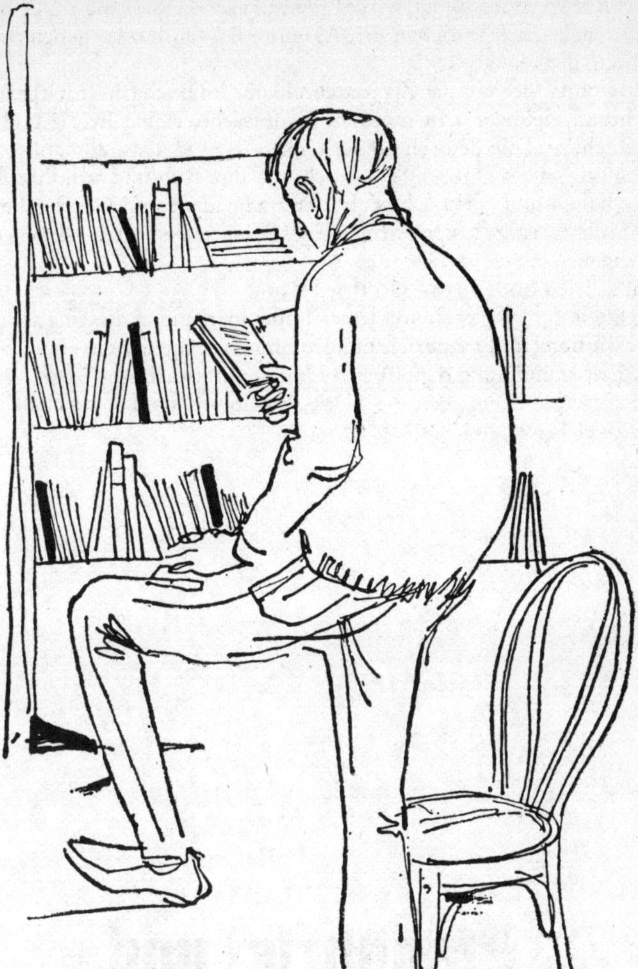

Mancher, der ein Buch liest, murrt …

... wenn er Werbung findet, wo er Literatur suchte. Reklame in Büchern!!!? Warum nicht auch zwischen den Akten in Bayreuth oder neben den Gemälden in der Pinakothek?

«Rowohlts Idee mit der Zigarettenreklame im Buch (finde ich) gar nicht anfechtbar, vielmehr sehr modern. Hauptsache, es hat Erfolg und nützt dem Buch, was die deutsche Innerlichkeit dazu sagt, ist allmählich völlig gleichgültig, die will ihren Schlafrock und ihre Ruh und will ihre Kinder dußlig halten und verkriecht sich hinter Salbadern und Gepflegtheit und möchte das Geistige in den Formen eines Bridgeclubs halten – dagegen muß man angehen ...»

Das schrieb Ende 1950 – Gottfried Benn.

An Stelle der «Zigarettenreklame» findet man nun in diesen Taschenbüchern Werbung für Pfandbriefe und Kommunalobligationen. «Hauptsache, es hat Erfolg und nützt dem Buch.» Und es nützt auch dem Leser. (Für die Jahreszinsen eines einzigen 100-Mark-Pfandbriefs kann man sich beispielsweise zwei Taschenbücher kaufen.)

Zweiter Teil

Gesellschaft: Kerker oder Heimat?

Die ganze Weltgeschichte, vom Verebben der Sintflut am Fuß des Berges Ararat und von Noahs Söhnen bis zu den Erzvätern, zu Ägypten und Moses, vom Aufstieg und Niedergang Griechenlands, Karthagos und Roms bis zu Dschingis Khan, zur Entdeckung Amerikas und zum Maschinenzeitalter, von den Revolutionen in Paris, Petrograd und Peking bis zu den Gaskammern, Wasserstoffbomben und zu den Jahrzehnten der Neuen Angst, ja bis zu dem Blatt Papier, auf dem diese Worte gelesen werden könnten – das alles sind nur Bruchstücke der Sterbevisionen jener dritten Taube Noahs, von der es heißt, sie sei nicht wieder zur Arche zurückgeflogen, weil sie wiederaufgetauchtes Land gefunden und dort ihr Nest gebaut habe. In Wirklichkeit aber ist sie nur hin und her über die nie mehr sinkende Flut geflogen und müde geworden und ertrinkt jetzt.

In den letzten Gedanken und Gesichten des sterbenden Vogels vermischt sich das Rauschen und Zischen der Wogen, die nichts mehr zurückgeben, was sie bedeckt haben, mit den unerträglichen lichten Augenblicken seines Wissens um die Unwirklichkeit seiner Wahnvorstellungen.

Sein letzter Trost aber ist der Gedanke, auch er selbst und dieses sein Durchschauen seiner eigenen Todesphantasien sei vielleicht nur Phantasie.

Erich Fried

Leben in der universellen Entartung

13. Neurose und Gesellschaft

Ehe ich über die Verwurzelung des Angst-Phänomens in unserem gesellschaftlichen System spreche, möchte ich kurz zusammenfassen, was Angst für den einzelnen bedeutet.

Das eigentliche Problem der Angst liegt nicht in ihrem Bestehen, sondern in unserer Weigerung, sie (mitsamt ihren gefürchteten Ursachen: den *Urschmerzen*) anzuerkennen und zu erleben. So bildet sich seit dem ersten Erlebnis der Vereinzelung im Unbewußten ein immer größerer Vorrat an *latenter Angst*. Dieser steigert sich mit jeder Situation, in der frühkindliche Triebbedürfnisse unerfüllt bleiben. Da das Kind den resultierenden Schmerz und die Angst vor fortdauernder Triebversagung nicht bewußt ertragen kann, werden beide ins Unbewußte «verdrängt».

Das Problem für das Kind bleibt auch späterhin, daß jede Äußerung des eigenen triebgesteuerten Selbstseins eine Rebellion darstellt – sei es gegen die Triebversagung an sich oder gegen vorgeschriebene Verhaltensnormen –, auf die ein gewisser Liebesentzug folgt. So kann sich das *Selbstwertgefühl* nicht hinreichend entwickeln; andererseits bilden sich, neben *Urschmerz* und *latenter Angst*, meist auch *Schuldgefühle* wegen der noch immer intuitiv empfundenen Anziehung des verwehrten Selbstseins.

Der sich so im Verlauf der Kindheit zunehmend verfestigende *Angst-Abwehr-Komplex* bedeutet die *Stauung der Lebensenergie* (wodurch die Fähigkeit des Fühlens eingeschränkt wird) und ist eine Quelle fortdauernder *Spannung*.

Die *Abwehr*, deren Zweck es ist, das Verdrängte nie an die Oberfläche zu lassen, muß vor allem 1. für *Spannungsabfuhr* sorgen; 2. dem unvermeidlichen Mangel an *Selbstwertgefühl* irgendwie abhelfen; 3. *Ersatz* schaffen für den Mangel an Triebbefriedigung und Fühlen (= allgemein: Leben). Dies wird insbesondere durch folgende Mittel erreicht: 1. Bildung eines *«Persönlichen Spannungslindernden Symbol-Systems»* – in welchem 2. ein *Symbol-Ich* das wirkliche Selbst vertritt; 3. eine *Charaktermaske*, die mich der Außenwelt annehmbar macht; 4. die verschiedensten Arten von *Zwangsverhalten und Sucht* – die sich auf bestimmte Nahrungsmittel oder Drogen ebenso beziehen wie auf Menschen, Gewohnheiten, Tätigkeiten – ja, auf *alles nur denkbare*, das sich irgendwann einmal, durch Vermittlung ersatzmäßigen Glücksgefühls, als Abwehr bewährt haben mag.

An dem Punkt, da der Mensch (meist noch als Kind) endgültig gelernt hat, den *Ersatz* – die Charaktermaske mit den verinnerlichten Verhaltensnormen und (für sich selber) das Symbol-System – als das «einzig Wahre» zu betrachten und zu akzeptieren, ist seine neurotische Spaltung vollkommen. Er ist nun dem eigenen Selbst, der Quelle seiner triebhaften Lebensenergie wie auch des intuitiven Erfahrungsbezugs zur Wirklichkeit (und natürlich anderen Menschen) in hohem Maße *entfremdet*. Im Einklang mit dem *Gesetz der unumschränkten Abwehrpriorität* wird von nun an auf fast jedem Gebiet *der Ersatz* der Wirklichkeit *vorgezogen*. An die Stelle schöpferischer, erfahrender Auseinandersetzung mit der gegenwärigen Umwelt tritt die unbewußte magische Erwartung, die verdrängten Probleme der Vergangenheit nachträglich irgendwie lösen zu können – oder aber depressive Resignation. Alle persönlichen Beziehungen werden diesem Bestreben untergeordnet, in das eigene Symbol-System eingebaut – und finden somit nur auf irrealer (symbolischer, vergangenheitsbezogener) Ebene überhaupt statt.

Neurose läßt sich als das zwanghafte Beherrschtsein durch die unerfahrenen, traumatischen Erlebnisse der Vergangenheit definieren – mit der Folge von Selbstentfremdung (nebst Gefühlen von Unzulänglichkeit oder Schuld) und der Unfähigkeit, auf Gegenwart «richtig» (d. h. in Harmonie mit den tatsächlichen Gegebenheiten) zu reagieren. Laß uns hier klarsehen: dies ist kein Ausnahmezustand weniger kranker Individuen, sondern der Normalzustand der meisten von uns.

Nun sollte man meinen, jedes Menschen oberstes Anliegen sei doch, sich in körperlicher und geistiger Gesundheit, im Einklang mit seinen naturgegebenen Möglichkeiten, möglichst voll zu entfalten. Daher müßte die wichtigste Aufgabe des gesamten Erziehungsprozesses darin bestehen, dem Heranwachsenden Hilfe zu leisten beim Abbau seiner latenten Angst. Auch wenn sich deren Entstehung anfangs vielleicht kaum vermeiden ließ, verstellt sie ihm jetzt den Weg zum Leben, zum Selbst und den anderen: Ehe nicht ein entscheidender Schritt zum Abbau der Abwehr-Blockierung getan ist, kann der notwendige Reifungsprozeß des Individuums zu immer vollständigerer Wirklichkeitserfahrung und Selbsterkenntnis gar nicht in Gang kommen.

Genau das Gegenteil ist aber der Fall. Im gesamten Erziehungsprozeß, im Elternhaus wie in den pädagogischen Institutionen, in Kindergärten, Kirche, Krankenhaus, Schule (und später der Lehre oder der Hochschule) herrscht die Tendenz vor, latente Angst immer wieder zu aktivieren, ja zu steigern, den Weg zum Selbstsein, wo er noch nicht völlig verschüttet ist, durch Moralgebote und sonstige Einschränkungen weiter zu verstellen – kurz: den Reifungsprozeß schon im Keim abzublocken und statt dessen den Prozeß der persönlichen Entfremdung aktiv zu fördern. Um das Leben ihrer Mitglieder wirklich lebenswert zu gestalten, *müßte* die Gesellschaft ferner, wie in ihren erzieherischen so auch in allen anderen Institutionen (in den wirtschaftlichen, politischen, medizinischen, kulturellen und wissenschaftlichen Einrichtungen usw.) so beschaffen sein, daß sie jedem die Bewältigung seiner latenten Angst erleichterte. Doch wieder gilt das genaue Gegenteil: Zwar geben die meisten Gesellschaftssysteme vor, etwas Derartiges zu tun (lies dir die Verfassung der verschiedensten Staaten durch, und du wirst immer wieder auf einen entsprechenden Anspruch stoßen, doch in Wahrheit herrscht auch auf dieser Ebene uneingeschränkt der Ersatz über die Wirklichkeit.

Die gültigen Normen und die sie vertretenden Institutionen sorgen tatsächlich vor allem dafür, daß der einzelne in seinem jeweiligen Ersatz-System eingekerkert bleibt. Bestätigt und unterstützt wird er einzig und allein im Ausbau und der Anwendung seiner Abwehrmechanismen. Diese aber setzen das Bestehen latenter Angst natürlich voraus. Und durch das Aufrechterhalten der Blockierungen verstärken und verewigen sie dann diese Angst.

Während der wohlangepaßte Mensch so gewissermaßen die Funktion des eigenen Kerkermeisters übernimmt, wird seiner neurotischen Spaltung, die seinem natürlichen Entwicklungsprozeß schon in der Kindheit ein Ende setzte, der Rang einer Naturnotwendigkeit zuerkannt. Sie wird verfestigt und Ausgangspunkt für ein ersatzhaftes Scheinleben im Zustand niemals erkannter Entfremdung. Nicht genug damit, daß der während seiner Sozialisation erfolgreich «Umgedrehte» unter innerem Zwang steht, die Charaktermaske und die ihm vom PSSS zudiktierten symbolischen Verhaltensweisen, die ganze Skala seiner Zwänge und Süchte, für das wahre Sein zu nehmen. Diese unheilvolle Verwechslung wird nun auch noch gesellschaftlich gutgeheißen – wird quasi offiziell für normal und richtig erklärt.

Angesichts dieser Umstände ist die soziale Ordnung, in der wir heute leben, wohl tatsächlich am zutreffendsten als *«Abwehrgesellschaft»* gekennzeichnet. Wer sich nicht mehr vom Tabu täuschen läßt, erlebt sie als ein komplexes System, das nicht etwa für die Befriedigung der wahren Bedürfnisse seiner Mitglieder sorgt, sondern diese im Gegenteil fortlaufend frustriert. Sein Hauptanliegen ist, die *Abwehrbedürfnisse* der einzelnen sicherzustellen – d. h. sowohl zu befriedigen wie auch am Leben zu halten. Diesem Zweck dient die Billigung, Verfügbarmachung und Institutionalisierung einer immensen Vielfalt von Abwehrmöglichkeiten. In der Praxis wird so individuelle Entfremdung gefördert und kollektive Entfremdung verursacht. Damit verknüpft ist ein System von Regeln, welches zugleich die Benutzung bestimmter anderer Mechanismen verbietet. Natürlich hat auch in dieser Hinsicht jede Gesellschaftsordnung ihre Vorlieben: sie gelten denjenigen Mechanismen, die sich gesamtgesellschaftlich als besonders abwehrwirksam erwiesen haben.

Bestraft oder doch verachtet wird also, wer sich anderer, hier und heute nicht geltender Abwehrmechanismen bedient. Als ausgestoßen aber darf sich allgemein derjenige betrachten, der die Benutzung solcher Mechanismen überhaupt ablehnt und dies in der Öffentlichkeit auch zum Ausdruck bringt. Er, der in Wahrheit einzig Gesunde, verfällt der Ächtung durch das Tabu.

Das Gesetz der unumschränkten Abwehrpriorität gilt ganz offenkundig nicht nur für das von latenter Angst befallene Individuum, sondern ebenso für die tabubestimmte Gesellschaft als der Summe derer, die diesem Gesetz unterstehen.

63 Die **Abwehrgesellschaft** ist ein System,
das die Triebbedürfnisse seiner Mitglieder fortlaufend frustriert
während es ihre *Abwehrbedürfnisse* sicherstellt
Ihre Einrichtungen und Institutionen mitsamt kulturellem Überbau
dienen vorwiegend der Billigung, Verfügbarmachung und Institutionalisierung einer Vielfalt individueller Abwehrmechanismen
So wird Entfremdung individuell gefördert und kollektiv verbreitet

64 Das **Gesetz der unumschränkten Abwehrpriorität** gilt ebenso wie für das von latenter Angst befallene Individuum
auch für jede Gesellschaftsordnung, die vom Tabu beherrscht wird

14. Die Abwehrgesellschaft: Kerker und Krankheit

Soziale Entfremdung unter dem Tabu: Die Wirklichkeit der Abwehrgesellschaft

Wenn es dir vielleicht noch immer übertrieben vorkommt zu sagen, unsere gesamte Gesellschaftsordung sei grundsätzlich von Entfremdung geprägt, dann überlege einmal, wie wenig sie doch dem tatsächlichen Wohl des einzelnen dient und wie sie unsere harmonische Entwicklung in jeder Beziehung behindert, wenn nicht gar bekämpft. Natürlich mag dir das schon bewußt sein; doch vielleicht hältst du trotzdem das Ziel eines angstfreien Lebens im Hier und Jetzt für «utopisch» und daher die Forderung, dieses Ziel anzustreben, für unverantwortlich.

In der Tat: wen morgens unausgeschlafen der Wecker aus dem Bett jagt, wer dann in der überfüllten Bahn oder auf verstopften Straßen mit den griesgrämigen Mienen seiner Mitfahrer konfrontiert wird und anschließend stundenlang, vielleicht am Fließband oder an der Ladenkasse, eintönige Bewegungen verrichten muß, um sein wirtschaftliches Überleben zu sichern – bis er schließlich erschöpft in eine zu enge Wohnung zurückkehrt, wo ihn dann der Fernseher des Nachbarn wachhält: was soll dem ein Vorschlag zur Selbstbefreiung? Nicht jeder kann als Hippie auf eine Mittelmeerinsel ziehen – sogar für eine halbe Stunde Yoga oder Meditation täglich fehlt den meisten die Ruhe –, und wäre unter den gegebenen Umständen nicht selbst das bloß ein Suchen nach vorübergehender Entspannung?

Das aber ist es ja eben: in einer von Angst und Abwehr beherrschten Gesellschaft kann der einzelne, der sich selbst zu entfalten sucht, nur in Ausnahmefällen, und auch dann nur begrenzt, den Freiraum wirklich eigener, nicht von Verpflichtungen bedrängter Zeit finden, den er hierfür brauchen würde. Und in solchen Ausnahmestunden ist er dann oft ratlos. Die Depressionen, die ihn dann heimsuchen mögen, müssen durchaus nicht immer von der eigenen latenten Angst herrühren; es kann sich hier auch um eine unmittelbare Wirkung des tödlichen Charakters dieser Ordnung handeln. In jedem Fall legen dir solche Erfahrungen nahe, dich selber mitsamt deinen persönlichen Interessen und Bedürfnissen unbewußt als den absoluten Gegenpol zur *Gesellschaft* und deren Kollektivinteressen zu begreifen. – Was aber kannst du in dieser Lage tun?

Es scheint mir bezeichnend, daß auch sozialistisch orientierte Staaten, allen verbalen Bekundungen zum Trotz, mit der Veränderung der Besitzverhältnisse allein in dieser Hinsicht bisher nicht viel ändern konnten. Alle öffentlichen Bemühungen um das Wohl des Menschen *müssen* letztendlich schieflaufen, wo immer das Tabu wirksam bleibt – gleichgültig, welchem

Wirtschaftssystem man huldigt. Denn das Tabu verhindert eben die Erkenntnis (und damit die Bekämpfung) des Wesentlichsten, das jeder *entscheidenden* Veränderung massiv im Wege steht: des *Abwehrcharakters unserer sämtlichen gesellschaftlichen Strukturen.*

Ich halte die heute noch immer von manchen Marxisten vertretene Auffassung, ökonomische und ideologische Sachverhalte blieben dem Begriffsapparat der Psychoanalyse unzugänglich [1], für gleichfalls vom Tabu inspiriert. In Wahrheit vermag erst der (bislang in der *politischen* Diskussion auffällig fehlende) Begriff der *Abwehr* auch wirtschaftliche und politische Erscheinungen und Strukturen in ihrem Ganzheitszusammenhang erschöpfend zu deuten.

Die Bezeichnung «Abwehrgesellschaft» besagt, wie schon ausgeführt, zunächst dies: Was dieser Gesellschaft vorwiegend am Herzen liegt, ist alles andere als die Erfüllung der menschlichen Grundbedürfnisse – wie ich sie in Kapitel 3 aufzählte. Es ist klar, daß diese (nach Nahrung, zärtlichem Körperkontakt, kreativem Spiel, freiem Gefühlsausdruck etc.) auch im Erwachsenenleben noch eine Rolle spielen; eng damit verbunden sind andere Lebensnotwendigkeiten, wie Stunden der Ruhe, intellektuelle Anregung, reine Luft und die Nähe zu Pflanzen, Gras, Tieren etc. Wohl kaum etwas kennzeichnet das Maß unserer Entfremdung deutlicher als die Tatsache, daß unzählige Menschen gar nicht mehr erwarten, diese Bedürfnisse je befriedigt zu sehen – geschweige solche Befriedigung als ihr Recht zu beanspruchen!

Statt dessen haben wir eine Sucht auf alle möglichen Arten von Ersatz entwickelt, der im Grunde nur unserer Abwehr dient. Ein alltägliches Beispiel ist die allgemein verbreitete Haltung, in der man es vorzieht, sich abends im Fernsehen eine dümmliche Quiz-Sendung anzusehen, anstatt aktives Spiel und Fröhlichkeit im Familienkreis zu genießen. (Weitere Beispiele werden folgen.) Diese Sucht nach Ersatzbefriedigung ist gekoppelt mit einer geradezu institutionalisierten Unfähigkeit, uns aktiv, nach freier Wahl und in eigener Initiative, selber um unsere Bedürfnisbefriedigung zu kümmern. Längst sind wir konditioniert, uns hierfür im Alltag allenthalben auf irgendwelche Geräte oder Apparate zu verlassen, während die Entscheidungen, die unser Leben betreffen und gestalten, von irgendwelchen Experten im anonymen Hochhausbüro irgendeiner Behörde oder eines Multikonzerns getroffen werden.

Es sind diese Experten (wenn nicht Apparate), die uns heutzutage mit allem versorgen, was wir brauchen – oder zu brauchen meinen: Nahrung,

1 Siehe etwa Duhm: «Warenstruktur ...», S. 176f – Diese Auffassung widerlegt bereits Norman O. Brown, indem er deutlich macht, welche Erkenntnisse die Betrachtung der «Geschichte als Neurose» zu liefern vermag (s. «Zukunft im Zeichen ...», S. 34).

Wohnraum, Transport, ärztlicher Versorgung, Unterhaltung, Fortbildung usw. – und zwar in dem Maße und nach Kriterien, welche(s) allein sie bestimmen. Uns selbst bleibt keine, oder kaum eine, Wahl. Sie allein entscheiden darüber, wo und wie unsere Kinder zur Welt kommen, welches «Wissensgut» ihnen später eingetrichtert wird, welche Giftstoffe in welchen Mengen, in Nahrung, Luft und Trinkwasser, uns zuträglich seien etc. Dabei halten sie uns zufrieden und bei der Stange, indem sie uns den Ersatz liefern, der uns vom Bewußtsein unseres tatsächlichen Elends ablenken soll. Während uns die Gesellschaft fast jede Möglichkeit wahrer Selbstbestimmung und Triebbefriedigung verweigert, stellt sie uns solchen Ersatz in immenser Vielfalt zur Verfügung: von den Stereotypen der «Entspannung», wie Sportveranstaltungen, Fernsehen, Nachtclubs, Massentourismus, über das zweifelhafte Privileg des Auto- oder Motorradbesitzes und allgemeinen «Konsum» bis zur Teilnahme an Kursen, Hobbies, Konzerten und so fort – nicht zu reden von der «existentiellen» Befriedigung, sich durch Beruf, gesellschaftliche Funktion oder Rollenaktivitäten zu profilieren (sprich: in begrenztem Bereich Macht auszuüben).

Unter dem Tabu darf diese allgemeine Ersatzorientierung natürlich nicht offenkundig werden. Die Ideologie (s. Kap. 16) sorgt dafür, daß der Ersatz, der in Wahrheit eine Entartung der Wirklichkeit darstellt, auf jeder Lebensebene für Wirklichkeit angesehen wird: Angstabwehr für deren Bewältigung, emotionale Spannung für Gefühl, Steigerung des Wirtschaftswachstums für menschliche Entwicklung – ganz allgemein: der Zustand des lebendigen Totseins, in dem wir eingekerkert sind, für Leben. Laß dir nichts erzählen von Leuten, die «das Gerede über Entfremdung» satt haben oder als Modeerscheinung abtun wollen: Es ist kein leeres Wort, sondern unser täglich erfahrbares Unglück. Dies aber durchaus *nicht* im Sinne unabänderlichen Schicksals.

Entfremdung auf der gesellschaftlichen Ebene bedeutet ganz konkret: daß wir alle – du, ich, jeder von uns, tagtäglich um unser Leben betrogen werden. Etwas Schlimmeres ist wohl kaum vorstellbar. Ein frühes Sterben nach einem erfüllten Leben wäre nichts dagegen. Lebenslängliches Totsein in Angst, im Zustand der Abwehrblockierung, in einer Gesellschaft, die all das für richtig erklärt und fördert – und zwar *ohne* daß wir es merken: das ist Entfremdung, wie sie uns allen fortwährend neu angetan wird. Wir können eigentlich nur die Augen davor verschließen, wenn wir nicht verzweifeln wollen. Und so merken wir auch nicht, wie die Institutionen, die angeblich für unser Wohl sorgen, die Verhaltensnormen, nach denen wir uns richten sollen, die Städte, in denen wir zu leben gezwungen sind: wie sie alle dieses Totsein spiegeln und es je auf ihre Weise noch fördern.

Benötigst du Beispiele? Vermutlich fallen dir selber genügend ein, sobald du ernsthaft darüber nachdenkst. Ich will hier nur einige der offensichtlichsten in Beziehung setzen.

Es beginnt in der Regel schon mit der Geburt – auf der Entbindungsstation, wo das Neugeborene, entgegen seinem machtvollen Triebbedürfnis nach engster Nähe zum mütterlichen Körper, von diesem (und damit dem einzigen ihm hier Wohlvertrauten: dem Geräusch ihres Herzschlags) getrennt wird – wenn es nicht überhaupt schon durch künstliche «Einleitung» der Geburt zu einem vom Arzt bestimmten Zeitpunkt ans Tageslicht gezerrt wurde. Ich will die Qualen, denen es normalerweise bei der Entbindung völlig unnötig ausgesetzt wird, hier nicht im einzelnen beschreiben – Frederick Leboyer schildert sie – und auch die Alternative! – eindrücklich in seinem Buch «Die sanfte Geburt». – Danach beginnt in unzähligen Fällen die Fütterung nach der Uhr – in sechs- oder vierstündigem Rhythmus[2] ...

Was solche, heute bei uns durchaus noch gängigen Praktiken an Vergewaltigung bedeuten, was dem Neugeborenen da in seinen ersten Stunden aufgezwungen wird an Verzicht und Triebunterdrückung, können wir Erwachsenen, die das längst als «normal» betrachten, uns unmöglich ausmalen. Wir bekommen nur indirekt die Folgen darin zu spüren, daß der einzelne, selbst wenn er das seltene Glück liebevoller Eltern genießt, dennoch von der Stunde seiner Geburt durch solche traumatischen Erfahrungen «neurotisiert» ist. (Die Schrecklichkeit des Erlebnisses, nach der Uhr gefüttert zu werden, kann vielleicht andeutungsweise nachempfinden, wer einmal gezwungen war, mehrere Stunden auf einen geliebten und ersehnten Menschen zu warten: selbst für den Erwachsenen oft eine gefühlsmäßig schwer belastende Situation.)

Aber auch später, zu Hause, wird das triebmäßige Bedürfnis des Säuglings nach möglichst *ununterbrochenem* Körperkontakt kaum je befriedigt – schon deshalb nicht, weil wir gar nicht mehr wissen, daß es sich hier um ein menschliches Grundbedürfnis handelt. (Jean Liedloff liefert hierzu in «Auf der Suche nach dem verlorenen Glück» an Hand von Beobachtungen bei Naturvölkern eindrucksvolle Daten.) Ähnliches gilt für das Stillen an der Mutterbrust. Allgemein läßt sich sagen, daß die triebmäßige Vergewaltigung in der Regel auch dann weitergeht, wenn die Eltern sich relativ verständnisvoll zeigen. Schon die Kleinfamilie, für deren Bestand drei Personen (zwei Eltern, ein Kind) genügen, stellt ja ein extrem widernatürliches, in der menschlichen Geschichte nie zuvor dagewesenes Beispiel von Vereinzelung dar. Hier wird die Abhängigkeit des Kindes von den (zumeist noch durch Arbeitsstress geplagten) Eltern ins Maßlose gesteigert. Die Wohnverhältnisse tun ein übriges: In den quadratischen, meist viel zu engen Räumen können Kinder kaum ungezwungen herumtoben; Verkehrslärm schallt unaufhörlich von der Straße herauf, auf der man längst nicht mehr spielen kann; man muß ständig Angst haben, selber irgendwelche

2 Über Experimente, welche die schädlichen Wirkungen solcher Praktiken beweisen, siehe Erwin Lausch: «Mutter, wo bist du?»

reizbare Nachbarn zu stören. «Spielplätze», wenn überhaupt vorhanden, bestehen in der Regel aus Klettergerüsten und Sandkästen, die den gesunden kindlichen Spieltrieb keineswegs befriedigen können.

Noch weniger die Schulen, in denen die Kinder in Fertigkeiten wie Rechnen und Schönschreiben gedrillt werden, wenn man ihnen nicht irgendwelche Fakten eintrichtert. Vor allem lernen sie dort, sich unsolidarisch zu verhalten, einander auszustechen und Leistung als ein Mittel zum «Bessersein» (also letztlich: zur Herrschaft über andere) zu begreifen. Kreatives Verhalten hingegen, welches allein der Angst bzw. Entfremdung schließlich entgegenwirken könnte, wird nirgendwo gefördert. Und wozu auch. Später in der Arbeitswelt sind, im Rahmen der so verinnerlichten Leistungsideologie, doch zumeist nur Teilfähigkeiten gefragt. Vorgeschriebene Bewegungen, die gängigen Meinungen, beflissene Anpassung: da liegt noch am ehesten die Garantie für ein bescheidenes Maß an Erfolg. Einen Bezug seiner eigenen Arbeit zu dem Produkt, welches er herstellt, vermag der Arbeitende fast nie zu erkennen. Auch in dieser Beziehung gilt noch heute fast uneingeschränkt (und keineswegs nur im Kapitalismus!) das schon zitierte Marxsche Wort, daß er «erst außer der Arbeit bei sich»[3] sei.

Aber ist er das selbst dort wirklich noch? In seiner Ehe wird er sich meist nur auf Grund weitgehender Abstumpfung einigermaßen zufrieden fühlen; indem er, wenn regelmäßig «die Fetzen fliegen», glauben kann, das sei normal. (Wegen der notwendigen Abwehrfunktion, die der Ehe, wie auch der Sexualität allgemein, in unserer Gesellschaft zwangsläufig zukommt, ist eine *nichtneurotische* Ehe bzw. Zweierbeziehung schon fast ein Widerspruch in sich – die Folgen habe ich in vorangehenden Kapiteln bereits weitgehend beschrieben.) Im übrigen verbringt der arbeitende Mensch heute in der Regel viele Stunden seiner Freizeit in eine Blechkiste gesperrt auf lärmenden Straßen; Entspannung wird ihm zuteil, indem er in eine flimmernde Kiste starrt; Ferien bedeutet (günstigenfalls): auf einem überfüllten, schmutzigen Strand neben ungeliebten Landsleuten in der Sonne braten.

Natürlich trifft all dies auf eine Minderheit von Privilegierten in unserer Gesellschaft nicht oder nicht überall zu – aber eben doch für die große Mehrheit. Und zwar spreche ich, um es nochmals zu betonen, von Erscheinungen, die nicht unbedingt oder in der Mehrzahl nur für den Kapitalismus typisch sind, sondern dort allenfalls am deutlichsten ausgeprägt.

Der Durchschnittsmensch, falls er sich bei alldem genügend Menschsein bewahrt hat, um unter solchem Nicht-Leben zu leiden, darf sich mittels Alkohol, Nikotin oder Psychopharmaka dagegen abstumpfen und so seine Abwehr (sprich: Fühllosigkeit) verstärken. Wenn er an einer der «Zivilisationskrankheiten» erkrankt (erhöhtem Blutdruck, Herz- oder

3 «Die entfremdete Arbeit», MEW-Ergänzungsband I, S. 514.

Kreislaufbeschwerden, Migräne, Verdauungsstörungen oder auch Krebs), die in Wahrheit meist Folgeerscheinungen der Abwehr in Verbindung mit einer völlig entfremdeten Lebensweise sind, bekommt er Pillen gegen die äußeren Symptome oder aber wird in eine Kurkaserne geschickt. Für manch einen besteht das halbe Leben aus solchen nie ganz erfolgreichen «Kuren».

Schließlich darf der arme Mensch an dem Leiden, das sich sein verzweifelnder Körper protestierend gewählt hat, nicht einmal in Ruhe sterben – von Medikamenten umnebelt, dämmert er, häufig an Maschinen angeschlossen, in einer sterilen Klinik dem Ende seines Nicht-Lebens entgegen. Dessen wirkliche Beschaffenheit wird ihm, wenn seine Abwehr nur einigermaßen intakt war, niemals bewußt geworden sein – schon deshalb nicht, weil er ja viel zu beschäftigt war, ohne Hoffnung auf Erfüllung, der Illusion jenes «Glücks» nachzujagen, das man ihm als Ersatz für vorenthaltene Freude und Lust ständig versprach.

Ich glaube nicht, daß diese umrißhafte Darstellung des durchschnittlichen Lebens in unserer Gesellschaft übertrieben ist – repräsentativ ist sie bestimmt. Und die Situation, die sie schildert, ist tatsächlich in höchstem Maße absurd. Überleg dir mal: Da hat in unserer industrialisierten westlichen Überflußgesellschaft der Mensch wohl zum erstenmal in seiner Geschichte die Möglichkeit, mit naturgegebenen Feinden, mit Hunger, Krankheit und Armut fertig zu werden – und weit mehr: vieles zu entwikkeln, was sein Leben bereichern, was zu seiner Freude beitragen könnte. Erstmals in der Geschichte wird Utopie *möglich*, können wir uns bewußt werden, daß Krankheit, Not und Armut *keine* schicksalhaften Notwendigkeiten sind. Und dasselbe gilt für die Befreiung von den Ketten vieler lähmender Traditionen: so haben Frauen heute die *Möglichkeit*, sich bewußt zu werden, daß ihr Verhältnis zu den Männern *nicht von Natur aus* ein unterlegenes sein muß. Aber diese Möglichkeiten und deren Bewußtsein finden in der Realität kaum irgendwo einen Niederschlag. Bei all seinem «Fortschritt» wird der Mensch nur unglücklicher. Das intellektuelle Niveau der Heranwachsenden sinkt ab, das Leben immer größerer Bevölkerungsteile wird trist und hoffnungslos. Die Statistik der Selbstmorde, von Kriminalität, Alkoholismus und Rauschgiftsucht wie auch der Sterbeziffern durch «Zivilisationskrankheiten» spricht da eine eindeutige Sprache. In der Bundesrepublik beispielsweise: 130000 Heimkinder, etwa 1000 erfolgreiche Selbstmorde, 50000 Selbstmordversuche pro Jahr von Kindern und Jugendlichen.[4] Ferner: «7 Millionen behandlungsbedürftige Neurotiker, ca. 2 Millionen Alkoholiker, 600000 Psychotiker des schizo-

4 Nach H. Petri: «Nicht gewollt – nicht geliebt». In: Die Zeit Nr. 51, 14. 12. 1973. – Ich habe die obigen Zahlen für die Neuauflage dieses Buches 1981 nicht eigens revidiert – anzunehmen ist wohl, daß sie seither eher gestiegen als gefallen sind.

phrenen Formenkreises, 250000 jugendliche Drogenabhängige» (Schneider, «Neurose und Klassenkampf», S. 320).

Woran liegt das nur? Sitzen tatsächlich irgendwo im Hintergrund die großen Bosse, skrupellose kapitalistische Bösewichte, die all das verschulden? Wie erklärt sich dann, daß auch sozialistische Staaten, ebenso wie die der Dritten Welt, sich kaum je mit dem Ziel der Überwindung von Hunger und Krankheit begnügen, sondern fast sämtlich dem kapitalistischen Dogma von der Notwendigkeit großflächiger Industrialisierung und unbegrenzten Wirtschaftswachstums blind nacheifern? Die verhängnisvolle Landflucht etwa, die überall auf der Welt, von den Mittelmeerländern bis nach Borneo und Bali zu beobachten ist, ist häufig nicht in wirtschaftlicher Armut, sondern rein psychologisch begründet: die Bevölkerung ist in ihrer natürlichen Umgebung, ohne Autos, elektrischen Strom und Fernseher, einfach nicht mehr zufrieden. Am Rande der übervölkerten Großstädte, die den Lebensstil des Westens (noch dazu ohne seine materielle Grundlage!) imitieren, gehen dann Millionen in Elend und Vereinzelung körperlich und seelisch zugrunde. Dennoch folgen immer größere Menschenmassen ihnen nach – bis schließlich den in entvölkerten Dörfern Zurückgebliebenen tatsächlich die Lebensgrundlage entzogen ist!

Die entfremdete Gesellschaftsordnung, die Natur und Menschen verdinglicht und ihn sich selber wie seinesgleichen zum Feind macht, hat sich im Bewußtsein der Menschheit als einzig mögliches Entwicklungsmodell etabliert und damit ihren verhängnisvollen Siegeszug über den ganzen Erdball angetreten. Es ist an der Zeit, daß wir endlich einmal der Frage auf den Grund gehen: Was eigentlich macht dieses zerstörerische System, jeder vernunftmäßigen Überlegung zuwider, so überaus attraktiv?

Zivilisation als Folge der Abwehr

Zwischen der Triebverdrängung in der Neurose und sozialer Entfremdung besteht ein enger Wechselbezug: beide bedingen einander. Die Frage, was Ursache und was Wirkung sei, ist unlösbar und daher sinnlos. Dennoch kann ein Nachdenken über diesen Bezug wertvolle Einsichten vermitteln. Freud war sich dessen bereits deutlich bewußt – wie seine (so von N. O. Brown dargelegte) Auffassung bezeugt, daß «die Teilhabe an der sozialen Neurose dem Individuum die Notwendigkeit erspart, sich eine eigene, private Neurose zuzulegen» («Zukunft ...», S. 183).

Konsequent haben sich in jüngster Zeit namhafte Psychotherapeuten wie Donald Laing die gleiche Sicht auch mit Bezug auf «Nervenkrankheiten» wie die Schizophrenie zu eigen gemacht. Die sogenannten «Geisteskranken», die tatsächlich mit ihrem ganzen Wesen an ihrer Umwelt leiden: sind sie nicht vielleicht in Wahrheit «gesünder» als die angepaßten «Normalen»?

In ihrem Verzicht auf Teilhabe an der sozialen Neurose, d. h. auf die von einer kranken Gesellschaft jedem Anpassungswilligen reichlich gebotenen Abwehrmechanismen äußert sich schließlich eine unbewußte Rebellion gegen deren Ersatzcharakter. Ihr Leiden besteht so in Wahrheit in ihrem Unvermögen, sich mit der Krankheit ihrer Umwelt zu arrangieren.

Derweilen beteiligen sich die «Normalen» eifrig und erfolgreich an der Schaffung von Kulturwerten durch Sublimierung. Auch die Erkenntnis des Bezugs zwischen Kultur und Neurose ist eine Konsequenz Freudschen Denkens: Sein «Begriff der Sublimierung gebietet uns», meint Brown, «gesellschaftliche Erscheinungen als pathologisch im medizinischen und wissenschaftlichen Sinne zu verstehen» («Zukunft ...», S. 184). Tatsächlich bezeichnet der Begriff die Umwandlung der durch Triebblockierung erzeugten Spannung in äußere Tätigkeit. In diesem Sinne kann jede ernsthafte Aktivität, die über die Befriedigung eines realen Bedürfnisses bzw. die Schaffung und Erhaltung des Lebensnotwendigen hinauszielt, als eine Art von Abwehr verstanden werden. An die Stelle spielerischer Lebensfreude tritt hier zielgerichteter Ernst – mit dem schließlichen Resultat, daß «bewußtes Zweckdenken jetzt bemächtigt ist, das Gleichgewicht des Körpers, der Gesellschaft und unserer biologischen Umwelt zu zerstören». Gregory Bateson, von dem dieses Zitat stammt, betrachtet das erstmals *zweckgerichtete Denken* als den Sündenfall des Menschen, den das Alte Testament beschreibt.[5] Die Austreibung aus dem Paradies ist in diesem Sinne identisch mit dem Beginn kultureller Entwicklung, d. h. dem Beginn der Ausprägung einer systematischen und komplexen Gesellschaftsform: der «Zivilisation». Anders gesagt: Geplante Arbeit, die mehr bezweckt als die Befriedigung der Grundbedürfnisse, erzeugt nun «Kulturwerte». Das Dumme ist nur, daß sich niemand mehr recht daran zu erfreuen vermag. Denn sie stellen doch nur einen kümmerlichen Ersatz dar für die verlorengegangene triebenergetisch vermittelte, mit der Naturganzheit harmonisierende Lebensfreude.

Eine ausführliche, fundierte Darstellung der gesellschaftlichen Krankheit «Entfremdung» liefert Erich Fromm in seinem Buch «Der moderne Mensch und seine Zukunft». Er erinnert daran, was der zentrale Platz bedeutet, den die Benutzung menschlicher Arbeitskraft in unserer westlichen (kapitalistischen) Gesellschaftsordnung einnimmt – nämlich: «daß ein Mensch, ein lebendes menschliches Wesen, aufhört, Zweck seiner selbst zu sein, und vielmehr ein *Mittel* wird für die wirtschaftlichen Interessen eines andern oder die eines unpersönlichen Riesen: der Wirtschaftsmaschine» (S. 86). Und, ungeachtet der tatsächlichen Erfüllung fast aller Hoffnungen der frühen Reformer hält Fromm «die Welt in der Mitte des 20. Jahrhunderts trotz des materiellen Wohlergehens und der politischen und sexuel-

5 «Zweckbewußtsein kontra Natur». In: «Dialektik der Befreiung», S. 123/124.

len Freiheit» für «geistig angekränkelter» als den Kapitalismus unserer Vorväter (S. 94). Noch immer herrscht ja die Verdinglichung, wie sie sich insbesondere im Konflikt zwischen Kapital und Arbeitskraft ausdrückt.

Fromm bringt diesen Grundwiderspruch des kapitalistischen Systems auf die treffende Formel: «Das Kapital – die tote Vergangenheit – stellt die Arbeitskraft – die lebendige Vitalität der Gegenwart – für seine Zwecke an» (S. 87). Deutlich spiegelt also dieser «Konflikt zwischen zwei Wertsystemen», als welchen Fromm ihn begreift (nämlich zwischen der Welt der zusammengeballten *Dinge* und der des schöpferischen, gegenwärtigen *Lebens*), die neurotische Situation, in der die Lebensenergie in Angst und Vergangenheitsorientierung gehemmt und zu Abwehrzwecken mißbraucht wird. Ähnliches gilt aber auch für andere Phänomene der heutigen Zeit, wie die «Verwandlung von Konkretem in Abstraktes» (Fromm gibt Beispiele dafür, wie die Dinge nurmehr als Ware erlebt werden – S. 104f), die Entfremdung als Erlebnisweise des Menschen, den um sich greifenden Konformismus usw. Es sind sämtliche Symptome der Abwehr. Sie alle gemeinsam bestimmen das Krankheitsbild unserer gegenwärtigen Gesellschaft.

Wie aber konnte es dahin kommen, daß unsere Kultur bei all ihren Anstrengungen zur Herbeiführung einer gesunden, glücklicheren Ordnung so völlig versagt hat? Die Frage ist nicht leicht zu beantworten, da es sehr schwierig ist, sich genau über die Entstehungsbedingungen einer Zivilisation Gewißheit zu verschaffen. Doch läßt sich wohl die Richtung andeuten, in der eine Antwort zu suchen sein müßte.

Mir scheint die an Freud orientierte Auffassung Browns recht überzeugend, daß schon die ursprünglichen Voraussetzungen der heutigen Entwicklung nicht stimmen. Die Ursache unseres Fortschritts ist zwanghaft, indem dieser, wie gesagt, auf Sublimierung (nach Freud, «verdrängter Analität») beruht. Eine Kultur (d. h. eine hochentwickelte Gesellschaftsordnung) ist nach Brown immer das Ergebnis der Produktion von Überschuß. Sie kann erst dann überhaupt entstehen, wenn die menschlichen Grundbedürfnisse, zumindest für den maßgeblichen Teil der Bevölkerung, befriedigt sind. Im Falle unserer technisch-industriellen Konsumkultur ist dies ganz eindeutig: nur Überschuß kann ja überhaupt zu Ware (und damit zu Geld) werden – was man selber zum Leben braucht, kann man nicht verkaufen. Die Produktion von Überschuß an sich aber enthält ein zwanghaftes Element. Sie stellt einen Versuch der Abwehr von Angst mittels Sicherung von Besitz dar. Das gleiche gilt für die Anhäufung von Geld, insbesondere in der Form von Kapital.[6]

Die Entwicklung entspricht ziemlich genau dem Prozeß der Entartung

6 Über den Zusammenhang zwischen Geld und Analität siehe Brown: «Zukunft», Kapitel 15.

dessen, was ursprünglich eine (in der äußeren Realität begründete) Situationsangst war, zu latenter Angst. Situationen anhaltender körperlicher Bedürfnisfrustrierung wie Hunger, Kälte, das Fehlen eines Geschlechtspartners usw. sind selbstverständlich *reale* Angstsituationen. Sie erwecken Situationsängste; der Mensch reagiert mit dem Versuch, die betreffende Bedrohung abzuwenden. Eine solche Angst-Abwehr ist noch sehr konkreter, kaum psychischer Art. Wenn die Bedrohung dann vergangen ist, vergeht auch die Angst. Bleibt die Bedrohung allerdings längere Zeit bestehen und fühlt sich der Mensch ihr gegenüber allein gelassen und hilflos, so wird sich die Angst allmählich in latente Angst umwandeln. Sind nun dergleichen materielle Bedrohungen gar nicht mehr gegeben, rückt die Reaktion auf die *psychischen* Entbehrungen (vor allem auf erinnerte Isolation und Hilflosigkeit) immer mehr in den Vordergrund. Sie macht sich gewissermaßen selbständig, von der Existenz einer materiellen Bedrohung unabhängig (wie Janov es einmal ausdrückt: Früher fürchteten wir uns vor wilden Tieren, heute vor dem Urschmerz). Eben an diesem Punkt beginnt auch die, durch keine drohende Not begründete, Produktion von *Überschuß an Stelle notwendiger Gebrauchswerte*.

Eine einfach strukturierte gesellschaftliche Ordnung dient ursprünglich der Regelung des Zusammenlebens von Menschen mit dem gemeinsamen Ziel materieller Bedürfnisbefriedigung – und *darin* auch der Überwindung von Isolation und Hilflosigkeit als den Quellen jeglicher Angst. Sobald aber latente Angst dennoch einzelne ihrer Mitglieder befällt, werden diese sich zur Abwehr durch besondere Arbeitsleistungen bzw. durch die Produktion und Aneignung von Überschuß veranlaßt sehen. Damit sind Gemeinsamkeit und Gleichheit bereits aufgehoben. Denn die durch solche Sublimierung, solche Umwandlung von gestauter Triebspannung in zielgerichtete Aktivität freigesetzte Energie ist gewaltig. So werden denn leicht die Leistungen der abwehrmotivierten diejenigen der weniger abwehrbedürftigen Mitglieder weit übertreffen. Und das Gesetz der unumschränkten Abwehrpriorität wird sie dafür sorgen lassen, daß diese Leistungen Früchte tragen in Form erhöhter persönlicher Sicherheit (oder dessen, was man dafür halten kann).

Auf solche Weise bringen es in einer noch natürlichen und gleichheitlichen Gesellschaftsordnung wenige von latenter Angst befallene (und daher stark abwehrbedürftige) Individuen leicht fertig, auf Grund ihrer besonderen Leistungsdynamik ein Herrschaftssystem auszuprägen. Sie mögen so etwa die Stellung von Medizinmännern einer primitiven Religion erlangen, deren Machtbereich sie dann auszubauen beginnen. Schließlich mag es ihnen gelingen, der übrigen Bevölkerung Angst «einzuflößen», d. h. deren ursprünglich auf die Naturgewalten bezogene (Situations-)Angst zu psychischen Ängsten (vor Göttern, Dämonen, bösen Vorzeichen usw.) zu verfremden. So prägt sich latente Angst stärker aus und wird von angstgeprägten Eltern auch auf die nachfolgenden Generationen übertragen. Welch schwerwiegende Folgen das hat, läßt sich noch heute an dem Schicksal verschiedener Stämme in Borneo oder Neuguinea beobachten, deren Leben von den Schrecknissen ihres Aberglaubens zutiefst geprägt ist.

Entsprechend breitet sich auch das Bedürfnis nach Abwehr allgemein aus. Die wirksamsten Mechanismen, also die eigentlichen Machtmittel, bleiben dabei zwar zunächst der «auserwählten» Schicht besonders Abwehrmotivierter vorbehalten; diese aber wächst ständig an. Unter Umständen setzt dieser Prozeß die eigentliche Kulturbildung in Gang. Er beginnt damit, daß die Institutionen, welche den Abwehrbedürftigen Teilhabe am Überschuß und damit Macht vermitteln, immer vielfältiger und verzweigter werden. – Sind diese Vorstufen der Entfremdung erst einmal erklommen, wird die betreffende Ordnung dann auch anfällig für die verfeinerten Abwehrmechanismen, wie sie die westliche leistungsorientierte Zivilisation zu bieten hat.

Solange das Angst-Abwehr-Phänomen wie bisher tabuisiert bleibt, können die Gründe für den Fehlschlag der Entwicklung fast aller bekannten Gesellschaftsordnungen wohl niemals klar erkannt werden. Erst wenn wir den potentiell bedrohlichen Charakter *jeder* unbewußten Abwehr wahrnehmen, wird es uns möglich, unser Fortschrittsideal ebenso wie gewisse andere Zivilisations«werte» in Frage zu stellen. Und erst dann kann die Rückkehr zu realeren Werten ernsthaft anvisiert werden – zu Zielen, die auf das Leben, nicht auf die Abwehr, bezogen sind und wahre Befriedigung, ja Freude vermitteln.

Unser Kerker: die vierseitige Pyramide der Entfremdung

Wo nun stehen wir heute?

In seinem Buch «New Age Politics» gibt Mark Satin eine eindrucksvolle Darstellung unserer heutigen Abwehrgesellschaft, in der er die Gedanken und Erkenntnisse einer Vielzahl zeitgenössischer Autoren zusammenfaßt. Nicht wenige von ihnen benutzen zur Beschreibung der kulturellen Elemente, die unser Bewußtsein bestimmen, die Metapher vom *Kerker* (*the Prison*) (s. «New Age Politics», S. 19). Als ein solcher wird nicht nur das Wesen unserer Zivilisation verstanden, sondern zugleich etwas Entsprechendes, das wir in unserer Psyche verinnerlicht haben. «Grundsätzlich ist der Kerker eine bestimmte Art der Weltsicht», so drückt Satin es mit Bezug auf die individual-psychologische Ebene aus. Die andere Seite hingegen ist insofern etwas höchst Konkretes, als diese Weltsicht natürlich die Beschaffenheit unserer gesellschaftlichen Institutionen wesentlich beeinflußt – eben die Zivilisation, die von Menschen mit Kerkermentalität über die Jahrhunderte entwickelt worden ist.

Die hier gemeinte Art der Weltsicht und entsprechenden Welt-Formung ist eindeutig die der Abwehr. Ohne dies zu berücksichtigen, kann das Wesen des Kerkers wohl kaum hinlänglich verstanden werden. Er stellt ja nicht ein aufgezwungenes Gefängnis dar, dessen Insassen gern befreit werden möchten – im Gegenteil: er ist ihr erwählter Schutzraum, in dem sie sich wohl fühlen. Sie haben sich freiwillig hineinbegeben, um jenen Teil des Am-Leben-Seins von sich fernzuhalten («abzuwehren»), der ihre Angst immer wieder neu aktiviert. Wie ich gezeigt habe, ist dies im wesentlichen das Leben selbst (siehe u. a. die Parabel, S. 135 ff).

Der Kerker ist der Zustand, an den sich die Menschen von Kindheit an gewöhnt haben, und der einzige Ort, an dem sie sich jetzt sicher fühlen. Daher können sie niemals zugeben, daß er sie von Wachstum und Entwicklung abhält – ja, sie tatsächlich zu bloßen Karikaturen ihrer selbst verkrüppelt hat. Sie können sein Wesen nicht wahrnehmen, so wie es ist. In anderen Worten: Kerker und Tabu sind Aspekte ein und desselben Sachverhalts.

Mark Satin und die Autoren, auf deren Werk seine Beschreibung basiert, nehmen diesen Aspekt des Sich-selber-Gefangenhaltens – daß wir «unsere eigenen Kerkermeister geworden» sind – durchaus wahr. Dennoch sind sie selbst dem Tabu noch nicht gänzlich entronnen. Trotz ihrer recht hellsichtigen Schilderung zollen sie den maßgeblichen psychologischen Faktoren und insbesondere dem Gesetz, unter dem diese wirksam sind, kaum Beachtung. So wird ihre Beschreibung, obwohl als Bild unseres Zustands allgemein zutreffend, doch dessen ganzer Komplexität bei weitem nicht gerecht. Bedauerlicherweise bedeutet das auch, daß Satins Vorschläge zur Gesellschaftsveränderung einen gewissen idealistischen Zug aufweisen; sie ziehen nicht die immensen psychologischen Schwierigkeiten in Betracht, die, selbst für Menschen des «New Age», jede mögliche Lösung unvermeidlich erschweren müssen.

Um der verborgenen Macht latenter Angst und insbesondere unserer Sucht nach Abwehr auf angemessenere Weise Rechnung zu tragen, möchte ich Satins Modell eines «vierseitigen Kerkers» ein wenig abwandeln. Dabei muß vor allem die dynamische Beschaffenheit des Kampfes, den all jene Süchtigen um die Aufrechterhaltung ihrer Abwehr führen, berücksichtigt werden; und desgleichen die Art, wie diese Dynamik in unserer heutigen technologischen Konsumgesellschaft zum Ausdruck kommt. Wichtig ist fernerhin, wie diese Gesellschaft unser Abwehrbedürfnis so wirksam befriedigt, daß sie es fertigbringt, uns alle eingekerkert zu halten, ohne irgendwelchen direkten Zwang ausüben zu müssen.

Nach meinem Verständnis ist der Gesamtkomplex nicht einfach einem sechsseitigen Würfel vergleichbar. Er hat eher die Form einer Pyramide – einer vierseitigen, die auf festem Fundament gründet und von einer Art Turmstruktur gekrönt ist. Das Grundmaterial, aus dem sie besteht, ist eine Art Beton, den man als lebenden Organismus oder zumindest durchlässigen Stoff betrachtet, der aber in Wahrheit alles und alle in Reichweite Befindliche(n) machtvoll umschlossen hält: der solide Stoff der *Entfremdung*. Und im Inneren der Pyramide ist ein ununterbrochener Sog nach oben am Werk; die unten Befindlichen mühen sich unter Aufbietung aller Kräfte, ihn sich zunutze zu machen, um zur Spitze zu gelangen. Erst dort oben können sie sich mit jener mächtigen Turmstruktur identifizieren, die alles zu überblicken scheint. Tatsächlich sind deren Wände ebenso starr wie der Rest der Gesamtstruktur: doch bist du dort oben wenigstens in der Lage, auf den im Kerker tobenden «Lebenskampf» hinabzusehen. Wie hoch aber auch immer du schon gestellt sein magst, mußt du doch achtgeben, daß man dich nicht hinunterstürzt. Denn der Aufwärtssog geht ja ständig weiter. Wir leben in der Tat in einer dynamischen Gesellschaft, wo «tatkräftigen Persönlichkeiten» die besten Erfolgschancen winken. Aber auch in einer, in der wenige über die vielen herrschen, und dabei doch hinsichtlich ihrer Position ständig durch jene bedroht werden, die gleichfalls nach oben streben. Auch wenn du das höchste Ziel erreicht zu haben scheinst, zahlt es sich also aus, unermüdlich weiterhin an der Festigung deiner Abwehrposition zu wirken.

Der im Innern des Pyramidenkerkers herrschende Sog ist von einer Dynamik, die den dort Befindlichen allgemein als lebendiges Wachstum erscheint; und in der Tat liegt jede andere Form persönlicher Entfaltung praktisch außerhalb ihrer Reichweite. So mühen sie sich um Aufstieg; und während einige tatsächlich Spitzenpositionen erreichen, werden andere wieder gestürzt. Die Mehrheit ganz unten hat allerdings nur sehr geringe Erfolgschancen, so daß die meisten von ihnen der Hoffnung, je sehr hoch, geschweige an das Ziel des allgemeinen Strebens: die Turmspitze, zu gelangen, von vornherein entsagen. Statt dessen streben sie nun danach, auf der Ebene ihres jeweiligen Wirkens, möglichst dicht an eine der Seitenwände zu gelangen, die sie als Schutzwälle betrachten.

Jenen, die es nicht «schaffen», bieten die vier Seitenwände tatsächlich sowohl Schutz als auch Hoffnung auf eine Art Entschädigung. Die «Schutzwälle» lassen sich als die im Kerker üblichen und institutionalisierten *Arten der Weltsicht und des Umgangs miteinander und mit den Dingen* bezeichnen. Im einzelnen sind es:

1. *Funktionalismus und die Verherrlichung des Fachwissens*; er ist vor allem auf der Ebene der sozialen und technologischen Organisation wirksam;

2. *die «monopolischen Fürsorger»*; ihnen obliegt unsere (körperliche und anderweitige) Bedürfnisbefriedigung;

3. *die dualistische Weltsicht*; sie prägt unsere Grundeinstellung;

4. *der Wachstums- und Energiefetischismus*; er beschwichtigt weitgehend unsere «höheren» Strebungen.

Indem die Schutzwälle sich gegenseitig beeinflussen und ergänzen, *erscheinen* sie als Formen des Sich-nach-außen-Öffnens und Wachsens; und je mehr du dich mit ihnen identifizieren kannst, desto mehr bieten sie dir die Illusion von Sicherheit und Beherrschung. In Wahrheit jedoch handelt es sich um *Mauern*: obwohl sie bezwecken, uns Schutz und Herrschaft über die Umwelt zu gewähren, umschließen sie uns und hindern uns daran, je freizukommen. Indem sie unser Leben von der Wiege bis zum Grab gestalten, halten sie uns in immerwährender Entfremdung befangen sowohl auf gesellschaftlicher als auch auf persönlicher Ebene.

In dieser sehr allgemeinen Beschreibung unseres Pyramidenkerkers fehlt noch eins: das Fundament, auf dem alles ruht. Dasjenige, das alles erschaffen und ihm Leben eingehaucht hat (wenn du diesen fortwährenden Kampf Leben nennen willst), und das nun die ganze Struktur weiterhin erhält. Das also gewissermaßen *göttliche* Funktionen innehat: eine Art allmächtiger Gottheit. Deren Wirkungen allüberall verspürt werden, während ihr wahres Wesen natürlich jedem unter ihrer Herrschaft (d. h. im Kerker) Lebenden verborgen bleiben muß. Dies ist die *Abwehr als solche* – oder, wie wir auch sagen könnten, die *unumschränkte Abwehrpriorität* –, die 1. sich selbst zum Gesetz erklärt hat, 2. für den Ersatz-Charakter von allem verantwortlich ist, 3. die in der Abwehrgesellschaft herrschende «universelle Entartung» bewirkt: die Verkehrung von allem in eine Art Spiegelbild seiner selbst, das in Wahrheit sein potentielles Gegenteil darstellt (analog zum Zustand des «Umgedrehtseins» der Menschen), und 4. aktiv für die Aufrechterhaltung des Tabus Sorge trägt.

Natürlich kann die unumschränkte Abwehrpriorität unter dem Tabu nie als solche erkannt werden. Doch wohnt ihr tatsächlich eine Macht inne, die «göttlich» zu nennen nicht übertrieben scheint. Nicht nur beeinflußt sie fortwährend alles, was Bestandteil der Abwehrgesellschaft ist (buchstäblich und ohne Ausnahme: *alles*) im tiefsten seines Wesens – ganz abgesehen davon, daß sie die das Ganze in Gang haltende Antriebskraft darstellt. Sie bestraft auch auf wirksame Weise jene, die sich gegen das Tabu versündigen – jedenfalls, solange es ihnen nicht gelingt, sich aus ihrem Machtbereich – dem Kerker – zu entfernen.

Nur indem wir aus dem Kerker ausbrechen und freiwillig zu gesellschaftlichen Außenseitern werden, können wir das Tabu außer acht lassen und der Macht des *Gesetzes* entrinnen. Wenn du die Beschaffenheit der Abwehrgesellschaft, die das Bild vom Pyramidenkerker veranschaulichen soll, richtig verstehst, wirst du jedoch leicht sehen, welch immense Hindernisse einem auf diesem Weg zur Befreiung entgegenstehen.

Unsere Krankheit: die Kerkerstrukturen in uns

Zu sagen, daß die Mentalität der Eingekerkerten selbst die Strukturen des Kerkers aufweist, bedeutet, daß wir am Kerker nicht nur als Zustand der

Unfreiheit, sondern zugleich als *Krankheit* leiden. Zur Befreiung genügt es daher nicht, wenn du dir den Weg, mit welchen Mitteln auch immer, nach draußen bahnst. Was immer du dir «draußen» errichten magst, wird unvermeidlich wieder die Kerkerstruktur aufweisen – es sei denn, du trägst zugleich für deine eigene *Heilung* Sorge. Auch dem Kerker Entkommene tragen die Krankheitskeime gewissermaßen noch in ihren Genen, so daß sie nicht umhin können, schließlich wieder einen neuen Kerker zu errichten – einen, der vielleicht oberflächlich anders, im Wesen jedoch gleich sein wird. Den historischen Beweis liefert das Unvermögen aller bisherigen Revolutionen, wahrhaft entscheidenden Wandel im Leben der Menschen zu schaffen, ihnen wirkliches Glück im Sinne dauerhafter Befreiung von Angst und Abwehrbestimmtheit zu vermitteln.

Auf lange Sicht hin läßt sich solche Befreiung nur mittels einer Art *Therapie* erreichen. Erst wer sich nicht mehr beherrschen läßt von dem Zwang, immer höher zu steigen bzw. sich an das zu klammern, was die Schutzwälle bieten, erst der entrinnt dem Machtbereich der verborgenen Gottheit.

Anhänger des «New Age» (des neuen Zeitalters) neigen leider nur allzuoft dazu, diese Wahrheit zu übersehen. In dem Gefühl, entkommen zu sein, mögen sie zwar zunächst Strukturen errichten, die ihre neugefundene «Freiheit» zu sichern scheinen. Doch wenn das alles bleibt – wenn sie nicht *auch* beginnen, sich aktiv mit ihren Ängsten auseinanderzusetzen, wird dort unterschwellig bald wieder die Abwehr lauern; und irgendwann einmal, insbesondere im Fall einer plötzlichen Krise, die ihre innere Unsicherheit aktiviert, wird sie ihr Recht fordern. Vor allem laden solche Leute unvermeidlich mehr Frustrationen, als sie selbst ahnen, auf ihren Kindern ab, die somit wieder mit Abwehrbedürfnissen aufwachsen. Und die «New Age»-Strukturen, die doch die Bedürfnisse autonomer, liebender Menschen erfüllen sollen, bleiben also zerbrechlich und gefährdet: kaum mehr als abwehrende Strohhalme, an die man sich klammert. Sobald eine wirkliche Bedrohung durch äußere Mächte auftritt, kann man dann die alten Abwehrtendenzen wieder am Werk sehen: Lieblosigkeit und verschleierte Aggression, eine Vogel-Strauß-Haltung oder das Huldigen von Scheinwerten, Wettbewerbsgeist, Machtkämpfe und subtile Unterdrückung von Schwächeren ... Es mag ein Weilchen dauern, aber warte nur eine Generation. Die jüngste Geschichte liefert auch hierfür Belege: etwa am Schicksal der «antiautoritären» Bewegung der späten sechziger Jahre, oder am Syndrom der Sekten, in denen jugendliche «Aussteiger» sich heute in Scharen wieder versklaven lassen.

Ich sage nicht, daß es keine Hoffnung gibt. Doch bin ich überzeugt, daß sich eine tödliche Krankheit nicht allein durch einen Wechsel der Umgebung heilen läßt – indem man gesünder lebt, Meditation betreibt und auf Kunstdünger und Sprays verzichtet. Solcher Wandel mag den Fortschritt der Krankheit allerdings hemmen, vielleicht auch einige Symptome mildern. Er ist dem Bleiben in der kranken (und immer kränker machenden) Umgebung unzweifelhaft vorzuziehen. Halten jedoch die Kranken ihn bereits für die Heilung, so ist ihnen irgendwann ein bitteres Erwachen gewiß.

Die prinzipielle Möglichkeit wirklicher Heilung steht für mich außer Zweifel. In den späteren Kapiteln dieses Buchs werde ich den Heilungsprozeß ausführlicher behandeln. Zuvor jedoch bedarf das hier umrissene Modell der Abwehrgesellschaft noch genauerer Untersuchung.

65 **Entfremdung** auf gesellschaftlicher Ebene bedeutet
daß wir uns unserer angeborenen Triebbedürfnisse nicht mehr bewußt sind
und uns somit tagtäglich neu um deren Befriedigung betrügen lassen

66 Eine **Kultur** entsteht auf Grund zweckgerichteter Produktion von Überschuß
die über die Schaffung und Erhaltung des Notwendigen hinauszielt
Das Wesen solcher Aktivität ist **Sublimierung**

67 Von latenter Angst beherrschte, abwehrbedürftige Individuen
neigen auch in einer nichtentfremdeten Gesellschaft dazu
mittels Leistung und der Aneignung von Überschuß
ein Herrschaftssystem zu errichten
unter dem latente Angst, entsprechendes Abwehrbedürfnis und damit
gesellschaftliche Entfremdung immer mehr um sich greifen

68 Die heutige **Abwehrgesellschaft** läßt sich einem **Kerker** vergleichen
in Gestalt einer festgegründeten, vierseitigen
von einem soliden Turm gekrönten Pyramide
Die innere Dynamik, der sich dort kaum jemand entziehen kann
ist die eines *Sogs sowohl aufwärts als zu den Wänden hin*

69 Die uns umschließenden **«Schutzwälle» der Entfremdung** sind:
1. *Funktionalismus* auf der Ebene der sozialen und technologischen Organisation
2. *Die monopolischen Fürsorger* auf der Ebene der Versorgung
3. *Die dualistische Weltsicht* auf der Ebene des Denkens und Fühlens
4. Wachstums- und Energie-Fetischismus auf der Ebene «höheren» Strebens

70 Das Fundament unseres Kerkers liefert die unumschränkte Abwehrpriorität
Sie wirkt als *Gesetz* und ist für den *Ersatz-Charakter* von allem verantwortlich
Indem sie das *Tabu erzeugt und aufrechterhält*
bewirkt sie *universelle Entartung*

71 Das Tabu hält uns in Unkenntnis
über den Kerker und unsere Rolle als unser eigener Kerkermeister
Im **Tabu-Bewußtsein** besteht unsere Krankheit
Befreiung bedeutet daher nicht nur einen Wandel im Lebensstil
sondern setzt zugleich eine Form von Therapie voraus

15. Abwehr für jeden: Die Entartung der Bedürfnisbefriedigung

Die Machthierarchie und ihr Gott

Im vorhergehenden Kapitel habe ich das Modell einer vierseitigen, von einem Turm gekrönten Pyramide umrissen, um unsere gesellschaftliche und kulturelle Wirklichkeit zu charakterisieren. Beherrschender Zug dieser Wirklichkeit, wie wir sie sowohl im Umgang mit anderen als auch in der gesellschaftlichen Struktur täglich erfahren, ist das Prinzip der *Machthierarchie*.

Was ich hierüber zu sagen habe, wird dir, wenn du dich um Abwehrlosigkeit bemühst, vermutlich recht negativ vorkommen. Was ich ablehne, ist jedoch nicht das Phänomen einer *Hierarchie an sich*. In der Natur umgeben uns allenthalben hierarchische Strukturen – ja, diese scheinen einen wesentlichen Faktor des Lebens überhaupt darzustellen. Unser Problem liegt darin, daß in der Abwehrgesellschaft, wie alles andere, so auch der Hierarchiebegriff entartet und somit seiner ursprünglichen Bedeutung heute völlig entkleidet ist.

Auch wahrhaft abwehrlose Kulturen der Vergangenheit (einschließlich einer Vielzahl von «Primitiven») haben zweifellos seit je Hierarchien gekannt. Doch handelte es sich hierbei wohl in aller Regel um organisch gewachsene Hierarchien des Alters und der Lebenserfahrung. Aufstieg in der Hierarchie fiele hier jedem mit natürlichem Zuwachs an Alter und Erfahrung natürlichermaßen zu; er stellte einen Teil der persönlichen Reifung dar; und die Jüngeren würden sich nicht einfallen lassen, die Herrschaft jener, die dies erreicht hätten, in Frage zu stellen – zumal diese Herrschaft keinerlei Unterdrückung beinhalten würde. Die Macht wäre also dort nicht, wie bei uns, ein Suchtobjekt, das man, hat man es einmal erlangt, zur Niederhaltung anderer mißbraucht; und die Machthabenden wären nicht vorwiegend damit beschäftigt, die ihnen zu Gebote stehenden Abwehrgelegenheiten gegen verdrängte Angst mit allen Mitteln auszubauen und zu verteidigen. Tatsächlich zeigt sich in unserer Neigung, unsere Art *unterdrückerischer Macht*hierarchie als «normal» zu betrachten, nur wieder die Macht des die universelle Entartung fördernden Tabus.

Nun ist jedoch für die *Abwehr*gesellschaft eine Machthierarchie – da ihr wesensmäßig zugehörig – in der Tat das Normale. Die Möglichkeit persönlichen Aufstiegs in eine Machtposition scheint schließlich höchst wirksame Abwehr zu gewährleisten. Hat sich einmal ein solches System ausgeprägt, kannst du es daher niemandem verdenken, wenn er oder sie sich dieser Möglichkeit bedient – um so weniger, als Nicht-Aufstieg in diesem System immer bedeutet, anderen, Mächtigeren ausgeliefert zu sein – eine Situation, in der leicht latente Angst aktiviert und somit die eigene Abwehr geschwächt wird. Kein Wunder also, wenn in unserer Gesellschaft ein innerer Zwang zum *Aufstieg um jeden Preis* als gesundes Zeichen intakter Lebenskraft angesehen wird, auch wenn er (wie fast immer der Fall) sich zu Lasten anderer auswirkt. Das Leben in der Abwehr ist hier notwendig ein Kampf, da in jeder pyramidenförmigen Hierarchie die Spitzenpositionen rar sind und die Konkurrenz um diese entsprechend ausgeprägt sein muß.

Dennoch bleibt anzunehmen, daß kaum jemand sich dem anstrengenden Geschäft des sozialen Aufstiegs nur einfach aus Spaß oder weil es sich «oben» so angenehm lebt, unterzieht. In vieler Hinsicht lebt es sich dort zweifellos angenehm; doch werden solche Vorteile wohl weitgehend aufgehoben durch das, was man dafür bezahlt. Sich im Kampf gegen zahllose Konkurrenten zu verschleißen, bringt schließlich nicht Lebensfreude: Geschäftsleuten oder Politikern, die von einer Konferenz zur nächsten «jetten», verbleibt bei all dem sie umgebenden Luxus kaum je viel Zeit oder Kraft für Familie und enge Freundschaften, geschweige so etwas wie persönliches Wachstum. Aber – und dies ist das für sie Wesentliche – das Verfolgen einer «Karriere» liefert Abwehr eben nicht nur als relative Sicherheit, sondern vor allem in der durch die Tätigkeit selbst errungenen Spannungslinderung ebenso wie durch die Aussicht auf eine anerkannte Machtidentität. Der Betroffene ist diesem Streben daher verfallen und wird, je näher ihm das Ziel winkt, desto unfähiger sein, innezuhalten oder sich auch nur die Belastung, die das Ganze für ihn bedeutet, voll einzugestehen.

Sodann spielt bei solchem Aufstieg aber unzweifelhaft auch die (allerdings wohl kaum je bewußte) Überlegung mit, daß es, je höher ich gelange, desto weniger Menschen über mir gibt, von denen ich Unterdrückung befürchten muß – und umgekehrt, um so mehr Möglichkeiten für mich – ob allein oder als Mitglied eines kollektiven Entscheidungsgremiums, Aufsichtsrats oder dergleichen –, andere zu kontrollieren und kommandieren. Erst in solcher Stellung bin ich endlich unbezweifelbar in die Fußstapfen desjenigen getreten, der vermutlich meine Kindheit unterdrückte (zumeist wohl der Vater), und brauche mich also nicht mehr der Angst vor ihm hinzugeben. Im Gegenteil bin ich nun in der Lage, ihm zu beweisen, daß ich ebenso gut bin, wie er je war – wenn nicht noch stärker und mächtiger. Und obgleich er in Wirklichkeit längst tot sein mag, darf ich mich so endlich seiner Anerkennung sicher fühlen. Tatsächlich leben ja in den meisten von uns unsere Väter und Mütter – mitsamt all ihren Forderungen – bis ans Ende unserer Tage weiter – oder zumindest, bis wir uns unseren Ängsten zu stellen und die Gespenster unserer traumatischen Vergangenheit endlich zur Ruhe zu betten beginnen.

Eine der Abwehr dienende Machthierarchie ist grundsätzlich immer eine *Rollenhierarchie*. Die gesellschaftliche Rolle definiert recht eindeutig die Stellung ihres Inhabers mit Bezug auf alle anderen Rollen; es ist starr festgelegt, welche Rolle Macht über welche anderen verleiht. Beispielsweise zählt in unserer Kultur «Ehemann» (als Rolle) mehr als «Ehefrau», «Mutter» mehr als «Kind», «Verkäufer» mehr als «Arbeiter», jedoch weniger als «Buchhalter» usw. Die passende Art Rolle kann daher, wie bereits ausgeführt, ihren Träger mit einer Art Ersatz-Ich versehen – einem Identitätsgefühl, in dem man sich leicht akzeptieren und endlich der Liebe seiner Eltern wert fühlen kann – in dem Wissen, von anderen Erwachsenen anerkannt zu werden. «Jemand» zu werden, ist für Menschen wie uns, die in der Kindheit so «umgedreht» wurden, daß sie ihr eigentliches Selbst nie akzeptieren können, unerläßlich. (Mehr hierzu s. Kap. 17.)

Es leuchtet ein, daß derjenige, der die Ellbogen am kräftigsten für den eigenen Aufstieg einsetzt, meist von vornherein besonders abwehrbedürftig gewesen sein wird. Infolgedessen dürften zu den Inhabern der höchsten Machtpositionen einer hierarchischen Gesellschaft stets die erfolgreichsten «Verdränger» gehören. Das wären nach meiner Definition ungewöhnlich stark angstgeprägte Menschen, die jedoch auf Grund ihrer erfolgreichen Abwehr besonders «normal», also gerade besonders angst*los scheinen*. Bei uns dürfte das für die Aufgestiegenen vor allem in den unteren Spitzenpositionen der Wirtschaft gelten (um ganz an die Spitze zu gelangen, ist womöglich doch ein gewisses Maß an wirklicher Angstlosigkeit erforderlich – aber da bin ich nicht sicher) – in den vom Tabu beherrschten «sozialistischen» Staaten für die entsprechende Kategorie von Funktionären. In der Tat sind solche Leute für die Abwehrgesellschaft genau die «richtigen» Herrscher.

Daß es dabei immer noch Ausnahmen gibt, deren Aufstieg von echter Sorge um das Gemeinwohl motiviert war, müssen wir wohl hoffen. Aber eigentlich gebietet es ja die Strukturierung einer solchen Gesellschaft geradezu (um den einzigen, gern gezahlten Preis der Anpassung an diese Struktur und Anerkennung des Tabus), die hier sich eröffnende Chance für das PSSS zu nutzen: Der Verdränger mit dem Symbol-Ich «oberster Anführer» oder der Charaktermaske «dynamischer Zupacker» wird also Industrieboss bzw. Parteibonze, der «brillante Wortgewandte» wird Anwalt oder Politiker, der «kluge Faktenlerner» Professor bzw. Wissenschaftler, der «Ordnungsbewußte» Beamter oder mittlere Führungskraft usw. Und unklug wäre in der Tat derjenige von ihnen, der die ihm gebotene Chance nicht nutzte. Eine institutionell als solche verankerte Spitzenposition (einschließlich bestimmter Berufe wie Arzt, Rechtsanwalt oder Professor) *muß* in der hierarchischen Gesellschaft besonders begehrt sein, weil sie das Versprechen überaus wirksamer Abwehr in sich trägt.[1]

Das hier Gesagte trifft mit Sicherheit auf *alle* Spielarten der Abwehrgesellschaft zu, seien sie nun kapitalistisch oder «sozialistisch», theokratisch oder

1 Um die wirkliche gesellschaftliche Bedeutung des Rollenbegriffs zu klären, müßte eine unvoreingenommene Rollentheorie hier ansetzen (die es, wie sich noch zeigen wird, bei uns freilich nicht gibt). Vgl. hierzu Kap. 17, S. 278ff.

feudalistisch orientiert: eine Rollen- und Machthierarchie ist ihnen ihrem Wesen nach unentbehrlich. Darüber hinaus haben sie dies gemein: Daß sie vorgeben und ihre Mitglieder glauben machen, eine solche Hierarchie sei natürlich und wünschenswert, wenn nicht gar unerläßlich. Nicht-hierarchischen Methoden, sich in Verantwortung zu teilen, kann hingegen offiziell kaum je zugestanden werden, daß sie «wirklich funktionieren». Gerade die Staaten des Ostblocks stehen hinsichtlich ihres Angebots solcher Abwehr dem Kapitalismus des Westens nur unwesentlich nach. Insgesamt jedoch stellt dieser vermutlich die vollkommenste (d. h. kompetenteste) Abwehrgesellschaft dar, die es je gab. (Ich konzentriere mich aus diesem Grunde hauptsächlich auf ihn, habe jedoch schon angedeutet, daß die Tradition dieser Art von Gesellschaftsstruktur im Prinzip sicher Jahrtausende zurückreicht.) Dementsprechend streben die ihm nacheifernden «unterentwickelten» Länder, die von unserem Grad persönlicher und sozialer Entfremdung noch weit entfernt sind, um so eifriger danach, diesen Zustand selber zu erreichen, je mehr sie sich ihm tatsächlich nähern. Auf Grund des «Gesetzes der unumschränkten Abwehrpriorität» *müssen* entfremdete Menschen (die ja im soeben geschilderten Sinne *krank* sind) ihre Abwehr weit höherschätzen als das Leben. Dies gilt auch für die entsprechenden Staaten. Im Pyramidenkerker fühlen sie sich allesamt am sichersten – und daher (zumindest ersatzweise) am wohlsten.

Angesichts dieser Tatsachen scheint es kaum angebracht, jemandem sein Machtstreben zum Vorwurf zu machen. Er bzw. sie ist (wie wir alle) krank, ohne es zu wissen, und tut daher, unter dem Zwang eines übermächtigen inneren Triebs[2], nur das, was wohl die meisten von uns täten, verfügten wir über die gleiche Bürde verdrängter Angst – und entsprechende Triebkraft nebst günstiger sozialer Ausgangsposition. (Als Beispiel bedenke, wie mühelos nach herkömmlichen Revolutionen die Unterdrückten von gestern die Rollen ihrer einstigen Unterdrücker einnehmen.) In unserem System zählt nun einmal tatsächlich erfolgreicher Aufstieg zu den höchsten Gütern, und werden diejenigen, die hoch genug steigen, mit Macht belohnt – die sie dann schon auf Grund des eigenen Abwehrbedürfnisses nicht umhin können, auch auszuüben. Schädigen oder bedrohen sie dabei andere (vielleicht gar den Erdball) durch zerstörerische und ausbeuterische Praktiken oder deren Propagierung, so ist ihnen natürlich Widerstand zu leisten. Sie müssen bekämpft werden – *aber*: nicht als Personen, sondern im Gegenteil: im Namen jenes Menschseins, das ihnen selber verlorenging. Wie den meisten von uns in unterschiedlichem Maße. Wir sind daher in solchem Kampf

2 Was wir hier am Werk sehen, ist natürlich in Wahrheit die abwehrbedingte *Entartung* eines gesunden Triebs: der Sozialtrieb, der uns zu sozial annehmbarem Handeln drängt, ist hier entfremdet zum «Trieb», sich um jeden Preis Geltung zu verschaffen (vgl. S. 269f).

«für das Menschsein» nur dann konsequent, wenn wir *zugleich* auch die Abwehrtendenzen (die Krankheit) in uns selber bekämpfen.

Um kurz zusammenzufassen: Dies also ist die Substanz der vierseitigen Pyramide: eine Rollenhierarchie, die im Verhältnis zum jeweils gelungenen Aufstieg Macht (= erfolgreiche Abwehr) verleiht; mit einem steilen Turm obenan als Versprechen einer sicher abgewehrten, machtvollen Persönlichkeit jenseits von aller Angst. Das Versprechen dieses Ziels gewährleistet den besagten dynamischen Sog aufwärts – bzw. seitwärts zu den «Schutzwällen», indem oben nur begrenzt Raum ist; da jedoch einige der Oberen immer wieder gestürzt werden, bleibt der Sog kontinuierlich. Die Gesamtstruktur gründet auf dem allmächtigen Wirken der Abwehr, die sie, gottgleich, erhält durchdringt, wo sie unumschränkte Vorherrschaft beansprucht. Ihre Macht drückt sich in universeller Entartung aus, während ihre wahre Natur dem Blick der Abgewehrten verborgen bleibt. Die das Ganze umgebenden vier «Schutzwälle» stellen bestimmte Aspekte der Entfremdung dar, die uns in der Welt Sicherheit zu versprechen scheinen: Von ihnen werden unsere gesellschaftliche und technologische Organisation wie die konkrete Befriedigung unserer Bedürfnisse, unsere Gefühls- und Denkneigungen und unser «höheres» Streben bestimmt (und jeweils der Entartung unterworfen!).

Die Beschaffenheit der universellen Entartung unter dem Tabu ist solcherart, daß im Denken und Fühlen der Abwehrgesellschaft die *Illusion* an die Stelle von *Tatsachenerkenntnis* getreten ist. Die *Tatsache* des Systems ist eben diese durch das GESETZ[3] bewirkte Tendenz universeller Entartung, in der begründet liegt, daß uns in jeder Hinsicht fast ausschließlich *Ersatz* zur Verfügung steht; hingegen beherrscht uns die *Illusion*, alles, was unsere Gesellschaft hervorbringt oder anstrebt, sei das Normale, Wirkliche und für die Menschen Erforderliche. – Die Tatsache der Hierarchie ist, daß sie denen, die einen gewissen Aufstieg geschafft haben, durch die Möglichkeit der Machtausübung über jeden unter ihnen Befindlichen mit Abwehr versorgt; die Illusion demgegenüber: ein Leben ohne Kampf sei undenkbar, Kampf trüge zur charakterlichen Festigung bei, und im übrigen wirkten die Mächtigen doch letztlich nur zum Wohl ihrer Untergebenen. (Was natürlich stimmt in dem pervertierten Sinne, daß sie zum Wohle *des Abwehrsystems als solchem* wirken, das mittels beständigen Machtkampfes aufrechterhalten wird, und dessen zweifelhafte Vorteile allen Abgewehrten gleichermaßen zugute kommen.)

Was die Seitenwände anbetrifft, so handelt es sich hier tatsächlich um Mauern – Institutionen bzw. Dogmen, die uns im Zustand der Entfremdung eingemauert und von der Wirklichkeit getrennt halten. Die Illusion

3 «GESETZ» hier und in den folgenden Abschnitten bedeutet immer das «Gesetz der unumschränkten Abwehr».

hingegen ist, daß sie unangreifbare Schutzwälle darstellten, die uns zur kompetenten Auseinandersetzung mit der Umwelt (und anderen Menschen) überhaupt erst befähigen. (Einzelheiten hierzu später.) – Und letztlich ist es hinsichtlich des «Turms» – jener das Ganze krönenden Struktur – Tatsache, daß er ein Ziel darstellt, welches zu erreichen nicht lohnt: eine Erstarrung, in der wir vom Leben auf Dauer getrennt sein werden. In unserem kranken Bemühen jedoch streben wir, wenn unsere Ausgangsposition es nur zuläßt, immer weiter danach – durchdrungen von der Illusion, dort oben winke die äußerste Sicherheit, würde alle Angst auf immer beseitigt und das Leben endlich lebenswert sein.

Das Patriarchat und das Ziel

An diesem Punkt sind wohl ein paar weitere Ausführungen über die Turmspitze der Pyramide – das «Ziel» – angebracht. Mich reizt die Überlegung, daß es sich hier um eine Art Phallus handelt; denn tatsächlich scheint diese Metapher ihr Wesen recht anschaulich zu symbolisieren.

1. Jene ganz oben, die Zugang zu ihr gewonnen haben, sind in ihrer jeweiligen Machtrolle tatsächlich in einer sicheren Position angelangt, wenigstens was ihr Abwehrbedürfnis betrifft. Diese Sicherheit kann allerdings nur so lange andauern, wie sie wachsam bleiben gegen den sie ständig bedrohenden Sog von unten her.

2. Ich sehe den Turm als phallusförmig, da unsere Welt (und in der Tat wohl jede Abwehrgesellschaft) eine *patriarchalische* ist. Die Abwehr gewährleistenden «Werte» sind vor allem solche, die wir allgemein mit «Männlichkeit» assoziieren: zielbewußtes Streben, Beharrlichkeit, Planung, rationales Organisieren, Disziplin, die Unterdrückung von Gefühlen etc. Nicht zufällig besitzen diese im «Lebenskampf» den höchsten Stellenwert, wie denn auch in der Rollenhierarchie das Männliche unweigerlich mehr gilt als das Weibliche.

In diesem Zusammenhang erscheint mir die Überlegung von Interesse, daß die vorgeschichtlichen matriarchalischen Systeme, die Elisabeth Gould-Davis in ihrem Buch «Am Anfang war die Frau» bespricht, den vollkommenen Gegensatz zur Abwehrgesellschaft dargestellt haben mögen. Wenn es sich in der Tat um Gesellschaftsordnungen handelte, in denen vor allem «weibliche» Charaktereigenschaften geschätzt wurden – Intuition, Flexibilität, Kreativität, eine ganzheitliche Weltsicht, Fürsorglichkeit, die Bejahung des Gefühls und dergleichen –, so müßte dort persönliche und gesellschaftliche Entfremdung notwendigerweise niedrig, wenn nicht unbekannt gewesen sein und die Menschen offen, liebevoll und in Verbindung mit dem eigenen Selbst. Angesichts des Mangels an geschichtlicher Dokumentation hierüber muß dies natürlich Spekulation bleiben;

doch diese mag, indem sie uns nur von der uns antrainierten ausschließlichen Ausrichtung auf (abwehrende) «männliche» Werte wegführt, durchaus fruchtbar sein.

3. Seinem Wesen nach erscheint das «Ziel» selbst – die endgültige Herrschaft des total abgewehrten Ichs – in seiner Starrheit als eine Art Betonstruktur. Für den einzelnen fungiert es gleichsam als (hochkant stehender) Sarg, der mittels einer Leitung mit seinen Ursprüngen in Verbindung bleibt: eine perverse Stellung illusionärer Sicherheit, von der aus du zwar den Lebenskampf derer unter dir verfolgen, wenn nicht kontrollieren kannst, die aber dabei auch nicht den flüchtigsten Blick auf die Welt außerhalb der Machtpyramide, geschweige einen Weg dorthin gestattet.

Das «Ziel» bedeutet also tatsächlich absolute Erstarrung um den Preis der Illusion äußerster Sicherheit. Für den entsprechenden Zustand des einzelnen hat Wilhelm Reich den Begriff des «Charakterpanzers» geprägt (der den Bezug zu Kampf und Krieg wie auch kriegerische Verteidigung sichtbar macht – «männliche» «Werte» fürwahr!). In unserem Zusammenhang bedeutet es den Zustand, in welchem das total abgewehrte Ich sich endlich selbst zu akzeptieren vermag, da ihm auf Grund seiner gesellschaftlichen Machtstellung uneingeschränkte Bestätigung durch die Welt zuteil wird. Darin ist es ein wirksamer Ersatz für das dem einzelnen unter der Herrschaft des GESETZES unzugänglich bleibende Selbst.

Dies heißt keineswegs, daß «charaktergepanzerte» Menschen nicht auch die niedrigeren Ränge der Hierarchie bevölkerten. Das «Ziel» besteht ja nicht allein in solch einem Panzer. Wer es jedoch erreicht hat, mag allen Grund sehen, mit seinem Panzer zufrieden zu sein, und wird diesen daher kaum mehr aufgeben wollen. (Es ist sicher kein Zufall, daß Therapiekurse und Selbsterfahrungsgruppen kaum von Menschen besucht werden, die gesellschaftliche Machtpositionen innehaben, obgleich gerade ihnen Geld und Zeit dafür durchaus zur Verfügung stünden. In der Praxis jedoch werden sie weder das eine noch das andere dafür aufwenden, sind sie doch längst zu totalen Sklaven ihrer jeweiligen Abwehrtätigkeit geworden.)

Noch etwas zu jenem starren Phallus, der jenen Zuflucht bietet, die die Spitze der Machthierarchie erklommen haben. Nicht nur stellt dieser den charaktergepanzerten Ego-Sarg dar, in dem ich mich mit meiner Machtstellung total identifiziere, weil sie alle Erfordernisse totaler Abwehr (die Möglichkeit wirksamer Angstverdrängung, Spannungslinderung und ein anerkanntes Ersatz-Ich) bereithält; er kann darüber hinaus tatsächlich als Speer oder Keule zum Durchbohren bzw. Erschlagen des Gegners dienen: potentiell jedes einzelnen weiter unten Befindlichen, der mich (tatsächlich oder in meiner Vorstellung) zu stürzen droht. In minder hochentwickelten Abwehrgesellschaften als der unsrigen (also solchen, die sich allgemein weniger Vielfalt und «Toleranz» leisten können) wird er buchstäblich zum Knüppel, den die ganz Oberen zu schwingen sich bemüßigt fühlen – die

Hitlers, Stalins, Idi Amins, Pinochets oder wie immer sie heißen. Nur solange sie ihn zur Verfügung haben, fühlen sie sich sicher. – Das heißt nicht, daß die Lage in den westlichen Demokratien völlig anders wäre, nur wird hier der Knüppel auf andere, «zivilisierte» Weise eingesetzt. Ausschlaggebend ist allgemein gar nicht die jeweilige Art, auf die die Unterdrückten leiden oder zu Tode kommen, sondern die Tatsache, daß, wer immer das «Ziel» einmal erreicht hat, zusehen *muß*, daß er auch dort bleibt. Die Abwehrgesellschaft in ihrer höchstperfektionierten Form kann es sich durchaus leisten, auf die unzivilisierten Methoden weniger hochentwickelter Systeme zu verzichten.

Der erste Schutzwall: Funktionalismus und die Verherrlichung des Fachwissens

Nun zur näheren Beschreibung der uns in unserem Kerker umgebenden Mauern. Die Reihenfolge, in der ich dies hier vornehme, ist willkürlich. Zwei von ihnen gehören dem Bereich des materiellen Seins an, zwei dem des Bewußtseins. Weil diese letzteren jeweils spezifischen Zusammenhängen eng zugehören, werde ich sie getrennt in späteren Kapiteln behandeln.

Zunächst der «Schutzwall», der unsere gesellschaftliche und technologische Organisation bestimmt: *Funktionalismus und die Verherrlichung des Fachwissens.* Auch dieser wird sich erst im Zusammenhang mit den anderen Schutzwällen, insbesondere dem dritten (der dualistischen Weltsicht) vollständig begreifen lassen. Denn natürlich bestimmt unsere Weltsicht weitgehend die Weise, auf die wir unsere praktischen Angelegenheiten regeln – so wie diese ihrerseits unsere Art der Bedürfnisversorgung und unseren «höheren» Strebungen beeinflußt – und umgekehrt von ihnen beeinflußt wird. Tatsächlich sind alle Schutzwälle im gemeinsamen Aufrechterhalten der einen Gesamtstruktur untrennbar verbunden; es ist zweckmäßig, dies im Auge zu behalten.

Der Funktionalismus läßt sich betrachten: einmal als eine den maßgeblichen Vertretern unserer Gesellschaft zu eigene Geisteshaltung; und zum zweiten als die typische Art, auf die diese Gesellschaft unsere praktischen Belange organisiert. Ihm zufolge ist für den Wert eines Gegenstands oder einer Tätigkeit jeweils zuallererst die *Funktion* maßgeblich. Alles dementsprechend möglichst effektiv zu regeln ist oberstes Gebot, welches Organisation, Ordnung, Kompetenz, Regeln und Fachwissen erfordert. Nicht nur Bürokraten und Wissenschaftler, sondern desgleichen Geschäftsleute und Erzieher, Datenverarbeitungs- und Finanzexperten, Techniker und Ärzte, Politiker und Unternehmer – kurz, jeder, der dieser Ordnung dient und in ihr nach Erfolg strebt, vertritt bewußt oder unbewußt diese Prinzipien.

In der Tat sind die Prinzipien zur Erreichung spezifischer Ziele sicherlich gerechtfertigt (und das gleiche läßt sich von dem sagen, was immer die anderen Wälle vertreten). Was sie zu Mauern macht, ist die Weise, auf die sie der Erhaltung des Kerkers dienen, indem sowohl die einzelnen als auch die Gesellschaft als solche sie «verinnerlicht» haben, und nun, selbst wenn sie nicht persönlich danach leben mögen, doch von ihrer absoluten Unentbehrlichkeit zur Erreichung von irgend etwas überhaupt Lohnendem fest überzeugt sind.

Die mit dem ersten Schutzwall verknüpfte Illusion ist zweifacher Art: 1. daß reibungsloses Funktionieren, kompetente Organisation und die hierfür erforderlichen Techniken bzw. Regeln Werte an sich darstellten, mehr oder minder absoluten Wahrheiten gleich; und 2. daß die Experten alles in ihrem Zuständigkeitsbereich unfehlbar am besten beurteilen und handhaben könnten. Diese Illusion ist allerdings von dualistischem Denken nicht zu trennen, sieht doch dieses die Welt gänzlich unter dem Gesichtspunkt streng einander entgegengesetzter Polaritäten, wie schwarz oder weiß, männlich oder weiblich, gut oder böse usw. Und es erklärt dann in jeder denkbaren Situation immer das eine unter gleichzeitigem Ausschluß des anderen für gültig. Ihm zufolge steht daher auch *Organisation* gegen Chaos, der (wissende) Experte gegen den (unwissenden) Laien – was hier bedeutet, daß der eine der beiden Gegensätze nicht nur vorzuziehen, sondern der ausschließlich akzeptable sei. Willst du also kein Chaos (und wer wollte das schon!), so mußt du auch alles so organisiert haben wollen, daß reibungsloses Funktionieren gewährleistet ist – und: die einzigen, denen man dies zu arrangieren zutrauen kann, sind diejenigen, die wirklich Bescheid wissen: die Experten.

Wer diese Illusion nicht teilt, wird unschwer erkennen, wie die Wirklichkeit dahinter beschaffen ist. Sie wird beherrscht von 1. *Organisation*: das Leben ist aufgeteilt, zerstückelt; die Dinge werden isoliert betrachtet und um isolierter Funktionen willen manipuliert; 2. *Fachwissen*: auf jedem Gebiet herrschen irgendwelche Experten, die es «am besten wissen»; ihren Zwecken und Zielen werden selbst die Menschen untergeordnet, als Objekte behandelt und somit ihrer Autonomie beraubt; 3. *Maßen und Regeln*: die jeden Handlungsverlauf bestimmen und eingrenzen. Nur das quantitativ Meßbare zählt, qualitative (daher unmeßbare und unorganisierbare) Aspekte werden mißachtet; 4. letztlich allein der Abwehr dienenden *Einzelzwecken*: da man das Ganze aus den Augen verloren hat, fehlt es auch dem auf solche Weise Erreichtem in hohem Maße an Wirklichkeit und Sinn.

Insgesamt läßt sich also ein Verlust konstatieren an *Ganzheit*, *Autonomie*, *Qualität* und *Wirklichkeit*.

Die entsprechende Art der Handhabung menschlicher Probleme ist unvermeidlicherweise *bürokratisch*. Die Experten in ihren Büros gestalten unser Leben nach ihren Regeln, ob in Regierung oder Verwaltung, im Geschäftsleben oder dem Gesundheitswesen, in Wissenschaft oder Technologie. Sie ist fernerhin grundsätzlich *zentralistisch*, da die Organisation durch Experten sich am wirksamsten in einem Verwaltungszentrum bewerkstelligen läßt (dieser Glaube gehört jedenfalls zu der Illusion). Und sie verläßt sich absolut auf das «Fachwissen» im Besitz der Experten, selbst wenn dieses in Wahrheit nur darin besteht, daß etwas nach bestimmten Regeln auf die «seit je bewährte» Art gehandhabt wird. Was jedoch zählt, ist eben niemals der Sinn der jeweiligen Sache für wirkliches Leben, sondern allein die Frage, wie sich ihr «reibungsloses» Funktionieren am wirksamsten organisieren läßt. Letztlich ist alles irgendwelchen Zwecken unterworfen, die weder zueinander noch zur Lebensganzheit in sinnvollem Bezug stehen.

Dieses System hält in der Tat für jedes «Problem» praktische, von Experten erdachte Lösungen bereit: Atomkraftwerke für das Energieproblem, die Verseuchung von Luft und Erde mit Chemikalien für das Ernährungsproblem; städtische Hochhausgettos für das Wohnungsproblem, Pillen und Spritzen für das Gesundheitsproblem, ein Geflecht von Autobahnen für das Verkehrsproblem usw. – wobei die hierdurch jeweils erst geschaffenen neuen Probleme in der Regel unberücksichtigt bleiben, weil sie in ganz andere Kompetenzen hineinreichen. Wo wirksames Funktionieren nach den Maßstäben der Experten das Ziel ist, müssen qualitative bzw. ganzheitliche Überlegungen fortfallen. In dieser Hinsicht herrscht Entfremdung vor.

Der hier beschriebene Funktionalismus ist für die Anwendung seiner Prinzipien auf das Vorhandensein einer Machthierarchie angewiesen. Bürokratien sind seit je hierarchische Machtstrukturen, die, wie man wohl annimmt, die problemloseste und funktional wirksamste Organisation der Dinge ermöglichen. Wenn wirklich die Experten alles am besten wissen, so darf selbstverständlich ihr Vorgehen nicht von «gewöhnlichen» Menschen in Frage gestellt werden – wie andererseits jene mit dem «meisten» Fachwissen für am unfehlbarsten gelten müssen. Dies schafft ein Autoritätssystem, wo dem einzelnen im genauen Verhältnis zu Maß und Zahl seiner Qualifikationen Macht zugestanden wird.

Der Abwehrwert des Funktionalismus für jene, die sich damit identifizieren, liegt auf der Hand. Er verleiht die Möglichkeit der Ich-Bestätigung allein durch den Erwerb gewisser Fertigkeiten bzw. durch die Handhabung festgelegter Regeln «auf bewährte Art» – und darüber hinaus, Spannungslinderung durch weitgehend vorherbestimmte Lösungen versprechende Tätigkeiten; innerhalb eines sicheren Rahmens, der äußerer Kritik entzogen und so gegen beunruhigende Veränderungen geschützt bleibt. Auch wenn es dir also nicht gelingt, auf der Hierarchieleiter dem obersten Ziel – einem unanfechtbaren Macht-Ich – entgegenzusteigen, findest du hier doch etwas Entsprechendes durch die Identifizierung mit bestimmten organisatorischen bzw. operativen Regeln und Verfahrensweisen. Eben die

Starrheit und leichte Handhabung des Systems scheint die Entbehrlichkeit von Angst zu garantieren. Du darfst deine (mit latenter Angst befrachteten) wahren Gefühle ruhig außer acht lassen, ja, mußt dies sogar, insofern Gefühle ja eindeutig der Kompetenz und Reibungslosigkeit in der Anwendung von Regeln und Fachwissen im Wege stehen. Die Identifizierung mit den entsprechenden «Werten» gewährleistet somit eine gut funktionierende Abwehrposition – in welcher du allerdings vom Leben und der Vielfalt der Wirklichkeit ausgeschlossen bleibst.

Angesichts der so offenkundig vom Funktionalismus bestimmten Organisation unseres Alltags auf nahezu jeder Ebene bedarf es wohl kaum noch einzelner Beweise dafür, wie sehr uns dieser «Schutzwall» in der Praxis einschränkt. Bedenke jedoch: wie alle Aspekte unseres Kerkers, so beherrscht auch er uns sowohl in psychologischer Hinsicht – als eine Haltung, von deren Unentbehrlichkeit wir überzeugt sind, selbst wenn wir persönlich unsere Abwehr nicht dadurch finden mögen, daß wir sie praktizieren –, als auch in den Strukturen und offiziellen Prioritäten des gesellschaftlichen Systems, in dem wir leben. Er bestimmt nicht nur, wie wir uns regieren und verwalten lassen, sondern schreibt auch die Art vor, auf die Wissenschaft, Technologie, Kybernetik usw. zu handhaben seien – nämlich: durch organisierende Experten, fragmentarisch auf quantitativ meßbare Einzelzwecke hin ausgerichtet, und nach Regeln, die kein «Laie» das Recht hat in Frage zu stellen – selbst wenn ihre Anwendung uns alle immer weiter von uns selbst und der Wirklichkeit des Lebens entfernt.

Der zweite Schutzwall: die monopolischen Fürsorger

Die Prinzipien des Funktionalismus werden bei uns wohl am weitgehendsten durch die von mir so benannten *«monopolischen Fürsorger»* praktisch angewandt. In ihrer Gesamtheit bilden diese einen weiteren der vier Wälle in einem Pyramiden-Modell. «Fürsorger», da sie für uns zu sorgen scheinen, indem sie unsere Bedürfnisse zu befriedigen vorgeben; wiewohl es sich hierbei vorwiegend (wenn nicht ausschließlich) um die pervertierten, der Abwehr dienenden Aspekte ursprünglicher Bedürfnisse handelt. Und «monopolisch», weil sie hinsichtlich unserer Bedürfnisbefriedigung ein absolutes Monopol innehaben. Sie bestimmen die Art der Fürsorge und hindern dabei zugleich jede alternative Methode auf dem jeweiligen Gebiet daran, sich durchzusetzen. In dualistischer Manier und gemäß den Prinzipien des Funktionalismus entscheiden sie, und sie allein, was gut für uns sei. Und sind sie erst einmal, wie auf Dauer unvermeidlich, zu Institutionen geworden, gibt es bald in der Tat kaum eine Möglichkeit mehr, die eigene Bedürfnisbefriedigung auf andere Weise zu handhaben.

Die monopolischen Fürsorger in meinem Modell sind eng verwandt, wenn nicht identisch mit dem, was Mark Satin die «monolithischen Institutionen» («monolithic institutions» – s. «New Age Politics», S. 44 ff) nennt. Satin betrachtet diese allerdings in seinem Modell eines «sechsseitigen Kerkers» nicht als Schutzwall, sondern einfach als Mittel, den Kerker zu institutionalisieren, indem sie die Kerkermentalität mit allem versorgen, wonach sie verlangt. Im Grunde besagt auch das lediglich, daß die Abwehrgesellschaft bestrebt ist, die Ersatzbedürfnisse derer, die ihre wahren Bedürfnisse nicht mehr kennen, zu befriedigen. In Satins Modell sind seiner Angabe zufolge die Ansichten von «mindestens 26» sich mit sozialen Zeitproblemen befassenden Autoren repräsentiert; dennoch wird es, wie ich schon andeutete, dem gewaltigen Problem der latenten Angst im Bewußtsein der Menschen nicht ganz gerecht. Von daher kann es auch keine Erklärung für den Suchtcharakter der Abwehr liefern und somit die Grundfrage, weshalb die Menschen sich im Kerker so wohl fühlen, nicht beantworten.

Die größere Komplexität des von mir vorgestellten Modells will dazu dienen, der wahren Größe und Verzweigtheit des Problems angemessener gerecht zu werden. Doch bin ich Satin für die Anregungen, die mir sein Buch im Nachspüren dieser Fragen geboten hat, zu Dank verpflichtet. Wenn ich seine Bezeichnung «monolithische Institutionen» so nicht übernommen habe, dann vor allem deshalb, weil sie mir das wesentliche daran nicht deutlich genug zu treffen scheint. «Monolithisch» heißt: riesig, unbeugsam, starr – und obwohl die betreffenden Institutionen zweifellos riesig sind, macht doch nicht ihre Starrheit ihr Wesen aus, sondern ihr «Monopolismus»[4] in Verbindung mit ihrem Anspruch, für uns zu sorgen.

Satin führt 15 verschiedene Institutionen dieser Art auf. In dem Bemühen, von seiner Liste Gebrauch zu machen, schien es mir vor allem um der Klarheit willen notwendig, einige, deren Bedeutung relativ geringfügig scheint, wegzulassen, andere unter einem gemeinsamen Nenner zusammenzufassen sowie ein oder zwei weitere hinzuzufügen. Das Ergebnis ist eine Liste von 13 «monopolischen Fürsorgern», die mit ihren Segnungen den Alltag der «Zivilisierten» von der Wiege bis zum Grab beherrschen:

1. Das Gesundheitswesen;
2. das Schul- und Bildungswesen;
3. die Familienorganisation;
4. die Ernährungsindustrie;
5. das Verkehrswesen;
6. das Bauwesen (die Entwickler von «Megalopolis»);
7. die Job-Wirtschaft;
8. die Energie-Industrie;
9. Technologie und Wissenschaft;
10. das Regierungssystem;
11. die Sicherheitsdienste;
12. die Massenmedien;
13. die institutionalisierte Religion.

4 Den Satin in der Tat durch diesen etwas irreführenden Begriff zu charakterisieren beabsichtigt.

Hierin von Satin[5] geringfügig abweichend, betrachte ich diese in ihrer Gesamtheit als strukturellen Bestandteil des Kerkers. Im Grunde sind allerdings auch nach meinem Verständnis die Fürsorger von der Abwehrmentalität, welcher zu dienen sie sich zur Aufgabe gemacht haben, nicht zu unterscheiden. Ihr Angebot besteht in genau der Art von Fürsorge, die tatsächlich verlangt wird: grundsätzlich, Versorgung mit angemessener Abwehr bzw. mit dem, was unsere jeweilige Abwehr aufrechterhält.

Somit kannst du nicht einfach sagen, *sie* hielten uns gefangen; ebenso wahr ist es, daß unsere der Abwehr unterworfenen Körper und Seelen sie erst erforderlich machen. Es verhält sich hiermit nicht anders als beispielsweise mit der Bürokratie: auch sie ist ebenso ein gesellschaftlicher Faktor (als Institution) wie ein psychologischer (i. e. ein Bewußtseinszustand). Der Bürokrat mit dem entsprechenden Bewußtsein schafft sich dazu den institutionellen Apparat – und ist dieser erst einmal vorhanden, trägt er seinerseits zur Bildung des bürokratischen Bewußtseins bei. Der Unterschied im Falle der «Fürsorger» ist lediglich der, daß sie nicht allein die Abwehrbedürfnisse derer befriedigen, die direkt für sie arbeiten, sondern die der Gesellschaft allgemein.

Oberflächlich gesehen, scheint es sich hierbei allerdings um reale Lebensnotwendigkeiten zu handeln. Nehmen wir als Beispiele das Verkehrs- oder Gesundheitswesen: sie befriedigen unser Bedürfnis nach reibungslosem Verkehr bzw. medizinischer Versorgung. Entscheidend hierbei ist nun aber: das Abwehrbewußtsein in seiner (durch das Gesetz bestimmten) Sucht hat es längst gelernt, *seine Bedürfnisse als identisch mit dem zu betrachten, was der Kerker ihm bietet.* Daher begehrt es nicht einfach ein Mittel, um rasch von einem Ort an den anderen zu gelangen, oder eine Methode, sich bei guter Gesundheit zu halten. Nein, es verlangt, in diesen Fällen, nach einem Privatverkehrsmittel für sich ganz allein, um damit in halsbrecherischem Tempo durch die Gegend zu sausen – bzw. nach Pillen und Spritzen, wenn nicht gar einem Bett im Krankenhaus, wo ausgebildete Schwestern ihm Pflege gewähren. Eben weil den monopolischen Fürsorgern ganz bestimmte, allgemein verbreitete Abwehrhaltungen des Bewußtseins entsprechen, wird ihr Vorgehen und ihre Methodik, als wie zerstörerisch immer sich diese erweisen mögen, in der Tabugesellschaft kaum je ernsthaft in Frage gestellt.

In der Tat ist wohl das erschreckendste an den Fürsorgern unsere eigene,

5 Das Satinsche Kerker-Modell weist die folgenden sechs «Wände» auf: patriarchalische Haltungen, Egozentrik, wissenschaftliche Spezialbetrachtung, die bürokratische Mentalität, Nationalismus, die Sichtweise der Großstadt. – Jedem an diesem Thema Interessierten möchte ich Satins Buch ausdrücklich empfehlen, das sehr wesentliche Zusammenhänge aufzeigt, obwohl es für mein Gefühl das Tabu nicht entschieden genug durchbricht.

so gut wie totale Abhängigkeit von der jeweiligen Art, auf die sie unsere Bedürfnisbefriedigung handhaben. Zwar sind heutzutage schon gewisse «Alternativ»bestrebungen im Gang; dennoch werden unter dem Tabu möglicherweise noch Generationen vergehen – gleichgültig welche weniger schädlichen oder verseuchenden Alternativen sich uns eröffnen mögen –, ehe *die Mehrzahl von uns* auf die von der Industrie angebotenen Pkw oder die von den Ärzten verschriebenen Drogen wird verzichten können.

Denn auch in dieser Hinsicht zählt wiederum die *Illusion* und nicht die Wirklichkeit. Sie läßt uns überzeugt sein, 1. da würden nur die reinen Grundbedürfnisse erfüllt und 2. erfüllt auf die allerkompetenteste Weise seitens jener, die am besten wissen, was gut für uns ist. Wer mit der Psychologie vertraut ist, wird unschwer den geradezu lebenswichtigen Symbolwert dieser Illusion erkennen. Psychologisch betrachtet sind nämlich in Gestalt der Fürsorger endlich unsere Mamas und Papas zurückgekehrt, um auszuführen, was sie in unserer Kindheit zu tun meist versäumt haben: sich «richtig» um uns zu kümmern. Daher unser Bedarf nach dieser speziellen Art von Institutionen – deren Verdienste um uns ernsthaft anzuzweifeln wir uns unter dem Tabu kaum erlauben werden. Wer möchte schon gern entdecken, daß diese lang vermißte Fürsorge in Wahrheit – heute und wohl für immer – nur ein völlig unzulänglicher, oftmals direkt «entarteter» Ersatz ist für die uns einst vorenthaltene bedingungslose Bedürfnisbefriedigung?

So ist es jedoch. Die Hauptwirkung der Fürsorger und ihrer Dienste auf uns ist die, daß sie unsere Entfremdung verstärken. Daß sie uns von unseren wahren Triebbedürfnissen immer unwiderruflicher fernhalten – und damit von uns selber, voneinander, von der Natur und (so dir dies etwas bedeutet) von Gott.

Bei der Besprechung des ersten Schutzwalls fanden wir bereits die gleichen Elemente, die auch hier diese Wirkung weitgehend ausmachen:

1. *Verlust von ganzheitlichem Zusammenhang*. Die Art und Weise der uns angediehenen Fürsorge wird für die allein richtige ausgegeben. Alle anderen möglichen Arten hält uns diese Mauer versperrt. Etwa ein wirksames, nicht die Luft verseuchendes öffentliches Transportwesen oder die Vorteile der homöopathischen Medizin, Hausgeburten oder chemikalienfreie Nahrungsmittel: solche und ähnliche realen, menschlichen Grundbedürfnisse werden, so ein Bewußtseinswandel nicht allgemein eintritt, wohl auch in näherer Zukunft bloße «Alternativen» bleiben – isolierte Versuche (wenn nicht Utopien) von Außenseitern, keineswegs der Lebensganzheit verpflichtete Selbstverständlichkeiten.

2. *Beschränkung von Autonomie*. Die Fürsorger allein entscheiden, was wir erhalten und in welcher Form. Sie haben das Versorgungsmonopol inne und lassen uns keine Wahl. Obgleich es zutrifft, daß wir (die wir ja selber dem Gesetz unterstehen) es meist nicht anders wollen, heißt dies dennoch: Selbstverantwortung auf diesen Gebieten gibt es nicht mehr. An-

dere – eben die «Experten» – bestimmen, was für uns am besten ist, und lassen uns «Laien» darüber nicht mit sich reden. Die Tatsache der kaum eingeschränkten Hochachtung, die sie allgemein genießen, bezeugt das Ausmaß unserer (auch seelischen) Abhängigkeit von diesem Schutzwall.

3. *Vernachlässigung qualitativer Gesichtspunkte; Verdinglichung.* Unser Mangel an persönlicher Verantwortung für die eigene Bedürfnisversorgung bedeutet u. a., daß wir hier als menschliche Einzelwesen nicht mehr zählen. Längst fungieren wir – ob Verbraucher, Patienten, Angestellte oder einfach «Öffentlichkeit» – nur mehr als Objekte im Rahmen der von den Fürsorgern verfolgten Zwecke: Empfänger meßbarer Dienstleistungen – deren eine (öffentlich nicht eingestandene, aber keinesfalls unbedeutende) Funktion es ist, die Fürsorger an der Macht zu halten.

4. *Entartung der Wirklichkeit; Sinnverkehrung.* Da ihnen (außerhalb des eigenen Systems) keinerlei Konkurrenz im Wege steht, werden die monopolischen Fürsorger immer mächtiger. Heute ist der Punkt erreicht, an dem sie längst keinen Segen mehr darstellen, sondern das Überleben der Menschheit zu bedrohen begonnen haben. Dabei wurden die realen Grundbedürfnisse, deren Erfüllung ihnen einstmals oblag (wie die Gesundheitserhaltung oder das Sorgen für bequeme Transportmittel), längst verdrängt durch Ersatzbedürfnisse (Versorgung mit der wirksamsten Droge gegen ein bestimmtes Symptom oder mit einem zu Höchstgeschwindigkeiten fähigen Fahrzeug). So sehen wir uns heute Symptomen wahrhaft erschreckender Entartung gegenüber (die allerdings als solche nur von einer kleinen Minderheit noch erkannt werden): Atomkraftwerken, gigantischen von allem Leben isolierten Schul- und Wohnkomplexen, Überschallflugzeugen usw.

Die betreffenden Institutionen und ihre Vertreter sind jedoch ebenso unfähig wie wir selbst, den Verlust und die Vernachlässigung, geschweige die Entartung zu erkennen, die ihre «Dienste» verursachen oder doch begünstigen. Sie wissen sich innerhalb des Gesamtsystems unentbehrlich – und dies ganz zu Recht, tragen sie doch tatsächlich durch ihr bloßes Dasein und Sosein zur Aufrechterhaltung des Kerkers bei.

Wie sie dies tun, wird natürlich durch die von den anderen Schutzwällen vertretenen Methoden entscheidend mitbestimmt. In ihrem Planen und Wirken lenkt sie das Prinzip des Funktionalismus; das dualistische Prinzip bestimmt ihre Weltsicht; und sie selbst huldigen und dienen dabei nach Kräften dem Wachstums- und Energiefetisch. Schon der eigenen Karriere innerhalb der jeweiligen Institution sind es die in ihren Diensten Stehenden (Geschäftsleute wie Industrielle, Ärzte wie Architekten oder Erzieher, Wissenschaftler, Politiker und Geistliche etc.) schuldig, sich möglichst streng mit diesen Grundüberzeugungen zu identifizieren, d. h. den Bereich der verschiedenen Schutzwälle nie zu verlassen. Sicherlich oftmals im guten Glauben, lebenswichtige Dienste zu leisten, halten sie in Wahrheit die anderen ebenso in Abhängigkeit von den Ersatzmitteln, nach denen ihre Abwehr verlangt, wie sie selber es sind.

Nun zu den einzelnen monopolischen Fürsorgern in meiner Liste. Ich beschränke mich hier jeweils auf die offensichtlichsten Beispiele; wer bereit ist, vorurteilsfrei nachzudenken, wird leicht selber welche finden.

1. Das Gesundheitswesen

Hierunter fällt nicht nur die moderne (*allopathische*, im Gegensatz zur homöopathischen) *Medizin*, sondern auch deren getreue Dienerin, die *pharmazeutische Industrie*.

Ursprünglich widmete sich dieser Fürsorger (wie sicher die anderen auch) in der Tat recht angemessen einem menschlichen Grundbedürfnis. Heute jedoch hat der Schaden, welcher der Menschheit durch ihn zugefügt wird, ein solches Ausmaß, daß er den bisherigen Nutzen nahezu überschattet. Daß die medizinische Wissenschaft, ehe sie sich fest in das System der Abwehrgesellschaft eingliedern ließ, einen Segen darstellte, läßt sich schwer bestreiten; doch bedarf (wie Ivan Illich in seinem Buch «Die Nemesis der Medizin» hervorhebt) selbst diese Behauptung einiger Einschränkung. Wohl trifft es zu, daß seit dem Siegeszug der Medizin die allgemeine Lebenserwartung kontinuierlich und drastisch gestiegen ist; in hohem Maß läßt sich dies jedoch zweifellos einfach auf verbesserte hygienische Bedingungen in Verbindung mit gesünderer Ernährungsweise zurückführen. Diese Bedingungen haben sowohl zur Senkung der Kindersterblichkeit als auch zur Eindämmung von Seuchen beigetragen. (Wie hoch der Vorrang dieser beiden Faktoren gegenüber der Existenz medizinischer Versorgung als solchem ist, zeigt sich deutlich an der überdurchschnittlich hohen Krankheitsquote unter den in Städten lebenden Ureinwohnern Australiens, insbesondere ihren Kindern. Diese sind wie die anderen Australier Nutznießer des gleichen Gesundheitswesens; im Unterschied zur Allgemeinbevölkerung jedoch sind ihre Lebensbedingungen äußerst primitiv; Mangel an hygienischen Einrichtungen und Unterernährung sind weit verbreitet.)

Abgesehen von der Eindämmung von Seuchen und dem Rückgang der Säuglingssterblichkeit ist offenbar, daß die allgemeine Lebenserwartung seit einigen Jahren wieder im Sinken begriffen ist, indem «Zivilisationskrankheiten» wie Krebs, Herzinfarkt usw. sich immer mehr ausbreiten. Der weitverbreitete Mißbrauch der Antibiotika hat selbst Krankheiten wie Tuberkulose oder Lungenentzündung, deren Gefahren bereits für immer überwunden schienen, wieder tödlich werden lassen.

Das Auftauchen resistenter Virusstämme ist jedoch nur *eine* der schädlichen Folgen solchen Mißbrauchs. Nicht weniger ernst ist, daß dieser unseren Körper auch bei Lappalien daran gewöhnt, die Krankheitserreger nicht selber unschädlich zu machen, sondern dies für sich tun zu lassen. Es scheint kaum noch Bedarf zu geben für die selbsttätige Bildung von Antigenen (in deren angemessener Herstellung und Einsatz ein gesunder Körper sich natürlich «auskennt»). Dies ist ein besonders krasses Beispiel für die allgemeine Tendenz solcher «Fürsorge» zur Einschränkung von Selbstverantwortung. Als Resultat ergibt sich unvermeidlich eine gewisse Abhängigkeit von den Medikamenten, die der Organismus bei jeder Gelegenheit vorgesetzt bekommt.

Ein weiterer Aspekt der Beschränkung unserer Autonomie durch diesen Fürsorger ist eher noch ernster. Erst 1979 wurde weithin bekannt, daß ein gewisses Medikament, das man in den sechziger Jahren Schwangeren zur Verhütung von Fehlgeburten eingab, in einigen Fällen bei deren Kindern tödliche Krankheiten verursachte – nur ein Beispiel für «iatrogene Krankheiten» (i. e. solche, die erst auf Grund von «angemessener medizinischer Fürsorge» entstehen), wie sie Illich weithin auf dem Vormarsch sieht. Die Implikationen jedoch erstrecken sich noch weiter. Nachdem der erwähnte Bericht in einer australischen Zeitung erschienen war, sagte eine junge Frau, die in jenen Jahren ein Baby bekommen hatte, in äußerster Erregung zu mir: «Mein Gott – und wenn man mir nun jenes Medikament auch verabreicht hat? Ich bekam ja alles mögliche dort im Krankenhaus; ich hab keine Ahnung was!»

Dies ist der entscheidende Punkt. Unsere faktisch so gut wie totale Abhängigkeit von den monopolischen Fürsorgern (in diesem Falle dem Gesundheitswesen) ist nur ein Aspekt davon. (Versuche einmal, die Kosten für Behandlung durch einen Homöopathen oder Heilpraktiker durch die Krankenkasse erstattet zu bekommen, und du wirst diese Abhängigkeit deutlich verspüren!) Weit schlimmer jedoch ist dies: Läßt du dir einmal innerhalb dieses Systems Fürsorge angedeihen, so ist dir in der betreffenden Angelegenheit dein Mitspracherecht bereits entzogen. Nicht du entscheidest über die Medikamente und deren Dosis bzw. darüber, ob du überhaupt welche brauchst. Für die Institution und ihre Repräsentanten, die Ärzte und Schwestern, bist du vor allem ein Behandlungsobjekt, dessen eigene Vorstellungen die Effizienz ihrer Arbeit nur beeinträchtigen.

Hierzu noch ein Beispiel, dessen Wirkungen besonders verheerend sind. Bis noch vor kurzem war es fast allerorts einer Schwangeren praktisch unmöglich, sich auszusuchen, auf welche Weise die Geburt vor sich gehen sollte. Eine Hausgeburt oder eine Entbindung nach Leboyer[6] war zumeist völlig ausgeschlossen. Sie besaß auch kein Mitspracherecht hinsichtlich einer künstlich eingeleiteten Geburt oder Narkosemittel, geschweige darüber, wann die Nabelschnur durchtrennt würde oder ob, wann und wie

6 Siehe «Geburt ohne Gewalt».

lange das Neugeborene bei ihr liegen dürfte. So vermochte sie ihr eigenes Baby nicht vor schwerer Traumatisierung durch die angewandten Praktiken schützen – einmal davon abgesehen, daß es den meisten Müttern natürlich gar nicht einfiele, entgegen «ärztlichem Rat» in dieser Angelegenheit Mitbestimmung zu fordern. Heute, Anfang 1980, lese ich in der Presse, daß in mindestens einem amerikanischen Bundesstaat die US-Frauenärztekammer (das «American College of Obstetricians and Gynaecologists») beschlossen hat, gegen Kollegen, die zu Hausgeburten ermutigen, einzuschreiten und eineinhalb Millionen Dollar für eine Werbekampagne gegen «alternative» Entbindungspraktiken ausgeben will. – Dessenungeachtet zeigt die Statistik, daß in Holland, wo Hausgeburten die Norm sind, die Säuglingssterblichkeit weit geringer ist als in den USA, wo Entbindungen fast ausschließlich in der Klinik stattfinden!

Eigentlich verdiente in diesem Abschnitt auch die *Psychiatrie* besprochen zu werden; doch stellt sie ein besonders finsteres Kapitel dar, dem man nur durch gesonderte Behandlung gerecht werden könnte. Das Gesagte sollte genügen, um zu zeigen, worum es geht. Nur eines noch möchte ich erwähnen: die Abhängigkeit von Medikamenten, wie sie von den Werbesprüchen der Pharmaindustrie angeregt und weiterhin von der Mehrzahl praktizierender Ärzte unterstützt wird. Illich schreibt im Jahre 1974: «Die Abhängigkeit von ärztlich verordneten Beruhigungsmitteln ist seit 1962 um 290% gestiegen; im gleichen Zeitraum ... (stieg) der geschätzte Verbrauch illegaler Rauschmittel um etwa 50%. Die durch Medikamenteneinnahme erzeugte Sucht überstieg alle selbstgewählten Formen» («Die Nemesis der Medizin», S. 43). Auch bei uns zulande ist die Medikamentenindustrie ein Millionengeschäft mit noch immer steigenden Umsätzen. Dabei ist die schädliche Wirkung vieler verbreiteter Medikamente (wie von Aspirin und Schlafmitteln) wohlbekannt; dennoch fehlt es weiterhin an offiziellen Maßnahmen zur Einschränkung ihres Gebrauchs. Demgegenüber werden Menschen kriminalisiert, weil sie Haschisch oder LSD nehmen – «weiche» (d. h. nicht süchtig machende) Drogen, deren vorsichtige Anwendung großen Nutzen im Sinne persönlichen Wachstums nach sich ziehen kann[7] (wenngleich sie allerdings für stark abgewehrte Menschen eine gewisse Gefahr darstellen). Und so muß es wohl sicherlich sein, da ja dieser Nutzen vor allem darin besteht, dich zur Auseinandersetzung mit deinen Ängsten und deinem Selbst zu befähigen – eine unerträgliche Herausforderung an das Tabu! Die Abhängigkeit von Drogen hingegen, welche die Abwehr unterstützen (wie Alkohol und Psychopharmaka) liegt ganz im Interesse der Abwehrgesellschaft; ihr wird man daher wohl erst dann gezielt entgegenwirken, wenn die resultierenden sozialen Probleme ins Unermeßliche gestiegen sind.

7 Hierzu vgl. Weill: «Das erweiterte Bewußtsein», sowie Lilly: «Im Zentrum des Zyklons».

2. Das Bildungs- und Schulwesen

Auch dieser Fürsorger verdiente ein Kapitel für sich. Doch sind bereits zahllose Bücher auf dem Markt, die sich kritisch mit unserem Schul- und Bildungssystem auseinandersetzen (eine kleine Auswahl findest du im Bücherverzeichnis im Anhang); so kann ich mich wieder auf die Erwähnung des Wesentlichsten beschränken.

Bei aller öffentlichen Kritik ist es auch heute noch normalerweise unmöglich, einem Heranwachsenden die prägenden Wirkungen unseres aufreibenden, wettbewerbsorientierten Systems zu ersparen. Auch das Unterrichten ist heutzutage in den meisten Ländern das Monopol der Experten – oder besser: der «Fürsorger»-Institution als solcher. Denn selbst ein Lehrer, der weiß, was tatsächlich nottut, kann dies noch längst nicht einfach in Unterrichtspraxis umsetzen. Was für Kinder zu lernen bzw. zu erwerben wirklich wichtig wäre – etwa: gemeinsames konstruktives Arbeiten, ein Bewußtsein ökologischer und umweltbezogener Zusammenhänge, der Einsatz kreativer Fähigkeiten, eine Einsicht in die Problematik der Angst und wie man damit umgeht – all so etwas findet in den Lehrplänen kaum Berücksichtigung. Ja, es ist zweifelhaft, ob unsere Schulen und anderen Bildungseinrichtungen in ihrer gegenwärtigen Form tatsächlich der geeignete Ort wären, es zu unterrichten.

«Alternative» Schulformen jedoch, wo das Lernen konkret alltagsbezogen und abenteuerlich zugleich wäre, sind allerorts rar; wo es sie gibt, haben sie schwer zu kämpfen. Die Behörden sehen sich nicht bemüßigt, ihnen wirksam zu helfen, sondern machen ihnen das Überleben nur nach Kräften noch schwerer.

3. Die Familienorganisation

Unter dieser Überschrift möchte ich verschiedenes, was Mark Satin als gesonderte «Institutionen» behandelt, zusammenfassen: die *Monogamie*, die *Heterosexualität*, die *Ehe* und die *Kleinfamilie*. In unserer Gesellschaft sehen sich die Menschen praktisch gezwungen, in einer Kleinfamilienumgebung aufzuwachsen, in der die Ehe, Monogamie und Heterosexualität die Regel (und Vorschrift!) sind. Wer von dieser Norm abweicht, wird bei uns heute zwar nicht mehr behördlich verfolgt, aber noch immer diskriminiert. (Bedenke jedoch, daß immerhin noch vor wenigen Jahren die Übertreter entsprechender Gesetze: «Ehebrecherinnen», Homosexuelle oder selbst unverheiratete Liebespaare polizeilich festgenommen werden konnten und unter Umständen mit Gefängnisstrafen zu rechnen hatten!)

Ich möchte mich hier wiederum auf die Erwähnung der offenkundigsten Entfremdungsauswirkungen der *Kleinfamilie* als solcher beschränken. Die

Kleinfamilie besteht ausschließlich aus Mutter, Vater und den Kindern. Die Kinder wachsen hier also in totaler Abhängigkeit von den Eltern auf, wie neurotisch diese auch sein mögen; in der Regel ohne andere Menschen, zu denen sie eine Vertrauensbeziehung aufbauen könnten – wie Tanten, Onkel, Großeltern, Kusinen etc. – auch nur in der Nähe. Dies macht sie in besonders hohem Grade verletzbar. Tatsächlich sind Tausende fortwährend (wie übrigens oft auch ihre Mütter) extremer körperlicher Gewalt zu Händen frustrierter, in ihren Abwehrmöglichkeiten äußerst eingeschränkter Väter ausgesetzt. Satin zitiert für Nordamerika allein die Zahl von 55000 *alljährlich* zu Tode mißhandelten Kindern sowie 330000 auf solche Art schwer verletzten. Aber auch jene, denen ein solches Schicksal erspart bleibt, werden, wie ich schon ausführte, für gewöhnlich psychologisch geschädigt, indem sie permanent gewisse Rollen im Symbol-System («PSSS») der Eltern zu erfüllen gezwungen sind (s. Kap. 8, S. 126ff). In der Kleinfamilienumgebung besteht keine Möglichkeit, diesen Schaden durch enge Vertrauensbeziehungen zu anderen, womöglich weniger (oder auf andere Art) neurotischen Menschen in Grenzen zu halten.

Obgleich so durch die hierzulande die Norm darstellende Familienorganisation insbesondere Heranwachsenden großer Schaden zugefügt wird (von Erwachsenen, die diese Norm überschreiten, will ich hier gar nicht erst reden), ist es doch praktisch unmöglich, sie zu vermeiden. Und (wie auch hinsichtlich der anderen monopolischen Fürsorger) wir werden fest in dem Glauben gehalten, sie erfülle ein menschliches Grundbedürfnis und biete dazu uneingeschränkte Sicherheit, wie kein anderes System sie uns verschaffen könne. In Wahrheit läuft sie unseren dringendsten Interessen zuwider, indem sie unsere Abhängigkeit zementiert und uns zu willenlosen Objekten der Befriedigung anderer entmündigt, indem sie uns von anderen Menschen ebenso wie von wichtigen Aspekten des Lebens abschließt und uns letztlich einer kümmerlichen Pseudosicherheit verfallen hält. Bei dieser handelt es sich in Wirklichkeit um den einzigen Zustand, in dem wir uns, wie unzulänglich auch immer, «geliebt» vorzukommen gelernt haben.

4. Die Ernährungsindustrie

In Satins Liste fehlt dieser Fürsorger – gewiß nur ein Versehen, denn hier handelt es sich um eine Institution, die unser aller Leben nicht minder gravierend beeinträchtigt als die übrigen. Du magst vielleicht nicht gerade gern Chemikalien, Hormone oder Antibiotika im Essen zu dir nehmen, wirst jedoch (so du Fleisch ißt) wohl nirgendwo mehr ein Steak oder einen Braten ohne solche Zutaten bekommen[8] – der Produzent muß schließlich dafür sorgen, daß seine Tiere rasch wachsen und gesund bleiben. Du magst dich nicht für dünnschalige mattgelbe Eier oder homogenisierte Milch in Plastikbehältern begeistern – aber wo findest du etwas anderes? Vegetarier sind keineswegs besser dran, da organisch angebautes Gemüse nicht nur selbst in Großstädten schwer erhältlich, sondern auch überaus teuer ist. Das gleiche gilt allgemein für von Kunstaroma, Farbe und chemischen Konservierungsstoffen freie Nahrungsmittel. Aber wiederum: die meisten von uns, die wir die Normen der Fürsorger längst verinnerlicht haben, würden auch gar keinen Grund sehen, lange danach zu suchen.[9] Ein oft gehörter Einwand ist, es sei ja doch alles längst verseucht – wozu also die Mühe? Reformnahrung ist etwas für Freaks oder Puristen, nicht für gewöhnliche Sterbliche ...

Das ist nun aber nicht alles. Beispielsweise weiß jeder Mediziner (oder sollte es wissen), daß Zucker für Kinder besonders schädlich ist; nicht allein für die Zähne, sondern vor allem, weil er zu seiner Verdauung dem Körper andere, wichtige Nährstoffe entzieht. Ähnlich ist es mit Salz. Dennoch gibt es kaum mehr ein von Kindern bevorzugtes Nahrungsmittel zu kaufen, von Corn-flakes zu Ketchup oder Erdnußbutter, dem nicht (von Kunstfarbe und -aroma ganz abgesehen) auch ungerechtfertigt hohe Dosen von Zucker oder Salz beigefügt wären – was man im übrigen desgleichen bei Margarine, Suppen, den meisten Käsesorten usw. voraussetzen darf. Der Verbraucher wird hierzu weder befragt, noch wird es ihm mitgeteilt.

In zahllosen anderen Fällen werden durch industrielle Prozesse der Nahrung bestimmte Nährstoffe zuerst entzogen, dann andere in chemischer Form wieder beigefügt, so daß die Werbung sich nun etwa mit dem Vitamingehalt brüsten kann. Der ganzheitliche Zusammenhang ist hierdurch jedoch zerstört. In einem Apfel beispielsweise trägt eine bestimmte Kombination von Mineralsalzen, Proteinen, Vitaminen und dergleichen zur Verdaulichkeit des Zuckers bei; in noch so vitamin-angereicherten Cornflakes oder Eissorten keineswegs. Solche Zusammenhänge scheinen leider weder die Hersteller noch die Werbeindustrie überhaupt zu interessieren.

Traurige Tatsache ist dies: was immer wir unserem Körper zuführen, wird von anderen bestimmt – auf eine Weise, über die wir keinerlei Kontrolle haben. Auch wer sein eigenes Gemüse anbaut, benutzt vermutlich chemisch vorbehandelten Samen. Die meisten von uns, selbst wenn sie den von Millionenetats finanzierten Werbesprüchen der Industrie gegenüber

8 Recht aufschlußreich in diesem Zusammenhang ist der Artikel «Du armes Schwein». In: Stern, Mai 1980.

9 In Wahrheit helfen wir diese Normen auch setzen. Wie Fukuoka am Beispiel japanischer Mandarinen erläutert: der Obstanbauer ist, auf Grund der vom Verbraucher verinnerlichten Normen, geradezu gezwungen, seine Früchte von der Erntezeit an noch fünf bis sechs verschiedenen chemischen Prozessen auszusetzen, damit sie in Aussehen, Umfang und Farbe auf dem Markt konkurrieren können. (Geschmack und Nährwert scheinen dort nicht zu zählen.) («One-Straw Revolution», S. 87.)

immun sind, bleiben auf das Angebot in den Supermärkten total angewiesen. Indem macht die Industrie immer weitere (von den Verbrauchern hereingeholte) Millionen locker für Werbefeldzüge, die auch den letzten überzeugen sollen, daß ihre Methoden der Nahrungsherstellung und chemischen Behandlung alles Wachsenden die einzig wahren und richtigen sind.

5. Das Verkehrswesen

Wie wir uns ernähren müssen, so müssen wir uns auch von einem Ort zum anderen bewegen, ob wir nun einkaufen, Freunde besuchen oder zur Arbeit wollen. Längst sind die Zeiten vorbei, da dies in Ruhe, ohne Verseuchung der Umwelt durch Blei und andere tödliche Gifte und vor allem ohne das Risiko ernsthafter Verletzung (mit Tausenden von Toten jährlich in jedem Land des Westens) vor sich ging. Ganz zu schweigen von der nervlichen Belastung durch den Verkehrslärm, die heute das Leben in den Innenstädten oder an Ausfallstraßen unerträglich macht.

Doch so, wie es um das (generell sehr unzulängliche und zeitaufwendige) öffentliche Verkehrswesen bestellt ist, bist du in den meisten Gegenden heutzutage gezwungen, ein Privatauto zur Verfügung zu haben, ob du willst oder nicht – als einzige Alternative zum Leben in einer luft- und lärmverseuchten Innenstadt oder dem noch größeren Risiko, das Radfahrer Tag für Tag auf sich nehmen.

Derweilen schreitet der Millionen verschlingende und die Landschaft zerstörende Autobahnbau noch immer voran. Die westdeutsche Autoindustrielobby ist so mächtig, daß sie jahrelang alle amtlichen Bemühungen, die hiesige Höchstgeschwindigkeit der in anderen Ländern geltenden anzupassen, zunichte zu machen wußte. Dabei ist klar, daß diese Maßnahme uns nicht nur Energie, sondern auch Verkehrsopfer ersparen würde. Unsere Verkehrstoten-Statistik ist überdurchschnittlich hoch; in der Tat wird das Überholen einer Kette von Lastwagen auf überfüllter Autobahn, wenn immer wieder hinter dir ein Luxuswagen mit 200 Stundenkilometern lichthupend heranbraust, zum lebensgefährlichen Alptraum. Doch wer würde solche Wagen noch kaufen, wenn sie nicht schneller fahren dürften als jeder andere? Könnte die Industrie jedoch bestimmte Abwehrbedürfnisse nicht befriedigen («Paßt auf: ich bin der Schnellste! Jetzt komme ich: alles aus dem Weg – Bahn frei!»: – ein sehr wichtiges Gefühl für den, der es trotz aller Anstrengungen noch nicht bis ganz oben schaffte), so litte natürlich das Geschäft. – Überhaupt: so streng die Polizei gerade bei uns in anderer Hinsicht stets durchgreift, eine wirksame Überwachung der bestehenden Geschwindigkeitsbegrenzungen findet fast nirgendwo statt.

Alle Bemühungen, das heutige, so offenkundig gefährliche, stressvolle, umweltschädigende und verschwenderische Verkehrswesen durch etwas

Lebensfreundlicheres zu ersetzen, indem die Monopolstellung des Individualverkehrs beschnitten würde, müssen sicherlich auf lange Sicht hin noch fehlschlagen. Und zwar grundsätzlich nicht, weil der betreffende Fürsorger dies aktiv verhinderte, sondern weil tatsächlich auch in dieser Hinsicht die Kerkermentalität nach einem solchen System verlangt.

6. Das Bauwesen

Möchte ich mir und den Meinen die von verstopften Straßen ausgehende Gefahr, Lärm- und Stressbelastung ersparen, so kann ich eigentlich nur (vorausgesetzt, wir haben das Glück, dort nichts davon zu merken) mit ihnen ständig zu Hause bleiben. Für die meisten von uns heißt das, entweder in einem öden Beton-Wohngetto oder in einem tristen Altbau. Solltest du die Vorstellung haben, du möchtest lieber einen individuell gestaltbaren Terrassenwohnhügel, einen baumumgrenzten Glasdom oder einen Lehmziegelbau mit Dachgarten bewohnen: nun, dieser Fürsorger wird dir als durchschnittlichem Sterblichen die Möglichkeit dazu, selbst in ländlicher Gegend, mit Sicherheit nicht verschaffen. Wenngleich es der Industrie heute durchaus möglich sein müßte, dergleichen Bauten billig genug herzustellen – und sie es wohl tun würde, bestünde universell entschiedene Nachfrage danach. Aber irgendwie scheint die Mehrheit ihre traurigen Wohnboxen solchen Abenteuern vorzuziehen – wie sie ja auch lieber in der Megalopolis (der Stadt mit Millionen von Einwohnern) als in ländlicher Umgebung lebt (und, was das Innere der Wohnung anbetrifft, buntglänzendes traditionelles Mobiliar einer einfachen und beweglichen Einrichtung vorzieht).

Die herrschenden Wohnverhältnisse müssen in ihrer tristen Gleichförmigkeit den Menschen wohl eine gewisse Sicherheit bieten, so daß diese sich kaum bewußt werden, wie stark ihre realen Lebensmöglichkeiten dadurch beschnitten werden. Und wenn sie es wissen – was nützt ihnen das? Kaum eine Stadt, in der zu leben noch eine Freude wäre. Makler und Bauunternehmer und eine entsprechende Politik der Stadtverwaltung (die Entwickler von «Megalopolis»), die den letzten guten Wohnraum weg«sanieren» und uns mit immer höheren Büro-Betonklötzen umstellen, zwingen allmählich auch die letzten Stadtkern-Bewohner zur Abwanderung in die Außenbezirke. Dort leben sie zwar etwas geruhsamer, aber dafür noch verstreuter, noch entschiedener voneinander und jeder Möglichkeit echten Gemeinschaftslebens abgeschnitten als zuvor – während, was dereinst menschliches Habitat war, sich am Ende des Arbeitstags rasch in eine leere Geisterstadt verwandelt.

7. Die Job-Wirtschaft

Das Arbeitsleben der Normalbeschäftigten verläuft in Form einer 44- oder Vierzig-Stunden-Woche, mit zusätzlichen ein bis eineinhalb Stunden täglicher Fahrzeit (wenn nicht mehr): Woche für Woche also, Ferien- und Feiertage ausgenommen, mindestens 50 Stunden Fron. Als Bestandteil des Lebens dürfen diese kaum gelten, da sie nur wenig Bezug aufweisen zu dem, was dich die restliche Zeit beschäftigt – oder was du tun würdest, hättest du eine wirkliche, von Einkommens-, Karriere- und ähnlichen Überlegungen freie Wahl.

Die Mehrzahl von Frauen und Männern bei uns verrichtet in einer Fabrik, einem Laden oder einem Büro eine Arbeit, die kaum anregt oder ihren wahren Interessen und Möglichkeiten entspricht – wenn sie nicht arbeitslos sind. Wer es ist, jammert im allgemeinen danach, wieder von der Institution umsorgt zu werden, die allein entscheidet, wie die Menschen den größten Teil ihres nicht im Schlaf verbrachten Alltagslebens zubringen. Bist du erst einmal in dieses System integriert, ist es geradezu, als gäbe es gar keine andere sinnvolle (geschweige befriedigende) Tätigkeit, als allein die, auf die du einmal zum Geldverdienen festgelegt wurdest.

Offensichtlich wäre es zu einer Zeit hoher (und auf Grund steigender Automatisierung mit Sicherheit nur noch anwachsender) Arbeitslosigkeit von allgemeinem Nutzen, würde etwa die durchschnittliche Arbeitszeit der einzelnen um ein Drittel verringert (vielleicht durch wesentlich mehr Urlaub), erhielten Angestellte die Möglichkeit, für unwesentlich geringeres Gehalt bestimmte Arbeiten daheim zu verrichten oder dergleichen. Wieder kannst du dafür, daß solche Änderungen nicht einmal für ernsthaft erwägenswert befunden werden, kaum nur den betreffenden Fürsorger verantwortlich machen. Vielmehr vermittelt festgelegte Arbeit der Art und in dem Umfang, die bei uns seit Jahrzehnten üblich sind, den Menschen wirksame Abwehr. Sie mögen sich dann und wann darüber beschweren – wirklich ändern wollen es wohl nur die wenigsten. Auch die Gewerkschaften sehen das Problem keinesfalls hier. Wer nicht dem ganzen System den Rücken kehrt, wird sich also auch weiterhin schwertun, befriedigendere Möglichkeiten der Arbeitsgestaltung zu finden.

8. Die Energie-Industrie

Das Schlagwort von der «Energiekrise» und wie ihr zu begegnen sei, macht nun schon seit Jahren die Runde. Tatsächlich jedoch ist es noch immer so, daß beispielsweise starker Stromverbrauch durch einen Preisnachlaß belohnt wird. Weshalb auch sparen? Die Industrie produziert, und bis das Öl wirklich knapp wird, verfügen wir über jede Menge Kernenergie.

Die Kosten dieser Entwicklung, die da in Gestalt von Sicherheitsrisiken und langfristiger Verseuchung (geschweige der Möglichkeit des Atombombenbaus durch Terroristen) auf uns zukommen, sind noch kaum abzuschätzen. Ihre Bewältigung wird ohne Überwachungsstaat-Methoden kaum möglich sein. Doch die Chancen, daß Vernunftgründe sich hier durchsetzen, sind gering, geht es doch angeblich letztlich um die «unverzichtbare» Konkurrenzfähigkeit unserer Wirtschaft gegenüber anderen Ländern, die den gleichen Wahnsinn zum Prinzip erhoben haben.

Diese offiziell behauptete Priorität bedeutet, daß selbst andere, alternative Energiegewinnungsmethoden, sollten sie im nötigen Umfang rechtzeitig entwickelt werden, weder unsere allgemeine Abhängigkeit von dem System noch dessen Bedrohlichkeit und Verwundbarkeit nennenswert verringern werden. Ob mittels gigantischer Sonnenfarmen in der Sahara oder Kollektoren im Weltraum: irgendwie wird auch dieser Fürsorger zusehen, daß selbst unter Verzicht auf Kernenergie sein Monopol nicht gebrochen würde. Dementsprechend wird die Allgemeinheit weiterhin von den Segnungen eines hochtechnisierten und -computerisierten Systems überzeugt bleiben, wie unmenschlich auch immer schon dessen heutige Dimensionen – und davon, daß selbst persönlicher Energiebedarf durch dieses System erfüllt werden müsse und keinesfalls in kleinem Maßstab örtlich erzeugbar sei.

Bei der Besprechung des vierten Schutzwalls wird zu diesem Thema noch einiges zu sagen sein.

9. Technologie und Wissenschaft

Hier kommen wiederum auch jene anderen Schutzwälle, der Funktionalismus und die dualistische Weltsicht, voll ins Spiel. Vom heutigen Standpunkt aus lassen Technologie und Wissenschaft nur den auf diesen Prinzipien basierenden Weg zu, die Naturgesetze zu enthüllen und die Ressourcen unseres Planeten nutzbar zu machen. Die Praxis wissenschaftlicher und technologischer Forschung erhält streng, zum einen, die Fiktion der Objektivität aufrecht (i. e. daß die persönlichen Interessen des Forschers auf seine Beobachtungen keinerlei Einfluß hätten); und zum anderen die Vorstellung von der Forschung um ihrer selbst willen: d. h., was nur erforschbar (und machbar) ist, muß auch erforscht (und gemacht) werden – selbst wenn dabei solcher Wahnsinn herauskommt wie Atombomben, Überschallflugzeuge oder biogenetische Manipulation.

Auf alltäglicherer Ebene legen die Repräsentanten dieses Fürsorgers fleißig die Grundlagen für immer neue Pillen, Sprühmittel, Kunststoffe, Computer, automatische Maschinen usw. Damit helfen sie selber eine Nachfrage erzeugen, die dann das Vorgehen der auf diese Güter angewiesenen Industrien bestimmt. So steuern sie die Industrie auf einen, ungeachtet seiner zerstörerischen Auswirkungen auf menschliche Beziehungen, Gesundheit und Ökologie nahezu unumkehrbaren Kurs. Dieser beeinflußt unseren Alltag vom frühen Morgen, wenn wir uns mit fluoridiertem Wasser die Zähne putzen oder den kaputten Toaster in den Abfall werfen, weil die Reparatur «nicht lohnt», bis nachts im Bett, wenn uns der Straßenlärm oder das durch die Neubauwände dringende Fernsehprogramm des Nachbarn wachhält. Ändern können wir daran nichts.

Nur noch ein Beispiel, das dieser Tage im Gespräch ist. Dioxin, ein in bestimmten Unkrautvertilgungsmitteln enthaltenes tödliches Gift (von den USA zu Entlaubungsaktionen in Vietnam verwandt), *kann* in Australien angeblich offiziell nicht verboten werden, weil die Nutzholz-, Weizen- und ähnliche Industrien es für unerläßlich und keine erschwinglichen Alternativen für verfügbar halten. Daß eine echte Alternative *nicht* in der Entwicklung neuer, auf andere Art tödlicher Gifte, sondern in einem ganz anders gearteten System des Holz- und Getreideanbaus bestehen könnte, liegt jenseits der Vorstellungskraft dieses Fürsorgers. Es wird ebensowenig erwogen wie beispielsweise der Verzicht auf Kunstdünger in der Landwirtschaft (ungeachtet der sichtbaren Erfolge all jener einzelner, die bereits mit anderen Mitteln arbeiten).

10. Das Regierungssystem

Bei uns im Westen nennt es sich allgemein «demokratisch» und bleibt doch, von Wahlzeiten abgesehen, dem Einfluß des Durchschnittsbürgers sehr weitgehend entzogen. Wie unzufrieden wir auch gelegentlich mit bestimmten politischen Maßnahmen sein mögen, so verfolgt doch im großen und ganzen die jeweilige Regierung tatsächlich «unsere Interessen»; unterscheiden wir selbst uns doch kaum von jenen, die uns im Parlament vertreten. Und was immer die Politiker beschließen und praktizieren mögen, sei es, in Vietnam Krieg zu führen oder ausländischen Konsortien die Bodenschätze des Landes zur freien Verfügung zu überlassen: in der Regel ist es nichts anderes als genau das, was die meisten von uns auch täten, wenn sie die Macht hätten.

Wahlen werden keinesfalls von der Partei gewonnen, die den wahren Bedürfnissen der Gesellschaft insgesamt am besten zu dienen verspricht. Im Gegenteil: da ja allenthalben vorrangig das *Abwehr*bedürfnis zählt, wird Sieger generell derjenige, der das Allgemeinbewußtsein am wirksamsten manipuliert, indem er sich die Ängste der Menschen zur Erzeugung besonders starker Abwehrmotivation zunutze macht und dabei die Überzeugung verbreitet, daß ihm das Gedeihen der monopolischen Fürsorger – insbesondere der «Wirtschaft» – speziell am Herzen liege. Wie immer die herrschende Partei sich nennen mag, als Regierung wird sie «für uns sorgen», indem sie insbesondere solche Ziele fördert, die unsere Entfremdung von uns selbst, den anderen und der Umwelt noch weiter verstärken helfen. Und wir werden uns von ihr auf solche Weise gern umsorgen lassen, nahezu einflußlos – vielleicht hier und da uns beschwerend, aber doch jedem alternativen System, das uns auf direktere Weise eigene Mitsprache bescherte, prinzipiell abgeneigt.

11. Die Sicherheitsdienste

Die Verantwortung für unsere äußere Sicherheit sowie «Ruhe und Ordnung» im Inneren obliegt bestimmten Institutionen wie den Streitkräften, der Polizei und dem jeweiligen Geheimdienst. Auf deren Maßnahmen hat der Bürger absolut keinen Einfluß; ja, gelegentlich bleibt sogar die Regierung über manche ihrer Aktivitäten im dunkeln (wie in den USA Ende der siebziger Jahre hinsichtlich gewisser Praktiken des CIA zur Zeit des Vietnam-Kriegs offenbar wurde).

Heute, im Zeitalter der Computertechnik, spielen bei der Sorge um unsere Sicherheit gigantische «Datenbanken» eine wesentliche Rolle, die von diesem Fürsorger gehandhabt werden. Dies bedeutet, daß ein von Regierung, Polizei und/oder Geheimdienst kontrollierter Zentralcomputer mit Bezug auf jeden einzelnen Bürger bestimmte Informationen speichert und gelegentlich auswertet. Diese werden ihm nicht nur von Behörden, sondern auch etwa von Kreditinstituten, Versicherungsgesellschaften und dergleichen Institutionen ohne Wissen des/der Betroffenen zur Verfügung gestellt.

In vielen westlichen Ländern ist dieser Tage die Einführung von Gesetzen zum Schutz des einzelnen gegen offiziellen Datenmißbrauch im Gespräch. Letztlich sind jedoch solche Gesetze schon deshalb zur Unwirksamkeit verdammt, weil sich ihre Durchführung kaum überwachen läßt. Dessenungeachtet hat die allgemeine Computerisierung eine Situation geschaffen, in der auf Datenspeicherung nicht mehr verzichtet werden kann. (Die vielerorts geplante Einführung eines allgemeinen Kreditkartensystems, das Bargeldzahlungen mit der Zeit gänzlich verdrängen soll, ist ein weiterer Schritt zu unserer Entmündigung durch diesen Fürsorger; es ist klar, daß unserem Vater Staat dadurch wachsende Einfluß- und Einsichtnahme auch mit Bezug auf unser Alltagsverhalten zuteil wird.)

So schwer es für uns ist zu überwachen, was die für unsere Sicherheit Verantwortlichen mit den gespeicherten Informationen anfangen, so schwer muß es bei tatsächlichem Mißbrauch natürlich fallen, irgendwelche Kompensation zu erlangen. Und auch unsere Möglichkeiten, die jeweilige Regierung an der Verwendung eines Großteils von Steuergeldern für militärische «Verteidigung» (was Kriegführung auf dem Territorium irgendeines noch so entfernten Landes jederzeit einschließen kann) zu hindern, sind um keinen Deut größer.

12. Die Massenmedien

Presse, Funk und Fernsehen berieseln uns täglich stundenlang nicht nur mit dem, was als «Unterhaltung» gilt, sondern auch mit *Information*. Was dennoch durchaus nicht bedeutet, wir seien nun ausreichend informiert über unsere ureigensten Angelegenheiten. Das veröffentlichte Material ist notwendigermaßen aus der Flut der tatsächlich anfallenden Information ausgewählt, wenn nicht darüber hinaus auch «frisiert», d. h. zumindest in gewissem Maße entstellt, um sich besser verkaufen zu lassen.

Wie dabei zuweilen vorgegangen wird, macht auf besonders krasse und beängstigende Weise die von Axel Springer in den sechziger Jahren in Auftrag gegebene «Qualitative Analyse der *Bild-Zeitung*» sichtbar. Hier heißt es an einer bezeichnenden Stelle über den Inhalt dieses Blatts: «Zwangsläufig wird durch die Berichterstattung über aktuelle Ereignisse Angst ... provoziert. Aber gleichzeitig werden auch die Entlastungsmechanismen geliefert ... » Die Analyse zeigt unter anderem, daß, zumindest von *Bild*, die Aktivierung latenter Angst beim Leser mittels bestimmter Berichte, vor allem über Gewalttaten, bewußt angestrebt wird. Der Grund ist, was tatsächlich auch den großen Erfolg dieses Blatts ausmacht: es «verkauft» zugleich – wiederum durchaus bewußt – seinen Lesern Abwehr. Nachdem durch Aktivierung ihrer Ängste ihre Abwehrbereitschaft beträchtlich erhöht ist, lassen sie sich nun besonders gern in ihren jeweiligen (Abwehr-) Gewohnheiten und -Haltungen bestätigen. Diese beinhalten nicht nur ihre Vorstellungen hinsichtlich der ihnen durch Familie, Arbeitsplatz und eine wohlwollende (wenngleich zuweilen geschmähte) Regierung gebotenen Sicherheit, sondern im besonderen auch ihre Vorurteile – beispielsweise, daß alternative Lebensformen eine potentielle Bedrohung darstellten, daß durch «strenges Durchgreifen» der Polizei bei Demonstrationen und dergleichen «Ruhe und Ordnung» am besten gewährleistet seien – oder das durch aktuelle Berichte über Unglücksfälle und Verbrechen genährte Gefühl, immer nur die anderen (gottlob nicht man selber) würden von «Schicksalsschlägen» heimgesucht.

Es besteht wohl kaum Grund für die Annahme, das in Springers Analyse exemplifizierte Vorgehen sei inzwischen aufgegeben worden oder daß andere Massenmedien auf prinzipiell andere Art operierten. Sie mögen ihre Entstellungen nicht immer so gezielt vornehmen – und bleiben aus diesem Grunde (weil sie so die benötigte Fürsorge weniger kompetent liefern), was ihren Verkaufserfolg anbetrifft, zumeist hinter Blättern wie *Bild* zurück.

Doch das Prinzip ist durchweg das gleiche, stehen sie doch alle irgendwie unter dem Zwang, ihre Produkte an Frau und Mann bringen zu müssen. In diesem Bemühen wird ihnen das Leben selbst zum Objekt, das man aufteilen und stückchenweise verkaufen kann. Besonders auch die in allen westlichen Ländern so erfolgreichen Familienserien im Fernsehen sind ein Beispiel für diese Tendenz.

Während dieser Fürsorger also vorgibt, lediglich durch das Vermitteln von Informationen und «lebensnahen» Darstellungen den Menschen zu etwas besserer Orientierung und mehr Zufriedenheit zu verhelfen, bestätigt er sie in Wahrheit in Illusionen und Vorurteilen. So erschwert er es ihnen, die Wirklichkeit, so wie sie ist, und die Gültigkeit alternativer, dieses ihr Wesen aufzeigender Informationen auch nur zur Kenntnis zu nehmen. Angesichts des enormen Einflusses, den diese Medien auf das Leben der meisten von uns ausüben, ist die Entfremdungswirkung hiervon weit gravierender, als es auf den ersten Blick erscheinen würde.

13. Die institutionalisierte Religion

Dieser Fürsorger beansprucht nicht nur, für unser Seelenheil zuständig zu sein, sondern auch, ein absolutes Monopol hierfür von Gott selbst verliehen bekommen zu haben. Andere Religionen als die offiziell herrschende – bei uns also: das Christentum –, geschweige denn persönlichere Wege zu einem höheren Bewußtsein werden als Verirrung, wenn nicht direkt «sündhaft» betrachtet. Um «erlöst» zu werden, mußt du bei uns regelmäßig beten und zum Gottesdienst gehen, wortwörtlich mit den offiziellen Deutungen der Heiligen Schrift übereinstimmen und dich puritanischen Sex-Normen, denen alles Körperliche *a priori* als unrein gilt, unterwerfen. Spirituelle Erlösung wird so buchstäblich zum – mittels der «rechten» Einstellung zu erwerbenden – Konsumartikel, während zugleich die neurotische Spaltung, unter der wir alle leiden – unser Getrenntsein vom Körper zugunsten des Kopfes – noch verstärkt wird.

Diese Art Religion, wie sie in unseren Kirchen praktiziert wird, ist wohl kaum imstande, die Menschen weniger abgewehrt, liebevoller, offener und wahrhaftiger sich selbst und anderen gegenüber zu machen, wie sie als Nachfolger Jesu doch sein sollten. Die solcherart fest in die Struktur der Abwehrgesellschaft integrierten Kirchen (wie heftig auch immer sie deren offenkundigste Auswüchse kritisieren mögen) können ihnen kaum helfen, dem vollen Potential des eigentlichen Selbst näher zu kommen – jener beglückenden Manifestation der Lebensenergie in uns, in welcher wir uns der Schöpfung und dem Schöpfer gleichermaßen verbunden wissen.

Der gravierendste Einfluß dieses Fürsorgers besteht jedoch darin, daß er uns veranlaßt, *dualistische* Werte nicht nur für maßgeblich, sondern sogar für gottgegeben zu halten (wie: «reiner» Geist gegenüber «unreinem» Körper), bei denen es sich in Wahrheit um die Tabu-Werte der Abwehrgesellschaft handelt – eben jene, die uns eingekerkert halten helfen. Man mag der Gemeinde nicht direkt suggerieren (wie es jedoch in fundamentalistischen Kreisen durchaus geschieht), in Freud, Marx, den Beatles oder einem indischen Guru sei Satan persönlich verkörpert; auf jeden Fall aber besteht die Neigung, uns das wahre Wesen unseres Elends eher weiter zu verschleiern als bewußt zu machen und desgleichen unsere Unwissenheit über die Identität unserer wahren Kerkermeister – jener Mächte und einzelner, die besondere Mitverantwortung über unseren Entfremdungszustand tragen – noch zu verstärken. (In diesem Zusammenhang s. auch Kap. 17, S. 272 ff.) So ist es kein Wunder, daß die institutionalisierte Religion allgemein in konservativen Kreisen – also auch bei den Aufsteigern an der Hierarchiespitze – in hoher Achtung steht. Sie haben vergessen, daß Jesu Wort, «Ich bin der Weg», sich auf den Weg der Liebe – bedingungsloser Offenheit – bezieht, nicht auf jenen der Abwehr in der Illusion der eigenen, gottgefälligen Gerechtigkeit, die sie durch das Nachbeten von Bibelworten garantiert sieht.

Die Zahl 13 scheint mir zum Abschluß meiner Liste monopolischer Fürsorger besonders passend; summieren sich diese in ihrer Gesamtheit doch tatsächlich zu einer makabren Bedrohung. Zweifellos lassen sich auch an anderen Institutionen unseres heutigen Sozialgefüges ähnliche Tendenzen aktiver Entfremdung erkennen, wie im Falle der Fürsorger; nämlich – 1. die Monopolisierung von grundsätzlichen Dienstleistungen, die dann in völliger Isolierung von anderen relevanten Aspekten gewährt werden; 2. der Anspruch absoluter Autorität auf dem jeweiligen Gebiet; 3. die Behandlung der Menschen als passiv die gewährten Segnungen empfangende Objekte; 4. Verschleierung der Wirklichkeit unserer wahren Bedürfnisse, mit Hilfe derer man uns in Abhängigkeit von dem gewährten Ersatz hält. – So ließen sich sicherlich Gründe finden, etwa unser *Wirtschaftssystem* als solches, oder auch die herrschende *Justiz*, zu den Fürsorgern zu rechnen. Worauf es ankommt, ist jedoch nicht deren Zahl, sondern die tatsächliche, entfremdende Macht, welche sie Tag für Tag auf unser gesamtes Leben – und speziell auf unser Bewußtsein – ausüben.

Institutionalisierte Fürsorge ist ein zentraler Aspekt des Kerkers. Als eine der vier Mauern, die die gesamte Pyramidenstruktur umschließen, weist ihre eigene Beschaffenheit die gleiche Struktur auf: innerhalb jeder der jeweiligen Institutionen erblüht die Machthierarchie aufs neue.[10] Aber

10 Was nicht heißt, daß die Entscheidungsbefugnis immer einzelnen zufalle: an der Spitze rangieren heutzutage in der Regel Experten«gremien» oder Ausschüsse – die jedoch mit den «tüchtigsten» oder einflußreichsten Personen besetzt sind.

selbst jene einzelnen ganz unten, die über keinerlei Aufstiegschancen verfügen, können im Schatten dieses Schutzwalls noch immer Verstärkung ihrer Abwehr, und somit Sicherheit, finden. So werden sie anderen die Entscheidungen über ihre eigenen Belange willig überlassen, ohne daß es ihnen je einfiele, sie könnten die eigene Bedürfniserfüllung auch selber in die Hand nehmen und so, in liebender und anregender Interaktion mit anderen, ein reiches und gesundes Leben führen. Denn nur das Umsorgtwerden durch Instanzen, die über mehr Wissen und Macht zu verfügen scheinen als sie selbst, vermag ihnen jenes unerläßliche Gefühl der Sicherheit zu vermitteln, das sie vermutlich seit frühester Kindheit entbehren.

72 Eine **Machthierarchie** bildet die Grundlage jeder Art Abwehrgesellschaft
durch das Versprechen wirksamer Individual-Abwehr mittels Aufstiegs
in eine jeweils «bessere» Rolle mit vordefiniertem Machtstatus
Diese vermittelt ihrem Inhaber –
1. *Angst-«Abbau»* durch Ausüben statt Erleiden von Unterdrückung
2. Gelegenheit für fortwährende *Spannungslinderung*
3. eine vorgefertigte, anerkannte Persönlichkeit zur *Ich-Identifizierung*

73 Im Fühlen und Denken der vom Tabu Beherrschten
hinsichtlich *Fundament*, *Substanz*, *Seitenwände* und *Turmspitze* des Kerkers ist
Tatsachenerkenntnis durch Illusion ersetzt
Die Macht der Abwehr zu universeller Entartung gilt als «Lauf des Lebens»
die Sucht nach Aufstieg in eine Machtposition als «natürliches Streben»
die uns entfremdenden Prinzipien als «effiziente Handhabung der Wirklichkeit»
und individuelle Erstarrung in einer Machtposition als Zeichen «gefestigten Charakters»

74 Die die Pyramide krönende **Turmstruktur**
stellt das höchste **Ziel** möglichen Abwehrstrebens dar:
ein scheinbar unanfechtbares Herrscher-Ich
Diese *Machtposition*, erreicht durch Verinnerlichung und Anwendung *«männlicher» Werte*
befähigt zur Unterdrückung aller anderen nach Belieben
und entschädigt so reichlich für tatsächlichen *Selbst-Verlust*

75 Die Abwehrmentalität hält das Angebot des Kerkers für Bedürfnisbefriedigung
Die *vier Seitenwände («Schutzwälle»)* des Kerkers repräsentieren
mit den Prinzipien Funktionalismus, dualistische Weltsicht
monopolische Fürsorge und Wachstums- und Energiefetischismus
sowohl 1. als unerläßlich betrachtete Geisteshaltungen
als auch 2. die Praxis, mittels der wir die Welt konfrontieren
Eng zusammenwirkend, halten sie uns eingekerkert durch die Illusion
die Sicherheit zu bieten, nach der wir süchtig sind

76 Der erste Schutzwall: **Funktionalismus und die Verherrlichung des Fachwissens**
verkörpert die zweifache *Illusion*
1. *zweckgerichtetes Organisieren nach festen Regeln* sei erstrebenswert an sich
2. die *Experten* wüßten unfehlbar Bescheid und sollten daher bestimmen
Tatsächlich führt das entsprechende Handeln zu Einbuße bzw. Verlust von Ganzheit, persönlicher Autonomie, Qualität, wesensmäßiger Realität

77 Der zweite Schutzwall: Die **monopolischen** Fürsorger umfaßt Institutionen die das Monopol über angemessene Bedürfnisbefriedigung beanspruchen:
1. Gesundheitswesen; 2. Schul- und Bildungswesen
3. Familienorganisation; 4. Ernährungsindustrie; 5. Verkehrswesen
6. Bauwesen; 7. Job-Wirtschaft; 8. Energie-Industrie
9. Technologie und Wissenschaft; 10. Regierungssystem
11. Sicherheitsdienste; 12. Massenmedien
13. institutionalisierte Religion
Die *Illusion* ist die der ausreichenden Experten-Fürsorge
In *Wahrheit* fördern sie die Entfremdung unter Ausschluß jeder Alternative
1. durch ihren einschränkenden Monopol-Anspruch
2. indem sie uns zu passiven Fürsorge-Empfängern verdinglichen
3. durch ihre Ausrichtung an Quantität und Meßbarkeit
4. durch Verdrängung des Wirklichen mittels Angebots von Ersatz

aufklärung betreffs energie

o ja es stimmt mein kind gewisse
gefahren bergen kernkraftwerke wohl
wie:
– niemand weiß genau
wie sicher
sie stets und ständig sind
– und noch ist ungewiß
wie zu verhindern sei
möglicher diebstahl spaltbaren materials mit dem
verrückte bomben basteln
könnten
– und wie tödlich
radioaktiv jahrtausendelang der abfall
sich sicher lagern läßt auch das bisher
steht nicht ganz fest
aber bedenk doch kind:
ist es nicht notwendig
ein paar
geringe wer weiß wie risiken

einzugehen denn wie sonst
ohne steten anstieg unseres wachstums an energie-
verbrauch wie wär denn ohne dies
der menschheit fort-
schritt sonst gewähr-
leistet
ohne all jenes
uns unverzichtbare im modernen
alltag:

- ohne elektromühlen die uns durch fein
  gemahlenen kaffee wach und
  arbeitsfähig halten
- und aufschnittmesser die durch hauchdünne
  schinkenscheiben die herzinfarktgefahr
  verringern helfen
- ohne daß aufzüge und rolltreppen uns
  körperliche anstrengung
  ersparen
- und ohne rasenmäher für unsrer villen gärten und
  heizungen für unsre swimmingpools
  im winter – so wir sie uns leisten
  können –
- und leuchtreklame nächtlich die so
  lebensintensiv die leere
  unserer städte überstrahlt
- und ohne immer mehr und größere werke zur
  erzeugung all der lebensachsowichtigen
  sprays detergentien kunststoffe farben pillen –

ohne dies alles und die energie
die dafür wachsend nun einmal
gebraucht wird:

sag: – wäre dies noch unsere alte welt

wenn das nicht sein soll
o denk nach mein kind:

kann diese unsere Welt denn lange noch
so weiterlaufen
auf ihrem
so mühelos bisher so
stetig
wachsend reguliertem
weg
?

16. Die Ideologie: Bewußtseinsgift der Abwehrgesellschaft

Der Verfälschungseffekt der Ideologie

Die Funktion des Tabus in der Abwehrgesellschaft ist, den Menschen die Tatsache (und deren einkerkernde und entfremdende Wirkung) zu verschleiern, daß die gesellschaftlichen Strukturen in ihrer Gesamtheit prinzipiell der Abwehr dienen. Das Mittel, mit dem dies erreicht wird, ist die jeweils herrschende *Ideologie*.

Der Begriff «Ideologie» bezeichnet den allgemeinen, spezifischen Sinnzusammenhang, der die «offizielle» Bedeutung der von uns benutzten Worte bestimmt. Diese Bedeutung bezieht sich keineswegs unbedingt auf die Wirklichkeit, so wie sie ist. Häufig stimmt sie kaum mit den Tatsachen überein, die das betreffende Wort zu bezeichnen vorgibt, sondern neigt vielmehr dazu, diese in ganz bestimmter Weise so zu entstellen, daß sie im Bewußtsein der Menschen dem Bild entsprechen, das die Gesellschaft von sich zu vermitteln wünscht. Beispielsweise galt in der Nazi-Ideologie Hitler als «Führer» des Volkes in eine ruhmreiche Zukunft. Daß er es in Wahrheit gewaltsam auf den Weg des Verderbens zerrte, wissen wir heute alle. Seine «Nationalsozialistische Deutsche Arbeiter-Partei» (die NSDAP) war zwar in der Tat «national» und «deutsch» gesinnt, aber weder sozialistisch noch der Arbeiterschaft zu Diensten. Das Schlachtfeld, wo Menschen zunächst ihrer Würde beraubt und dann abgeschlachtet wurden, hieß (übrigens nicht nur bei den Nazis) das «Feld der Ehre» – usw. Die Nazis bezweckten mit ihrer Ideologie, ihr Streben nach totaler Weltherrschaft zu verschleiern und sich darzustellen, als hätten sie nichts als das Wohl ihres Volkes im Sinn; um dieses irreführenden Bildes willen wurde die Bedeutung bestimmter Schlüsselworte entsprechend verändert.

In gewissem Maße wird jedoch diese Art Entstellung keineswegs nur in totalitären Staaten, sondern von jeder Gesellschaft praktiziert – und zwar um so umfassender, je «zivilisierter» sie geworden ist. Bei uns dient die Tabu-Ideologie vor allem dem Zweck, zwanghaftes und lebensfeindliches Abwehrverhalten als «normales Leben» erscheinen zu lassen; und entsprechend den fabrizierten Ersatz für die angstbefrachtete Wirklichkeit als «real», unsere Machthierarchie als «naturgegeben» und den Kerker als eine «offene und freie Gesellschaft».

Dieses Bestreben färbt nicht allein unsere Sprache; da uns allen ja seit frühester Kindheit das entsprechende Sprachverständnis (als alleingültiges) antrainiert wurde, bestimmt es vielmehr sogar die Art und Weise unseres Denkens. Und es tut dies unterschwellig und weit wirksamer, als die Nazi-Ideologie oder auch die des Sowjet-Kommunismus es je vermochten. Das ist nicht erstaunlich: die Nazis herrschten ganze zwölf Jahre, die Sowjets bisher kaum länger als zwei Generationen; die Tradition der westlichen Abwehrgesellschaft hingegen reicht bis weit hinter das Imperium der alten Römer zurück. (Das Nazi- und das Sowjetsystem stellen ja selbst nur spezifische Spielarten dieser Tradition dar.)

Somit sitzen zahllose von der Tabu-Ideologie «definierte» Bedeutungen buchstäblich seit Jahrhunderten im Bewußtsein der Menschen des Westens fest und helfen, deren Weltsicht zu vernebeln. Hiervon abgesehen ist jedoch unsere Kultur seither, und vor allem in den letzten Jahrhunderten (etwa seit der «industriellen Revolution»), zunehmend abwehrorientiert geworden und die Ideologie dementsprechend in noch höherem Maße verfälschend. Heutzutage erstreckt sich ihr entfremdender Einfluß auf mehr Bereiche des Lebens als je zuvor.

Der dritte Schutzwall: Die dualistische Weltsicht

Die vier Kerkerwände stellen nicht allein verschiedene Aspekte der Entfremdung dar, in der unser ganzes Leben befangen ist; damit einher gehen auch, wie ich gezeigt habe, gewisse grundlegende das Denken der einzelnen wie die gesellschaftliche Organisation beherrschende Illusionen. In dieser Hinsicht tragen die «Schutzwälle» maßgeblich zur Bestimmung des Wesens der Tabu-Ideologie bei. Durch die beiden ersten fanden wir die Vorstellungen verkörpert, 1. daß funktionalistische, von Experten festzulegende und anzuwendende Normen unentbehrlich seien und 2. daß jedermann von Experten, die allein wüßten, was auf dem jeweiligen Gebiet erforderlich sei, umsorgt werden müsse und auch tatsächlich werde.

Die *dualistische* Illusion, die den dritten Schutzwall beherrscht, kann nun als *grundlegend* für unsere Entfremdung gelten. Diese könnte unmöglich so weit gediehen sein, wie sie ist, sähen wir noch immer die Welt auf nicht-dualistische Weise. Entfremdung in dem von mir gemeinten Sinne bedeutet ja eben dies: Abgetrenntsein – ausgeschlossen von der Harmonie, im Zustand des Abgespaltenseins vom eigenen Selbst und der Schöpfungsganzheit (siehe Kap. 7, S. 109ff). Das Leben selbst ist nun gespalten in den einen Teil, der in unserem Abwehrsystem zählt, und den anderen, der von unserem Bewußtsein negiert wird. Da das Verdrängthalten unserer Angst unser (uneingestandenermaßen) höchstes Anliegen ist, *zählt* vor allem das, was immer uns unsere jeweilige Abwehr bewahren oder verstärken hilft.

Der wirksamste Abwehrversorger im Leben der meisten von uns ist nun (ob sie sich dessen bewußt sind oder nicht) der *Kopf* – mit seiner schier unbegrenzten Kapazität des Planens, Wachsamseins, Ersinnens von Strategien und dergleichen.

1. Der *Kopf* beansprucht daher die uneingeschränkte Vorherrschaft über

den *Körper*; dieser wird zu seinem mißachteten Diener. Ganz offensichtlich mißhandeln die meisten von uns ihren Körper auf mannigfache Weise: indem sie ihn rücksichtslos zu unentwegter Arbeit antreiben, ihn mit zuviel oder schädlicher Nahrung vollstopfen, wenn nicht mit giftigen Drogen wie Nikotin und Alkohol, ihm das notwendige Maß an Schlaf, regelmäßigem Training oder noch schlimmer: Atemluft vorenthalten. In der Regel haben wir, infolge der Blockierung der Lebensenergie im Körper, unsere Fähigkeit des normalen Atmens eingeübt. Unbewußt empfindet ja der Kopf sich selbst stets als das *bedrohte Ich* im Gegensatz zu den *bedrohlichen «Jenen»* – wohinter sich die angsterregenden Urschmerzgefühle verbergen, die unterdrückt werden müssen. Die Blockierung der Lebensenergie in der Unterdrückung des Fühlens bedeutet nun aber unweigerlich, daß auch das freie Strömen des Atems beeinträchtigt ist. So haben wir zumeist, selbst wenn wir nicht in extremer Manier einem frühen Tod buchstäblich entgegentreiben, doch den Kontakt zum eigenen Körper verloren. Ein Anzeichen dessen ist, daß wir unsere Krankheiten oder chronischen Beschwerden als «Schicksalsschläge» zu betrachten geneigt sind und keineswegs als das, was sie in Wahrheit sind: nämlich Signale, daß bestimmte Teile unseres Körpers *auf Grund dieser Blockierung* geschädigt (und somit extrem anfällig für äußere Einwirkung geworden) sind.

2. Der Kopf neigt darüber hinaus dazu, sich mit dem *Objekt-Ich* – der in lebenslangem Abwehrbemühen erworbenen Ersatz-Identität – zu identifizieren und dessen Belange über alles andere zu stellen. (Dieses mag mit dem «Ziel» an der Pyramidenspitze übereinstimmen oder auch nicht: es ist auf jeden Fall materialistisch, funktionierend, angepaßt und daher: akzeptiert.) Im Gegensatz hierzu wird das eigentliche *Selbst* mit seinen liebenden, intuitiven und mystischen Neigungen und Fähigkeiten abgelehnt, wenn nicht praktisch abgetötet. Durch seine Nähe zu unbewußten Versagungs- und Urschmerz-«Erinnerungen» (indem seine Grundbedürfnisse in der Kindheit unbefriedigt blieben, ich selten ich selbst sein durfte) wird es jetzt nur mehr als Quelle der Angst erfahren und daher negiert.

3. «Recht» oder das Richtige wird unter solchen Umständen schließlich alles, was mir meine Abwehr auf akzeptierte Weise bewahren hilft: Sich-Anpassen und Den-Regeln-Fügen, eine Karriere verfolgen, Reichtum bzw. «gesunde Profite» erwerben und dergleichen – *«unrecht»* bzw. falsch hingegen, was immer mich dem Verdrängten, meiner latenten Angst, wieder auszusetzen droht: unangepaßtes Verhalten, Außenseitertum, mangelndes Karrierebewußtsein, Haschischrauchen, ein niedriger Lebensstandard.

Schon hier zeigt sich: In unserem Zustand der Entfremdung, des Abgespaltenseins von anderen, der Natur und dem eigenen Körper, verkörpern wir selber in unserer jeweiligen Person die dualistische Weltsicht. Deren Logik ist streng die des *«Entweder-Oder»*. Der in den Manifestationen der Wirklichkeit natürlichermaßen wahrgenommene Dualismus, welcher sich in dem Bestehen von Gegensatzpaaren zeigt wie Leben und Tod, Individuum und Gesellschaft, Körper und Seele, Subjekt und Objekt, Form und Materie usw. wird hier verabsolutiert. Analog zu den in der Gesellschaft herrschenden Verhältnissen werden Gegensätze als *antagonistische, einander im Prinzip ausschließende wenn nicht bekämpfende Widersprüche* begriffen. Ein solches Denken ist unfähig, Gegensätzlichkeiten als *sich ergänzende Polaritäten innerhalb des einen Wirklichkeitsganzen* zu erfahren. Es vermag sich kein *«Sowohl-Als-auch»* überhaupt nur vorzustellen. Das Wissen, welches die richtige Seite ist, auf der man stehen muß (es ist bei uns die von Erfolg, Aktivität, Entwicklung) und welches die falsche (Versagen, Passivität, Stagnierung), ist ihm für das arg benötigte Gefühl der Sicherheit unentbehrlich.

4. Selbst wer in diesem System, nämlich als «Christ», die Meinung vertreten mag, es sei richtig, ein abwehrloses, liebevolles Leben zu führen, weil Christus uns dies gebiete, unterliegt hier noch immer dem Dualismus. Denn dem bei uns üblichen Denken zufolge bedeutet auch dieser spirituelle Weg nicht den Weg zum Einssein mit dem vollen Potential des eigentlichen Selbst. Vielmehr gilt er als Weg der *«Seele»*, die wiederum als Gegensatz zum («weltlichen», sündhaften) *Körper* begriffen wird. Daher kann man auch durchaus am Sonntag (dem für das Leben der Seele zuständigen Tag) zum Gottesdienst gehen und sich die übrige Woche (im Akademikerberuf, dem Geschäftsleben, der Politik usw.) seinen total abwehrenden, egozentrischen und materialistischen Geschäften hingeben, in denen Liebe keinerlei Platz findet. Derselben Auffassung zufolge haben Geistliche sich strikt um das «Seelenheil» ihrer Gemeinde zu kümmern und nicht (wie manche von ihnen dennoch zuweilen tun) zu sozialen oder politischen Problemen Stellung zu nehmen.

5. Politische Stellungnahmen oder Aktivitäten stehen dementsprechend auch keinesfalls akademischen Lehrkräften, geschweige denn Lehrern oder Studenten zu. Diese Auffassungen zeigen, wie eng die dualistische Weltsicht dem Funktionalismus verwandt ist, der ja auch die *«Experten»* (als die auf dem jeweiligen Fachgebiet allein Zuständigen) in Gegensatz stellt zum *«gewöhnlichen»* Laien, der sich allein um das kümmern sollte, was er «versteht».

Es ließen sich leicht zahllose weitere Beispiele dafür anführen, wie vollständig unser heutiges Leben von dieser Weltsicht geprägt ist. So wird der *Tod* in solchem Maße vom *Leben* abgesondert, daß man die Menschen allgemein, von den Ihren getrennt (aber von medizinischen Experten umsorgt!) in einer sterilen Intensivstation ihr Leben aushauchen läßt (wie desgleichen auch die *Geburt* vom Alltagsleben der Familie abgetrennt in der Klinik stattzufinden hat). Prinzipiell sondert man die *Alten* ab von *jüngeren Menschen* (wenn sie Glück haben, in «Seniorenheimen»), begünstigt allgemein *Männer* vor *Frauen* – insbesondere, was ihre Abwehr, d. h. sozialen Aufstiegsmöglichkeiten, betrifft – und so fort.

So nachhaltig ist das dualistische Denken dem westlichen Bewußtsein eingeprägt, daß für die meisten von uns andere, *ganzheitliche* Arten der Weltbetrachtung (welche die Einzelphänomene als in eng verwobenem Allgemeinzusammenhang stehend erkennen) gar nicht vorstellbar sind. Das Bestehen von *Ambivalenz* – d. h. die Erfahrung von Gegensätzen als innerhalb eines übergeordneten Ganzen einander ergänzende und bedingende Polaritäten – ist der Abwehrmentalität vollkommen fremd.

Indem sie Ganzheitszusammenhänge prinzipiell außer acht läßt, ist die dualistische Weltsicht nicht nur einseitig, sondern in ihrer Begrenztheit schlicht falsch. Denn das Bewußtsein, für das ein *Sowohl-Als-auch* nicht existiert, ist unfähig zur adäquaten Erkenntnis der Wirklichkeit. Es ist gezwungen, seine Aufmerksamkeit auf isolierte Einzelaspekte zu konzentrieren. Wie es in der Tat die Repräsentanten der monopolischen Fürsorger unweigerlich tun – sei es als Ärzte, die körperliche Symptome mit Drogen angehen, ohne sich für die verursachenden psychischen Konflikte zu interessieren; als Regenwälder abholzende Geschäftsleute oder Schädlinge mit Chemikalien bekämpfende Agrarexperten, die sich nicht um die ökologischen Auswirkungen ihres Tuns scheren; als Architekten, die Wohnmaschinen errichten, in denen die Menschen weder Kontakt zur Natur noch zueinander finden; als Erzieher, die Kindern tote Fakten ohne jeden Bezug zum kindlichen Alltag eintrichtern; als Psychologen, die Verhalten studieren und Beziehungen dabei außer acht lassen usw.: überall unter den Fürsorgern ist diese Mentalität – mitsamt ihren zerstörerischen Auswirkungen – zu beobachten.

Ihre größten Triumphe feiert die dualistische Weltsicht seit je auf dem Gebiet der *modernen Wissenschaft*. Die negativen Folgen zeigen sich heute allmählich allenthalben in so krasser Form, daß selbst überzeugte Verfechter des Systems – freilich ohne mit einer Lösung aufwarten zu können – aufzuhorchen beginnen. Die dualistische Fiktion, auf der die Prinzipien unserer Wissenschaft beruhen, ist dreifacher Art:

1. Es wird angenommen, die Welt der *Materie* lasse sich nicht nur im Gegensatz zu allem «Immateriellen», sondern dieses vollständig ausschließend, erforschen und handhaben.

2. Als ihre Materie gilt, was immer man *quantitativ* handhaben – messen, wiegen, kategorisieren – kann; qualitative Aspekte werden in der Regel als irrelevant angesehen und demgemäß vernachlässigt.

3. Die solcherart materialistisch und quantitativ orientierte Forschung beansprucht für sich, die Welt prinzipiell *objektiv*, unter Ausschluß subjektiver Erwägungen, «richtig» sehen zu können.

Genau dieser Art sind die generell diesen Schutzwall beherrschenden Illusionen: 1. das *eine* sei in Loslösung vom anderen erwäg- und machbar; 2. *materielle* und *quantitative* Aspekte seien an sich bedeutsamer als immaterielle und qualitative; 3. *Objektivität* sei nicht nur möglich, sondern im Grunde auch erstrebenswert.

Die Hingabe der Wissenschaft an die dualistische Fiktion erscheint tatsächlich in gewissem Maße gerechtfertigt; nämlich angesichts der unbestreitbaren Erfolge, die die «objektive» Beschäftigung mit quantitativen Einzeldaten über die materielle Welt uns bisher erbracht hat. Diese Erfolge möchte ich hier nicht schmälern, noch den uns durch sie bescherten Nutzen anzweifeln. Dennoch bleibt Tatsache: Wo das Ganze konsequent vernachlässigt wird, muß auf Einzelgebieten sich ergebender Nutzen mit Hinblick auf das Ganze begrenzt bleiben, ja früher oder später in Nachteil umschlagen. Auf die jeweiligen Gefahren, die diese Mißachtung auf jedem Gebiet des Lebens in den letzten Jahrzehnten heraufbeschworen hat, habe ich bei der Besprechung jedes einzelnen der Fürsorger bereits hingewiesen, so daß es unnötig erscheint, sie hier nochmals aufzuzählen.

Mit alldem will ich nicht sagen, die Wissenschaft als solche sei für diese Bedrohung verantwortlich. Unglücklicherweise jedoch eignet sie sich in besonderem Maße als Werkzeug der Abwehrbeschaffung, nicht zuletzt auch für die in ihren Diensten stehenden einzelnen. Und sie wiederum sind natürlich Eingekerkerte, deren eigener Spielraum durch die vier «Schutzwälle» in ihrer Totalität, von denen die dualistische Weltsicht nur einen darstellt, fest umgrenzt wird. Wie wir alle, sind auch sie in der Regel körperlich *und* bewußtseinsmäßig, im Sinne wirklicher Sucht, «abhängig» vom Kerker – und dies um so mehr, als ihre speziellen Möglichkeiten besonders begehrenswert scheinen müssen. Das Aufgliedern-Können der Natur in objektive Einzeldaten, deren Manipulierung zuversichtliche Vorhersagen ermöglicht, vermittelt die beruhigende Illusion, *Macht über die Natur* zu besitzen – ein für die Unterdrückung von Angst ideal geeignetes Mittel. Darüber hinaus macht die öffentliche Wertschätzung, die Technologie und Wissenschaft auf Grund ihrer der Abwehrgesellschaft geleisteten Dienste bei uns besitzen, beide zu erstrebenswerten Vermittlern sozialen Aufstiegs. Wenngleich es sich bei den ursprünglichen Begründern der Wissenschaft zweifellos um ernsthafte Sucher nach der Wahrheit handelte, müssen wir in Anbetracht dessen wohl annehmen, daß in jüngerer Zeit zunehmend Menschen mit besonders ausgeprägter Abwehrmotivation Zugang zu den Spitzenpositionen auf diesem Gebiet gesucht haben – Menschen auf der Suche nach Ich-Profilierung durch das Sammeln von anwendbarem Faktenwissen, welches dann bald zum Selbstzweck wird.

Wahrscheinlich scheint mir allerdings, daß die wirklichen Spitzenpositionen auch in der Wissenschaft hiervon ausgenommen sind. Um einen entscheidenden Durchbruch auf dieser Ebene zu erreichen, muß das Denken noch immer mit der Stimme der eigenen Intuition (und hierdurch der Ganzheit) irgendwie verknüpft sein. So sind es auch tatsächlich die bedeutendsten Vertreter der modernen Physik (wie Einstein, Heisenberg, Planck oder v. Weizsäcker), die sowohl auf die Fiktionen des modernen Wissenschaftsbetriebs als auch auf die hiervon ausgehenden Bedrohungen hingewiesen haben. Den heutigen von ihnen ist voll bewußt, daß die durch die Forschung ermittelten Daten selbst dahin tendieren, den Dualismus ad absurdum zu führen.

1. So «besteht» etwa der Quantentheorie zufolge, wie v. Weizsäcker erläutert, ein Objekt *nicht* aus den Teilen, in die man es zerlegen kann:

«Versuchen wir nun, die ganze Welt als ein quantentheoretisches Objekt zu denken, so ‹ist› die Welt wiederum nicht die Vielheit der Objekte in ihr, sondern sie zerfällt nur für den vielheitlich objektivierenden Blick in diese Vielheit» («Biologische Basis ...», Vorwort, S. 42).

2. George Devereux, ein führender Anthropologe, macht darauf aufmerksam, daß es sich bei der «Objektivität» in der Forschung um einen Mythos handelt, und in Wahrheit selbst die Wahl seines Gegenstands weitgehend von den Ängsten und Abwehrtendenzen des jeweiligen Forschers mitbestimmt wird («Angst und Methode ...»).

3. Daß *qualitative* Faktoren im Weltgefüge die ausschlaggebenden sind, ist eine der Kernaussagen der Einsteinschen Relativitätstheorie: im Kosmos zählen nicht Zustände, sondern Bezüge und Konstellationen.

Freilich haben selbst diese Einsichten ihrer bedeutendsten Vertreter sich auf die Wissenschaft als die Institution, zu der sie längst geworden ist, kaum auswirken können – geschweige auf die Anwendung von Forschungsergebnissen (zwei krasse Beispiele: die Neutronenbombe und Kernenergie). Den meisten Vertretern der Wissenschaft bleibt der Blick auf die Ganzheit weiterhin durch dualistische Voreingenommenheiten verschleiert; wobei vielleicht am gefährlichsten ist, daß diese sich zu einem Aberglauben summieren, der für Wahrheit gehalten wird.

Im Gegensatz zu den diesen Schutzwall beherrschenden Illusionen charakterisieren dessen Wirklichkeit wiederum die gleichen Faktoren, die wir bereits bei den beiden vorher besprochenen Kerkermauern am Werk fanden: totale Vernachlässigung sowohl ganzheitlicher als auch qualitativer Aspekte; daher eingeschränkte Wirklichkeitserkenntnis, die einer Verfälschung gleichkommt; und schließlich wiederum eine Art Verdinglichung. Früher oder später beginnt diese die Menschen selbst – Forscher und Technokraten, die im Schatten dieses Schutzwalls ihren Aufstieg suchen – zu prägen, indem sie nur noch forschen bzw. «entwickeln», ohne sich länger verantwortlich zu fühlen für die weiteren Auswirkungen ihres Tuns – etwa im Fall genetischer Manipulation ebenso wie der Entwicklung immer tödlicherer Gifte, immer zerstörerischer Waffensysteme, immer umfassenderer Datenbanken usf.

Der durch die dualistische Weltsicht bewirkte Ganzheitsverlust bedeutet in jedem Falle Verfälschung. Einzelobjekte in Loslösung von ihrem Ganzheitszusammenhang zu handhaben und allein die Gegensätzlichkeiten von

Dualitäten (wie «gut» und «böse») anzuerkennen, ohne deren wechselseitige Bedingtheit zu berücksichtigen: ein solches Vorgehen rückt wirkliches Verständnis unvermeidlich außer Reichweite.

Ein Wissen von diesen Zusammenhängen findet sich hingegen noch heute im *östlichen* Denken. Dieses ist nichtdualistisch insofern, als es die *Ambivalenz* hervorhebt, also den sich ergänzenden Charakter der Polaritäten, die prinzipielle Koexistenz und Kooperation der scheinbaren Gegensätze. Zwar stehen sie, wie William Haas erläutert, auch hier «einander als radikal verschieden gegenüber. Jedoch ähneln sie mehr den Kräften eines Magneten, die in entgegengesetzte Richtungen, aber nicht gegeneinander wirken. An einem bestimmten Punkt neutralisieren sie einander. Dieser Punkt der Neutralisation symbolisiert die Wirklichkeit» («Östliches und westliches Denken», S. 119f).

Das Denken des Ostens mag unserer eigenen Wirklichkeit allzu fern stehen, um hier je voll zur Geltung zu kommen. Auch innerhalb der westlichen Philosophie jedoch gibt es eine Tradition, die gleichfalls die Wechselbedingtheit scheinbar widersprüchlicher Polaritäten anerkennt. Dies ist das *dialektische Denken*.

«Dialektisch» bezeichnet den bestehenden Wechselbezug alles Gegebenen zu seinem Widerpart, auf Grund dessen wesentliche Impulse für weitere Entwicklung entstehen. Indem sie dies berücksichtigt, gelingt es der dialektischen Weltsicht wenigstens teilweise, den Antagonismus zu überwinden; so führt sie uns der unteilbaren Ganzheit wieder näher. Allerdings unterscheidet sich diese Sicht, auf Grund ihrer Betonung des *Werdens* vor dem *Sein*, noch immer vom östlichen Denken mit seiner weitgehend statischen Orientierung. Da ich selber in der Tradition des Westens geschult bin, kann ich mich nicht als unvoreingenommen betrachten und möchte daher nicht dem einen vor dem anderen den Vorrang geben.

Hierauf kommt es jedoch auch nicht an; wer eine solche Entscheidung für notwendig hält, verfällt wiederum dem dualistischen Irrtum. Unzweifelhaft müssen wir gerade den dialektischen Ansatzpunkt (wie es die großen marxistischen Denker in der Tat seit je tun) weiterverfolgen, um unser Denken aus den fatalen Schwarzweiß-Kategorien zu befreien. Doch auch die östliche Weltsicht, der zufolge die Seinstotalität das Wesentliche ist, ist zweifellos geeignet, uns der Wahrheit näherzuführen.

In letzter Konsequenz kann all dies nur heißen: wir müssen unseren Platz im Kosmos wiederfinden, innerhalb der Ganzheit des Universums. Wir – d. h. die Menschheit als Summe von einzelnen wie als Kulturgemeinschaft – müssen dringend wieder den für uns allein richtigen Weg einschlagen, der im Einklang mit unserem ureigenen Wesen steht: den Weg, der uns dem Leben näher- anstatt von ihm fortführt, aus dem Kerker und den Umgrenzungen der dualistischen Weltsicht ebenso wie der anderen «Schutzwälle» heraus.

Was das Gegensatzpaar Individuum – Gesellschaft anbetrifft, so muß eigentlich klar sein, daß auch die Gesellschaft als solche nicht gesund überleben kann, wo auf die Dauer ihr Gesamtinteresse von dem Interesse ihrer einzelnen Mitglieder abgetrennt ist. Sie ist ja in ihrem Wesen mehr als die Summe der in ihr lebenden einzelnen – und ist andererseits doch ohne diese einzelnen nicht denkbar. Und das gleiche gilt umgekehrt: Noch der Einsiedler ist Teil einer gesellschaftlichen Umwelt: er hat Eltern, deren gesellschaftliche Erfahrungen seine Erziehung beeinflußten, auch seine Absonderung steht in bezug auf die anderen, von denen er sich isoliert usw. Vom einen zu reden, ohne damit *zugleich* auf irgendeine Weise auch das andere zu meinen, ist im Grunde sinnlos. Die Krankheit der Abwehrgesellschaft und individuelle Neurose sind nicht zu trennen; Befreiung vom Kerker wird erst möglich, wenn wir, dem Dualismus abschwörend, endlich beginnen, den revolutionären Kampf auf beiden Ebenen zugleich zu führen: gegen die Kerkermeister draußen *und* die in unserem Innern. Oder besser: auf *jeder* Ebene – da ja beispielsweise auch die ökologische Ebene dazu gehört, auch die Natur von der Ausbeutung durch den Kerkermenschen befreit werden muß.

Ohne eine radikale Abkehr von sämtlichen Schutzwällen ist die erforderliche Revolution, die buchstäblich eine *Umkehr* sein muß, nicht zu bewältigen. Dies muß speziell im Fall der dualistischen Weltsicht betont werden, da dieser Kerkerwall von allen wohl die längste Tradition aufweist und daher unser Denken und Verhalten besonders hartnäckig beherrscht. Es wird uns nicht leichtfallen, in unserem gesamten Sein wieder anerkennen zu lernen, daß Leben und Tod grundsätzlich untrennbar sind – ebenso wie der Körper und der Geist bzw. die Seele, das Männliche und das Weibliche, das Individuum und die Gesellschaft, das Ganze und seine Einzelteile, der Forscher und das Erforschte, Zweifel und Vertrauen, Liebe und Haß ... Daß wir seit je in einer unendlichen, sich stetig verändernden, in endlosen Bezügen stehenden und von *einem* allumfassenden Schöpferbewußtsein getragenen Ganzheit leben – und nur Heimat und Sicherheit, Frieden und Freiheit finden, wenn wir dies bewußt zu bejahen lernen. Auf keine andere Weise sonst.

Unsere Sexualmoral

Das Tabu, welches die allgemeine Verbreitung latenter Angst und damit die Herrschaft der Abwehr leugnet, besagt damit selbstverständlich auch, daß es keine Triebverdrängung gibt. Unsere verdrängende Einstellung zur Sexualität *muß* als menschlich-normal gelten, damit ihr in Wahrheit perverser Charakter nicht offenbar wird: Eben die unnatürliche Triebblockierung, welcher angst- und abwehrbestimmte Menschen unterliegen, soll ja unerkannt bleiben. Freud sah in der «Genitalorganisation» der Erwachsenen einen Zustand, in dem die natürliche, körperbewußte Sinnlichkeit (in welcher sich der Lebenstrieb in leib-seelischer Ganzheit äußert) zur Teilempfindung eines einzelnen (nämlich des Geschlechts-)Organs entfremdet ist. Dies dient sicherlich nicht zuletzt der Aufrechterhaltung dieser Lüge – etwa nach dem Muster: «Wenn ich mich für Geschlechtsverkehr interessiere, weder frigid noch impotent bin, dann kann ich auch nicht triebblockiert sein.»

Ich sehe keinen Widerspruch darin, daß in unserer Kultur einerseits der Triebverzicht als Tugend verherrlicht und fast jede spontane Äußerung sinnlicher Vitalität bei Kindern und Jugendlichen (später kommt dergleichen ja kaum noch vor) mißbilligt wird, andererseits das «Ficken» oder «Vögeln» bzw. Phantasien darüber wohl trotzdem in der Praxis den geheimen Lebensinhalt eines großen Teils der Erwachsenen bildet. Die bedeutendste Ausnahme: Frauen, denen man beigebracht hat, Sex zur Befriedigung des Mannes oder um des Kinderkriegens willen widerstrebend zu erdulden. Für Männer hingegen stellt der Geschlechtsverkehr weitgehend den einzigen noch immer (mit Einschränkung) erlaubten Ersatz dar für die ihnen aberzogene Empfindung lebendigen Einsseins mit der Lebensenergie im eigenen Körper. Sport, Dauerlauf, Massage usw. erfüllen sicherlich eine ähnliche Funktion, doch wohl längst nicht im gleichen Maße.

Der Satz von Arno Plack: «Alle Unterdrückung ist im Grunde Triebunterdrückung» («Die Gesellschaft ...», S. 106) spricht aus, welcher Art das Interesse angstbestimmter Menschen an der Unterdrückung anderer sein muß: sie soll ihnen das Elend der eigenen Triebunterdrückung, der sie von Kindheit an ausgesetzt waren, verschleiern helfen. Ich habe bereits darüber gesprochen (vgl. Kap. 8, S. 129f). Jede lieblose Erziehung bedeutet eine Blockierung der kindlichen Lebensenergie – sei es durch die konstante Versagung körperlicher Zuwendung («Laß das Geschmuse!») oder durch prinzipielle Mißbilligung, wenn nicht Bestrafung jedweden Ausdrucks von Triebbedürfnissen («Zappel nicht so rum!» – «Halt den Mund, wenn du nicht gefragt wirst!» usw.). Das bewirkt unvermeidlich Urschmerz und latente Angst, mitsamt dem dazugehörigen Komplex an Auflehnung und Schuldgefühl. Permanente Abwehr wird also erforderlich; zu ihr gehört vor allem die gehorsame «freiwillige» Aufrechterhaltung der Blockierung. Darunter werde ich nur dann nicht bewußt leiden, wenn ich mir einreden kann, grundsätzliche Ablehnung der eigenen vitalen Triebbedürfnisse sei irgendwie notwendig – indem also die Blockierung zur allgemeinverbindlichen Norm erklärt wird.

Plack hebt hervor, wie das «körperlich ‹ungeliebte›: das nicht gestillte Kind» sein Leben lang «unglücklich» ist und dabei «eine unstillbare Unruhe» zurückbehält (S. 239), in der sich seine ständige Spannung ausdrückt.

Diese kann sich später in «dynamischer» Leistung ebenso entladen wie in krimineller Aggression oder Flucht in die Droge.

Die Ausführungen Placks über die institutionell bereitstehenden Surrogate für die verpönte «gesunde Sinnlichkeit» (S. 219) (wie z. B. Alkohol) bedürfen allerdings der Erweiterung: Die Kerkerstrukturen selbst, insbesondere die Möglichkeit des unentwegten Arbeitens am eigenen Aufstieg, stellen ja ebenfalls, und zwar noch viel wichtigere, Surrogate in diesem Sinne dar. Für den einzelnen bedeuten sie letztlich einen Ersatz für *Leben* überhaupt. Dabei wird das Gelingen des Aufstiegs als Belohnung empfunden. Die Voraussetzung dafür: gehorsame «Sublimierung» mittels Fleiß, Gründlichkeit, Ordnungssinn, Schaffensfreude usw., muß daher einen besonderen *Wert* darstellen. Dies gilt um so mehr, als die entsprechenden, «tugendhaften» Aktivitäten in der Tat Spannungslinderung bewirken; sie lassen sich daher unter Umständen vorzüglich ins Symbol-System einbauen.

Es versteht sich, daß zur Untermauerung des Wertes solcher Tugenden das Wirkliche (welches sie nun ersetzen) verpönt bleiben muß. Die Tugenden selbst dienen schließlich als Zuchtpeitsche zur willigen Aufrechterhaltung der abwehrenden Blockierung. Sie stellen so nicht nur ein Ventil dar zur Ableitung der eigenen Spannung, sondern auch ein Mittel zur Unterdrückung all jener, die durch Bewahrung eines Restes triebhafter Sinnlichkeit den ganzen Mechanismus in Frage zu stellen drohen.

Du könntest nun einwenden, unsere Sexualmoral sei in jüngster Zeit aber doch etwas freier geworden. Dennoch verändert dies das allgemeine Bild nicht. Die Dringlichkeit des Öffnens von immer größeren Ventilen weist ja nur auf das Ausmaß der Misere: was besagen die Zahlen des Kinsey-Reports (fragt Plack) «über die herrschende Moral, was anderes als eben dies, daß es sich nach ihr nicht leben läßt?» (S. 217). Und ob nun die «Befreiung», wie Wolfgang Haug meint, nur eine unbeabsichtigte Nebenerscheinung der Weckung von Konsumbedürfnissen durch die Werbung ist[1] oder nicht – sie ist auf jeden Fall recht oberflächlicher Art. Im Grunde sind es nur die *Bedürfnisse*, die da freigelegt, dann aber wiederum lediglich ersatzweise befriedigt werden. Pornographie oder selbst Geschlechtsverkehr als Ware ist letztlich so arg befriedigend nicht, wie sich das manche Puritaner vielleicht immer noch vorstellen.

Davon abgesehen bleibt es natürlich Tatsache, daß sich an unseren Blokkierungen und Verklemmungen in der Praxis nicht das geringste geändert hat. Unter den entfremdenden Bedingungen einer unfreien Gesellschaft muß «freie Sexualität» in Wahrheit ein Krampf bleiben. Unbedeutende Randgruppen, «Hippies» oder Studenten etwa, die es ausprobieren, können das immer wieder am eigenen Leibe erfahren. Das Abwehrerfordernis ihres Symbol-Systems kann ja nicht zulassen, daß die Sexualität aus diesem

1 Siehe «Kritik der Warenästhetik», S. 67ff.

System gelöst wird. Sie bleibt so immer ein lediglich spannungslösender Ersatz, wie ich es bereits in früheren Kapiteln besprochen habe. (Vgl. Kap. 6, S. 97f und Kap. 10, S. 154f.) Und auch wahlloses «Vögeln» ist im Lichte der möglichen Bedeutung richtig verstandener Sexualität sicherlich eher als ein Symptom für *Triebblockiertheit* zu deuten – ebensowenig ein Zeichen für Selbstbefreiung wie ständiges Masturbieren oder ein zwanghaftes Interesse für Pornographie.

Daß diese Art von Surrogat heute salonfähig wird, birgt im übrigen auch eine gewisse Gefahr: um so unbemerkter kann nämlich nun das Echte, das es ersetzen soll, völlig verschwinden.

Sicherlich müssen wir froh sein, daß solche Ersatzhandlungen uns heute endlich ohne Schuldkonflikte zugänglich werden. Nur dürfen wir uns dabei nicht vormachen, sie seien etwas anderes als eben dies: bestenfalls ein Zuwachs an Gelegenheiten relativ angenehmer Spannungslinderung. Und vor allem dürfen wir über ihnen nie die Notwendigkeit ihrer Überwindung, das Ziel der Rückkehr zum Wirklichen, aus dem Auge verlieren.

Geben wir uns also keiner Illusion hin, eine Gesellschaft sei «sexuell freier» geworden, sobald sie Pornographie oder Homosexualität nicht mehr verfolgt oder die Scheidung erleichtert. Verklemmung bleibt Verklemmung – gleichgültig, ob sie sich in strafrechtlicher Verfolgung einer bestimmten Aktivität äußert oder aber in der erlaubten zwanghaften Hingabe daran.

In meine Liste der «monopolischen Fürsorger» habe ich auch die *Familienorganisation* einbezogen. Deren ungebrochene Herrschaft in der jetzigen Form zeigt deutlich, daß sich bei uns keinerlei entscheidende Wandlung vollzogen hat. Der Statistik zufolge wird in immer früherem Alter geheiratet, bei gleichfalls zunehmender Scheidungsfreudigkeit. Hingegen sind die Zahlen ernsthaft geprügelter Ehefrauen und Kinder keinesfalls rückläufig: ein Beweis (wenn du ihn noch brauchst), wie unbefriedigend die Sache dennoch funktioniert. Die «Fürsorge»-Illusion aufrechtzuerhalten – daß die Ehe innerhalb der Kleinfamilie, im Einklang mit den herrschenden Normen, Sicherheit und Bedürfnisbefriedigung (nebst einer unanfechtbaren Rolle) biete –, ist eine der wesentlichen Funktionen unserer herrschenden Sexualmoral.

Bei alldem müssen wir bedenken, daß Sexualverdrängung letztlich mehr bedeutet als nur eine Einschränkung der Möglichkeiten zu sexueller Betätigung. Der natürliche Fluß der Lebenstriebenergie, der hier blockiert ist, äußert sich ja durchaus nicht nur im Geschlechtsverkehr, sondern in *jeder* ganzheitlichen (auf Geist *und* Körper bezogenen) Erfahrung. Zu den kindlichen Triebbedürfnissen etwa gehört – wie gesagt – auch das nach Hautkontakt, ungehinderter Erforschung der Umwelt oder freiem Gefühlsausdruck. Der große Tabu-Bekämpfer Wilhelm Reich, dessen Verständnis der «Sexualität» außerordentlich weit gefaßt *scheint*, hatte zweifellos diesen

Zusammenhang im Sinn. Von ihm stammt das Wort, daß «der Lebensprozeß der Sexualprozeß schlechthin» sei: «In allem, was lebt, wirkt sexuelle, vegetative Energie» («Entdeckung des Orgons», S. 91).[2] Sexualunterdrükkung bzw. Triebfeindlichkeit bedeutet somit in Wahrheit immer zugleich Lebensfeindlichkeit. Und bedeutet Entfremdung, insofern in der Triebblockierung der intuitive Zugang zum eigenen Selbst wie auch zu den anderen versperrt ist.

Als solche Blockierung ist sie jedoch eine unvermeidliche Begleiterscheinung von Abwehr. Und dies heißt umgekehrt: Wo immer Sexualunterdrückung praktiziert wird, ist mit hoher Wahrscheinlichkeit Abwehr als höchstes Gebot bereits in der Gesellschaftsstruktur verankert. Das Abwehrtabu zieht zwangsläufig andere Tabus nach sich. Sie beziehen sich nicht allein auf die Sexualität oder die Familienorganisation (zu der eine wirkliche Alternative nicht einmal erwogen werden darf!), sondern auch auf scheinbar so entlegene Gebiete wie das der *Wirtschaft*, wo die *vitale Sinnlichkeit* der Menschen – d. h. die Äußerung ebenso wie die Erfüllung der triebhaften Bedürfnisse – gleichermaßen dem allgemeinen Abwehrbedürfnis total unterworfen ist. Im Abschnitt über die monopolischen Fürsorger habe ich diese Problematik besprochen. – Selbst die allgemein zwanghaft verfolgte Tendenz, Muskelkraft durch elektrische (bzw. Motor-)Energie zu ersetzen, gehört in diese Rubrik. Auch dies geht heute so weit, daß es schon nahezu tabu ist, ins zweite oder dritte Stockwerk eines Gebäudes die Treppen hochzulaufen, sofern ein Lift vorhanden ist (selbst wenn man auf diesen meist fünf Minuten warten muß)!

Bei aller scheinbaren Lockerung auf gewissen Teilgebieten muß die grundsätzliche Aufrechterhaltung der herrschenden Triebfeindlichkeit das oberste Interesse insbesondere derjenigen bleiben, die am stärksten abwehrmotiviert – und daher wie gesagt gerade in den obersten Rängen der Leistungshierarchie zu finden sind. Freie Menschen im Vollbesitz ihrer vitalen Sinnlichkeit durchbrechen ja schon durch ihr bloßes Dasein das Tabu: würde ihre Seinsweise als natürlich und normal anerkannt, so wäre das krankhafte Wesen der Sublimierung bereits entlarvt – und damit der unnatürliche Ersatz-Charakter des Machtinteresses der Herrschenden sowie der von ihnen propagierten «Werte».

Im Sinne der «Stabilität» der Herrschaftsverhältnisse müssen also die in der Hierarchie tiefer Stehenden triebgehemmt genug sein, um dem gleichen Angst- und Abwehrmechanismus zu unterliegen wie die Mächtigeren. Das wahrhaft Unheimliche daran ist: das ganze System funktioniert offenbar

2 Dementsprechend postuliert Reich hier auch eine «funktionelle Gegensätzlichkeit von Sexualität und Angst» (S. 198 f). Ich kann daher Kritikern nicht beistimmen, die Reich eine einseitige Überbewertung des rein Sexuellen vorwerfen (so M. Schneider in: «Neurose und Klassenkampf», etwa S. 212).

auf *jeder*, auch der gesellschaftlich höchsten Ebene *unbewußt*. Niemand scheint es zu kontrollieren, alle aber *werden* von ihm kontrolliert. Auch die Herrschenden können an der Unterdrückung anderer nur interessiert sein, weil sie selber in ihren eigenen vitalen Triebbedürfnissen seit je unterdrückt und so entfremdet genug sind, dies nicht wahrzunehmen.

Wer dieser Entfremdung ausnahmsweise nicht unterliegt, kann an dem Funktionieren des Systems gar kein Interesse haben und zählt daher auch nicht. Von außerhalb des Systems wird er allein es nicht zerstören können. Etwaige von innerhalb angestellte Reformbemühungen jedoch, wo sie weit genug gehen, um überhaupt zu zählen, tendieren dahin, am Widerstand *aller* anderen zu scheitern – mögen diese nun Herrscher oder Beherrschte sein.

Natürlich sind die triebfeindlichen «sittlichen» Werte auch in der Arbeitswelt unserer Machthierarchie maßgeblich. Sie sorgen dafür, daß jedem, der in die Maschinerie hineingerät, auch der letzte Rest seiner echten Bedürfnisse und Sehnsüchte ausgetrieben wird – sollte die Erziehung das noch nicht erreicht haben. Auch dies betrifft desgleichen die Herrschenden. Sie allerdings verfügen über halbwegs *befriedigenden* Ersatz. Die Unterlegenen müssen sich ihre meist weniger abwehrwirksamen Surrogate erst «verdienen». Wer sich jedoch unterwirft, wer seine Triebbedürfnisse nach Lust und Freude, nach Solidarität mit anderen, nach Freiheit im Handeln, Denken und Lieben vergißt und statt dessen die der Sublimation entstammenden Tugenden wie Disziplin, Pünktlichkeit, Fleiß usw. verinnerlicht, der gilt bald als ausreichend angepaßt. Unter günstigen Umständen wird er mit einer Rolle, also mit der Möglichkeit eines offiziell anerkannten Ersatz-Ichs, belohnt werden.

Um den Preis kritiklosen Akzeptierens der geltenden Werte *kann* der Leistungswillige tatsächlich aufsteigen und so Zugang finden zu den besseren Ersatzmöglichkeiten für das ihm vorenthaltene Leben. Ein auch nur relativ freier Mensch dagegen, der sich den Werten der Triebfeindlichkeit nicht willig unterwirft, wird allenfalls noch geduldet, wenn er sich in eine unbedeutende Randgruppe abschieben läßt, also als «Freak» oder Hippie, als leicht verrückter Bohemien oder auch reicher Playboy. Geht das nicht, handelt es sich beispielsweise um einen im Arbeitsprozeß stehenden Familienvater, dann droht ihm gesellschaftliche Ächtung: der Abstieg ins soziale Getto der Alkoholsüchtigen oder der ewigen Querulanten. Und wenn ihm auch das nicht zusagt, wird er mit Wahrscheinlichkeit im Krankenhaus, im Gefängnis oder in der Nervenklinik enden.

Die unentbehrliche Funktion des Schuldgefühls

Damit die Moral als Mittel, jeden bei der Stange zu halten, auch wirklich funktioniert, ist es dringend erforderlich, allen sich nicht Fügenden Schuld anzudrohen.

In der Abwehrgesellschaft kommt der Schuld bzw. dem Schuld*gefühl* eine zentrale Bedeutung zu. Einerseits handelt es sich hier, entsprechend seiner Verknüpftheit mit latenter Angst, um ein allgemein verbreitetes (wenngleich weithin verdrängtes) Gefühl. Denn meine konstante triebmäßige Bedürfnisversagung in der Kindheit bedeutet ja, daß ich dem wirklichen Selbst mit seinen (offenbar unerfüllbaren) Ansprüchen als Führer zu gesunder Entwicklung nicht trauen kann. Ein andauerndes Empfinden *persönlicher Unzulänglichkeit* ist unvermeidbar – und daher gleichfalls mit latenter Angst unfehlbar verknüpft. Von seiner Natur her ist das Kind ja tatsächlich «programmiert», darauf zu vertrauen, daß seine Pflegepersonen wissen, was für es gut ist; fühlt es sich nun von diesen (zu Recht) ungeliebt, wird es also (zu Unrecht) die «Schuld» bei sich selber suchen. Und sieht sich entsprechend veranlaßt, seine ureigenen, triebmäßigen Ansprüche auf Erfüllung der «unerfüllbar» scheinenden Bedürfnisse (engen Körperkontakt zu erfahren, seine Frustrationen ausdrücken zu dürfen etc.) als «falsch» bzw. «unrecht» zu betrachten (zumal diese den Eltern auch offenbar Schmerz bereiten). Hingegen wird es geneigt sein, die Forderungen der Erwachsenen («Hör auf zu nörgeln, zu jammern, an mir herumzuzerren! ...») auch dann als berechtigt anzusehen, wenn es ihnen (auf Grund der machtvollen inneren Triebansprüche) gar nicht folgen *kann* – und wird in jedem Fall den Eltern nach Möglichkeit durch gelegentliches Sich-Fügen wenigstens den Anschein von Anerkennung, wenn nicht Liebe, dennoch zu entringen suchen. Der (vermutlich doch noch nicht ganz zum Schweigen gebrachte) Impuls, gegen diese Situation aufzubegehren, wird dann, *mitsamt dem hierauf bezogenen Schuldgefühl*, verdrängt.

Wo immer Schuldgefühl sich nicht auf eine bestimmte Handlung bezieht, steht sein wahrer Grund unweigerlich im Zusammenhang mit der Frustrierung des Bedürfnisses *«Ich will ich selbst sein – total, im Körper wie im Geist!»* Dieses Grundbedürfnis steht ja in absolutem Widerspruch zu dem in allen Machthierarchien obersten Gesetz: *«Du sollst den dir Übergeordneten, allein auf Grund ihrer Autoritätsstellung, untertan sein!»* Kindern wird dieser Gehorsam eingebleut mittels eines komplexen Systems von Belohnung und Strafe, das in voller Übereinstimmung mit der Hierarchie steht, so daß nur das Kind der Verlierer sein kann. Dies gilt nicht allein für die Familie, sondern für alle gesellschaftlichen Institutionen, insbesondere natürlich die Schule. Gelingt es dem Kind nicht, auf der Bestätigungsleiter emporzusteigen, so kann es wohl nur selber schuld sein, da doch ein «braves» Kind zweifellos mit Aufstieg belohnt würde.

Unvermeidlich wird nun in dieser Art von Gesellschaft die Schuld anderer zur potentiellen Waffe in der Hand derer, die es gelernt haben, ihr eigenes Schuldgefühl wohlangepaßt zu unterdrücken. Dies ist der zweite Aspekt der Wichtigkeit des Schuldgefühls bei uns: es läßt sich «weiterreichen». Indem ich andere es fühlen lasse, kann ich mich selber davon entlasten. Die Lage ist die: Als Kind erfuhr ich meine triebmäßigen Bedürfnisse und Impulse als meinen Interessen zuwiderlaufend, insofern sie zu Bestätigungsentzug anstatt Erfüllung führten (der Bezug zu meinem Selbst wurde daher schon früh freiwillig eingeschränkt). Nun bin ich jedoch erwachsen, in der Hierarchie aufgestiegen, bin eine allgemein akzeptierte Persönlichkeit geworden, die sich auf dem «rechten» Wege weiß. Es ist der Weg der Anpassung, der sich für mich auch dadurch als der *richtige* erwiesen hat, daß er mir zu meiner jetzigen, unanfechtbaren Abwehrposition verhalf. Der entgegengesetzte Weg (der in der Kindheit auch der meinige war) kann nun, in bewährt dualistischer Manier, mit voller Überzeugung als «falsch» eingestuft werden.

Überdies sehe ich mich, seit ich auf dem «rechten» Wege bin, zunehmend gerechtfertigt, ja belohnt durch meine wachsende Macht, andere zu ermahnen, wenn nicht gar zu bestrafen. Selbstverständlich liegt es in meinem Interesse, daß dies auch so bleibt – was bedeutet, daß die bewährten Normen von «recht» und «unrecht» allgemein gültig sein und bleiben müssen. Die beste Gewähr hierfür bietet mir das Bestehen von latenter Angst und entsprechendem Schuldgefühl bei allen Menschen meiner Umgebung. Ohne solche Gefühle könnten sie ja leicht dem Tabu zuwider handeln – und so womöglich meine mühsam errungene Machtposition in der Hierarchie anfechten.

Die Abwehrgesellschaft, in der das unbewußte Lernziel aller die aufstiegsträchtige Anpassung ist, kann daher auf die Benutzung von Schuldangst ebensowenig verzichten wie auf latente Angst allgemein. Nicht nur sind beide universell verbreitet, sondern diese Verbreitung ist tatsächlich erforderlich, um den wenigen Oberen Erleichterung davon zu verschaffen. Es ist gerade, als benötige man eine Überschwemmung, die jedermann mit Ertrinken bedroht, damit alle sich willig am Bau von Booten beteiligen, in denen die Konstrukteure und Ingenieure sich dann retten können. Wolltest du diesen sagen, daß ohne Überschwemmung ihre Boote und die ganze mit dem Bau verbundene Arbeit entbehrlich seien, würden sie wohl keinesfalls zustimmen und ihre Kräfte nun der Verhinderung von Überschwemmungen widmen, sondern dich eher angreifen; haben sie doch seit je gelernt, ihr Leben ohne die unablässige Planung und Überwachung des Bootebaus als vergeudet zu betrachten. Also müssen die Überschwemmungen weitergehen ...

In der Erziehung erreicht das System von Belohnung und Strafe, wie untauglich auch immer es zur Förderung wirklichen Lernens sein mag, auf jeden Fall das Ziel, dem Kind die selbstverständliche Überlegenheit der Angepaßtesten über alle anderen deutlich zu machen. Dem Erzieher ermöglicht es darüber hinaus ein Weiterreichen (und damit Abwälzen) eigener Schuldgefühle. Vielleicht kann er ja das Kind noch ein wenig «besser» machen, als er selber im Grunde zu sein fühlt, und hierdurch das stets drohende Über-Ich in seinem eigenen Inneren besänftigen. Automatisch aber trägt er so auch dazu bei, daß all jene, die immer noch (und sei es noch so zaghaft) gegen ihr «Umgedreht-Werden» zu rebellieren neigen, zumindest verunsichert werden. Im Endeffekt müssen sie vor allem lernen, daß es keinen erstrebenswerten Platz für sie in der Hierarchie gibt, ehe sie nicht klein beigeben und sich gleichfalls willig anpassen.

Der Erzieher braucht sich all dessen keineswegs bewußt zu werden; das Tabu selbst, dem er untersteht, wird dafür sorgen, daß doch sein *Gefühl* in diese Richtung tendiert. So wird er durch sein (wenngleich noch so subtiles) Manipulieren der bloßen Existenz von latenter Angst und Schuldgefühl im kindlichen Unbewußten Unterdrückung praktizieren, egal wie «fortschrittlich» (in anderer Hinsicht) er tatsächlich sein mag.

In Kapitel 12 habe ich gezeigt, daß Schuldgefühl prinzipiell nichts mit *Reue* zu tun hat; es ist etwas durchweg Negatives, das eben *nicht* von begangenem Unrecht, sondern den frühkindlichen Angst- und Unzulänglichkeitsgefühlen herrührt. (Im Gegenteil: die tatsächlich «Unrecht» tun – sei es durch die Verseuchung der Umwelt, die Zerstörung des ökologischen Gleichgewichts, den Aufbau von zerstörungsträchtigen Waffensystemen oder das herkömmliche «Umdrehen» kindlicher Gemüter: diese Menschen fühlen sich kaum je deswegen schuldig. Noch scheint es in der Tat, anbetrachts der Sicherheit und universellen Hochschätzung ihrer Spitzenpositionen, als hätten sie Grund dazu.)

Hast du nun aber tatsächlich jemandem Unrecht zugefügt – etwa, indem du dein Kind unterdrückt hast und es jetzt erst erkennst, dann kannst du heute nichts Besseres tun, als *aufhören, dir Schuldgefühle (bzw. Selbstvorwürfe) deswegen zu machen*. Statt dessen solltest du *bereuen* – was, wie ich schon gezeigt habe, im eigentlichen (biblischen) Wortsinn bedeutet: *Umkehr* praktizieren. Das wahrhaftige Anerkennen eigenen Verhaltens in der Vergangenheit als negativ beinhaltet automatisch die Tendenz zur Veränderung der Gegenwart. Getanes läßt sich nicht ungetan machen – Veränderung jedoch ist jedem in jedem Stadium seines/ihres Lebens prinzipiell möglich. In den meisten Fällen ist hierfür allerdings erforderlich, worauf ich noch gesondert eingehen werde: eine Art Therapie.

An dieser Stelle sei nochmals betont: Schuldgefühl dient bei uns prinzipiell dazu, das Tabu aufrecht und die (es am erfolgreichsten abwehrenden) Oberen an der Macht zu erhalten. Allgemein verbirgt sich dahinter das uns antrainierte Gefühl: «Ich bin wertlos, solange ich mich nicht voll anpasse»

– an Normen, die mich unweigerlich noch weiter von meinem Selbst entfernen und den Prozeß des Umgedreht-Werdens aus meiner Kindheit bis zu seinem letzten Ziel hin (das «totale Entfremdung» heißt) verlängern. Selbst *wenn* du jemandem Unrecht zugefügt hast, ist es in der Regel noch immer *dieses* Gefühl, das durch solches Handeln aktiviert wird – und das dich dann von einer «Wiedergutmachung» oft gerade abhalten wird, indem du dir so minderwertig vorkommst, daß du es nicht über dich bringst, mit dem/der Betroffenen (deinem «Opfer») auch nur Kontakt aufzunehmen, um dich zu entschuldigen.

Hinter der «Schuld», wie sie uns in der Kerkergesellschaft entgegentritt, steht so letztlich immer das ursprüngliche *Freiheitsgefühl* – des Einsseins mit dem Selbst –, das gewissermaßen «faulig» geworden ist, weil das Tabu sein Genießen nicht zuläßt. Es ist das Gefühl, *unrecht* zu haben damit, daß man sich im Kerker weiß – einfach weil sonst niemand öffentlich zugibt, daß er/sie es ist. Seine wahre Bedeutung ließe sich somit auch definieren als die dumpfe Empfindung: *«Ich darf eigentlich nicht einmal in dem geringen Maße, in dem ich's noch bin, frei (d.h. im Einklang mit meinem Selbst) sein.»* Um den Kerker geschlossen und sicher zu halten, muß das Tabu dafür Sorge tragen, daß möglichst jeder so fühlt, und dies ständig.

Wem nützen die Definitionen?

Dementsprechend wird das hier beschriebene Gefühl bei uns offiziell in etwas anderem Sinne definiert; denn hier bedeutet «Schuld(gefühl)»: «Unrecht verübt haben und sich deswegen (vielleicht) gerechtfertigtermaßen schlecht fühlen.» Die Frage ist nun: Wer verursacht diese Entstellung? Wer verwandelt Wahrheit in Lüge durch das Bestimmen dieser Art von Bedeutung? Ist es vielleicht eine mächtige Gruppe an der Hierarchiespitze, die mit solchen Mitteln ihre Macht absichert? Oder ist da irgendwie ein anonymer Kollektivprozeß am Werk?

Ein ehemaliger Vorkämpfer der Black Power-Bewegung in den USA, Stokeley Carmichael, gebraucht einmal die sehr erhellende Formulierung: «Jene, die definieren können, das sind die Herren.»[3] Genau dies ist der kritische Punkt. *Definitionen:* die jeweils geläufigen Bedeutungen von Worten und Begriffen, stellen tatsächlich Denkgebote dar – und zwar, so zu denken, daß diejenigen, welche auch die Verbreitung der Definitionen am aktivsten betreiben, am meisten profitieren.

Carmichael gebraucht das Beispiel von Columbus als «Entdecker Amerikas». In Wahrheit lebten natürlich schon lange vor Columbus Menschen

3 St. C.: «Black Power». In: «Dialektik der Befreiung», S. 29.

dort – nur waren es eben keine Weißen. In der Definition von Columbus als «Entdecker» dieses Kontinents ist ein ganz bestimmtes Vorurteil und Denkgebot enthalten, nämlich: «Entdeckt ist etwas nur dann, wenn ein weißer Mann es wahrgenommen hat.» Natürlich ist diese Definition von Weißen gemacht, und sicherlich von keinem Angehörigen einer gesellschaftlichen Minderheit. Carmichael will sagen: Wer sie akzeptiert, hat sich damit den in der Gesellschaft maßgeblichen Kreisen bereits unterworfen. Genau das gleiche meinte schon Marx, als er schrieb: «Die Gedanken der Herrschenden sind in jeder Epoche die herrschenden Gedanken» («Deutsche Ideologie», I, MEW 3, S. 46).

Diese herrschenden Gedanken bestehen immer aus solchen «Definitionen». Sie sind unserem Denken während des Sozialisationsprozesses (in dem das Kind, wie ich es beschrieben habe, allmählich immer mehr «umgedreht» wird) nachhaltig eingeprägt worden; seither bestimmen sie es und halten es in den vom Tabu gesetzten Grenzen gefangen.

Etliche Beispiele hierfür habe ich im Verlauf dieses Buchs bereits angeführt und auch zu Beginn dieses Kapitels ein paar besonders eindeutige aus der Nazi-Ideologie erwähnt. Um mit einigen heute bei uns verbreiteten fortzufahren: «Die Aggression ist ein angeborener Trieb» – «Nur stetes Wirtschaftswachstum garantiert eine glückliche Zukunft» – «In der Demokratie sind Freiheit und Gleichheit verwirklicht» – «Haschisch macht apathisch und süchtig» – «*Männlich* heißt stark, fordernd, energisch sein, *weiblich* schwach, hingebungsvoll, gefühlsselig» – «Die Frau gehört an den Herd» – «Kriege sind Schicksalsschläge» – «Sozialismus bedeutet den Ausverkauf des einzelnen an das Kollektiv» – «Ein gesundes Neugeborenes muß schreien» – «Kindliche Grundbedürfnisse sind: ernährt, warm gehalten und hin und wieder zärtlich umarmt zu werden.» Die letzte ist von einer Art, die besonderen Schaden anrichtet, da sie vorgibt, umfassend zu sein und doch das Entscheidende ausläßt – nämlich in diesem Fall: daß ein Säugling möglichst *andauernden und intensiven* Sinneskontakt benötigt (hierzu s. Liedloff, «Auf der Suche ...»). Alle die hier genannten sind von Forschern auf dem jeweiligen Gebiet längst zweifelsfrei als unzutreffend ausgewiesen worden; dennoch steuern sie weiterhin das Denken und Empfinden nicht nur der «Allgemeinbevölkerung», sondern auch jener (Politiker, Juristen, Mediziner, Wirtschaftler und anderer Fachleute im Bereich der «Fürsorger»), die an der Regulierung unserer Lebensumstände maßgeblich beteiligt sind.

In zahllosen Fällen verursachen diese (uns dabei meist nur unterschwellig bewußten) Definitionen uns, den jeweiligen Gegenstand in einem Licht zu sehen, das seine tatsächliche Bedeutung nicht aufzeigt, sondern verschleiert. So beinhaltet, wie ich gezeigt habe, der Begriff «Schuld» in Wahrheit nur höchst selten, was wir darunter verstehen *sollen*: verübtes Unrecht, dessen Gewahrsein uns zu Recht belastet, sondern vielmehr: die

Tendenz, sich mehr Freiheit (= Kontakt mit dem triebhaften Selbst) zugestehen zu wollen, als erlaubt ist – verbunden mit Angst, deswegen abgelehnt, wenn nicht bestraft zu werden.

Hier noch eine kurze Liste weiterer wichtiger Begriffe, denen ich ihre tatsächliche (im Gegensatz zur uns angelernten und von uns ohne Nachdenken akzeptierten) Bedeutung gegenüberstelle.

Sozialisation oder Kinderaufzucht:	Gesellschaftlich bestimmter Prozeß, in dem das Kind «umgedreht» wird
unartig:	sich gegen diesen Prozeß zur Wehr setzend
Bedürfnisbefriedigung:	Verfügbarmachung ersatzmäßiger Abwehrmöglichkeiten
Sicherheit:	Verfügung über wirksame Abwehr
Glück:	Gefühl ersatzmäßiger Sicherheit auf Grund gefestigter Abwehr
Charakter:	von fixierten Abwehrstrukturen weitgehend bestimmter Grundzug von Gesinnung und Verhaltensweisen
ausgewogene Persönlichkeit:	erfolgreich Aufgestiegener, der seit langem über bewährtes Abwehrsystem verfügt
das Normale und Natürliche:	entstellte Wirklichkeit, Ersatz für verlorenes Leben
elterliche Verantwortung:	Entschlossenheit, am Prozeß des «Umdrehens» der eigenen Kinder mitzuwirken
Beschützung der Schwachen:	Herrschaft über die Schwachen; Unterdrükkung
Aufmüpfigkeit:	Versuch, aus untergeordneter Position seinen legitimen Interessen Ausdruck zu geben
geistesgestört:	von total persönlichem Abwehrsystem mit spezifischen eigenen Normen ständig Gebrauch machend
Ruhe und Ordnung:	Durchsetzung der Verfolgung von Abweichlern
Dienst an der Gemeinschaft:	Aktivität im Dienste des Tabus
unverzichtbares Erfordernis:	abwehrbestätigender Ersatz für vitale Bedürfnisbefriedigung
volles Leben:	erfolgreiche Abwehr-Existenz im Einklang mit Tabu-Normen
Genuß:	Abhängigkeit (Sucht)
Verliebtsein:	Zustand der Abhängigkeit von scheinbar idealem Symbolpartner im eigenen Symbol-System (PSSS)

Pech haben oder lebensuntüchtig sein:	auf Grund von extrem niedrigem Hierarchiestatus unfähig sein, ein wirksames Abwehrsystem aufzubauen
Erziehung:	Prozeß der Beschneidung kindlicher Selbstentfaltung mittels Eintrichterung von Tabu-Normen
Pubertätskrise:	Stadium, da Jugendliche(r) wählen muß zwischen einem akzeptierten Abwehrsystem oder permanentem Außenseitertum
Wechseljahre:	kritische Lebensphase, in der einem die Unzulänglichkeit der bisherigen Haupt-Abwehraktivität vage zu Bewußtsein kommt
Depression:	unterdrücktes Gewahrsein des Ersatz-Charakters der jeweiligen Existenz
unerklärliches Verhalten – wenn eindeutig destruktiv:	Verhalten, das dem Gesetz auf unkonventionelle Weise Genüge tut
– wenn konstruktiv:	Versuch, trotz allem im Einklang mit dem Selbst zu leben
Verdienst:	stete Anwendung von Tabu-Normen
Pflicht:	erwartete Anwendung von Tabu-Normen im Einklang mit der jeweiligen Rolle
gesellschaftliche Rolle:	vordefinierter Status von Macht bzw. Ohnmacht in der Hierarchie
sittliche Werte:	Tabu-Normen
Demokratie:	politisches System, das den Bürgern indirekte Mitsprache darüber gewährt, welche (und wessen) Abwehrmöglichkeiten offiziell mit Vorrang zu fördern sind
unverzichtbares Wirtschaftswachstum:	institutionalisierte Ausbeutung (und Entfremdung von) der Natur
liberale und demokratische Ordnung:	System subtilerer Unterdrückung, als in totalitären Staaten praktiziert wird
Revolution:	erzwungene Machtverschiebung, durch welche die bisher gültige Spielart der Abwehrgesellschaft durch eine geringfügig andersgeartete ersetzt wird

Die Liste ließe sich bei einigem Nachdenken ins schier Endlose fortsetzen. Wichtig ist dazu nicht so sehr die Frage, ob die jeweilige Definition «wahr» ist – im allgemeinen handelt es sich um eine Mischung aus Vorurteilen, Teilwahrheiten und Werbesprüchen. Wichtig ist vielmehr in der Tat: *Wer macht die Definitionen?* Oder besser (da sich einzelne wohl kaum finden lassen, die es tun): *Wem nützen sie?*

Die vorher besprochenen gesellschaftlichen Moralbegriffe und Wertvorstellungen gehören grundsätzlich mit unter diese Rubrik. Sie allerdings fordern nicht nur Unterwerfung, sondern schränken dazu auch die Spontaneität ein und wirken (solange sie allgemein gelten) mittels Angst: wer öffentlich dagegen verstößt, wird isoliert. Du magst nun fragen: Geht es denn aber ohne solche Vorschriften und Verbote? Kann ich etwa im Bus einer Frau an den Busen greifen, wenn ich gerade Lust dazu verspüre – oder bei heißem Wetter nackt ins Büro gehen? – Solche Beispiele treffen jedoch nicht zu. Das intuitive Wissen um das Richtige (das ja die Achtung vor der Person des anderen mit einschließt) reicht, wo es verfügbar ist, völlig aus, uns von Handlungen abzuhalten, welche die Empfindungen anderer verletzen würden. Es stellt in sich eine unbezweifelbare Grundlage jeder sinnvollen Ethik dar. Dazu gibt es natürlich vielerlei Regeln, die mit ihm im Einklang stehen, deren Berechtigung daher leicht einsichtig ist.

Die erwähnten Wertvorstellungen hingegen haben meist sehr wenig zu tun mit solchem Wissen. Sie sind eher der entfremdete Ersatz für jene Ethik. Ihr Zweck ist es, die Menschen, deren intuitive Fähigkeit, wie die meisten vitalen Bedürfnisse und Empfindungen, abgeblockt ist, in dieser Blockierung noch zu bestärken. Günstigenfalls läßt sich dies daran erkennen, daß sie auch den Gutwilligen in Konflikte stoßen, weil er irgendwie doch verspürt: sie zielen auf das willige Akzeptieren von Ersatz, auf eine Abrichtung, in der Selbstvertrauen und Selbstfindung gerade verhindert werden. Unter den Bedingungen der Entfremdung muß möglichst lückenlose Programmierung von außen das verschüttete innere Wissen ersetzen. Doch bei genauer Betrachtung solcher Programmierung läßt sich feststellen, daß sie im Grunde nur der Erhaltung und Zementierung des Tabus dient.

Auf dieses Ziel hin wirken die uns gewissermaßen «mit der Muttermilch» beigebrachten Definitionen allgemein. Die *Zementierung des Gesamtsystems institutionalisierter Abwehr* bedeutet ja Triebunterdrückung im weitesten Sinne und eben daher auch die Notwendigkeit, jegliches tabu-unabhängige Denken möglichst auszuschalten. Die herkömmlichen Moralbegriffe, allgemeine Glaubensinhalte, Wertvorstellungen, wie sie auf Zeugnissen stehen («strebsam», «pünktlich», «arbeitswillig»): sie alle dienen in diesem Sinne dazu, den Kerkercharakter des Gesamtsystems zu verschleiern. Und das gilt nicht weniger auch für die Vorstellungen, welche den Konsumapparat in Gang halten («Nach fünf Jahren braucht man neue Möbel», «Erst mit Intimspray duften Sie richtig») – oder besser: für das System der monopolischen Fürsorger durchweg.

So spielen die *Multikonzerne*, die das «Fürsorge»-Geschäft weitgehend an sich gerissen haben, daher eine besondere Rolle beim Ausprägen und Verbreiten gültiger Definitionen. Diese laufen durchweg in der Richtung, «gut» («notwendig», «unverzichtbar» etc.) für uns – als einzelne oder als Wirtschaftssystem – sei, was immer sie propagieren bzw. anbieten, ob eine bestimmte Art Dosennahrung oder der Individualverkehr im eigenen Pkw, ob Sprühdosen oder Beruhigungspillen, ob Kunstdünger oder Atomkraft. – Es liegt auf der Hand, daß die ihnen dienende *Werbeindustrie* ebenfalls daran beteiligt ist und bestimmte Definitionen für ihre Zwecke auch durchaus abzuändern vermag. (So wird der nackte Körper heute in weit anderem – und positiverem – Sinne beurteilt als noch vor 20 Jahren.)

Die Hauptnutznießer des Systems der gängigen Definitionen lassen sich allgemein als diejenigen erkennen, die am unveränderten Fortbestehen des Kerkers ein besonderes Interesse haben. In der Praxis sind es weitgehend die «Konservativen», die politisch «rechts» stehen, weil jegliche tiefreichende Veränderung das System der Machthierarchie, in dem ihre Abwehr verankert ist, zu erschüttern droht. Sie widersetzen sich daher auch jeder scheinbaren Herausforderung an das Tabu besonders heftig und gegebenenfalls unter völliger Mißachtung der Erfordernisse der Wirklichkeit. Ihre eigenen Kernsprüche (= Definitionen) lauten etwa: «Freiheit oder Sozialismus» – als wäre dies die wirkliche Alternative – oder: «Abtreibung ist Mord» – als seien die Befürworter einer humanen Lösung dieses Problems sämtlich gewissenlose Mördergehilfen.

Gerade die Kampagne, wie sie um die Frage der Abtreibung immer wieder aufflackert, ist bezeichnend für die Art von «Lösung», die die Kerkermentalität für aktuelle Probleme bereithält.

Da ist man (zu Recht) entsetzt über die sich vielerorts ausbreitende Apathie, wenn nicht ausgesprochene Fühllosigkeit unter Jugendlichen und den entsprechenden Zuwachs an Jugendkriminalität. Da weiß man durchaus, daß es in der Bundesrepublik 130000 Heimkinder und Millionen «Schlüsselkinder» gibt – die zum großen Teil wenig oder gar keine Liebe erfahren. Man glaubt, das nicht ändern zu können, kennt aber auch den Zusammenhang zwischen mangelnder Liebe im Elternhaus und späterer Fehlentwicklung. Man kann sich bei einigem Verstand sogar denken, daß *erwünschte* Kinder normalerweise *nie* abgetrieben werden. Die Statistiken bedeuten daher ganz klar: Unter den gegebenen Umständen werden in immer größerer Zahl unerwünschte, ungeliebte Kinder geboren, deren Schicksal bestenfalls ein trauriges Nicht-Leben sein wird (wenn sie nämlich nicht in der Kriminalität landen). Trotzdem macht man sich die Definition von «Abtreibung als Mord» zu eigen, um eine sinnvolle Gesetzesvorlage zu bekämpfen, die unter anderem dies zu verhindern sucht. Warum wohl? Warum beispielsweise nicht: «Abtreibung ist schrecklich, aber weit schrecklicher (und schlimmer als Mord) ist das Schicksal eines unerwünschten Kindes»? Oder gleich, präziser und noch immer im Einklang mit den Tatsachen: «Ein unerwünschtes Kind in die Welt zu setzen ist schlimmer als Mord»? – Die Antwort scheint mir darin zu liegen, daß die Abtreibung gewisse Grundbegriffe gleich zweier «Fürsorger» – der Familienorganisation ebenso wie der institutionellen Religion – in Frage stellt.

Was man gemeinhin als «Ideologie» bezeichnet, ist das Gesamtsystem solcher Definitionen, in denen das Bestehende gerechtfertigt und sein Abwehr- und Ersatzcharakter verschleiert wird. Um im Bild des hier vorgestellten Kerkermodells zu bleiben: bei uns stellt sie den bunten Lack dar, mit dem allüberall die Tristheit des Kerkerdaseins eingefärbt wird. Dies schließt selbstverständlich auch die als «Schutzwälle» begriffenen Mauern ein. Im einzelnen sieht die Tabu-Ideologie diese als «die produktivste Art der Daseinsorganisation» (Funktionalismus), «unentbehrliche Instrumente menschlicher Bedürfnisbefriedigung» (die Fürsorger), «die richtige und normale Weltsicht» (Dualismus) und «unverzichtbare Voraussetzung für jeglichen Fortschritt» (Wachstums- und Energie-Fetischismus).

Solange wir nicht entschlossen sind, das Tabu zu durchbrechen und die eigene Angst zu konfrontieren, muß ein entscheidendes, unbewußtes Interesse an der Aufrechterhaltung der Kerker-Ideologie bei jedem von uns vorausgesetzt werden. – Hier nun ergibt sich die Frage: Und wenn wir es sind – was dann? Kann es überhaupt eine Ideologie geben, die *nicht* abwehrorientiert ist?

Insofern die Ideologie die «offizielle» Bedeutung von Worten und Begriffen festlegt, muß die Antwort lauten: Nein. Denn hier wird ja ein dualistischer Gegensatz zwischen «offizieller» und «wirklicher» Bedeutung vorausgesetzt. Eine Gesellschaft total *un*abwehrmotivierter einzelner würde jedoch einen solchen Dualismus nicht kennen. Die ganze Frage ist recht theoretisch, da irgendeine Spielart von Abwehrgesellschaft, wie schon gesagt, tatsächlich seit den Anfängen der «Zivilisation» das Leben der Menschen bestimmt. Dennoch läßt sich spekulieren: In einer nichtentfremdeten Gesellschaftsordnung – einer, wo Angst nicht allgemein latent wäre und wo den Menschen alle Triebbedürfnisse von Geburt an erfüllt würden, so daß sie ein erfülltes Leben unter Bedingungen führen könnten, die den angeborenen Erwartungen unserer Gattung entsprächen: in einer solchen Umgebung gäbe es keine Spaltung zwischen der Wirklichkeit und dem Ersatz, der ihre Entstellung, Entartung bedeutet. Die gültige Terminologie müßte daher mit dem wahren Wesen der Dinge und Gegebenheiten sehr weitgehend übereinstimmen.

Im übrigen wirkt die Ideologie ja nicht so sehr entstellend an sich, als daß sie vielmehr die in der Gesellschaft herrschende Entartung *reflektiert*. Das Ausmaß der jeweiligen Abwehrorientiertheit der Gesellschaft als solcher bestimmt die Macht der jeweiligen Ideologie – wie umgekehrt deren Wesen die Art der dort maßgeblichsten Abwehrmittel spiegelt. Wie es sich beim Faschismus oder Sowjet-Kommunismus um spezifische Spielarten der Abwehrgesellschaft als solcher handelt, so stellt auch deren Ideologie jeweils lediglich eine Abart der bei uns herrschenden dar. Dabei sind ihre Lügen allerdings (für uns) leichter zu durchschauen, da diese Systeme, im Gegensatz zum Kerker an sich, nur in bestimmten Ländern verbreitet sind und solche Entlarvung für *Außenstehende* prinzipiell einfach ist; wer aber steht außerhalb des Kerkers?

Der Unterschied ist jedoch wiederum nur ein gradueller. Mir scheint in diesem Zusammenhang bezeichnend, daß abwehrmotivierte Menschen, die sich einmal eine günstige Stellung in der Hierarchie erobert haben, häufig auch eine soziale Revolution ungeschoren zu überleben vermögen.

Der Grund ist natürlich, daß bisher die gängige Definition des Begriffs «Revolution» stets verbarg, was in Wahrheit nur die *mehr oder minder gewaltsame Ersetzung einer Art von Abwehrgesellschaft durch eine andere* war. Für Menschen, denen wirksame persönliche Abwehr das höchste Ziel ist, gibt es dabei grundsätzlich kein Problem: die nach«revolutionäre» Terminologie mag anders sein; wenn sie sie nachbeten, läßt sich ihre Abwehr jedoch weiterhin sicherstellen (dementsprechend stellte auch der Hitler-Stalin-Pakt seinerzeit kein Problem dar, noch tun es heute unsere Bündnisse und Wirtschaftsverflechtungen mit gewissen faschistischen Staaten in Südostasien oder Südamerika ...). Der Manager wird zum Apparatschik, die dynamischen Unternehmer wandeln sich zu Aktivisten oder Parteibonzen; die Problematik latenter Angst und Abwehr aber bleibt weiterhin tabu; damit kann sich am Kerker-Charakter der (jetzt als «neu» bezeichneten) Ordnung schwerlich das geringste ändern ...

Die Wurzeln des Krieges

Zu den wenigen Denkern, die in neuerer Zeit das Tabu bewußt durchbrochen und angegriffen haben, gehört auch Herbert Marcuse. Sein Buch «Der eindimensionale Mensch» enthält ein höchst aufschlußreiches Kapitel über das Wesen der Definitionen. In einem anderen Kapitel hebt er ausdrücklich den gleichartig *abwehrenden* Charakter der Strukturen in den kapitalistischen und den sowjetisch orientierten Leistungsgesellschaften hervor. Für beide ist das Bild eines *Feindes* unentbehrlich. Der Feind ermöglicht es, «daß die Gesellschaft als Ganzes zu einer Verteidigungsgesellschaft wird ... Er droht im Frieden wie im Krieg ... er wird so ins System als Bindekraft eingebaut» (S. 71).

Die offiziellen «Definitionen» über den Feind sind ideologische Lügen, und zwar in einem nur wenig komplizierteren Sinne als die bisher erwähnten. In Wahrheit umschreiben sie *jede Art von Bedrohung der spezifischen Abwehrnatur (Kerkerstrukturen) des jeweiligen Systems*. Ob dabei das Wort «Feind» tatsächlich gebraucht wird oder nur bestimmte Gruppen oder Einzelpersonen als solche identifiziert werden (Synonyme könnten sein: «Kriegshetzer», «Anarchist», «Radikaler» etc.), spielt keine Rolle. In jedem Fall bleibt die Lüge; ihr Zweck ist, latente Angst (vor dem freien Selbst und allem, was damit verknüpft ist) als Situationsangst (vor dem ideologischen Gegner) auszuweisen. Marcuse sieht dies sehr deutlich, wenn er fortfährt: «Und der Feind ist nicht identisch mit dem gegenwärtigen Kommunismus oder gegenwärtigen Kapitalismus – er ist in beiden Fällen das reale Gespenst der Befreiung.»

Und der Kampf gegen ihn, so könnten wir hinzufügen, ob er sich nun gegen *den* «Kapitalismus» oder *den* «Kommunismus» zu richten scheint oder auch nur gegen Abweichler wie Langhaarige, «arbeitsscheue Elemente», Homosexuelle oder «Demonstranten und Unruhestifter»: er ist in Wahrheit, in beiden Fällen, Bestandteil der fortwährenden Schlacht aller im Kerker Befindlichen gegen die (nie als solche identifizierte) Angst. Hier läßt sich diese Schlacht scheinbar gegen eine personifizierte, *reale* Bedrohung (und daher weit leichter) führen; und dies bedeutet, daß latente Angst sogar aktiviert und damit die *Sucht der Menschen nach der Sicherheit ihres Kerkers* verstärkt werden kann, ohne daß jemand dies merkt. Denn da die Bedrohung an realen Personen bzw. Phänomenen festgemacht wird: beweist dies nicht die Berechtigung unserer Furcht?

So läßt sich tatsächlich selbst noch unsere verdrängte Angst, durch ideologische Manipulation seitens der Mächtigen, in den Dienst des Tabus einspannen. Hier finden wir die Wurzeln des Krieges, dieses für viele so rätselhaften Phänomens, das, trotz seiner eindeutig zerstörerischen Wirkung auf alle Beteiligten, noch immer unausrottbar scheint. Und das heutzutage, da die «Verteidigungs»-Haushalte allenthalben ins Unermeßliche steigen und es keiner Armee an Freiwilligen mangelt, tatsächlich verbreiteter ist, als wohl je zuvor.

Wenn das Tabu einmal durchschaut ist, läßt sich auch dieses Phänomen jedoch leicht erklären. Im Wege steht unserem Verständnis vor allem die Definition von *Aggression* als «angeborener Trieb des Menschen», mit der die Tabu-Ideologie seit je operiert. In Wahrheit verbirgt sich dahinter nichts anderes als *die Macht und das universelle Wirken des Gesetzes der unumschränkten Abwehrpriorität.* Das Problem ist keinesfalls, wie die Mächtigen uns gern glauben machen, die natürliche Aggressivität des Menschen, sondern seine, *durch verdrängte Angst bedingte, ihn total beherrschende (und völlig unbewußte) Sucht nach Abwehr.*

Verborgen hinter der gängigen Definition von «Krieg» (d. h. den verbreiteten, irreführenden Erklärungen dafür) finden wir somit die folgenden Tatsachen: Hin und wieder, wann immer die Gelegenheit günstig scheint, fühlen die Mächtigen an der Hierarchiespitze, in Wirtschaft, Regierung, Behördentum etc., sich bemüßigt, die Abwehrsucht der Allgemeinbevölkerung zum Zweck der Festigung ihrer eigenen Machtstellung (sprich: Abwehr) auszunutzen. Ihr Gewissen werden sie damit kaum belasten; vermutlich wird das Tabu, das ja sie nicht weniger als alle anderen auch (wenngleich in begünstigter Stellung) eingekerkert hält, ihnen verbergen, was sie sich und der Welt tatsächlich antun. Auch sie «glauben» also zumeist die von ihnen fleißig mitverbreiteten ideologischen Lügen. Wirkt die allgemeine Indoktrinierung nun erfolgreich in der Richtung, daß sie die Furcht der Menschen vor der eigenen latenten Angst in Furcht vor einem konkreten Feind jenseits der Grenzen umwandelt, so verfälscht sie damit zugleich deren Abwehrimpuls zu einem inneren Zwang, diesen «Feind» *um jeden Preis* vernichtet zu sehen (fürwahr ein Musterbeispiel der «universellen Entartung», auf die ich noch gesondert eingehen werde!). Es genügt dann, wenn dieser Zwang die Menschen auch nur veranlaßt, den betreffenden Krieg gutzuheißen – wie es beispielsweise im Falle Vietnam die Mehrheit der US-Bevölkerung, zumindest anfänglich, zweifellos tat.

«Verteidigung» – der ideologische Euphemismus für alle *Kriegsaktivitäten*, die man selber betreibt, wird hier erkenntlich als lediglich eine bestimmte Ausprägung der psychologischen Abwehr, von der dieses Buch handelt. Und wir können sagen: je abgewehrter ein Mensch tatsächlich ist, desto besser wird er, auf welcher Ebene der Hierarchie auch immer, als Soldat bzw. Offizier im Dienste der Abwehrgesellschaft funktionieren. Wie Janov einmal hervorhebt: Bist du selber schon innerlich tot, so ist auch das Töten anderer, zumal wenn offiziell gutgeheißen, kein Problem mehr für dich, da du dann kein Gefühl haben kannst für den Wert des Lebens.

Aber auch umgekehrt: Sobald du, dem Tabu zum Trotz, deine latente Angst zu konfrontieren beginnst, nimmst du unweigerlich wahr, was der «Feind» in Wirklichkeit bedeutet und erkennst, welch lächerlichen (und unzulänglichen) Ersatz das Abschlachten von Gegnern mit Tanks und Bomben tatsächlich darstellt – und wofür (den seltenen Fall ausgenommen, wenn es wirklich einen Angriff von außen abzuwenden gilt). Und wirst dann statt dessen lieber das Reale tun, von dem Kriegswut uns unweigerlich abhalten soll: dich einer Therapie unterziehen. Also, den Krieg gegen den *wirklichen Feind* – das Tabu – beginnen, dort, wo du gerade stehst.

Wer hingegen noch voll unter der Herrschaft des Gesetzes steht und sich mit seiner/ihrer Kerker-Existenz abgefunden hat, ja, sie für das Richtige hält, ist zu solcher Erkenntnis – geschweige dem erforderlichen Handeln – unmöglich fähig. Solange das Tabu allenthalben unangefochten regiert, läßt sich dem Phänomen des Kriegs daher tatsächlich kein Ende setzen.

78 **Ideologie** ist das Gesamtsystem
von *Definitionen* gebräuchlicher Worte und Begriffe
mittels dessen der Abwehr- und Ersatzcharakter des Bestehenden
offiziell gerechtfertigt und verschleiert wird
Die *Tabu-Ideologie*, mitgestaltet von den Prinzipien der «Schutzwälle»
verbirgt uns die Kerker-Natur unserer Gesellschaftsordnung

79 Von Angst beherrschte Individuen verkörpern in ihrer **neurotischen Spaltung**
die *dualistische Weltsicht*: sie identifizieren sich mit dem *Kopf*
im Gegensatz sowohl zum (mißbrauchten) *Körper* wie dem (abgelehnten)
Selbst

Der Kopf neigt dann dazu, für ausschließlich «richtig» zu befinden
was immer der Abwehr am dienlichsten ist

80 Der dritte Schutzwall: Die dualistische Weltsicht macht uns unfähig
zur Erkenntnis *ganzheitlichen Seins* bzw. des Bestehens von *Ambivalenz*
Ihre Logik ist die des *Entweder-Oder*
ihre *Illusionen* (die die Grundlagen *wissenschaftlichen Denkes* bilden):
– Beschäftigung mit dem *einen* unter Ausschluß des *anderen* sei sinnvoll
– *Quantität* und das *Materielle* seien wesentlicher als *Qualität* und das *Immaterielle*
– *Objektivität* sei erreichbar und einem *subjektiven* Standpunkt vorzuziehen
Tatsächlich bedeutet dies wiederum:
Ganzheits-, Qualitätsverlust, Entpersönlichung, Wirklichkeitsverfälschung

81 Die Werte der triebfeindlichen **Moral** sind erforderlich
weil vitale Sinnlichkeit allein durch ihr Bestehen
den Kerker-Charakter unserer Ordnung bloßstellen muß
Sexualunterdrückung im umfassenden Sinne
ist daher wesentlicher Bestandteil unserer *Sozialisation*

82 Die scheinbare «Befreiung» der Sexualität im Westen ist oberflächlicher Art
Sie ermöglicht nur deren ungehindertere Nutzung zur Spannungslinderung
Die Öffnung gewisser Ventile dient der Verschleierung
des Fortbestehens der *Triebunterdrückung*.

83 **Sexualunterdrückung** und die an Kindern verübte Triebversagung
bedeuten allgemein: *Lebensfeindlichkeit*:
Blockierung, in Angst und Abwehr, des Flusses der Lebensenergie in uns
Ihr Bestehen deutet auf die Verankerung von Abwehr in der Gesellschaftsstruktur

84 **Schuldgefühl** ist der Abwehrgesellschaft unentbehrlich
Es wurzelt in der (mit latenter Angst stets verknüpften)
Empfindung *persönlicher Unzulänglichkeit*
Auf Grund seiner allgemeinen Verbreitung läßt es sich von den Hierarchie-Oberen
zur Abwehr dieses Gefühls bei sich selbst
und allgemeinen Aufrechterhaltung des Tabus nutzbar machen
Seine wahre Bedeutung ist die Empfindung:
«Ich darf nicht einmal in dem Maße *frei* (= im Einklang mit meinem Selbst) sein
in dem ich's noch bin»

85 Die herrschenden **Definitionen** sind *Denkgebote*
die den Konservativen und Hierarchie-Oberen ihre Abwehr sichern helfen
indem sie auch die geringste Öffnung des Kerkers verhindern

86 Der **Krieg** wurzelt im gelegentlichen systematischen Bemühen der Mächtigen
die *Abwehr-Sucht* der Kerkermentalität
zur Festigung des Systems (und der eigenen Machtstellung darin) einzusetzen
Mit Hilfe eines ideologischen Bildes vom «Feind»
werden wir motiviert, unsere *latente Angst*
für berechtigte *Situationsangst* (vor konkreter Bedrohung) zu halten
So wird die Abwehrsucht umgemünzt in den inneren Zwang
den (nach außen projizierten) «Feind» um jeden Preis vernichtet zu sehen

17. Der Antichrist schon etabliert

Universelle Entartung: der Grundwiderspruch in der Abwehrgesellschaft

Eines der Hauptmerkmale von Entfremdung ist die Verdrängung des fremd gewordenen Wirklichen durch den Ersatz: unvermeidliche Folge von Abwehr gegen die (in Angst entstellt wahrgenommene) Wirklichkeit. Es liegt auf der Hand, daß dieser Mechanismus von Verdrängung und Ersetzung (und dadurch Fremdbeherrschung) des Realen, wo immer die Abwehr regiert, auch im gesellschaftlichen Bereich gelten muß.

Was den Kapitalismus anbetrifft, so wird dieser nach Marx in all seinen Strukturen von einem ökonomischen *Grundwiderspruch* geprägt, nämlich dem *Gegensatz zwischen Kapital und Lohnarbeit.* Deuten wir nun dieses System unter Benutzung psychoanalytischer Terminologie als eine besonders effiziente Spielart der «Abwehrgesellschaft», so erscheint auch dieser Grundwiderspruch mitsamt seinen Entsprechungen in einem neuen Licht. Das *Kapital*, grundsätzlich eine Anhäufung *von abstraktem Besitz aus innerem Abwehrstreben*, die jedoch erst *durch Verwertung menschlicher Arbeitskraft* zustande kam, repräsentiert nach Fromm, wie schon gesagt, «tote Vergangenheit», während die *Lohnarbeit* ein Ausdruck «lebendiger Vitalität» ist. Diese also bedeutet Lebenswirklichkeit, jenes hingegen Erstarrung und Verdinglichung. Hierin aber zugleich auch Ersatz für das Lebendige: der Kapitaleigner als solcher hat es zum Überleben nicht nötig, seine eigene Arbeitskraft einzusetzen.

Nun zeigt sich aber in der Tatsache, daß hier das konkrete Lebendige dem Toten und Abstrakten, gegenwärtiges Leben der Erstarrung in der Vergangenheit untertan wird, genau jene *Entartung*, die wir im Falle latenter Angst allgemein am Werk sahen. 1. Der Fluß der *Lebensenergie wird blockiert*; 2. die gestaute Energie *erstarrt zu Spannung*, welche dann 3. die jeweiligen (von der unbewältigten *Vergangenheit bestimmten*) Abwehraktivitäten und -verhaltensweisen motiviert und steuert.

Ziemlich der gleiche Mechanismus wird auch in der Vorform des kapitalistischen Grundwiderspruchs erkennbar, wie sie im Phänomen der *Ware* in Erscheinung tritt: im Widerspruch zwischen *Gebrauchswert* und *Tauschwert*. Der Gebrauchswert orientiert sich an den konkreten Bedürfnissen des Lebens, stellt also einen Aspekt der Wirklichkeit dar – Tauschwert hingegen ist die abstrakte Verkörperung des zur Abwehr Benötigten; prinzipiell also ein Symbol dafür, daß Sicherheit durch die Möglichkeit von Bereicherung (durch den Verkauf von etwas, das ich zum Überleben nicht brauche) gewährleistet ist. Auch hierin ist das Ersatzelement stark ausgeprägt: der Tauschwert, den ich in einer Ware besitze, kann mir zwar *auch* das Wirkliche verschaffen, normalerweise wird jedoch mein Interesse an seiner Abwehrfunktion überwiegen. Deutlicher noch als in der Ware stellt sich dieser Ersatzaspekt dann im Wesen des *Geldes* und vor allem des *Kapitals* dar, das tatsächlich bei uns auch den Ton angibt.

In alldem wird sichtbar, daß der kapitalistische Grundwiderspruch lediglich eine spezielle Variante des *Grundwiderspruchs in der Abwehrgesellschaft* darstellt. Dieser ist gegeben durch den scheinbar unüberbrückbaren *Gegensatz zwischen der verdrängten Wirklichkeit und dem an ihrer Statt angenommenen und sie nun faktisch beherrschenden Ersatz*. In diesem Widerspruch gründet und besteht die neurotische (dualistische) Spaltung jeder abwehrorientierten Gesellschaftsordnung, die sich noch fortwährend vertieft. Eine entsprechende Polarisierung und Entartung läßt sich hier auf nahezu jedem Gebiet des Lebens beobachten, in psychologischer Hinsicht ebenso wie in den ökonomischen und sozialen Verhältnissen. Denn auf beiden Ebenen regiert ja gleichermaßen die Abwehr – als eine «Gottheit» mit schier unumschränkter Macht, nahezu alles durch einen Ersatz zu verdrängen und damit zu einer Karikatur seines ursprünglichen Wesens zu entstellen. (Mehr hierzu im folgenden Abschnitt.)

Am gravierendsten an dieser Situation ist, wie schon angedeutet, daß sogar die triebmäßigen Grundbedürfnisse durch das Abwehrbedürfnis an sich (bzw. spezifische Ausprägungen davon) verdrängt und ersetzt werden. So erscheint selbst die menschliche Triebstruktur als solche dem Forscher (der sie ja nur an vom Abwehrbedürfnis beherrschten Personen beobachten kann) in solchem Ausmaß entartet, daß mancher die *Aggression* als «Trieb» zu betrachten geneigt (und gute Gründe hierfür beizubringen in der Lage) ist. Tatsächlich sind die menschlichen Triebe allesamt der erwähnten Entartung (zu Ersatz der eigenen ursprünglichen Realität) unterworfen. Im einzelnen hat dies, um nur die kaum noch als solche erkannten Triebe zu erwähnen (vgl. Kap. 3, S. 47ff), folgende Auswirkungen:

1. *Sozialtrieb* (der Drang, sich Anerkennung sichernd zu verhalten) – *entartet* unter den Bedingungen von Angst und Abwehr zum Zwang nach Respektsicherung durch Aufstieg, Herrschaft, zu Leistungs- und Ruhmsucht oder aber (umschlagend) zu beflissener Unterwürfigkeit, bedingungslosem Gehorsam.

2. *Kuschel(bzw. Sexual)trieb* (Drang nach intensivem, zärtlichem Körperkontakt) – *entartet* zum Zwang, sich sexuell zu betätigen, Sucht nach Berührtwerden, Rekordsucht im Leistungssport *oder* (umschlagend) zur Aggression: dem von schrecklichem Urschmerz gespeisten Drang, andere (bzw. sich selber) körperlich zu verletzen.

3. *Spieltrieb* (Drang zu kreativem Experimentieren, spielerischer Kommunikation) – *entartet* zu zwanghaft betriebener Wissenschaftlichkeit, dem Zwang zum Machen um der Machbarkeit willen oder auch zu «krankhafter» Neugier, Klatschsucht u. dgl.

4. *Trieb nach Selbstausdruck – entartet* zu Sentimentalität oder Hypochondrie, zwanghafter Angeberei oder Tendenz zu randalieren.

5. *Emanzipationstrieb* – entartet zum Zwang, überall alles an sich zu reißen oder (umschlagend) zu regressiver Abhängigkeit («Ich-kann-nichts, -mach-es-für-mich»-Haltung).

Hier zur Veranschaulichung der allgemeinen Tendenz eine schematische Gegenüberstellung des jeweils auf verschiedenen Lebensgebieten maßgeblichen Ersatzes mit Bezug auf das ersetzte Ursprüngliche und Wirkliche:

Die herrschende *Entartung* des einst Wirklichen – der Ersatz, das Sichtbare, Erzeugte, Benutzte – *das, was zählt:*	Die *Lebenswirklichkeit* (verdrängt & entstellt), das Verlorengegangene, das *Selbständigkeit & Bedeutung eingebüßt hat:*
Kapital ← (im Kapitalismus:) →	Lohnarbeit
Der Pyramidenkerker	eine freie Gesellschaft Gleichberechtigter, in Harmonie mit sich selbst, miteinander, mit der Natur
die vier MAUERN («Schutzwälle»)	Weisen des Erkennens der Wirklichkeit und des sich eingliedernden Umgangs damit
Abwehrsucht	Triebbedürfnis
Zwänge, Süchte (entstellte Triebausprägungen – s. o.) und deren Ausleben	Triebe und deren Befriedigung
abstraktes Tauschprinzip (im Kapitalismus) Herrschaft der Bürokratie (in anderen Systemen)	konkrete Sinnlichkeit
Tauschwert	Gebrauchswert
Ware/Geld/Kapital	Bedarfsgegenstände
Überschußanhäufung/Leistung	Arbeit zur Befriedigung von Grundbedürfnissen
Wettbewerb	solidarisches, gemeinsames Handeln
Schaffens«dynamik»	Lebensgenuß
Karriere/Aufstieg in Hierarchie	Entwicklung/Reifungsprozeß
Erfolg, «Persönlichkeits»bildung	Verwirklichung der Eigenidentität

	Charaktermaske	
«Objekt-Ich»	Symbol-Ich	das *«Selbst»*
	Rollenidentität	

Ausbau des Abwehrsystems	Erfahrung
Angstverdrängung	Auseinandersetzung mit Angst
Emotion/«Selbstbeherrschung»	Fühlen
Schuldgefühl	Auseinandersetzung mit vergangenem Handeln (Reue)
Stolz	Selbstvertrauen
«Leistung» in Sex oder Sport	ganzheitliches Körperempfinden
Symbol-Sexualität, Spannungslinderung durch Sex	Lustgefühl
privates «Glück»	innere Zufriedenheit
sentimentaler Überschwang	Freude
Verliebtheitsfixierung	Liebe (aktiv)
soziale Anerkennung, Respekt	Liebeserfahrung
Machtstreben	Integration in mitmenschlicher Gemeinschaft
«Fairness»	Nächstenliebe
Organisation	Kreativität
Beherrschung von Fakten und Materie	Phantasie
erlernte Daten, Regeln (vereinzelt)	intuitives Wissen (ganzheitlich)
ideologischer Dogmatismus	Religiosität
Dualismus, Aufteilung	Anerkennung der Ganzheit
Bejahung des Kerkerdaseins	Leben im Hier und Jetzt

Wie wir sehen, erscheint der Grundwiderspruch der Abwehrgesellschaft als ein strikter Dualismus. Die eine Seite (alles hier in der rechten Spalte Notierte) ist so unterjocht, daß sie kaum noch existent zu sein scheint, während der Gegensatz (die Entartung) an ihrer Statt als allein zählend anerkannt wird. Trotz dieses scheinbar unüberbrückbaren Widerspruches besteht jedoch tatsächlich zwischen beiden Seiten ein enger dialektischer Wechselbezug. Unter den gegebenen Verhältnissen ist die eine von der anderen nicht zu trennen; und beide – das Ursprüngliche und der Ersatz – haben auf einander, wenn auch unterschwellig, einen bestimmten Einfluß. Noch *leben* wir faktisch in beiden Sphären, wie machtvoll auch immer das Gesetz der unumschränkten Abwehrpriorität mit Hilfe des Tabus am Werk ist, uns ausschließlich in die eine hinüberzuzerren. Auch die in der Praxis total unterjochte Seite: das abgelehnte, triebmäßige Selbst, die verdrängten Gefühle, die weggesperrte Angst, die als sündhaft verschriene Sinnlichkeit, die entfremdete Lohnarbeit, unser riesiges, brachliegendes

Potential für Freude, Liebe, Zufriedenheit, Vertrauen, Kreativität, freie Entfaltung – all dies, wie mißbraucht und zur Ohnmacht verurteilt es heute auch sein mag: tatsächlich ist es noch immer da – ja stellt es die Grundlage dar, auf der allein die Entartung operieren kann.

In der Tat ist der eine Aspekt der von der Abwehr, wo immer sie unangefochten herrscht, bewirkten *universellen Entartung* dies: daß in der Kerkergesellschaft alles *Ursprüngliche und Wirkliche* ein scheinbar machtloses Sklavendasein fristet. In seiner Wirkung kann es daher durchaus als *«irreal» eingestuft* werden. (Versuche einmal, irgendwelchen Bekannten zu sagen, du liebtest sie auf der Ebene des eigentlichen Selbst; befrage einen Arrivierten nach seinen Triebbedürfnissen oder seiner latenten Angst und lege ihm, wenn er voller Spannung scheint, zärtlich den Arm um die Schulter: du wirst rasch die «Unmöglichkeit» solcher Art des Kommunizierens zu spüren bekommen!) Und, hierdurch bedingt, ist der andere Aspekt: daß der *irreale*, grundsätzlich zur Vergangenheit hin orientierte *Ersatz*, obwohl er in der Gegenwart gar kein Leben hat, dennoch die exklusive Vorherrschaft über die von ihm verdrängte Realität beansprucht und sich selbst als allein *wirklich und zählend* deklarieren kann. Eben in unserer Gespaltenheit, als Gesellschaft wie als einzelne, ist aber nun *beides* wirksam; und nur unter Berücksichtigung beider Seiten läßt sich daher das Wesen dieser Ordnung verstehen – und unser Leiden begreifen als das, was es wirklich ist: ein Ergebnis, nicht von «Schicksalsschlägen» oder der «Erbsünde», sondern der Ungeheuerlichkeit des Widerspruchs, in dem zu leben wir gezwungen sind.

Wären wir *vollständig* unterdrückt, wäre dieses Ersatzleben, und nichts sonst, wirklich alles, wofür wir erschaffen wurden, dann wäre ja der unauflösliche Konflikt, in dem unser Leben sich abspielt, als solcher gar nicht vorhanden. Und es gäbe dann bestimmt nicht alle die Heerscharen von Depressiven, von in Alkohol, Drogen oder «Geisteskrankheiten», in Brutalität oder das Verbrechen Flüchtenden, von aggressiven Mördern und verzweifelten Selbstmördern: all die Millionen von dem nie zu gewinnenden Kampf Zerbrochenen, den nur ein Mensch mit intakter Abwehr für «Leben» halten kann. In Wahrheit wird der Ersatz, selbst wenn wir uns ihm unter Ausschluß alles Wirklichen total unterwerfen, natürlich nie alles sein. Noch ist er je das, was tatsächlich *zählt* – außer als die Herausforderung, der wir uns früher oder später unweigerlich werden stellen müssen.

Erst wenn der Grundwiderspruch überwunden ist, indem das ganze Ersatzangebot in seinem wahren Wesen erkannt und in die Sphäre des Behelfsmäßigen, Irrealen zurückverwiesen wird, der es zugehört: – erst dann können wir uns dem Hier und Jetzt wieder konfliktlos und freudevoll zuwenden. Erst dann kann auch diese Gesellschaft geheilt werden.

Die Tabu-Trinität: entartete Religion

Nach all dem Gesagten sollte sich jetzt die Krankheit des Kerkermenschen in ihrem Wesen als *Sucht* erkennen lassen. Im übermächtigen Bedürfnis, seine Angst zu unterdrücken, ist er nicht nur geneigt, sich der Hierarchie und ihren Normen zu unterwerfen, sondern auch willens, ja beflissen, an der Bewachung und dem ständigen Ausbau des Kerkers sowie der Verstärkung der Schutzwälle, nach bestem Vermögen mitzuarbeiten. Das Tabu benötigt niemanden, die Einhaltung seiner Gebote zu überwachen: wer im Kerker «genießt», was es zu bieten hat, ist ihm allein damit unweigerlich untertan. Angesichts der Gegebenheiten scheint es angebracht, die erwähnte Krankheit sogar mit einer *Religion* zu vergleichen, der ihre Anhänger fanatisch ergeben sind.

Religiöser Fanatismus in jedweder Form ist, ebenso wie die Mitgliedschaft in einer exklusiven Sekte, immer eine Art Sucht. Die machtvolle Motivation dazu bietet das dreifache Abwehrbedürfnis 1. nach Zugehörigkeit; 2. nach Umsorgtwerden; und 3. danach, gesagt zu bekommen, was «richtig» ist und belohnt zu werden, wenn man sich danach richtet. Im Grunde handelt es sich dabei sämtlich um frühkindliche Bedürfnisse, welche den Fanatikern oder Sektenmitgliedern offenbar zur Zeit, da sie maßgeblich waren, nicht erfüllt wurden. Das «religiöse» Dogma, dem sie nun anhängen, scheint ihnen deren nachträgliche (ersatzmäßige) Erfüllung zu gewährleisten.

Genau in diesem Sinne kann die Abwehrgesellschaft als unsere eigene *Super-Sekte* gelten – die natürlich nicht allgemein als solche angesehen wird, da sie ja von ihrem eigenen Standpunkt aus nicht eine *Sektion* (also einen Teil) darstellt, sondern allumfassend ist. Und tatsächlich läßt sie auf ihrem Gebiet auch jede beliebige Anzahl von Unter-Sekten zu – übrigens eine weitere Hinsicht, in der der westliche Kapitalismus eine viel kompetentere Art der Abwehrgesellschaft darstellt als andere Systeme: beispielsweise islamisch oder sowjet-kommunistisch orientierte Staaten versagen innerhalb der Super-Sekte, die sie selbst darstellen, jeder anderen Sekte die Existenzberechtigung und lassen so unvermeidlich das Abwehrbedürfnis einer beträchtlichen, in ihrer Mentalität von der Norm abweichenden Minderheit außer acht. Die beflissene Unterwerfung der Kerkermentalität unter das Tabu weist in der Tat auch alle Merkmale von *religiösem Fanatismus* auf.

In der Praxis der meisten von uns hat die betreffende «Religion» das, was früher der christliche Glaube war, längst ersetzt – bzw. hat es vermocht, mit Hilfe des Fürsorgers «Institutionalisierte Religion» diesen Glauben in ihre Dienste einzuspannen. Damit hat sie auch ihn der universellen Entartung unterworfen: in Wahrheit lassen sich die herrschenden Tabu-Normen ja kaum mit Christi Gebot der Liebe vereinbaren. Auf jeden Fall stellt die

Tabu-Religion an sich schon eine Entartung und Karikatur des Christentums dar – mitsamt Dreifaltigkeit, Hierarchie der Heiligen und Priesterschaft usw. Dies zu erläutern heißt im Grunde lediglich, nochmals aus anderer Sicht einen Gesamtüberblick zu geben über das schon beschriebene Wesen des Pyramidenkerkers.

1. Es ist die Gottheit **Abwehr**, die durch ihr **Gesetz** den Kerker geschaffen hat, ihn erhält und bewahrt; die die Herrschaft des **Ersatzes** begründet hat und die, unterstützt von der verschleiernden Macht des **Tabus**, die universelle Entartung von allem Ursprünglichen zu seinem potentiellen Gegensatz – einer Spiegelbild-Karikatur, die dann an seine Stelle tritt – bewirkt. So verbreitet sie allenthalben wachsende Entfremdung. Am zutreffendsten scheint sie mir charakterisiert als der *Vater-Gott*, da wir hier all das verkörpert finden, was wir normalerweise mit «Männlichkeit» assoziieren: Macht, Unerbittlichkeit, die Forderung von Konsequenz und Disziplin, rationelle Planung, Ordnung, Schutz durch Stärke usw. Der «liebe Gott» Abwehr ist der Belohnung und Strafe verteilende Super-Fetisch, dem jeder untertan ist: Sein wirkliches Wesen bleibt uns dabei unter dem Tabu verschleiert. Der Kerker, in dem Er uns gefangenhält, gilt als Menschennatur, wie sie sich im Leben des einzelnen und der Gesellschaft darstellt, während das Gebot Seines **Gesetzes**, das Ihm zu huldigen befiehlt, von der Kerkermentalität für den «rechten Weg» gehalten wird.

2. Im Einklang mit Seinem **Gesetz** hat Er nicht nur den Kerker geschaffen, sondern auch einen dort herrschenden Stellvertreter hervorgebracht, Seinen «Sohn». Dies ist der **Ersatz-an-Sich**, dessen Normen die Gläubigen nach Kräften Geltung zu verschaffen suchen; sie betrachten ihn als das «wirkliche Leben».

3. Beide herrschen in Einigkeit mit dem «Heiligen Geist» **Entfremdung**, der vom Vater ausgeht und jenen Heil zusichert, die dem Sohn nachfolgen. Der absoluten «Erlösung» (im Sinne der Abwehr) wird teilhaftig, wer, in dieser Nachfolge auf dem Pfad des Ersatzes, seinen Aufstieg zum **Ziel** an der Pyramidenspitze antritt – zu jener letzten Sicherheit, die die Machtposition eines etablierten Ichs, zu dem alle respekt- oder angstvoll aufschauen, dem gewährleistet, der es, vom rechten Geiste durchdrungen, «geschafft» hat.

Während sicher nur den wenigsten diese höchste Position, die der eines *Kardinals* oder *Erzbischofs* vergleichbar wäre, zuteil wird, rekrutiert sich das gewöhnliche *Priestertum* aus jenen Führernaturen auf den oberen Rängen der Hierarchie, deren Aufstieg schon fortgeschritten ist, wenn sie das absolute Ziel selbst nie ganz erreichen werden. Sie sind nicht nur Führer, sondern auch Wächter und Bewahrer der gültigen Werte.

Doch auch für die übrigen wird gesorgt; manifestiert sich doch allgegenwärtig der «Heilige Geist» durch seinen Atem – den unablässigen Sog nicht nur aufwärts, zum Ziel hin, sondern auch in Richtung der Schutzwälle. Die von diesen vertretenen *Vier Hehren Prinzipien* sollte sich möglichst jeder zu eigen machen, dem sein Heil am Herzen liegt. Sie selbst sind, als konkrete Verkörperungen dieser Prinzipien (Funktionalismus, fachmännisches Umsorgtwerden, Dualismus und Wachstums- und Energie-Fetischismus), wirksame Fürsprecher der Gläubigen – in anderen Worten: die **Heiligen**. Einige bestimmte unter den Fürsorgern und Fetischen ebnen in ganz besonderem Maße offensichtlich vielen den Weg der Erlösung, während Funktionalismus und Dualismus geradezu als die Schlüssel zum Tor der Gnade gelten dürfen. So kannst du dir das Heil sichern, indem du deine Karriere mit einem oder mehreren der Schutzwälle identifizierst, auch wenn das oberste Ziel dir unerreichbar bleiben muß. Wissenschaftler und Bürokraten, Politiker und Unternehmer, die Maßgeblichen in den Akademikerberufen und in den Medien: sie alle können den Schutzwällen nicht nur buchstäblich ihr Leben widmen, sondern ersatzweise in ihrer jeweiligen Aktivität die höchste «Befriedigung» finden.

Mehr noch: auch den Behinderten und chronischen Verlierern: all jenen ohne Hoffnung auf erfolgreichen Aufstieg, stellt doch die Vermittlung der **Heiligen** die Erlangung des Heils in Aussicht. Denn mit dem Sicherheitsversprechen der Hehren Prinzipien entbinden sie dich von der Notwendigkeit, dich je deiner Angst zu stellen. Hierfür mußt du dir lediglich eins oder mehrere dieser Prinzipien zu eigen machen, soweit es dir möglich ist.

Der Pyramidenkerker soll ein verdeutlichendes Modell unserer Gesellschaft und der dort verbreiteten Mentalität darstellen. Die hier geschilderte «Dreifaltigkeit» jedoch ist mehr als ein bloßes Bild in diesem Sinne: sie ist bei uns in der Sphäre des «Spirituellen» durch und durch Realität. Es ist kein Zufall, daß die Bedeutung der institutionalisierten Religion, zumindest im Westen, auf die Rolle eines Fürsorgers unter anderen reduziert worden ist. Denn diese Gesellschaft wird, soviel sie sich auf ihren «Säkularismus» zugute hält, heute tatsächlich von dem perfekten Gegensatz zur christlichen Religion in ihrer ursprünglichen Form beherrscht. In der Tabu-Trinität selbst findet die universelle Entartung, der wir allesamt überall unterworfen sind, ihre vollkommenste Ausprägung: die dereinst maßgebliche Religion ist hier durch ihr entstelltes Spiegelbild, ein wahres Zerrbild ihrer selbst, ersetzt.

Dementsprechend ist freilich bei den Kerkermenschen auch der Sinn für «höhere Werte» so entstellt, daß sie die Wahrheit dieser Lage unmöglich erkennen können. Doch die scheinbare Allmacht des Tabus ändert nichts an den Tatsachen: die **Abwehr** ist wirklich ihr Gott, **Entfremdung** der sie in Denken und Tun leitende Geist, und der Weg zum Heil wird ihnen durch den **Ersatz** gewiesen. Dem sie sich daher unterwerfen müssen, indem sie die Entartung, die die höchste Sicherheit verspricht, an sich selber fortwährend weiter vollziehen: nämlich, mittels beständiger Verdrängung ihrer latenten Angst und damit *Blockierung der Lebensenergie in sich*, ihren Zustand des «Umgedreht-Seins» verewigen.

Die Bibel sagt uns, daß in den letzten Tagen der *Antichrist* die Weltherrschaft antreten wird. Man hat vielfach versucht, ihn in historischen Persönlichkeiten (insbesondere in Hitler) bereits verkörpert zu sehen. Wie immer man hierüber denken mag: im Lichte des Vorgesagten meine ich, daß sich mit ziemlicher Sicherheit konstatieren läßt: *der Weg des Antichrist ist längst geebnet.* Sein Wort gilt bereits unter uns. Millionen hängen ihm an, und die noch Außenstehenden in allen Teilen der Welt drängen immer entschlossener hinzu. Wenn es sich bei ihm wirklich um eine historische Persönlichkeit handeln wird, so wird dies nach meiner Ansicht derjenige Herrscher sein, der den Normen und Zielen der Abwehrgesellschaft am entschiedensten Gültigkeit verschafft und diese Ordnung daher zu ihrer höchsten Vollendung und Weltherrschaft bringt. Es mag noch eine Weile dauern, bis er sich zeigt; doch alles ist schon für ihn bereitet. Er braucht nicht einmal irgendwelche besonderen Gaben aufzuweisen – bis auf die eine: erfolgreich für sich allein jenen Platz an der obersten Spitze der Pyramide (das **Ziel**) zu beanspruchen, in den sich heute noch viele teilen; um dann von dort aus allmächtig und scheinbar unstürzbar zu regieren.

Um uns der Konfrontation mit der Realität des «Antichrist» zu stellen, ist es nicht notwendig zu warten, bis die betreffende Persönlichkeit sich körperlich zeigt (wenn es überhaupt eine solche Verkörperung als bestimmtes Einzelwesen geben wird). Das *Antichristentum* ist längst Tatsache in weit umfassenderem Sinne, als unter dem Tabu selbst gläubige Christen anzuerkennen bereit sein werden; wie ja auch die bei uns allgemein herrschende Angst- und Abwehrblockierung das genaue Gegenteil ist der Liebe (= Offenheit und freies Strömen der Lebensenergie), die Jesus predigte. Nicht nur stellt es den Gipfel denkbarer Entartung dar, sondern es kündigt sich unter seiner Herrschaft auch die schließliche Zerstörung alles Lebendigen bereits an.

Nur eines ist dabei noch zu berücksichtigen – was gleichfalls zu der längst vorausgesagten Entwicklung gehört: Daß nämlich, von den meisten unbemerkt, das *Neue Zeitalter* bereits angebrochen ist. Das Tabu hat in den letzten Jahren von seiner Allmacht doch einiges eingebüßt, und die Kerkermauern beginnen Risse aufzuweisen, die sich nicht mehr so leicht werden flicken lassen. Wenn sich die Anhänger des *New Age* erst einmal ihrer Einkerkerung und deren Ursachen klar bewußt werden, wird auch der Weg für den Auferstandenen bereitet sein, der die Verfälschungen beim Namen nennen, die Angst auflösen und uns in der Realisierung universeller Liebe zu unserem Selbst zurückführen kann.

Vom Symbol-Ich zur Rolle: der Weg zum Priestertum

Für den im Kerker Aufgewachsenen ist die Unterwerfung unter die Gebote der Tabu-Trinität eine ganz natürliche Angelegenheit. Wie ich im Verlauf dieses Kapitels noch zeigen werde: die **Fetische** halten auch diejenigen aufrecht, die zu straucheln drohen. Hierfür jedoch entsteht Bedarf erst im späteren Stadium einer Entwicklung, die buchstäblich in der Wiege – mit den dort erlittenen Versagungen – beginnt.

Deren normalen Verlauf habe ich bereits ausführlich geschildert. Das triebblockierte, von seiner Angst ständig bedrohte Kind muß sich zur Besänftigung der Außenwelt eine «Charaktermaske» zulegen; und zusätzlich benötigt es als Ersatz für mangelndes Selbstwertgefühl sowie zur Entlastung von Spannung jenen Mechanismus, den ich als das «Persönliche, Spannungslindernde Symbol-System» (PSSS) bezeichne. Beides steht nun nicht notwendig im Einklang. So mag ein Junge mit der *Charaktermaske* des «Gehorsamen und Zuvorkommenden», gerade als Ausgleich für Triebbedürfnisse, die er öffentlich nicht einmal *zeigen* darf, das *Symbol-Ich* «absoluter Herrscher» mitsamt den entsprechenden Wunschträumen dringend benötigen. Und er kann dann auf diese Mittel bald nicht mehr verzichten, wenn die Sinnlosigkeit seines wirklichkeits- und liebeleeren Lebens ihn nicht überwältigen soll. So werden beide in den Ausbau des Abwehrsystems auch des Erwachsenen mit übernommen.

Das Symbol-System bildet den inneren Grundpfeiler der Abwehr. Daher muß der Heranwachsende nach Möglichkeit in der Gesellschaft die *Rolle* finden, die den spezifischen Bedürfnissen seines Systems Rechnung trägt. Gelingt das, wird er sich zu einer «stabilen Persönlichkeit» entwikkeln. Der besagte Junge z. B. kann später nach gelungenem sozialem Aufstieg, also etwa in einer Führungsposition der Industrie oder der Wissenschaft (in der er sich als «absoluter Herrscher» fühlen *darf*), die Maske des Gehorsamen gefahrlos fallen lassen – und wird dabei vielleicht die des Zuvorkommenden noch ausbauen. Stammt er jedoch aus Verhältnissen, die ihm solchen Aufstieg verwehren, so gilt das nicht. Er wird dann vermutlich auf seine Charaktermaske angewiesen bleiben: als Hilfsarbeiter oder Tankwart wird ihm auch der Anschein des Gehorsams noch nützen. Die unerfüllten Forderungen seines Symbol-Ichs jedoch werden so als nagender Anspruch fortbestehen und ihn in neurotische Konflikte treiben – es sei denn, er könnte sie in seinen *persönlichen* Beziehungen voll ausleben – etwa als uneingeschränkter Herrscher über seine Familie.

Wenn die Abwehrgesellschaft ihre eigentliche Funktion zufriedenstellend erfüllen soll, genügt es also nicht, daß sie die Charaktermasken anerkennt. Sie muß zugleich den Symbol-Ich-Bedürfnissen seiner heranwachsenden Mitglieder ausgiebig Rechnung tragen. Dies geschieht überwiegend durch die Bereitstellung von *Rollen* – jedenfalls für diejenigen, die begünstigt und aufstiegsmotiviert genug sind, nicht in den unteren Rängen der Machtpyramide verharren zu müssen. Damit meine ich jetzt nicht die «private» Rolle, also die symbolische Funktion, welche dir immer wieder im Symbol-System neurotischer Personen zugewiesen wird.[1] Ich rede hier von der *sozialen* Rolle etwa in der Bedeutung, wie sie die «Rollentheorie» in der Soziologie versteht. Ihr zufolge meint der Begriff «entweder die Erwartungen der Gesellschaft – Gesellschaft gedacht als Gruppen, Organisationen, Institutionen oder auch Individuen – in bezug auf das Verhalten einzelner oder aber das den Erwartungen entsprechende tatsächliche Verhalten». Er «wird gemeinhin im Zusammenhang mit Status oder Position gedacht und meint die Verwirklichung der mit dem Status oder der Position übernommenen Rechte und Pflichten» (F. Haug, «Rollentheorie», S. 22 u. 23).

Frigga Haug zeigt in ihrer Untersuchung der diesbezüglichen Theorie, daß die Auffassungen der verschiedenen Rollentheoretiker über Wesen und Bedeutung der Rolle sich zwar in Einzelheiten unterscheiden. Doch erweisen sich diese Soziologen dabei sämtlich als vom Tabu der Abwehrgesellschaft geprägt. Dies erklärt ihre Blindheit für die entscheidenen Zusammenhänge. Tatsächlich wird der Rollencharakter gesellschaftlichen Verhaltens von ihnen weitgehend bejaht: die Kategorie der «Rollenhaftigkeit» dient ihnen als Erklärung für entfremdetes Verhalten, wie etwa Grobheit eines Vorgesetzten gegenüber Untergebenen. Damit aber entschuldigen sie indirekt solche Entfremdungserscheinungen, auch wenn sie sie vielleicht ausdrücklich beklagen mögen. Verjagt z. B. ein Parkwächter ein Kind vom Rasen und beschimpft dessen Mutter, so handelt er diesem Verständnis zufolge nicht als «schlechter Mensch», oder «Misanthrop», sondern nur «in seiner Rolle als Parkwächter» (S. 76).

Wer so den Rollenbegriff als eine *notwendige* Kategorie von Gesellschaft versteht, der kann damit dann leicht jedes entfremdete Handeln – etwa bürokratisches Gebaren von Beamten oder das allein auf Profiterhöhung zielende Planen von Firmenchefs, ja selbst den Befehl irgendwelcher Generale zu einem kriegerischen Überfall – als «normal» entschuldigen – als Verhalten, zu dem die betreffende Rolle eben verpflichte. Dabei haben diese Rollentheoretiker nicht einmal unrecht, insofern ja der Rolle in einer *Abwehr*gesellschaft tatsächlich eine «gesellschaftserhaltende» Funktion zukommt – stellt sie doch ein unentbehrliches Mittel der Abwehr dar. Gerade dies jedoch: daß sich hinter entfremdetem Rollenverhalten immer latente Angst verbirgt, erlaubt ihnen das Tabu nicht zu sehen. Und ebensowenig erkennen sie, wie die Rolle das Selbstsein, wo sie es ersetzt, auch zugleich verhindert. Schon Marx hingegen wies auf die *sichtbare Selbstentfremdung* des Menschen (des Arbeiters ebenso wie des Unternehmers) *gerade in der gesellschaftlichen Rolle* hin. Die Rolle unterwirft ihn im Grunde

1 Vgl. Kap. 6, S. 98f und Kap. 8, S. 126f.

einem unmenschlichen Zustand. Dennoch ist sie bei uns noch immer von solcher Wichtigkeit, daß die Vertreter einer tabuverhafteten Wissenschaft diesen entscheidenden Aspekt entweder für unvermeidlich halten oder überhaupt nicht mehr wahrnehmen!

Im allgemeinen Sprachgebrauch heißt es von jemandem, der Macht innehat, daß er «eine Rolle» spiele. Die Doppeldeutigkeit sagt etwas aus über das Wesen der sozialen Rolle. Wer im Theater (von wo das Wort sich herleitet) eine Rolle «spielt», tut dies in der Welt des Scheins («spielen» heißt hier: «irreal sein»). Im übertragenen Sinn jedoch bedeutet «eine Rolle spielen» eben: Macht haben, von Wichtigkeit sein. Dies zeigt treffend, worauf es in der Abwehrgesellschaft tatsächlich ankommt: *Die Macht hat* (bzw. wichtig ist) *immer der Schein* (das So-tun-als-Ob). In der Rolle wird der Wirklichkeits- bzw. Selbst-Ersatz zu anerkannter Wichtigkeit. Es wird ihm damit zugleich eine Stellung in der Hierarchie zugewiesen, die offiziell mit einer gewissen Machtbefugnis ausgestattet ist.

Und wer spielt bei uns eine Rolle? Natürlich hängt das Ausmaß der Machtbefugnis immer von der Position innerhalb der Hierarchie-Pyramide ab. Wie schon betont, hat hier jeder Rollenträger, ob Polizeipräsident, Wachtmeister, Prokurist oder nur Familienvater, seinen offiziell klar abgegrenzten Machtbereich. Gemeinsam ist allen der in der Rolle verfügbar gemachte Abwehrmechanismus. Erlaubt er ihnen den Einbau ihrer Charaktermaske oder ihres Symbol-Ichs, ja vielleicht sogar beider, so dürfen sie sich zu Recht als «gefestigte Charaktere» betrachten.

Für das erfolgreiche Funktionieren eines solchen Mechanismus ist eine hierarchische Ordnung unentbehrlich. Wären die einzelnen Rollen gleichwertig, gälte etwa die des Oberregierungsrats nicht mehr als die eines Gebrauchtwagenhändlers, so würden sie ja nicht mehr ausreichende Abwehr bieten. Umgekehrt gesagt: erst durch die Einrichtung der Rollen ist das hierarchische System wirklich gefestigt. Ein jeder Rollenträger muß ein bleibendes Interesse daran haben, eine angsteinflößende (und dadurch scheinbar von eigener Angst entlastende) Rolle all jenen gegenüber zu spielen, deren eigene Rollen in der Hierarchie-Pyramide unterhalb der seinigen angesiedelt sind. Und natürlich auch daran, diesen Personenkreis durch persönlichen Aufstieg noch zu erweitern. Das gilt nicht nur im Berufsleben, sondern auch in der Familienhierarchie. Mit Bezug auf die ihnen innewohnende relative Machtbefugnis sind auch «Ehefrau», «Familienvater», ja in negativem Sinne sogar «Kind», *gesellschaftliche* Rollen.

In der Welt des Kerkers stellt die gesellschaftliche Rolle für den Tabu-Gläubigen den sichersten Weg zum Heil dar. Durch sie vermag er sich eine unanfechtbare Abwehr zu erwerben – eine in der hierarchischen Sozialstruktur verankerte Ersatzpersönlichkeit, noch dazu mit der Hoffnung auf weitere «Entwicklung».

All dies bedeutet, wie ich bereits hervorhob, nicht, daß der Rolle als solcher kein potentiell «wirklicher» Sinn zukäme – ebenso wie ja auch das hierarchische Prinzip, außerhalb unserer speziellen Art der Machthierarchie, durchaus seinen Sinn hat. Nur ist dieser mögliche Sinn eben, unter den Bedingungen des Kerkers und seiner «Religion», wieder vollständig entartet. Wer als Rollenträger dieser Entartung persönlich nicht unterliegt, ist bereits eine Ausnahme: ein ausgeglichener Mensch, dessen Angstlast ungewöhnlich gering geblieben sein muß. Im Ausüben seiner Rollenfunktion braucht er sich daher nicht seinen Selbstwert zu beweisen; und auch ein stärker Belasteter muß es, wenn er sich durch seine Position genügend «Zufriedenheit» (= wirksame Abwehr) gesichert hat, nicht unbedingt ständig tun. Er ist also, zumindest zeitweilig, in der Lage, sich über den Rollenzwang hinwegsetzend, *auch* als Mensch zu handeln. So etwa handelt ein Beamter, der im Notfall auf ein vorgeschriebenes Papier eines Antragstellers verzichten kann, oder ein Busfahrer, wenn er einen Fahrgast an einer Ecke aufnimmt, an der keine Haltestelle ist. Ein solcher Mensch wird selber beurteilen können, wann und inwieweit menschliche Erwägungen über die entsprechenden Rollenvorschriften Vorrang haben. Wobei du freilich bedenken mußt, daß in einer entfremdeten Gesellschaft die Rollenzwänge immer unmenschlicher werden, die solches Verhalten auch dem Gutwilligen einfach verbieten. Letztlich ist nur derjenige Rollenträger in die Gesellschaft fest eingegliedert, der sich so weit mit seiner Rolle identifiziert, daß von ihm außerhalb ihrer nichts übrigbleibt. In seinem Fall hat der Schein den endgültigen Sieg über das Sein errungen. Der Kerker kann auf ihn bauen, wie er selbst auf den Kerker baut.

Es gibt nun allerdings auch Rollen, deren direkter Abwehrwert so gering ist, daß sie am zutreffendsten als *Negativrollen* zu bezeichnen sind. Sie befinden sich durchweg im alleruntersten Bereich der Hierarchie – dort, wo der Sog des «Geistes» Entfremdung nicht wirksam ist, indem dieser hier, einer lastenden Wolke gleich, alles gleichförmig eintrübt. Gerade *weil* die Abwehrgesellschaft die Bedürfnisse *aller* zu befriedigen sucht, kann sie jedoch auf ihre Existenz nicht verzichten. Ihnen kommt eine wesentliche Bedeutung innerhalb des Ganzen dadurch zu, daß sie durch ihr bloßes Vorhandensein den Abwehrwert jeder übergeordneten Rolle erhöhen. «Frau» an sich ist eine solche Negativrolle: sie erst ermöglicht es anderen, die eigene Rolle als «Mann» *abwehrwirksam* zu spielen. Ähnlich ist es mit «Kind» im Verhältnis zu den Erwachsenen, vor allem seinen Eltern: wodurch wiederum die Rolle «Mutter» einen *positiven* Abwehrwert erhält – freilich nur in begrenztem Rahmen, innerhalb der Familie. Im Berufsleben ist «Mutter» schon wieder eine Negativrolle.

Andere Negativrollen sind z. B.: «Behinderter», «Geisteskranker», «Gastarbeiter». Ihre Träger haben keinerlei offiziell gutgeheißene Möglichkeit mehr, andere zu unterdrücken – sie sind jedoch von fast allen anderen «unterdrückbar». Auch ein Straßenkehrer oder Hilfsarbeiter darf sich «Frauen» ohne sonstige Rolle, «Kindern», «Ausländern», «Alten» usw.

überlegen fühlen und ungestraft die geltenden Formen der Unterdrückung (etwa durch Anraunzen, Einschüchterung oder Hilfeverweigerung) ausüben. Das zeigt sich oft schlichtweg darin, daß solche Leute ohne Zögern geduzt werden: «Na, Oma?» – «Du mich verstehen?» usw.

Die wirkliche Diskriminierung der Frau in der Abwehrgesellschaft erweist sich besonders deutlich in der Begrenztheit der Abwehrmöglichkeiten, welche den Frauen in ihrer Rolle, außerhalb der Familienrollen «Hausfrau» und «Mutter», offiziell zur Verfügung stehen. Dementsprechend wurde «Emanzipation» auch von ihren Verfechtern lange Zeit, ganz im Sinne des Systems, lediglich als Verfügbarmachung eines größeren Rollenangebots (also besserer Abwehrmöglichkeiten) für Frauen verstanden. Jede gesellschaftliche Rolle sollte auch Frauen zugänglich gemacht werden. Schon das aber suchen die herrschenden Rollenträger natürlich zu verhindern, da das verfügbare Angebot an guten Rollen für Männer sonst abnähme. Im übrigen sind die typischen Frauenrollen («Hausfrau», «Mutter», «Geliebte» usw.) gerade dadurch auch den Männern unentbehrlich, daß sie mit Bezug auf den Mann stets in den *unteren* Rängen der Pyramide angesiedelt bleiben. Dies erhöht vergleichsweise den Wert sogar der männlichen *Negativ*rollen.

Die sozialen Folgen dieser Diskriminierung der Frau sind, ganz abgesehen von jeder psychischen Belastung der Rollenträgerinnen, höchst verhängnisvoll. Hier dürfte nämlich der wesentliche Grund für die überaus große Zahl unerwünschter (und entsprechend vernachlässigter) Kinder in unserer Gesellschaft liegen. Was bleibt denn tatsächlich einer jungen Frau, die der Unterdrückung ihres Elternhauses entfliehen muß, um einigermaßen gesund überleben zu können: was bleibt ihr an gesellschaftlich anerkannten Abwehrmöglichkeiten, als möglichst schnell selber Ehefrau – *und* dann auch Mutter zu werden? Denn «Ehefrau» allein ist nur eine Negativrolle, die dem höhergestellten Rollenträger «Ehemann» Unterdrückung gestattet. Eine Gelegenheit, diese Unterdrückung weiterzureichen, bietet sich erst der Mutter eines Kindes.[2]

Daher das schon erwähnte Paradox, daß der «Fürsorger» *Familienorganisation* trotz unbestreitbaren faktischen Versagens sich wachsender Beliebtheit erfreut. Das Durchschnittsalter der Heiratswilligen ist seit Jahren im Sinken begriffen: immer früher drängt es vor allem die *Töchter* liebloser Eltern zum Altar. Kassiererin oder Fließbandarbeiterin sind eben lediglich Möglichkeiten, ein bißchen Geld zu verdienen, doch keine zur Abwehr tauglichen Rollen. So heiraten sie vielleicht schon mit 16, sobald sie den scheinbar in ihr Symbol-System passenden Partner («Beschützer», «Held», «Versorger») gefunden haben – mit 17 sind sie stolze Mütter, ohne

2 Weiteres zum Zusammenhang von Rolle und Unterdrückung siehe Kap. 8, S. 129ff.

die Bedürfnisse ihres hilflosen Säuglings im geringsten zu kennen[3] –, ein oder zwei Jahre danach findet das große Erwachen statt. Auch diese Abwehr zeigt sich nun in ihrer Begrenztheit: der Partner hat unvorhergesehene Fehler, es mangelt am Geld, das herumkrabbelnde Kind stört in der engen Wohnung und hindert einen am Ausgehen. Gelingt es nicht, ihm die nötige Bravheit anzuerziehen, wird es daher am besten abgeschoben. Sobald das «Eheglück» kaputt ist, landet ein solches Kind nur allzu häufig im Heim und wird dort vollends zerstört. 1973, noch während der «Wirtschaftswunder»-Periode, gab es in der reichen Bundesrepublik 130000 Heimkinder. Etwa 1,5 Millionen Minderjährige standen «unter Amtsvormundschaft, in Familienpflege unter Pflegeaufsicht, in freiwilliger Erziehungshilfe und Fürsorgeerziehung»[4] – also rund jedes vierte Kind! – Auch heute ist es gewiß nicht besser. Hauptursache ist die zwanghafte Massenflucht junger Mädchen in die Arme des erwähnten Fürsorgers – oder auf jeden Fall in die unzulängliche Abwehrrolle «Mutter».

Gewiß wäre das Erreichen einer sozialen Ordnung, in der *alle* Rollen den Frauen zu gleichen Bedingungen zur Verfügung stünden wie den Männern, noch nicht die Befreiung; der Kerker käme allein dadurch nicht ins Wanken. Es bedeutete jedoch, daß nun den Frauen doch wenigstens der ihnen zustehende Anteil an wirksamen Abwehrmöglichkeiten geboten würde – und damit sogar die Möglichkeit des Aufstiegs ins **Priestertum** der Tabu-Trinität, welcher heute der einen Hälfte der Menschheit praktisch verwehrt ist.

Dieses Priestertum rekrutiert sich, wie schon angedeutet, aus den Führungskräften und Funktionären überall dort, wo die «Hehren Prinzipien» der Schutzwälle in der Praxis angewandt werden – zum angeblichen Wohl und Nutzen der ihnen untergeordneten Gemeinde der Gläubigen. Ob letzten Endes die Aufnahme einer beträchtlichen Anzahl von Frauen in seine Ränge wirklich so wünschenswert wäre, möchte ich allerdings, anbetrachts des Wesens der betreffenden «Religion», doch bezweifeln. In einer *nicht* primär abwehrorientierten Gesellschaft müßte natürlich *wirkliche Gleichheit der Geschlechter auf allen Gebieten* eine Selbstverständlichkeit sein; doch bestünde hier das fragliche Problem ja gar nicht, da mit dem Fehlen einer Machthierarchie auch keine Rollen aus Abwehrgründen angestrebt würden. In der gegenwärtigen Lage jedoch kann gleichberechtigte Aufnahme nicht nur in die Gemeinde, sondern sogar ins Priestertum, kaum etwas anderes bedeuten, als gleichermaßen totale Unterwerfung unter den «Heiligen Geist» **Entfremdung**. Und von hier aus bleibt keine Wahl, als den Weg der Anbetung der Christusfigur **Ersatz** weiterzugehen bis zur Erlan-

3 Allein im Jahr 1969 wurden in der BRD nicht weniger als 34000 Frauen im Alter von 16 bis 18 Jahren Mutter.

4 Siehe H. Petri, «Nicht gewollt – nicht geliebt». In: *Die Zeit* v. 14. 12. 1973.

gung des «Heils» einer unanfechtbaren, extrem entfremdeten Ersatz-Ich-Identität.

Aus diesem Grund bin ich geneigt, den Frauen zu empfehlen, ihr beträchtliches Energiepotential lieber dem gemeinsamen Kampf aller gegen das Tabu nutzbar zu machen (was natürlich viele andere, spezifisch gegen Frauen eingesetzte Formen der Unterdrückung mit betreffen würde). Ja, mehr noch: die Führungsrolle einzunehmen, die ihnen bei diesem Kampf eigentlich zusteht. Denn gerade ihre Diskriminierung hinsichtlich des Angebots ihnen verfügbarer Abwehrmöglichkeiten läßt sie ja in der Tat «schwächer» und «verletzlicher» sein als Männer – im Sinne von: *weniger stark* abgewehrt/charaktergepanzert/entfremdet – und daher potentiell sensibler im Wahrnehmen der Realitäten und realen Erfordernisse. Was solcherart in der Kerkergesellschaft allerorts spürbare Benachteiligung ist, kann sich in der Freiheit nur als ein Segen erweisen.

Was aber bleibt heute den Hunderttausenden, denen unter dem Tabu die Notwendigkeit dieses Kampfes nicht einmal im entferntesten dämmert – die durchaus willens sind, im Kerkerdasein das Leben zu sehen und sich einzugliedern – und denen doch, nicht nur wegen ihres Geschlechts, sondern auf Grund ihrer sozialen Herkunft oder anderer Faktoren, der Aufstieg ins Priestertum oder auch eine geringere Machtstellung unerreichbar bleiben muß?

Nun, ich habe es schon angedeutet: in der perfektesten Abwehrgesellschaft, die je auf diesem Planeten herrschte, braucht niemand, der sich um ihre Segnungen bemüht, gänzlich zu verzweifeln. Selbst den Untersten in der Hierarchie, einschließlich der Träger von Negativrollen, die scheinbar über sonst nichts Kompensierendes verfügen, ist eine gewisse Fürsorge sicher. Mag auch ihre Abwehr stets etwas brüchig bleiben; mögen sie mit ihrem Symbol-System nie (oder bislang nicht) richtig zum Zuge kommen, oder das Errungene durch Alter oder Krankheit wieder eingebüßt haben; mögen sie niemals den «Stolz» kennenlernen, welcher den durchdringt, der es auf Grund von Leistung, Geld oder persönlicher Anziehungskraft «zu etwas gebracht» hat: *was* ihnen geboten wird, ist noch immer zumindest ausreichend, ihnen allen den bloßen Gedanken an ein Aufgeben des Kerkers und seines Angebots absurd erscheinen zu lassen. So trist und hoffnungslos ihre Lage tatsächlich sein mag, es wird sie doch erfolgreich davon abhalten, je eine grundlegende Gesellschaftsveränderung zu befürworten.

Die innere Stabilität jeder Abwehrgesellschaft ist erst dann gefährdet, wenn sie ein entsprechendes Angebot zur Verfügung zu stellen versäumt (wie es bisher im Sowjet-System weitgehend geschah): ein Angebot, das prinzipiell *jedem* zugänglich ist; und dies in ausreichender Vielfalt, um den Bedürfnissen auch der unterschiedlichsten persönlichen Symbol-Systeme Rechnung zu tragen. Bei uns im Westen geschieht dies einerseits mittels dessen, was ich als *Symbol-Wir* bezeichne (weit verbreitet insbesondere in den untersten Rängen der Hierarchie); und zum zweiten durch die (hauptsächlich im unteren Bereich des vierten Schutzwalls wirksamen) *Massenfetische*.

Das Symbol-Wir

Die Zahl der Träger von Negativrollen, deren soziale Herkunft und/oder Motivation für keinerlei Aufstieg ausreicht, ist in unserer Gesellschaft durchaus beträchtlich. Potentiell zählen dazu vor allem: 1. die meisten Mitglieder des «Proletariats»; 2. alle Frauen, denen weder besonderer «Sex-Appeal» noch Kinder, akademische Qualifikationen oder ein Ehemann im Hierarchie-«Priestertum» zuteil wurde und 3. – wenigstens ein paar Jahre lang – alle noch in Ausbildung Stehenden sowie 4. natürlich auch Arbeitslose, Behinderte oder sonstwie körperlich oder geistig von der Norm Abweichende.

Hinzu kommt noch eine Randgruppe, die ihre Negativrolle der Weigerung verdankt, ihre Abwehr innerhalb der gesellschaftlich angebotenen bzw. akzeptierten Kanäle zu suchen: «Verbrecher», Hippies, «Ausgeflippte», chronisch Depressive usw. Ihre Angehörigen bevölkern zu Hunderttausenden unsere Gefängnisse, Jugendheime und Nervenkliniken, wenn sie nicht im Alkohol oder mit Selbstmord enden. (Nur jene Minderheit unter ihnen, deren Weigerung in der Erkenntnis des Kerkers wurzelt und die daher den «alternativen» Werten des *New Age* anhängt, kann auf relativ ungeschädigtes Überleben hoffen; ihr Weg, wenn er wirklich zur Befreiung führen soll, ist jedoch dornenvoller, als vielen von ihnen bisher bewußt ist. Ich komme hierauf im Schlußteil des Buchs zurück.) Nicht von dieser Randgruppe rede ich hier; ihre Mitglieder können selbstverständlich nur dann wirksame Abwehr erlangen, wenn sie ihren Kurs ändern und diese innerhalb der Gemeinschaft der Gläubigen zu suchen bereit werden.

Ebensowenig betrifft, was ich hier sagen möchte, im Normalfall die bedeutende, nur zahlenmäßig kleine Gruppe jener, die ohnehin, auf Grund der «richtigen» Herkunft und Motivation, für ein Gelingen des Aufstiegs prädestiniert sind. Denn betonen möchte ich eben, daß der Tabu-Trinität auch die Träger der «normalen» Negativrollen – etwa: Hilfsarbeiter, Verkäuferinnen, Lehrlinge, Hausfrauen, Rentner, arbeitslose Jugendliche etc. – noch am Herzen liegen. Ihnen stehen, wenn alles andere versagt, noch immer zwei Wege zum Heil offen. Den ersten davon bietet das *«Symbol-Wir»*.

Die Bedeutung des Symbol-Wirs beruht darauf, daß den Mitgliedern der besagten Bevölkerungsgruppe zugleich mit der Möglichkeit des Aufstiegs in der Hierarchie die wichtige Gelegenheit verwehrt bleibt, ihr «PSSS» (das Persönliche Spannungslindernde Symbol-System) erfolgreich in ihr Alltagsleben zu integrieren. Sie können ihr jeweiliges Symbol-Ich (vielleicht «Dynamische Führernatur», «Genialer Entdecker», «Gewissenhafter Gefolgsmann», «Zuflucht der Bedürftigen» oder dergleichen) unmöglich innerhalb einer Karriere zur Geltung bringen (allenfalls im Rahmen einer Subkultur, als Rocker, Fixer usw.); es muß daher ein Traum bleiben, der weder wirksame Spannungslinderung noch akzeptablen Selbstersatz vermitteln kann.

Das Symbol-Wir schafft in dieser trüben Situation insofern Abhilfe, als es den so Benachteiligten immerhin eine Art von *kollektivem* Symbol-Ich verfügbar macht, in dessen gemeinsamen Besitz sich viele teilen können. Der Vorteil hiervon ist vierfacher Art. Geboten wird ihnen nicht nur 1. ein Gefühl *persönlicher Identität*, sondern auch 2. von *Zugehörigkeit* – und mehr: 3. des *Wissens um das «Richtige»*, mitsamt dem *Versprechen von Belohnung*, wenn man es praktiziert; sowie 4. «berechtigter» *Stolz* in dem Bewußtsein, einer auserlesenen Minderheit anzugehören.

Den meisten von ihnen genügt dies in der Regel, so daß das Symbol-Wir nur selten eine eigene Hierarchie ausprägt. Die verbreitetsten Formen, in denen es auftritt, sind folgender Art:

1. Eine Gruppe von Gleichgesinnten – etwa ein Club oder Verein, der irgendein Hobby oder bestimmte Praktiken propagiert, oder auch eine Sportmannschaft. Das Symbol-Wir ist hier von der Art (auch wenn die Gruppe sich anders nennen mag): «Die Fachkundigen über Briefmarken» (oder Schlachtschiffe, oder Schmetterlinge), «Die Eigenbau-Betreibenden», «Verfechter der Menschenrechte», «Die Arzberger Tiger» etc.

2. Eine Gruppe Gleichgesinnter, die um eine wissende Führerfigur geschart sind. Diese selber *kann* dabei auf Grund ihrer Rolle (etwa als Politiker) durchaus dem Hierarchie-Priestertum angehören und allgemein respektiert sein. Darüber hinaus kann in der Gruppe selbst eine Tendenz zur Hierarchie bestehen (d. h. also, zur Bildung einer Unter-Hierarchie innerhalb des Pyramidenkerkers), indem einige dem betreffenden Führer oder Guru besonders nahestehen und daher mit begrenzter Machtbefugnis in seinem Namen ausgestattet sind. Wo eine Führerfigur fehlt, teilt eine solche Gruppe im allgemeinen bestimmte, mit Heftigkeit verfochtene Überzeugungen. In diese Kategorie gehören vor allem religiöse Sekten und politische Organisationen. Das Symbol-Wir nimmt die Form «Die Erleuchteten», «XYZ-Befreiungsfront», «Wir-Neo-Leninisten», «Die Heiligen des Jeremias» und dergleichen an.

Kennzeichnend für diese zweite Art von Symbol-Wir ist, daß es den einmal Zugehörigen es oft schwer, wenn nicht unmöglich macht, wieder «auszusteigen». Denn es zieht insbesondere solche Menschen in seinen Bann, deren Ich machtvoll der Festigung von außen bedarf – welche erst dann gewährleistet ist, wenn alle die jeweilige Führerfigur oder Ideologie als die allein und stets gültige Antwort anerkennen und sich ihr bedingungslos unterwerfen. Potentielle Aussteiger gefährden diesen Anspruch; daher der in einer solchen Gruppe oft herrschende «Psychoterror». Ein Beispiel waren die «Anarchisten»-Verbände der siebziger Jahre – einschließlich des Schicksals von Ulrike Meinhoff, der Begründerin der «Baader-Meinhoff-Gruppe»; ein weiteres der Massen-Selbstmord der Jones-Sekte in Guyana 1978.

3. Das Symbol-Wir kann jedoch auch weit größere Kreise umfassen, als nur den der aufstiegsmäßig Unmotivierten oder Benachteiligten, und potentiell auf jedes Mitglied der Gesellschaft, ungeachtet seiner Stellung in der Hierarchie, Anziehung ausüben. In diesem Fall stellt es ein willkommenes Mittel zur Verstärkung der jeweiligen persönlichen Abwehr dar: wenn es mit dem Aufstieg nicht klappt oder dieser nicht ausreicht, bleibt noch immer die Zugehörigkeit zu ihm. Es fungiert so auch als Ersatz für die in Wirklichkeit nicht vorhandene Gemeinschaft. «Wir sind wieder wer» war ein politischer Propagandaslogan in der Bundesrepublik zur Zeit des «Wirtschaftswunders». Dieses «Wir» waren die Wirtschaftswunderdeutschen: jeder einzelne von ihnen. Bei den Nazis war es die «arische Rasse», normalerweise genügt schon das eigene Volk. Jede Art von *Nationalismus* beruht auf einem solchen Symbol-Wir. Weshalb wohl opfern sich Menschen begeistert «fürs Vaterland» (allerdings, wohlgemerkt, in der Regel *nicht* etablierte Rollenträger)? Sie tauschen darin ihr Angst-Ich gegen jenes «höhere» Ersatz-Selbstsein, das die Teilhabe am Symbol-Wir «heldische Verteidiger des Vaterlands» bietet. Auch sozialistische Abwehrstaaten kennen, brauchen und propagieren diese Art von Symbol-Wir: jede zweite DDR-Nachrichtensendung zeugt davon.

«Wir-Deutschen», «Wir-Sowjet-Bürger», «Wir-Weißen» (oder in anderen Ländern: «Wir-Schwarzen» und dergleichen heißt ein solches Symbol-Wir am häufigsten – aber auch etwa: «Wir-Fußballweltmeister.» («Wir haben gesiegt!» jubelten im Sommer 1974 die Schlagzeilen der bundesrepublikanischen Massenpresse.) Es ist so mächtig, daß es in der jeweiligen Gesellschaft kaum je ernsthaft in Frage gestellt werden kann – weder von einzelnen noch von Gruppen –, mag auch die herrschende Regierung jeden Nationalismus oder Rassismus offiziell ablehnen.

Zu dieser dritten Art von möglichem Symbol-Wir gehört ferner eines, das weniger fest umrissen ist, auch nur bei Gelegenheit aktiviert werden mag, und das doch in Zeiten der Unsicherheit abwehrverstärkend wirkt und daher die öffentliche Meinung ganz wesentlich beeinflussen kann. Dieses ist von der Art «gesetzestreuer Bürger». Die Teilnahme daran garantiert dir Überlegenheit, nicht nur über Verbrecher und andere vom Pfad des Gesetzes Strauchelnde, sondern, wichtiger: über jeden, der zu irgendeiner Zeit als Bedrohung für den Kerker und daher angstaktivierend empfunden werden mag. Hierzu können «Anarchisten», «Kommunisten» und «Terroristen» (oder deren «Sympathisanten») ebenso gehören wie «Gammler», «Schwule», «die Langhaarigen» und andere Abweichler – kurz: jede beliebige Gruppe, die das Tabu und damit die eigene Abwehr durch Propagierung alternativer Lebensformen zu gefährden scheint.

Sie alle gemeinsam bilden einen willkommenen Fundus von Ausgestoßenen, denen sich selbst die Inhaber der «normalen» *Negativ*rollen als naturgemäß überlegen vorkommen dürfen. Diese dürfen auf jeden Fall guten Gewissens befürworten, daß man solche Leute einsperrt und bestraft. Fühlen sie sich dabei noch persönlich bedroht, wie es in der Bundesrepublik durch die sogenannten «Anarchisten» Mitte der siebziger Jahre eine Zeitlang geschah, so wird ihre latente Angst (und damit unbewußtes Schuldgefühl) besonders stark aktiviert. Die notwendige Abwehrfunktion des eigenen Symbol-Wirs, «gesetzestreue und bedrohte Normalbürger» macht nun, verstärkt durch Projektion, die Gruppe der Bedrohenden leicht zum Sündenbock, der bald nahezu an jedem Unglück schuld ist. Es scheint mir interessant, daß in dem erwähnten Fall *auf beiden Seiten fast der gleiche Mechanismus* zu beobachten war: Wie die Wut der «Anarchisten» sich am Sündenbock «Vertreter des Systems» entzündete, so die der «Gesetzestreuen» an ihnen – und keine Seite war gewillt, der anderen Pardon zu geben oder auf die Erhaltung menschlicher Grundrechte noch Rücksicht zu nehmen.

Es sind die potentiellen Anhänger dieser dritten Form – eine sehr heterogene, doch zahlenmäßig beträchtliche Gruppe –, die das Bild des «Feindes», von dem Marcuse spricht, bei jeder passenden Gelegenheit in Anspruch nehmen. Der Feind ist grundsätzlich jeder, der «Uns-Gesetzestreue» zu bedrohen scheint; er bietet sich all denjenigen als unerläßlicher Symbol-Gegner an, in deren persönlichem Symbol-System dieses Symbol-Wir – ob nun ständig oder nur in Zeiten von ungewöhnlichem Stress – eine Rolle spielt. In Perioden sozialer Unsicherheit führt dies nur allzuleicht zu – von der Mehrheit gutgeheißener – Verfolgung von Minderheiten, zu grausamen Pogromen oder zum Bürgerkrieg.

Es versteht sich, daß gerade diese dritte Art ein besonders stabilisierendes Element in der Abwehrgesellschaft darstellen kann. (Vergleichsweise ist die erste Art völlig harmlos, während die zweite von den Außenstehenden zuweilen selbst als bedrohlich empfunden, ja mit dem «Feind» identifiziert werden mag.) Es läßt sich in Notzeiten relativ leicht vom «Priestertum» beschwören, um die «Gemeinde» bei der Stange zu halten. Können alle daran Teilhabenden überzeugt werden, daß «Wir-(Was-auch-immer)» vom Feind – in welcher Form auch immer – bedroht sind, so werden sie zu ihrer Verteidigung den Oberen auch willig jedwede als notwendig empfundene Macht einräumen. Hierdurch wird nicht nur das Kerkersystem als solches stabilisiert, sondern speziell auch die Machtposition der jeweils Herrschenden.

4. Schließlich ist eine weitere Form von Symbol-Wir noch erwähnenswert – mit noch undeutlicherem Profil und auch nur in recht begrenzten Lebensbereichen wirksam. Dennoch kann der Kapitalismus nicht darauf verzichten, trägt es doch zur Festigung der Schutzwälle – und damit der Abwehr all jener, deren Aufstieg oder berufliche Tätigkeit mit diesen verknüpft ist – bei. Vor allem hilft es, bestimmte Definitionen im Volksbewußtsein zu etablieren, deren Verbreitung für die in der Wirtschaft maßgeblichen Kreise profitabel ist. Weitgehend wird es von ihnen sogar systematisch erzeugt, um so eine Gruppe mit ganz spezifisch gearteten Abwehrbedürfnissen zu schaffen, welche dann angeblich einzig durch ihre Produkte befriedigt werden können – d. h. einen klarumrissenen Markt potentieller Konsumenten.

Ich rede über ein Symbol-Wir von der Art «Glückliche-Opel-Besitzer», «Von-Lebensfreude-durchdrungene-Fanta-Trinker», «Gemeinde-der-*Bild*-Leser» usw. Ihm anzugehören, vermittelt zwar kein besonders ausgeprägtes Gefühl von anerkannter Identität oder Zugehörigkeit, aber doch eines der Bedürfnisbefriedigung. Daher rührt seine Bedeutung: es versetzt noch den Ärmsten in die Lage auszurufen: «Kommt, ihr noch Ärmeren, macht es wie wir und raucht Bovex-Zigarren, und auch ihr werdet euch glücklicher fühlen!» Dein eigenes Abwehrsystem, wenn du selber dazugehörst, kann davon nur profitieren.

Die Teilhabe an einem abwehrstärkenden Symbol-Wir, das ein Gefühl von Identität, Zugehörigkeit, Rechtschaffenheit und Stolz vermittelt, ist ein untrügliches Kennzeichen der Kerker-Existenz. Dies träfe auch dann zu, wenn das Symbol-Wir sich etwa aus den «Tabu-Zerstörern» oder «Verfechtern von *New Age*-Werten» rekrutierte – Menschen, die bewußt keinen Aufstieg in der Hierarchie anstrebten. – Indem ich dies betone, will ich freilich niemanden davon abhalten, etwa den Humanisten oder einer Feministinnen-Gruppe beizutreten. Ein Symbol-Wir ist ja als solches noch längst nichts Schlechtes: wenn es sich der Förderung des Glücks in irgendeinem Lebensbereich verschrieben hat, kann die Teilhabe daran unter den heutigen Gegebenheiten überhaupt die beste nur mögliche Abwehr bedeuten. Wichtig ist jedoch, sich stets darüber klar zu sein, daß da noch Abwehr im Spiel und wirkliche Befreiung, ohne zusätzliche intensive Bemühungen auch im persönlichen Bereich, nicht automatisch zu erringen ist. Und überhaupt: sich der Gefahr bewußt zu bleiben, daß die Abwehrmotivation *in allem, was du tust*, übermächtig werden kann. In solchem Fall bist du alsbald vom Geiste der **Entfremdung** geleitet, auf allen Lebensbereichen dem «Heiland» **Ersatz** anzuhängen, so daß sogar dein Bemühen um Befreiung zu einer bloßen Karikatur seiner selbst entartet. Daß dies immer wieder eintritt, bezeugt die Geschichte religiöser und politischer «Bewegungen» recht eindrucksvoll. Als Abwehrmotivation vermag die bloße persönliche Zugehörigkeit (oder die jeweilige Funktion) in der betreffenden Gruppe alsbald jedes noch so hehre Ziel zu überschatten. (Auch die schon sprichwörtliche Gespaltenheit der Linken aller Länder scheint mir ein Indiz hierfür.) Vor dieser realen Gefahr müssen die Verfechter des *New Age* sich hüten.

Der vierte Schutzwall: Wachstums- und Energie-Fetischismus – die Antwort der Kerkergesellschaft auf die wahre Energiekrise

Ehe ich auf die Massenfetische als den anderen Weg zu sprechen komme, der selbst den extrem Benachteiligten in der Hierarchie immer noch offen ist, scheint es mir notwendig, den vierten Schutzwall im einzelnen zu besprechen. Denn obwohl alle Wände der Pyramide am Dasein der Massenfetische einen gewissen Anteil haben, sind diese doch vor allem hier, in den unteren Bereichen dieser Mauer, anzutreffen.

Der Begriff «Fetisch» wird schon von Marx verwendet, um den Ersatz-Charakter der *Ware* zu verdeutlichen. Diese ist, wie er ausführt, ihrer Natur nach ein Fetisch in dem Sinne, daß ihre gesellschaftliche Entstehung (durch menschliche Tätigkeit) vernebelt ist und sie den Menschen fälschlich als eine mit eigenem Leben begabte sowie in selbständigem Verhältnis zu ihnen (und anderen Dingen) stehende Macht erscheint («Kapital», MEW 23, S. 86ff).

Auch von Nicht-Marxisten wird die «Fetisch»-Analogie häufig in ähnlichem Sinne benutzt – in Freuds psychoanalytischer Terminologie zwar mit etwas anderer Zielrichtung, doch es besteht eine Verbindung. Allgemein ließen sich Begriffe oder Produkte zutreffend als «Fetisch» bezeichnen, die –

1. als Notwendigkeit bzw. natürliches Phänomen betrachtet werden, während ihre menschliche Herkunft verschleiert bleibt;
2. als selbsttätige Macht erscheinen, obwohl sie in Wahrheit nur ein Surrogat für etwas nicht mehr Verfügbares darstellen;
3. auf irgendeine Weise von den Ängstlichen verehrt, wenn nicht angebetet oder beschwört werden – ganz wie in primitiven Religionen (obwohl die betreffende Praxis heute natürlich anders aussieht);
4. mit geheimer Macht ausgestattet scheinen, das Furchterregende wegzuzaubern und den Gläubigen übernormale Kräfte zu verleihen.

In diesem Sinne stellt nicht nur die **Abwehr**, sondern insbesondere auch die entartete «Heiland»-Figur, der **Ersatz-an-Sich**, den allmächtigen Super-Fetisch dar, dessen Nachfolge uns im Sinne der Abwehr das Heil sichert.

Desgleichen kommt auch den in den Schutzwällen verkörperten **Heiligen** der Charakter von Fetischen zu. Mittels der von ihnen vertretenen Hehren Prinzipien beschwören wir unsere innere Angst. Der *Funktionalismus* macht uns glauben, einen Weg der wirksamen Kontrolle über die Welt und ihre möglichen Bedrohungen gefunden zu haben: es kommt nur darauf an, daß wir auf fachmännische Art alles zum geregelten Funktionieren bringen. Mit dem Glauben an die *Fürsorger* überzeugen wir uns, daß adäquate Bedürfnisbefriedigung erreichbar sei: es kommt nur darauf an, denen, die im Fürsorgegeschäft bewandert sind, unsere Versorgung zu überlassen. Ferner beschwören wir mittels der *dualistischen Weltsicht* die Angst vor dem Unbekannten, indem wir die Welt in ordentliche Kategorien einteilen und ihre Widersprüche damit auflösen: es kommt nur darauf an, ob etwas schwarz oder weiß, richtig oder falsch ist – und sich dann für die «richtige» Seite zu entscheiden.

Eine spezielle Art der Fetisch-Anbetung stellt nun ein so ausgeprägtes Merkmal der uns umstellenden Entfremdung dar, daß es gerechtfertigt scheint, hierin eine weitere Mauer zu sehen – von vergleichbarer Wichtigkeit und Wirkung wie die anderen drei. Der *Wachstums- und Energie-Fetischismus* ist das Surrogat, das wir uns geschaffen haben (und wiederum als naturgegeben und notwendig ansehen), um unsere Ängste im *nichtmateriellen* Bereich des Lebens zu beschwichtigen – wobei er die «Lösung» allerdings wieder weitgehend ins Materielle verlegt.

Bei Wachstum und Energie handelt es sich um Phänomene, die in Wahrheit der spirituellen Sphäre zugehören, der des Selbst. Dieses stellt, wie ich geschildert habe, unseren ureigenen Wesenskern dar, die Quelle möglicher Ganzheit und individueller Vollendung – uns zugänglich allein im ungehinderten Strömen der Lebensenergie in uns, in dessen Erfahren wir wissen, wer wir sind, uns der Freude und Liebe öffnen und unseren Wesensbezug zum Kosmos fühlen können. Der Zustand permanenter Angst-Blockierung verhindert allgemein die Möglichkeit dieser Erfahrung; ein machtvoller Ersatz wird erforderlich, um das Leben dennoch erträglich – was bedeutet: den Schmerz über diesen Verlust unfühlbar – zu machen. Der von der Kerkergesellschaft propagierte Ausweg besteht darin, daß das verlorene Wachstums- und Energiepotential nun außen lokalisiert wird, auf dem Gebiet der Volkswirtschaft, wo es unter Anleitung der Hierarchie-Oberen wieder erschlossen werden kann. Hierbei fällt der Entwicklung der Technologie sowie (bei uns im Westen) dem Konsum die entscheidende Rolle zu: es kommt nur darauf an, für unablässiges Wirtschaftswachstum zu sorgen und uns die hierfür erforderliche Energie zu sichern.

Das Ausmaß, in dem unser gesamtes technologisches und Wirtschaftspotential diesem Bedarf für nie nachlassendes Wachstum und dementsprechend ständig ansteigende Energieversorgung Rechnung trägt, ist von nie zuvor erträumten Dimensionen. So grundlegend ist diese Orientierung, sowohl im Westen als auch im Sowjet-System, daß ein Zusammenbruch der gesamten Wirtschaft ernstlich befürchtet werden muß, wollte man sie plötzlich aufgeben. (Auch diese, nicht unberechtigte Befürchtung festigt die Macht des Tabus: innerhalb eines so total auf materielles Wachstum hin ausgerichteten Systems *können* «alternative» Wirtschaftsformen nicht ohne weiteres befriedigend funktionieren; daher das Erschrecken – und die gesteigerte Abwehr – vieler, wenn man ihre Einführung auch nur als Möglichkeit erwägt.) Ich brauche hierauf im einzelnen kaum einzugehen, da die Fragestellung jedem am Tagesgeschehen Interessierten vertraut sein muß. Tatsächlich stellen die Wachstumsstatistiken hinsichtlich des Bruttosozialprodukts sowie die allgemeine Konsumrate – die buchstäblich alles, von Wasser und Pillen bis zu Kleidung, Haushaltsgeräten und Möbeln, umfaßt –, *das* akzeptierte Maß des Reichtums eines Landes dar – d. h. seines «Lebensstandards» und, hiervon abgeleitet, auch der Zufriedenheit seiner Bevölkerung. Was dabei speziell die Energieversorgung für die Mächtigen bedeutet, wird aus jeder zweiten Maßnahme oder Verlautbarung der Regierungen ersichtlich. Schlimmer noch: auch der blinde Glaube an die Abschreckungskraft eines nuklearen Waffensystems ist ein Auswuchs dieses Fetischismus – und dies könnte auf ungeahnt furchtbare Weise einmal uns allen zum Verhängnis werden.

So wird sich in nächster Zukunft wohl weder am nuklearen Wettrüsten der Supermächte etwas ändern, noch an der hartnäckigen und aggressiven Propagierung der Kernkraft als angeblich einziger Garantie für weitere Wirtschaftsstabilität – ungeachtet der Tatsache, daß sich die Gefahren noch längst nicht ausreichend kontrollieren lassen und daß bei wachsender Zahl von Kernkraftwerken unsere Sicherheit schließlich nur durch Methoden des Überwachungsstaats zu gewährleisten sein wird. Und sollte dennoch eine Alternative je ernsthaft erwogen werden, wird auch sie, wie gesagt, mit Sicherheit auf weitere Zentralisierung hinauslaufen, etwa nach der Vorstellung riesiger «Energiefarmen» in der Sahara wenn nicht im Weltraum, die der Kontrolle des Bürgers gänzlich entrückt sind.

Die «Lösung der Energiefrage» ist der Schlüssel zum Wachstum; Wachstum aber bedeutet für die Kerkermentalität, immer größer und mächtiger zu werden – und daher, immer mehr Energie zu benötigen, um noch weiter zu wachsen und Energie zu erzeugen – und so fort ins Unendliche. Die Sinnlosigkeit dieses Kreislaufs ist für die Kerkerbewohner nicht einsehbar, weil ihrer Einstellung ein machtvolles «Kompensierungsbedürfnis» (im Freudschen, psychoanalytischen Sinne) zugrunde liegt. Als ihnen im Säuglingsalter die angemessene Befriedigung ihrer Triebbedürfnisse versagt blieb, fühlten sie sich schwach und jedes Wachstum außer Reichweite – ein Gefühl, das sie bis heute nicht ganz verlassen hat; verständlicherweise. Denn ist der Fluß der Lebensenergie einmal blockiert, kann der Organismus sich tatsächlich nicht so ungehindert entfalten, wie er es seiner Natur nach eigentlich sollte. Jetzt, obwohl nicht mehr so hilflos, sind sie entschlossen, diesem Zustand endlich und für immer ein Ende zu setzen – und tun dies selbstverständlich auf der einen Ebene, die sie als allein zählend zu betrachten gelernt haben: auf der Ebene des quantitativ meßbaren Materiellen.

Im Entwickeln einer auf unablässiges Wachstum hin ausgerichteten

Wirtschaft und Technologie äußert sich somit das verzweifelte (und letztlich zum Scheitern verurteilte) Bemühen des modernen Menschen um Kompensierung für die Verkrüppelung, die jedem einzelnen auf der Ebene der Triebentwicklung dereinst widerfuhr. (Was gleichbedeutend ist mit der spirituellen Entwicklung; ist doch das Strömen des Triebenergieflusses eine ganzheitliche, Körper und Seele gleichermaßen betreffende Angelegenheit; es beeinflußt daher auch das «Spirituelle», wie es sich im körperlichen Organismus ausdrückt.)

Die den vierten Schutzwall beherrschende *Illusion* ist jener eng verwandt, die mit dem Fetisch als solchem unweigerlich einhergeht. Sie besagt 1. Wachstum und die hierfür erforderliche Energie, auf wirtschaftlicher Ebene und im materiellen Sinne, seien Naturnotwendigkeiten, und 2. allein sein Erreichen gewährleiste den «Fortschritt»: das einzige erstrebenswerte Ziel, das 3. die Welt ein wenig besser und glücklicher machen werde – endlich so zufriedenstellend, wie wir sie bisher kaum je erfahren durften.

Es stimmt allerdings, daß in den letzten Jahren, etwa seit dem Erscheinen des Berichts des Club of Rome, «Die Grenzen des Wachstums», hier und da gewisse Zweifel an der prinzipiellen Aufrechterhaltbarkeit dieses Ziels laut geworden sind. Dies hat jedoch die besagte Entwicklung nicht ernstlich beeinträchtigen können und wird es wohl auch weiterhin kaum tun. Dabei bleiben die geheimen Sehnsüchte der Menschen dennoch so unbefriedigt wie je: du siehst es an der Gleichförmigkeit der Versprechungen, die die Werbeindustrie weiterhin macht: größer, besser, schneller, sauberer, weißer, erfolgreicher, glücklicher! Voller Energie und Lebenslust den Superlativ zu erreichen ist weiterhin das uneingestandene Verlangen der meisten von uns. Freilich ein illusorisches Ziel – dessen hartnäckiges Verfolgen uns, als Gesellschaftsordnung, gerade von der möglichen Lösung unserer wirklichen Probleme fernhält!

Das Arbeitslosenproblem zum Beispiel, das in fast allen westlichen Ländern seit Jahren wachsende Dimensionen annimmt, läßt sich mit herkömmlichen Methoden prinzipiell nicht mehr lösen. Denn das Verständnis unserer Wirtschaft und Industrie von Wachstum erfordert eben auch fortwährendes Investieren in neuen, computergesteuerten Geräten und Maschinen, welche die menschliche Arbeitskraft immer entbehrlicher machen. Heutzutage läßt sich ein riesiger moderner Industriekomplex mit Millionenumsatz von lediglich einer Handvoll Spezialisten betreiben. Die Job-Wirtschaft, wie ich bei der Besprechung dieses Fürsorgers bereits andeutete, könnte daher nur mittels radikal neuartiger Überlegungen und Maßnahmen zum Wohl aller Beteiligten regeneriert werden – Maßnahmen, welche das Tabu jedoch weiterhin verhindern wird, weil sie dann ihre «Fürsorge»-Funktion sicherlich einbüßte.

Die *Wirklichkeit* des Wachstums- und Energie-Fetischismus ist radikal anders geartet. Sie trägt wiederum die uns schon von den anderen Mauern her vertrauten Züge. Indem wir das Bedürfnis nach Wachstum auf die materielle Ebene transponiert und die Wirtschaftsmanager mit seiner Realisierung betreut haben, entsagen wir dem Anspruch sowohl auf Autonomie wie auf persönliche Ganzheit; mit dem Beurteilen des Wachstums nach Zahlen und Energieverbrauch und der Auffassung, dieses stelle «Fortschritt» dar, schließen wir alle qualitativen Gesichtspunkte aus; und die Ansicht, ein vom Menschen entwickeltes Surrogat für uns abhanden Gekommenes (nämlich die Lebensenergie und persönliche Entfaltung) stelle eine Naturnotwendigkeit dar, entfernt uns einen entscheidenden weiteren Schritt von der Realität.

Die Massenfetische

Der allgemeine Wachstums- und Energie-Fetischismus, den ich hier als wesentlichen Bestandteil der uns einmauernden Entfremdung dargestellt habe, hat einige spezielle Ausprägungen hervorgebracht, die für die meisten in der Hierarchie Benachteiligten den zweiten sicheren Weg zum «Heil», neben dem vom Symbol-Wir gewiesenen, bilden. Die *Massenfetische* erfüllen somit im Kerker eine unentbehrliche Funktion.

Im Grunde stellen die Massenfetische vielleicht die genialste Entwicklung der kapitalistischen Abwehrgesellschaft dar: auf jeden Fall die Garanten ihrer inneren Stabilität, und wohl auch einen wichtigen Grund für die Anziehung dieses Systems auf andere, weniger «hochentwickelte» Kulturen.

Sie erst gewährleisten, daß jeder, auch der Unterste in der Hierarchie, sich hier grundsätzlich glücklich und (abwehrmäßig) jedem anderen gleichgestellt vorkommen kann, obwohl er beides nicht ist. In der Praxis dienen sie also dazu, der Mehrheit der Bevölkerung ihren wirklich gänzlich machtlosen Standort in der Hierarchie zu verschleiern. Sie erfüllen so die magische Funktion, eine trostlose Wirklichkeit in erträgliche Illusion zu verwandeln. Und sie vermitteln Zugang zu bestimmten Symbol-Wirs. Tatsächlich sind sie sozusagen die Krumen, die von dem mit Ersatzmöglichkeiten reichgedeckten Tisch des Priestertums abfallen für diejenigen, denen der Zugang zu jenem Tisch versperrt ist.

Wichtig sind die Massenfetische bei uns erst geworden seitdem, bedingt durch die technologische Entwicklung, die *Religion* als «Opium des Volkes» nicht mehr in Frage kam. Wo sie noch in diesem Sinne funktioniert, sei es in Indien oder in südamerikanischen und islamischen Staaten, sind diese neuen Fetische noch relativ entbehrlich. Denn es geht ja (von oben her gesehen) im Grunde nur darum, die Rebellion der Massen in den unteren Rängen der Hierarchie zu verhindern, da eine solche Revolte die ganze Pyramide zum Einsturz bringen müßte. Solange nicht nur die reale Bedrohung der Massen (durch Hunger usw.), sondern ebenso deren *Gefühl* psychischer Bedrohung sich in Grenzen halten (d. h. ihre latente Angst sich unterdrücken) läßt, ist eine Umsturzgefahr nicht gegeben.

Dem Priestertum (den Trägern der maßgeblichen Rollen in den oberen Rängen der Hierarchie) ist selbstverständlich das Angebot sämtlicher Schutzwälle, nicht zuletzt zum Zweck der Vermehrung ihrer persönlichen Macht, nahezu unbegrenzt zugänglich. Solchermaßen von den Heiligen gesegnet, können sie auf die Hilfe der Massenfetische leicht verzichten – was sie denn auch in der Regel weitgehend tun. Jedenfalls werden sie den Massenfetischen kaum je so hörig, wie wir anderen es oft sind.

Dementsprechend sind die Massenfetische auch vor allem in den unteren Bereichen des vierten Schutzwalls zu finden – sowie, in geringerem Maß, des zweiten, da mehrere der Fürsorger sich das Geschäft ihrer allgemeinen Verbreitung zu eigen gemacht haben. Wesensmäßig bleiben sie dabei dem vierten Wall zugehörig; behaupten sie doch unser «spirituelles» Verlangen nach Energie und Wachstum und damit auch etwas mehr Machtteilhabe zu erfüllen. Und in der Tat fungieren sie als Surrogate für das uns auf diesem Gebiet abhanden Gekommene, indem sie uns glauben machen, solche Machtteilhabe sei uns prinzipiell erreichbar und die durch die Blockierung der Lebensenergie in uns verursachte «spirituelle» Leere ließe sich so gar auffüllen.

Die heutzutage wichtigsten Massenfetische scheinen mir die folgenden zu sein:

1. der Konsum; 2. das Auto; 3. die Produkte der Unterhaltungsindustrie (allen voran das Fernsehen); 4. der Zuschauersport; 5. die Informations-Massenmedien.

1. *Der Konsum* – die Fähigkeit, fortwährend Waren zu kaufen, zu verbrauchen und wieder zu erneuern, ist von außerordentlicher Wichtigkeit für die «Massen» nicht nur im Kapitalismus – wie totalitäre Regimes, die dieses Bedürfnis vernachlässigen, gelegentlich zu ihrem Leidwesen zu spüren bekommen. Sein Fetisch-Charakter deutet sich bereits an in dem Hauch von Sakralem, der der Jahrmarktsatmosphäre in vielen Einkaufszentren und Warenhäusern beigemischt ist: unter bunten Girlanden und Dekorationen umschmeicheln den potentiellen Kunden säuselnde Klänge und sanft werbende Stimmen aus verborgenen Lautsprechern ...

Die Machtillusion, die dieser Fetisch vermittelt, ist die der *selbstvollbrachten Bedürfnisbefriedigung bis an den Punkt totaler Sättigung* (= höchsten «Lebensglücks»). Sie wird genau deshalb notwendig, weil in Wirklichkeit den Menschen jede persönliche Macht, sich Glück zu erwerben, vollständig und weiterhin versagt bleibt. Die Illusion erstreckt sich hier noch weiter als im Falle des dritten Schutzwalls «Monopolische Fürsorger»; denn sie beinhaltet nicht allein das Gefühl: «Ich werde ausreichend umsorgt», sondern darüber hinaus: «Ich kann mich um meine eigene Befriedigung kümmern. Die Fähigkeit zu kaufen, was ich will, bedeutet die Macht, zu meinem eigenen Nutzen und Glück über Produkte zu verfügen.» Da diese

Illusion das starke Abwehrbedürfnis nach Verneinung der inneren Unzufriedenheit erfüllen muß, ist es nur natürlich, daß im Bewußtsein des Konsumenten der Wert des Erwerbbaren den tatsächlichen Gebrauchswert weit übersteigt – was ihm gegebenenfalls auch die Tatsache verschleiert, daß er unter Umständen für seine Abzahlungen jahrelang arbeiten muß – und daß so das Gekaufte, ob Auto, Kühlschrank oder Waschmaschine, oftmals buchstäblich schon auseinanderfällt, ehe es abgezahlt ist.

Der Konsum wirkt darüber hinaus (wie die übrigen Massenfetische auch) spannungslindernd: wenn etwa Hausfrauen oder Rentner, die nicht über die Abwehrmöglichkeiten verfügen, die ein geregelter Job mit sich bringt, von Depressionen heimgesucht werden, gehen sie oft erst mal einkaufen, auch wenn sie gar nichts Besonderes zu brauchen scheinen. Zumindest für ein paar Stunden funktioniert das fast immer!

Und permanent funktioniert die Institution natürlich für die Oberen: Kapitaleigner, Industriebosse und Geschäftsleute. Da sie vermutlich den Prinzipien des vierten Walls anhängen und damit einem fast magischen Glauben an die Notwendigkeit wirtschaftlichen Wachstums, kannst du ihnen nicht einmal vorwerfen, sie nützten die Situation der Konsumenten für ihre Zwecke aus. Mit Bewußtsein tun sie dies sicher nicht, sondern ganz gutwillig und wie selbstverständlich – wie sie ja in der Regel wohl auch selbst gute Konsumenten sind (wenngleich nicht auf Abzahlung kaufende).

Wer nun auf Grund des vom vierten Wall ausgehenden Versprechens noch glauben darf, er werde in zehn oder zwanzig Jahren für seinen Lohn *noch mehr* konsumieren können als heute, der findet darin die zusätzliche Illusion *persönlichen Fortschritts*. Maßgebliches Symbol-Wir: «Immer-zufriedenere-Konsumenten».

2. *Das Auto (bzw. Motorrad)* vermittelt die Illusion der *Teilhabe an körperlicher Macht* – der Macht zur Überwindung des Raumes – all jenen, deren Leben in Wahrheit, durch den Mangel an ihrem Organismus verfügbarer freifließender Energie, unerträglich eingeengt ist. Neigen bei uns traditionsgemäß die Frauen dazu, ihre Frustrationen mittels Einkaufen zu überwinden, so suchen die Männer (deren Frustration oft mit Aggression gekoppelt ist, wie Frauen sie sich gar nicht eingestehen dürfen) in ähnlichen Situationen Spannungslinderung mittels der ihnen verfügbaren Pferdekräfte. Und rasen los – allzu oft mit Geschwindigkeiten, die nicht nur sie selbst, sondern auch andere akut gefährden. Doch was ist körperliche Gefahr im Vergleich zu besagter Illusion?

Das Symbol-Wir «Kraftfahrer» mag heutzutage keine sehr große Rolle spielen; mit «Wir-Motorradfahrer» ist es schon anders – wie die Bräuche motorisierter Rocker-Banden immer wieder anschaulich bestätigen.

3. Die *Produkte der Unterhaltungsindustrie*: Filme, Groschenromane, Fernsehsendungen, Schlager usw. – auch das Nachtleben in den Großstädten –, all dies dient dazu, den um ihr Leben betrogenen Massen die Illusion

von *intensivem Erleben*, abenteuer- und anregungsreich und mit dem «Glück» fast in Sichtweite, zu vermitteln. Das ist für den Bestand der Abwehrgesellschaft besonders wichtig, denn nur so werden die vielen ja daran gehindert, die Trostlosigkeit ihres Arbeitstages, wenn nicht die Lüge ihrer gesamten Ersatz-Existenz, zu durchschauen – und dagegen zu rebellieren. Das Fernsehen spielt hier die zentrale Rolle, da es dir die Illusion täglich direkt ins Haus zu bringen vermag. Dazu vermitteln viele Schlager noch die Illusion eines Lebensinhalts: «Ich leb nur für dich allein / für das Glück, das du mir gibst ...» Und sie sorgen damit zugleich für den Bestand der entsprechenden Rollenbilder und Institutionen: natürlich singt so eine Frau, die dann auch geheiratet werden möchte.

Das hier geförderte Symbol-Wir ist vor allem das der «Normalen» – derer, die nur häusliches Glück erstreben; oder in Ausnahmefällen auch das der «Durch-Verbrechen-Gefährdeten». Letzteres wurde beispielsweise in dem 1974 erschienenen amerikanischen Film «Ein Mann sieht rot» mit großem (Kassen-)Erfolg angesprochen: dort begehrt einer dieser «Durchschnittsbürger» endlich auf, indem er Kriminelle in den Straßen gnaden- und unterschiedslos niedermacht. Weil das Angsthaben-Dürfen (als Situations-Angst vor Verbrechen) für den Zusammenhalt dieses Symbol-Wirs wesentlich ist, suchen die entsprechenden Produkte der Unterhaltungsindustrie (ebenso wie auch manche der Informationsmedien!) solche Angst, in der ausführlichen Darstellung von Gewaltverbrechen, systematisch zu fördern.[5]

Im übrigen bestätigen natürlich die Helden von Liebesromanen, Comics, Wildwestfilmen usw. auch die jeweiligen Symbol-Ichs – oder sie liefern solche für Kinder und Jugendliche in der Gestalt von Tarzan, Superman, Winnetou, Mannix usw. Nur wer «kultiviert» (und arriviert) genug ist, die Segnungen der Kultur (Theater, Konzerte, Kunstausstellungen usw.) zu genießen, kann auf den Massenfetisch «Unterhaltungsprodukt» verzichten.

4. *Der Zuschauersport* (insbesondere Fußball) bietet dem körperlich unterdrückten und isolierten Zeitgenossen die Illusion der *Teilhabe an Team-Solidarität, verbunden mit dem Vollbringen spielerischer körperlicher Leistung*. Ein bekannter Schlager, der bestimmt nicht nur von aktiven Fußballern gesungen wird, beginnt mit den bezeichnenden Worten: «Fußball ist unser Leben.» Sein Refrain: «Einer für alle / alle für einen / wir halten fest zusammen.» Solche symbolische Teilhabe an einer Kampfgemeinschaft, wie sie sich auch in Wimpeln, Plaketten, Pullovern mit den Zeichen der Teams usw. ausdrückt, ist eine wirksame Abwehr der Angst vor Vereinzelung und Hilflosigkeit. Das durch Identifikation mit einer erfolgreichen Mannschaft leicht zu erlangende Symbol-Wir ist das des «Siegers». Indem

5 Vgl. das Zitat aus der «Analyse der *Bild*-Zeitung» auf S. 234.

es die angestaute Aggressivität in bestimmte Bahnen lenkt, wirkt es besonders spannungslindernd. Demolierte Fußballstadien zeugen zuweilen davon.

5. *Die Informationsmedien, insbesondere die Massenpresse.* Ihre tatsächliche Bedeutung als Massenfetisch mag im Vergleich zu den anderen recht gering sein; doch ist kaum daran zu zweifeln, daß die daran Verdienenden aktiv bestrebt sind, sie zu einem solchen zu machen. (Schließlich: je höher der Abwehrwert jeder beliebigen Ware, um so größer die Nachfrage danach!) Und in der Tat liefern sie dem Durchschnittsbürger, der täglich von einer Flut an Informationen überschwemmt wird, die Illusion *eines gewissen Überblicks* über die Mächte, die sein Leben beherrschen und zugleich illusorische *Teilhabe am Zeitgeschehen.* Dabei wird ihm die Arbeit des Sichtens und Ordnens der Informationen von seinem Fetisch abgenommen. Daß die Medienproduzenten sich dieser wichtigen Funktion ihrer Produkte bewußt sind, zeigt die schon erwähnte, vom Springer-Konzern in Auftrag gegebene «Qualitative Analyse der *Bild*-Zeitung». Sie beschreibt dieses Blatt in seiner Wirkung als «eine soziale Instanz, als eine gesellschaftliche Macht», von welcher man sich «Orientierung und Aufklärung» erwarte (S. 181). Aber darin bietet sich dem Leser auch eine illusorische Sicherheit: für ihn verkörpert *Bild* «eine Instanz, die dafür sorgt, daß alles mit rechten Dingen zugeht und der einzelne gegenüber der gesellschaftlichen Apparatur nicht den kürzeren zieht» (S. 182).

Die Springer-Analyse macht den Fetisch-Charakter der *Bild*-Zeitung sehr deutlich. Es ist klar, daß ähnliches auch auf andere derartige Informationsmedien zutrifft – mögen sie sich dessen auch weniger klar bewußt (und darum umsatzmäßig weniger erfolgreich!) sein.

Bild, auch hierin seinen Konkurrenten voraus, liefert als entsprechendes Symbol-Wir sehr bewußt die Gemeinschaft der engagierten *Bild*-Leser. In jedem Fall sorgen die Informationsmedien mit ihren ständigen Sensationsmeldungen für die Ausprägung des Symbol-Wirs der «Normalbürger». Das sind Leute wie «du und ich», die keine Schlagzeilen machen, sondern im Gegenteil immer die Opfer von Stärkeren oder gar Kriminellen sind, vor denen wir gerechtfertigtermaßen Angst haben müssen.

Indem die Massenfetische unsere «spirituelle» Leere aufzufüllen scheinen, bieten sie nicht nur Spannungslinderung; vor allem richten sie sich jeweils gegen eine spezifische Ausprägung genau jener latenten Angst, die wir als Säuglinge im Zustand der Bedürfnisversagung als übermächtig empfanden. Sie bieten Schutz davor durch Vermittlung der Illusion, wir besäßen die Macht, der Bedrohung zu begegnen; die gleiche Illusion steht auch hinter den entsprechenden Symbol-Wirs. Im Falle des Konsums ist die Bedrohung das *Verhungern bzw. andauernder Mangel*; die Fetische Auto und Zuschauersport richten sich auf unterschiedliche Weise gegen *körperliche*

Hilflosigkeit, Isolation und Mangel an Körperkraft; die deprimierende Aussicht auf ein *tristes und liebeleeres Dasein ebenso wie die Angst vor Gewalt* wird durch die Produkte der Unterhaltungsindustrie eingedämmt, während die Furcht, *unbekannten und unkontrollierbaren Mächten ausgeliefert zu sein*, sich mittels der Informations-Massenmedien einigermaßen in Schach halten läßt.

Die Inhaber der höhergestellten Rollen in der Hierarchie, insbesondere des «Priestertums», sind freilich, wie schon angedeutet, wiederum in einer etwas anderen Lage als die Mehrheit. Ihnen sichern die Massenfetische, soweit sie an ihrer Verbreitung beteiligt sind, vor allem Profit. Ihre eigene charakteristische Angst hingegen, die vor dem Mißlingen des Aufstiegs, dem Zurückfallen oder Gestürztwerden, beschwichtigen sie eher mittels eines Symbol-Wirs, wie es die Mitgliedschaft in exklusiven Vereinen – Unternehmerverbänden, Ärztekammern u. dgl. – mit sich bringt; darüber hinaus huldigen sie in der Regel auch der generellen Machtillusion des vierten Schutzwalls, ständiges Energiewachstum sei «unverzichtbar» und durch unser technologisches System sicher zu erreichen. Insofern dieser Glaube von ihnen auf ihre persönliche Situation übertragen wird, steckt sogar (auf freilich entartete Weise) Wahrheit dahinter: der «Fortschritt» des Systems erhält tatsächlich ihre Macht aufrecht, und ihre Karrieren können von der Anwendung der «Hehren Prinzipien» – welcher Schutzwall immer dabei maßgeblich sein mag – nur profitieren.

In der Sicherung wirksamer Abwehr (sprich: permanenter Einkerkerung) für jeden unterstützen und ergänzen sich die einzelnen Schutzwälle, in enger Zusammenarbeit mit den verschiedenen Symbol-Wirs und Massenfetischen, auf das trefflichste.

87 Der **Grundwiderspruch der Abwehrgesellschaft** besteht im Gegensatz
zwischen der verdrängten *Wirklichkeit*
und dem *Ersatz*, der nun an deren Stelle regiert
Dies spiegelt (und zementiert) die neurotische Spaltung des Individuums:
das Relikt der toten Vergangenheit herrscht über die lebendige Gegenwart

88 Die Kerkerkrankheit äußert sich als eine Art Religion
die fanatisch einer Karikatur der christlichen *Trinität* huldigt:
Der Vatergott **Abwehr**, Schöpfer des Kerkers, bewirkt *universelle Entartung*
indem er alles zu seinem potentiellen Gegensatz verkehrt
Den rechten Pfad weist uns der Heiland **Ersatz-an-sich**
während der Geist der **Entfremdung** uns leitet
Vermittelnd wirken die **Heiligen:** die vier «Schutzwälle»
Das **Priestertum** rekrutiert sich aus den «Führungskräften» auf allen Gebieten
wo die von diesen vertretenen *Hehren Prinzipien* angewandt werden

89 In der **sozialen Rolle** ist die Sphäre der jeweiligen Machtbefugnis klar umgrenzt
Ihren Abwehrwert bestimmt 1. ihre *Rangposition* in der Hierarchie

2. der Grad, zu dem sie die *Realisierung der persönlichen Symbol-Phantasien* hinsichtlich Akzeptiertsein und/oder Macht zuläßt
Wirksamstes Abwehrmittel ist daher der Aufstieg zu den Rängen des *«Priestertums»*

90 Die in den untersten Rängen der Hierarchie angesiedelten **Negativrollen** dienen der Verstärkung des Abwehrwertes aller ranghöheren Rollen
da offiziell das Recht zur Unterdrückung Niedergestellter allgemein gilt
In jeder patriarchalischen Ordnung
ist *«Frau» als solche* eine unentbehrliche Negativrolle

91 Das **Symbol-Wir** ist eine Art kollektives Symbol-Ich
Teilhabe daran bietet:
– eine Ersatz-*Identität*
– ein Gefühl der *Zugehörigkeit*
– *Anerkennung* für das Verfolgen des *«rechten» Weges*
– und für persönlichen *Stolz*

92 Wesensmerkmale eines **Fetisch** sind:
– seine *Herkunft* aus menschlichem Bemühen ist *verschleiert*
– Er erscheint als *selbsttätige Macht*
– Man *huldigt* ihm
– Seine Funktion ist das *Wegzaubern der Angst*

93 Der vierte Schutzwall: **Wachstums- und Energie-Fetischismus** kompensiert für die Blockierung des Lebensenergie-Flusses und der Entfaltung im Individuellen
durch den Glauben an die Notwendigkeit
unbegrenzten Wachstums und hohen Energieverbrauchs
im Wirtschafts- und technologischen Sektor
Die *Illusion* besteht hier im Suchen von Wachstum und Energie
auf der Ebene des Materiellen, und einem «Fortschritts»glauben
der meint, so eine «glücklichere» Welt zu schaffen

94 Die **Massenfetische** bieten der Mehrheit in den unteren Rängen der Hierarchie illusorische Teilhabe an Macht, die ihnen in Wahrheit mangelt – nämlich zu:
1. selbstvollbrachter totaler Bedürfnisbefriedigung (Konsum)
2. Überwindung räumlicher Enge durch einen Kraftakt (Auto/Motorrad)
3. intensivem Erleben und Lebensglück (Produkte der Unterhaltungsindustrie)
4. Teamsolidarität verbunden mit körperlicher Leistung (Zuschauersport)
5. Überblick und Mitkontrolle über äußere Mächte (Informations-Massenmedien)
Sie beschwichtigen die durch frühkindliche Versagung entstandenen Ängste vor Mangel, Hilflosigkeit, Trostlosigkeit, Isolation und Ausgeliefertsein

18. Formen der Unterdrückung in der Abwehrgesellschaft

Unterdrückung und Abwehrverdrängung sind eins

Verdrängung heißt Unterdrückung (auf englisch z. B. ist beides «repression»). Wer Angst verdrängt hält, befindet sich allein dadurch im Zustand der Unterdrückung, da der Fluß der Lebensenergie blockiert ist. In ähnlicher Weise werden Menschen von anderen unterdrückt, indem ihnen die Erfüllung triebmäßiger Grundbedürfnisse verweigert wird oder sie selber der Mittel dazu beraubt werden. Die Wirkung läuft auf das gleiche hinaus: die Betroffenen sind alsbald nicht mehr fähig, ihre Bedürfnisse auch nur zu äußern, ohne den extremen Schmerz der Versagung (d. h. ihres Unerfüllt-Bleibens) zu fühlen; auch dieses Schmerzgefühl müssen sie nun unterdrükken und werden so immer mehr blockiert und ihrem Selbst entfremdet.

Wie wir gesehen haben, fällt den vier Seitenmauern («Schutzwällen») des Kerkers eine Schlüsselrolle zu bei der Unterdrückung sowohl der Gesellschaft als solcher wie auch ihrer einzelnen Mitglieder. Die von ihnen ausgehende Entfremdungswirkung kann als Wesensmerkmal der typischen Abwehrgesellschaft gelten. Wir fanden sie von vierfacher Art:

1. Verlust der Ganzheit (Vereinzelung): Teilung, Trennung und Isolierung;
2. Abschaffung persönlicher Autonomie und Verantwortung des einzelnen;
3. Verneinung qualitativer Gesichtspunkte zugunsten «objektiv» meßbarer Quantitäten als alleingültiger Kriterien: Entpersönlichung, indem das Objekt-Sein sogar vor das Menschsein tritt;
4. Verfälschung der Realität («Entwirklichung»): universelle Entartung in dem Sinne, daß praktisch alle Aspekte der Wirklichkeit zu abwehrgewährendem Ersatz umgeformt oder durch einen solchen verdrängt werden; auf diese Weise wird ihre ursprüngliche Wesensart und Bedeutung verfälscht.

Das Maß der Abwehr-Orientiertheit einer beliebigen Gesellschaft läßt sich ablesen an dem Grad, zu dem diese Merkmale, sei es einzeln oder kombiniert, in ihren Strukturen, Wertbegriffen und Praktiken sichtbar sind. Tatsächlich spiegelt sich in diesen Phänomenen recht genau die Situation des Säuglings, der auf Grund triebmäßiger Bedürfnisversagung ein Trauma erfährt, welches latente Angst zurückläßt. Ich will diese Situation nochmals kurz zusammenfassen:

1. Am Anfang steht das Gefühl extremer Hilflosigkeit und Isolierung, da triebmäßige Bedürfnisse (wie das nach zärtlichem Körperkontakt) unerfüllt blieben. Im Zustand des Getrenntseins von ausgerechnet dem Men-

schen, dessen bedingungslose Zuwendung *zu erwarten er geradezu «programmiert» ist*, erfährt der Säugling den Schmerz der Trennung und Isolation. Hält die Versagung an, muß er früher oder später einen Weg finden, sich diesem schrecklichen Schmerz zu entziehen. Er spaltet sich gewissermaßen von seinem triebmäßigen Selbst – dem inneren Wesenskern, der *weiß*, was er braucht und beharrlich nach Erfüllung strebt – ab. So legt die erste Angsterfahrung den Grundstein für weitere Triebunterdrückung. Und mehr: sie bewirkt, daß der Individuationsprozeß, in dem ich mich als vom anderen getrenntes Einzelwesen erfahren lerne, als mit extremem Schmerz befrachtet empfunden wird. Die Individuation selbst (anfänglich in der Gestalt des Heranwachsens, später als Realisierung des vollen Potentials des eigenen Selbst) wird zum Gegenstand von Angst.

Nur frühe und regelmäßige Erfahrung von Liebe (als bedingungsloser und regelmäßiger Erfüllung *aller* Triebbedürfnisse) kann diesem Abspaltungsprozeß, in dem letztlich jede Neurose ihren Ursprung hat, entgegenwirken, so daß bestehende Angst nicht latent und Isolierung nicht als bedrohliches und unentrinnbares Wesensmerkmal der Wirklichkeit empfunden wird.

2. Beim Ausbleiben regelmäßiger Bedürfniserfüllung leidet der Säugling unter seiner Abhängigkeit von jenen Erwachsenen, die sie zu gewähren berufen wären. Schlimmer noch: er kann dann dieses Stadium der Abhängigkeit nicht verlassen. Bis ins Erwachsenenalter bleibt er an sein unerfülltes Babybedürfnis «fixiert», indem er weiterhin erwartet, *von der Außenwelt* endlich zu bekommen, was seine Natur als ihr «Recht» beansprucht. Ein solcher Mensch, dessen Lebensenergie permanent in Angst blockiert ist, ist in jeder Hinsicht unfähig, zu einem unabhängigen, selbstbewußten und liebenden Erwachsenen heranzureifen. Sein Leben bleibt beherrscht vom Gefühl der Beengung und unverschuldeten Mangels, mag ihm dies auch nie recht zu Bewußtsein kommen.

Doch auch im späteren Kindesalter, im Familienkreis ebenso wie in der Schule, wird diese Abhängigkeit weiter gefördert, indem das Kind die Bedeutung der sozialen Rollen lernt und erfährt, daß «Kind»-Sein mit keinerlei Macht oder Rechten verknüpft ist.

Im Verhältnis zum Ausmaß der damals erlittenen Versagung bleiben wir bedürftig, ängstlich und schließlich abhängig von dem, was wir späterhin als Ersatz für den Mangel finden oder ausprägen mögen (wobei diese Ersatzfunktion häufig anderen Personen zugeschoben wird). So vermögen wir uns nicht zu selbstverantwortlichen, autonomen Menschen zu entwikkeln – es sei denn, unsere Lage wird uns bewußt und wir entschließen uns zu einer entsprechenden Therapie.

3. Wer solcherart Versagung erfuhr, kann qualitative Werte kaum schätzenlernen. Die Außenwelt wird ja von Anbeginn als feindselig empfunden. Ich reagiere auf sie nicht allein mit Schmerz und Angst, sondern auch mit

Aggressionen. Da ich instinktiv doch trotz allem *weiß*, daß mir von Natur her Trieberfüllung «zusteht», hasse ich sie dafür, daß sie mir diese Erfüllung vorenthält und so meine freie Entfaltung blockiert – mag ich auch diesen Haß verdrängt halten und gerade auf die tatsächlich Verantwortlichen, insbesondere meine Mutter, nie übertragen (denn dies würde allzu unerträgliche Schuld- und Angstgefühle hervorrufen). Das anhaltende, aggressive Verlangen nun fixiert mich auf jenes Entwicklungsstadium, in dem *Objekte* von überragender Bedeutung sind und unbewußt stets daran gemessen werden, ob sie ein Gefühl der Erfüllung vermitteln oder nicht. Das *Haben* zählt für den deprivierten Säugling am meisten: Herausholen an *quantitativen* Werten, was immer erreichbar sein mag. Für den, der wirklichen Mangel erleidet, sind qualitative Unterschiede recht unerheblich.

Wiederum wird diese Orientierung dann später von der Gesellschaft gefördert, nicht zuletzt in der Schule. Als Schulkinder lernen wir, bröckchenweise «Wissen» zu erwerben, und mit diesen Brocken wie mit Objekten umzugehen – wobei unser «Fortschritt» in Zahlen gemessen und ausgedrückt wird. Was man uns an «Werten» vermittelt, ist vor allem: daß es aufs «Können» und «Besser-sein-als-Andere» ankommt. Angesichts der Gesamtsituation steht nur zu erwarten, daß diese Orientierung dann lebenslang fortdauert.

4. Es ist eine Orientierung, die unvermeidlich den Blick für die Wirklichkeit trübt und den Sinn dafür beeinträchtigt. Aus den unerfüllten Triebbedürfnissen ist eines nach Abwehr (gegen den Schmerz und die Angst) geworden. Doch die innere Leere verlangt weiterhin nach Erfüllung, und wo diese ausbleibt (und Babyverlangen *kann* dem Erwachsenen in Wahrheit ja gar nicht erfüllt werden!), da muß wenigstens ein Ersatz her.

Das kleine Kind, das nicht liebevoll auf dem Arm getragen wird, wenn es das Bedürfnis danach verspürt, wird in der Regel schreien, um Aufmerksamkeit zu erzwingen, und mag so die Eltern wenigstens veranlassen, sich mittels Süßigkeiten oder des Fernsehens Ruhe zu erkaufen. Erreicht es regelmäßig eine solche Wirkung, so ist damit zu rechnen, daß es allmählich nach Süßigkeiten – oder dem Fernsehen – eine regelrechte Sucht entwickelt – die dann später in eine Sucht nach Zigaretten, Alkohol oder dergleichen umgemünzt werden mag. Was es auch sei, es ist ein Ersatz für das Entbehrte und wird nun *an dessen Stelle* dringlichst – und immer wieder – ersehnt. In einem solchen Fall ist die Bedeutung von «Geliebtwerden» entartet zu «Zugang zu ersatzmäßiger Befriedigung erlangen», und «ein erfülltes Leben führen» erhält die verfälschte Bedeutung des ständigen Verfügens über diese Art Abwehr. Kurz: nach dem «Gesetz der unumschränkten Abwehrpriorität» ist dieses Leben jetzt von Illusion beherrscht. Der/die Betreffende hat ein grundlegendes Interesse an der Aufrechterhaltung des Tabus und ist selbst gänzlich außerstande, den Kerkercharakter dieses Daseins oder die auf jeder Ebene manifeste universelle Entartung wahrzunehmen.

In den folgenden Abschnitten möchte ich an Hand dreier verschiedener moderner Ausprägungen der Abwehrgesellschaft kurz aufzeigen, inwieweit sich dort die Unterdrückungssituation des deprivierten Kleinkinds in den sozialen Strukturen spiegelt. Es erweist sich, daß die erwähnten, in den Schutzwällen verkörperten Aspekte der Entfremdung diese Strukturen nicht nur durchdringen und prägen, sondern sogar als unentbehrliches Element des Zusammenhalts der betreffenden Ordnung wirken.

Hitler und der Faschismus

Auf die enge Verflechtung des *Faschismus* mit den Abwehrmechanismen Regression und Fixierung habe ich bereits im 5. Kapitel hingewiesen (S. 75f); ich habe ferner die maßgebliche Rolle erwähnt, welche die Angst beim Aufstieg des Hitlertums gespielt hat (siehe Kap. 5, S. 75f und Kap. 8, S. 132f). Die gesamte Problematik wird ausführlich von Reich in seinem 1932 geschriebenen, noch immer lesenswerten Buch «Massenpsychologie des Faschismus» dargestellt. Reich erklärt den psychologischen Erfolg dieses Systems, die Leichtigkeit, mit der die Massen ihm verfielen, aus dem Wesen und der Moral des Kleinbürgertums. Dabei hält er die Unterdrükkung der Sexualität (nicht allein der *Befriedigung* normaler sexueller Bedürfnisse, sondern auch der *Bedürfnisse selber*) für entscheidend.

In der Tat wird die psychologische Komponente des Hitlerphänomens verständlich, wenn wir bedenken, daß der «Führer» nach Herkunft, Erziehung, Anschauungen und wohl auch eigenen psychischen Konflikten geradezu den Prototyp des unterdrückten *Kleinbürgers* verkörperte. Sohn eines kleinen Beamten, äußerliches Aufbegehren gegen den Vater (Hitler wurde nicht Beamter, sondern Maler) und dabei dennoch ein unbewußtes Akzeptieren der väterlichen Wertvorstellungen: genauso sieht bei uns noch heute vielfach das Ergebnis der Sozialisation in der Familie aus («Rebellion gegen die Autorität bei gleichzeitiger Anerkennung und Unterwerfung» – wie Reich es formuliert – S. 60f). Dies alles wurde bei Hitler ideologisch ergänzt durch die Kleinbürgertugenden der Sexualverneinung bei Idealisierung der Mutterschaft sowie durch eine extrem narzißtische Eingenommenheit von sich selbst. Die aufschlußreiche Studie Ernst Fromms über Hitlers Persönlichkeit (in «Anatomie ...», S. 335–393) scheint mir zu bestätigen: außergewöhnlich war an Hitler vor allem die extreme Unbeirrbarkeit und Tatkraft, mit welcher er nicht etwa die Realität bewältigte, sondern ansonsten recht durchschnittliche Abwehrmechanismen und -strategien bis zur äußersten Konsequenz in der Wirklichkeit ausspielte.

Diese Mechanismen fügten sich in der Psyche des «Führers» offenbar zu einem symbolischen Phantasiesystem zusammen, in welchem die Identifizierung mit Macht, vielleicht gar mit den Mächten des Bösen und der Zerstörung in einem finsteren metaphysischen Sinne, maßgeblich war. Ja, Fromm betont, daß die Phantasie bei Hitler stets bestimmender gewesen sei als die Realität. Sein Symbol-Ich mag geheißen haben: «Unsterblicher Siegfried» oder: «Rächer Vergangener Schmach und Führer in eine Ruhmreiche Zukunft», während das persönliche Symbol-System als solches zweifellos auch eine stark destruktive Komponente aufwies.

Von Interesse hieran ist in unserem Zusammenhang, daß ein ähnliches PSSS damals wohl bei Zehntausenden von Deutschen, die in den Nachwirren des Ersten Weltkriegs aufwuchsen, verbreitet gewesen sein muß. Im Unterschied zu ihnen allerdings gelang es nur Hitler, einem solchen den Rang des Wirklichen zuzuweisen! Was *sie* kaum zu erträumen wagten, lebte *er* ihnen selbstbewußt in der Realität vor: er *erwies* sich ihnen als der große, erlittene Schmach wiedergutmachende Held, der es mit einer Welt von Feinden aufnahm!

Diese Tatsache, meine ich, erklärt viel von Hitlers «magischer» Anziehungskraft – auf die Massen wie auch immer wieder auf ansonsten scheinbar recht nüchterne einzelne. Die benötigte positive Vaterfigur, die der «Führer» den Menschen darbot, stand ihnen innerlich nahe genug, daß sie selber sich damit identifizieren konnten. Weil er aber außerdem die Konsequenz und Tatkraft besaß, die ihnen fehlte, glaubten sie ihm auch, daß er die nachträgliche Bereinigung ihrer frustrierten Vergangenheit stellvertretend für sie würde bewerkstelligen können. Zugleich brauchten sie sich ihrer Unzulänglichkeit nun nicht mehr zu schämen. Denn die Naziideologie bot ihnen auch die attraktive Möglichkeit eines kollektiven Ersatzes für mangelndes Selbstwertgefühl.

Diesen Ersatz bildete der Stolz auf die Zugehörigkeit einer auserwählten Rasse, die sich zudem durch besondere «Reinheit» auszeichnen sollte: geeignete Abwehr gegen alle Reste von Schuldgefühl. Insgesamt also ein *Symbol-Wir*, das sich als Ich-Ersatz in das Symbol-System vieler Millionen nahtlos einfügen ließ. In diesem Sinne scheint es mir nicht abwegig, vom Faschismus als einem *«Kollektiven Spannungslindernden Symbol-System»* zu sprechen. Der Impuls der Massen zur Auflehnung gegen die in der Erziehung besonders radikal erfahrene Triebunterdrückung ließ sich nun symbolisch und spannungslindernd ummünzen in Aggressivität gegen vermeintliche äußere Feinde (das Judentum, den Bolschewismus usw.). Zugleich aber durften die Betreffenden sich doch «brav» und akzeptiert (also schuldlos) fühlen, wenn sie nur die zur Sublimierung angebotenen Ersatzwerte (Gehorsam, Tapferkeit, Selbstverleugnung) nebst den entsprechenden Definitionen («Deutsch sein heißt sauber sein» – «Vaterlandsliebe über alles» usw.) sich zu eigen machten.

Der Arbeiterschaft wurde zusätzlich zu alledem die Abschaffung der Klassen (also des elenden *Proletarierdaseins*) versprochen. Sie brauchten sich anscheinend nur der faschistischen Kleinbürgerideologie zu unterwerfen, um zu *Kleinbürgern* zu werden. Das aber mußte natürlich vielen sehr viel leichterfallen als die (der Wirklichkeit eher entsprechende) Identifizierung mit einer *Klasse der Unterdrückten*. Diese würde sich nur durch mühseligen Klassenkampf befreien können – und die Teilnahme daran müßte für den einzelnen zunächst persönlichen Verzicht auf Aufstieg in der Leistungshierarchie bedeuten.

Mitbestimmend für den Erfolg der Naziideologie war zweifellos, daß sie sich sehr weitgehend auf *unpolitische* Menschen stützte. Reich schreibt einmal: «Der unpolitische Mensch ist der in Sexualkonflikten absorbierte Mensch» («Massenpsychologie», S. 275) – also derjenige, der seine Unterdrückung als rein persönliches Problem betrachtet. Dem möchte ich hinzufügen: und der in seinem ichzentrierten Bemühen zur Lösung des Konflikts willig, ja begierig nach den angebotenen Ersatzmechanismen greift.[1] Tatsächlich versteht auch Reich unpolitisches Verhalten als eine Art aktiver Abwehr politischen Realitäts-Bewußtseins. *Der unpolitische Mensch* ist im höchsten Grad motiviert, seine durch triebunterdrückende Erziehung entstandene latente Angst abzuwehren: er *wird daher zum willigen Opfer weiterer Unterdrückung, solange ihm diese nur solche Abwehr verspricht.* Was freilich auch andere Systeme als das Hitlerische tun: wer immer sich dem Tabu unterwirft, wird ja damit zu seinem eigenen Kerkermeister.

Hitler stellte in seiner Person für den Faschismus sicherlich einen Glücksfall dar. Die wesentlichen Momente des Faschismus jedoch, als eines Systems politischer Ideologie und Organisation, sind von einer bestimmten Führerperson unabhängig. Sie finden sich noch heute in den unterschiedlichsten Staaten. Entscheidend ist, daß die faschistische Ideologie in sich ein spezifisches und in der Regel gut funktionierendes Abwehrsystem darstellt – mit den beschriebenen unvermeidlichen Folgen:

1. Ganzheitsverlust findet schon äußerlich Ausdruck in den trennenden Tendenzen faschistischer Systeme. Unweigerlich verdeckt die jeweilige Ideologie der «nationalen Einheit» die unerbittliche Verfolgung von Abweichlern ebenso wie von nationalen Minderheiten (in Nazideutschland vor allem Angehörigen des Judentums). Nach bewährt dualistischer Manier werden die Menschen eingeteilt in «gut» oder «böse», Gefolgsleute oder Feinde.

2. Die Beschneidung von persönlicher Autonomie und Selbstverantwortung ist extrem. Im politischen Bereich ist alle Macht, wenn nicht einer Führerfigur, so doch einer zahlenmäßig sehr kleinen Elite an der Spitze einer ausgeprägten Machthierarchie vorbehalten. «Gehorsam» gegenüber sozial Höhergestellten nimmt den Rang einer anbefohlenen Tugend ein.

1 Zum Problem des unpolitischen Menschen s. auch Klaus Horn, «Über den Zusammenhang zwischen Angst und politischer Apathie». In: «Aggression und Anpassung ...»

3. Entpersönlichung und Quantifizierung manifestiert sich in der offiziellen Einstufung der Menschen nach oberflächlichen Kriterien, wozu insbesondere das Lippenbekenntnis zum System als solchem gehört, welches allein dir den Weg zu den höchsten Rollen in der Staatshierarchie zu ebnen vermag. Nicht nur herrscht eine hierarchische Organisation in fast allen Lebensbereichen vor; die Menschen werden auch besonders streng mit ihren Rollen identifiziert. Der *Familie* mit den Machtrollen des «Vaters» (= Obrigkeit der Kernzelle) und, in anderem Sinne, der «Mutter», kommt dabei eine Schlüsselposition zu. Dies bedeutet für jeden das wichtige Versprechen des Aufstiegs aus kindlicher Rechtlosigkeit zu einer Position zumindest relativer Macht im persönlichen Bereich. Auf gesellschaftlicher Ebene wächst dir Autorität fast ausschließlich als Ergebnis hinreichend angepaßten Verhaltens zu; jedoch nur, wenn du ein Mann bist, da das System auch total *patriarchalisch* ist. Fernerhin werden zur Untermauerung des Ganzen absolutistische *religiöse* Vorstellungen eingesetzt, mit einem strafenden und national eingestellten Gott als Über-Autorität, der absegnet, was immer die Regierung befiehlt.

4. Extreme Wirklichkeitsverfälschung wird sichtbar nicht nur in der allgemeinen Abwehrorientierung des Faschismus (mit ständiger Beschwörung des ideologischen «Feindes»), sondern speziell in seiner totalen Unterdrükkung der menschlichen Triebnatur. Im Namen von «Disziplin», «Gehorsam», «Gefolgschaft», «nationaler Treue», «Ruhe und Ordnung» usw. wird Triebverdrängung dem einzelnen offiziell nahezu zur Pflicht gemacht.

Während die Werte, die der *Sozialismus* als Ideal zu verwirklichen sucht (Mündigkeit, Selbstbestimmung, Gleichberechtigung), der faschistischen Ideologie vollständig widersprechen, läßt diese sich mit dem *kapitalistischen* Wirtschaftssystem recht gut in Einklang bringen – insbesondere mit dessen früher Form, die strenger patriarchalisch ausgerichtet war als die heutige Spielart. Ja, vermutlich ist das politische System des Faschismus ohne eine Art von kapitalistischer Wirtschaftsform gar nicht denkbar, eben weil es so streng im Widerspruch zu allen realen sozialistischen Werten steht. Ich finde zwar, daß oft allzu undifferenziert alle möglichen Unterdrückungssymptome als «faschistisch» bezeichnet werden, während nur wenige davon bei uns den Namen strenggenommen verdienen. Das gilt jedoch nicht für viele andere, sehr eindeutig faschistische kapitalistische Staaten, wie sie seit Mussolinis Italien und Francos Spanien auch heute noch recht handgreiflich vor allem in der katholischen Welt anzutreffen sind.

Abwehr im Ostblock-«Sozialismus»

Der Sozialismus, so wie er von Marx und verschiedenen seiner Zeitgenossen entwickelt wurde, zielt seinem Wesen nach auf die Überwindung der

Entfremdung im individuellen wie im gesellschaftlichen Bereich. In der Praxis der Sowjetunion und ihrer Verbündeten ist jedoch, zumindest außerhalb der wirtschaftlichen Sphäre, recht wenig davon verwirklicht.

Das sozialistische *Ideal* widerspricht seinem Wesen nach jedem der genannten, von den Kerkermauern verkörperten Prinzipien:

1. Die *Vereinzelung* ist schon allgemein durch das kommunistische System an sich überwunden, wo das Prinzip gemeinsamer Zusammenarbeit an die Stelle des Konkurrenzsystems tritt und das Privateigentum an den Produktionsmitteln aufgehoben ist. Auch die Arbeitsteilung soll nach Marx und Engels in der kommunistischen Gesellschaft nicht mehr bestehen, «wo jeder nicht einen ausschließlichen Kreis der Tätigkeit hat, sondern sich in jedem beliebigen Zweige ausbilden kann, die Gesellschaft die allgemeine Produktion regelt und mir eben dadurch möglich macht, heute dies, morgen jenes zu tun, morgens zu jagen, nachmittags zu fischen, abends Viehzucht zu treiben, nach dem Essen zu kritisieren ... ohne je Jäger, Fischer, Hirt oder Kritiker zu werden ...» («Deutsche Ideologie», MEW 3, S. 33).

2. *Selbstbestimmung* (Autonomie) soll ausdrücklich wieder jenen zurückgegeben werden, die im Kapitalismus davon ausgeschlossen waren. – Nach Marx und Engels ist dies vor allem die Arbeiterklasse; doch es versteht sich, daß sich die Forderung grundsätzlich auf jeden bezieht.

3. *Qualitative Werte* werden von dem für den Marxismus charakteristischen dialektischen Denken bejaht, welches Polaritäten in ihrem Wechselbezug und gegenseitiger Relativierung begreift. (Eine eindeutige Kritik an der dualistischen Betrachtungsweise durchzieht das gesamte Marx/Engelssche Werk. Dementsprechend bedingt ihrer Auffassung zufolge das Wesen der Gesellschaft dasjenige des Individuums ebenso, wie das allgemeine Wesen der einzelnen sich kollektiv in dem der Gesellschaft äußert.)

4. *Illusionen*, falsche Werte und die Fetische des Kapitalismus sucht der Marxismus bewußt zu überwinden, wobei auch die Rückkehr zu engerer Harmonie mit der Natur angestrebt wird.

Für den einzelnen in einer Gesellschaft, die dem Ideal des Sozialismus entsprechen würde, müßte all dies bedeuten: weniger Entfremdung, dadurch ein geringeres Maß an latenter Angst und vielleicht überhaupt die Möglichkeit zu deren Überwindung. In Anbetracht dessen ließe sich durchaus die Auffassung vertreten, eine wirklich sozialistische Ordnung könne gar keine Abwehrgesellschaft sein.

Leider ist bisher von alldem in den europäischen «sozialistischen» Staaten, die sich an der Sowjetunion orientieren, recht wenig verwirklicht worden. Dabei brauche ich wohl nicht zu betonen, daß sich diese Kritik nicht auf *sozialistische Staaten als solche* bezieht, sondern nur auf gewisse Mißstände, die mir gerade das *sozialistische Ziel* in Frage zu stellen scheinen. Daß diese Staaten die Mängel des kapitalistischen Systems zu überwinden suchen, will ich nicht bestreiten. Doch sind einige von ihnen dabei offensichtlich in einer Sackgasse gelandet.

Der Grund ist, daß sie von Anbeginn davon ausgingen, *nicht das Abwehrsystem als solches*, sondern *nur dessen kapitalistische Spielart* abschaffen zu wollen. So stand ihrer Bevölkerung nach der «Revolution» sehr bald eine neue Spielart der Abwehr zur Verfügung. Aus der kapitalistischen wurde eine Art *sozial-bürokratischer Abwehrgesellschaft*. Das Versäumnis, auch dem Tabu zu Leibe zu rücken, bewirkte, daß stillschweigend die eine Art von Abwehr gegen eine andere eingetauscht wurde. Die Herrschaft der Abwehr-Trinität wurde nicht gebrochen; Entfremdung dauert auch dort an und nimmt weiterhin zu. Die Kerkermauern halten dicht: Funktionalismus, dualistisches Denken (obgleich generell unter dem Deckmantel der Dialektik; und dabei vielfach zur Rechtfertigung der eigenen Einstellung dienend) und der Wachstums- und Energie-Fetischismus stellen wesentliche Stützen auch ihrer Ideologie dar. Selbst das Prinzip der monopolischen Fürsorge reguliert dort das Leben der Menschen nicht minder (obwohl etwas weniger effizient) als hier – nur daß es sich bei den jeweiligen Monopolträgern natürlich nie um Privatfirmen, sondern immer um offizielle staatliche Einrichtungen handelt.

Die Veränderungen, welche die Revolution in diesen Ländern tatsächlich erreichte, beschränken sich entweder auf Randprobleme oder aber erweisen sich in letzter Analyse als lediglich «kosmetischer» Art: ein grundlegender Wandel allein dem Augenschein nach. Ja, die im Ostblock zu findenden Aspekte der Entfremdung ähneln in der Tat außerordentlich, wenn nicht den im Kapitalismus herrschenden, so denen, die ich als Wesensmerkmal des Faschismus beschrieben habe. Es scheint sich mir zu erübrigen, sie hier im einzelnen aufzuzählen; jeder mit den dortigen Zuständen Vertraute wird dies leicht für sich tun können. Wobei anzumerken bliebe, daß freilich im Vergleich zum Faschismus die Rolle der *Familie* und des *Patriarchats* hier stark beschnitten und die der Religion von den Organen der Staatsideologie übernommen wurde. Und ein weiterer Hinweis scheint mir vonnöten: Da die Ideologie dieser Staaten ihren marxistischen Ursprung nicht verleugnet, bleibt sie, zumindest in der Theorie, der Abschaffung der Entfremdung und Förderung des persönlichen Glücks stark verpflichtet. Sie läßt somit auch wahrhaft humanitären Bemühungen weitaus mehr Raum als der Faschismus (oder auch der Kapitalismus in der Praxis noch mancher Staaten), so daß die Ostblockländer vereinzelt doch beträchtliche Leistungen im Hinblick auf größere soziale Gerechtigkeit und ökonomische Gleichheit aufweisen.

Angesichts der Dringlichkeit grundlegenden Wandels empfinde ich es als tragisch, daß in den betreffenden Ländern diejenigen, die einer völligen Rückkehr zu den ursprünglichen Idealen des Sozialismus das Wort reden, nicht nur in der Regel zum Schweigen gebracht, sondern vielfach gar offiziell verfolgt werden. Der Fall Sacharow in der Sowjetunion ist nur ein trauriges Beispiel; ein weiteres ist das Schicksal des Ex-Funktionärs Rudolf Bahro in der DDR, der 1978 verhaftet und später in die Bundesrepublik abgeschoben wurde. Bahros Buch «Die Alternative» schildert genau dies: die mögliche Rolle und Praxis des wirklichen Sozialismus im Gegensatz zu seiner entarteten Form in den «sozialistischen» Abwehrgesellschaften.

Der Kapitalismus: höchster Triumph der Abwehr

Wie ich bereits andeutete, hat die Abwehrgesellschaft im westlichen Kapitalismus der Gegenwart vermutlich ihre vollkommenste Ausprägung gefunden. Dies mag die Anziehungskraft dieser Ordnung für die Bewohner weniger hoch«entwickelter» Länder in allen Teilen der Welt erklären, die vielfach auch besteht, wo diese keinesfalls von Armut verfolgt sind, sondern sich bisher sogar noch weit weniger entfremdeter Lebensformen erfreuen können als wir im Westen.

Allerdings ändert sich das in der Regel, sobald den Menschen dort die Segnungen moderner Technologie und Kaufkraft verfügbar werden. Die üblen Folgen im Sinne der «universellen Entartung» ließen sich in den letzten Jahrzehnten selbst in Mittelmeerländern beobachten, die während der sechziger Jahre dem Massentourismus erschlossen wurden. Zunehmende äußere Prosperität wurde hier von einem bemerkenswerten Wandel in den Einstellungen und Erwartungen der Bevölkerung begleitet, welcher die verschiedenen Aspekte allgemeiner Entfremdung zunehmend sichtbar machte.

Es ist hier nicht meine Absicht, Daten zusammenzustellen, um die spezifische Pathologie des kapitalistischen Systems zu belegen – das ist durch Soziologen und Wirtschaftswissenschaftler seit vormarxschen Zeiten von Fourier bis Fromm immer wieder geschehen. Weil ich aber den Kampf gegen das Tabu für die Voraussetzung jeder wirksamen Veränderung halte, möchte ich wiederholen: Dieses unser politisches und wirtschaftliches System ist unbewußt von tiefer Angst und daher in all seinen Strukturen von entsprechendem Abwehrbedürfnis geprägt. Die Wesensmerkmale der aus Angst geborenen Entfremdung sind in ihm kaum weniger eindeutig verkörpert als im politischen System des Faschismus. Die demokratische Variante des Kapitalismus ist lediglich besser funktionsfähig als die faschistische; denn diese beruht bisher im wirtschaftlichen Bereich auf frühkapitalistischen Strukturen, welche der Komplexität der modernen Technologie nicht ausreichend Rechnung tragen. Möglicherweise zu unserem Glück: vielleicht mag so in den USA, wo Anzeichen für eine weite Verbreitung der faschistischen Mentalität zu registrieren sind, paradoxerweise ein Interesse der Wirtschaft vorerst die Wandlung zu einem faschistischen Staat verhindern!

Betonen möchte ich dabei auch, daß ich die von vielen Marxisten vertretene Auffassung für eine dualistische Vereinfachung halte, derzufolge «Entfremdung objektiv im ökonomischen Prozeß wurzelt» (Duhm, «Warenstruktur ...», S. 103). Hier wird der Vorrang des abstrakten Tauschprinzips in der kapitalistischen Wertordnung als die *Ursache* der Verneinung der konkreten Sinnlichkeit (sprich: Triebunterdrückung) begriffen.[2] Eine solche Betrachtungsweise geht im Grunde über die kapitalistische Ordnung, welcher sie gilt, nicht hinaus. Zu fragen bliebe aber meines Erachtens doch: Wie kam es überhaupt zu dem Entfremdung bewirkenden ökonomischen Prozeß?

Freilich würde sich ebenso in der Antwort, dessen Ursache sei letztlich in der Neurose einzelner zu suchen, ein wirklichkeitsferner Dualismus manifestieren. Mit meinen Ausführungen in Kapitel 14 (siehe These 67) wollte ich vor allem andeuten, daß es sich bei der Entstehungsgeschichte von Entfremdung um einen sehr allmählichen und komplexen Interaktionsprozeß gehandelt haben muß. Daher lassen sich hier in der Wirklichkeit Ursache und Wirkung eben *nicht* auseinanderhalten. Und wozu auch. Der Streit, was nun zuerst kam: die Henne «entfremdete Wirtschaftsordnung» oder das Ei «individuelle Neurose», führt uns nicht weiter. Er verfälscht die gegebene dialektische *Beziehung*, die wechselseitige Abhängigkeit von Individuum und Gesellschaft, wieder zu antagonistischen Dualitäten. Eben vor solcher Verfälschung werden wir uns in Zukunft hüten müssen, wenn wir je aus dem bestehenden Dilemma herausfinden wollen.

Entscheidend ist folgendes. Erstens: Triebunterdrückte, also entfremdete, in unbewußter Angst-Abwehr befangene Menschen *brauchen* eine unterdrückende, entfremdete gesellschaftliche Ordnung. Sie brauchen ein soziales System, das vorrangig ihre Abwehr sicherstellt. Dieses Ziel wird wie gesagt die Befriedigung der Grundbedürfnisse mit einschließen – nicht aber die Abwendung tatsächlicher Gefahren. Diese (Krieg, Umweltverseuchung, Kriminalität, Geisteskrankheit etc.) können überall um uns her noch so sehr anwachsen, *ohne* daß die Gesellschaft über Willensbekundungen und geringfügige Korrekturen hinaus tatsächlich effektiv dagegen einschreitet. – Und zweitens bringt eine solche Gesellschaft zwangsläufig (nicht zuletzt im Interesse der eigenen Stabilität) entfremdete, abwehrbedürftige Individuen hervor, die dann auf das Angebot dieses Kerkers und sein Fortbestehen angewiesen sind – und so fort ...

Die vier genannten Hauptmerkmale der Entfremdung lassen sich in für den Kapitalismus typischen Bereichen allenthalben beobachten – womit nicht gesagt sein soll, daß die betreffenden Phänomene allein für den Kapi-

2 Vgl. auch Michael Schneider über die «fortschreitende Entqualifizierung und Entwirklichung» der Sinnlichkeit «durch das Tauschprinzip» («Neurose und Klassenkampf», S. 166).

talismus charakteristisch seien; finden dessen Prinzipien doch eben zunehmend in fast allen heutigen Kulturen Eingang ...

1. a) Das *Vereinzelungsprinzip* (*Trennung, Teilung und Isolierung*) liegt dem *Prinzip des «freien Wettbewerbs»* zugrunde, dem Glaubensgrundsatz des Kapitalismus. Als seine Folge steht jeder einzelne im «Lebenskampf» als Konkurrent gegen jeden anderen.[3] Sieger wird nicht etwa, wer teilnimmt, sondern nur, wem es gelingt, einen möglichst hohen Platz in der Hierarchie für sich zu ergattern, von dem aus er möglichst viele andere beherrschen kann. Für das notgedrungen am Leistungswettbewerb teilnehmende Individuum schafft dieses Prinzip *auf gesellschaftlicher Ebene* eine ziemlich genaue Entsprechung der traumatischen Säuglingssituation. So ist also auch dort der *Wiederholungszwang* wirksam, der den Neurotiker immer von neuem in kritische Situationen führt, die denen seiner unbewältigten Vergangenheit ähneln (auf diese Weise kann er sie symbolisch ungeschehen machen): Er ist allein gelassen, es fehlt jede Möglichkeit integrierender Hingabe, Angst und Triebunterdrückung äußern sich in Aggressivität – daraus wieder entsteht Schuldgefühl und der innere Zwang, sich reinzuwaschen.

Der Kapitalismus ist somit eine Gemeinschaft aus isolierten, in Angst befangenen und diese Angst ständig zwanghaft abwehrenden Ichs; im Kleinkindstadium fixiert, sind sie völlig angewiesen auf Bestätigung von außen, können sie jedoch nur auf Kosten anderer erringen. Freilich sucht der Erwachsene nicht mehr wie der Säugling seine Zuflucht in direktem Geschrei; er verschafft sich symbolisch Gehör, indem er dynamisch unter unermüdlichem, gehorsamem Triebverzicht «Werte» schafft und für Fortschritt sorgt. Der innere Schrei nach Liebe und Selbstsein-Dürfen tritt nach außen in Form von Leistung und Gehorsam bzw. aggressivem Sich-durchsetzen in Erscheinung.

In solchem Klima erzeugt die fortdauernde Isolierung ständig und überall neue Angst – vor Versagen, vor Konkurrenten und Vorgesetzten, vor Arbeitslosigkeit usw. Mittels dieser wiederum läßt sich die allgemeine Abwehrmaschinerie immer neu anheizen und in Gang halten.

b) Ein aus dem Wettbewerbsprinzip abgeleiteter Aspekt ist die *Theorie der Persönlichkeit*, die unseren theoretischen Vorstellungsweisen und kulturellen Strukturen weitgehend zugrunde liegt. Ihr zufolge besteht das individuelle Lebensziel darin, sich, gestählt von den «Schicksalsschlägen» des Lebenskampfes, einen unverwechselbaren, innerlich «reichen» Charakter zuzulegen. In Wahrheit erschöpft sich dieser in der zu sozialem Gewinn eingesetzten Abwehrmaske. In der hier vollzogenen Trennung von persönlichem und gesellschaftlichem Leben spiegelt sich die trostlose Vereinze-

3 Ich verweise hierzu auf Duhms aufschlußreichen Abschnitt, «Der Blick des anderen». In: «Warenstruktur ...», S. 122ff.

lungssituation, welcher der einzelne im Kapitalismus unterliegt. Wie Herbert Marcuse bestätigt, «reproduziert und verklärt» unsere Kultur «in ihrer Idee der Persönlichkeit die gesellschaftliche Isolierung und Verarmung der Individuen» («Kultur und Gesellschaft» I, S. 90).

c) Es versteht sich, daß die *Arbeits- und Eigentumsbedingungen* im Kapitalismus das Wettbewerbsprinzip, und damit das der Vereinzelung, reflektieren. Der moderne Industriestaat verdankt seine Erfolge der *Arbeitsteilung*, wie sie allgemein in der Spezialisierung sichtbar wird. Der ganze historische Prozeß zunehmender Teilung der Arbeit, welcher in der Entwicklung der kapitalistischen Wirtschaftsordnung gipfelte, ist allerdings wesentlich komplizierter, als ich es hier darstellen könnte. Marx und Engels geben einen anschaulichen Überblick dieser Entwicklung im I. Teil der Schrift «Die deutsche Ideologie» (MEW 3). Hier wird auch die Teilung der Arbeit zum *Privateigentum* in Beziehung gesetzt, indem beide als ihrem Wesen nach identisch begriffen werden: «– in dem Einen wird in Beziehung auf die Tätigkeit dasselbe ausgesagt, was in dem Anderen in bezug auf das Produkt der Tätigkeit ausgesagt wird» (S. 32). Auch diese «Selbstverständlichkeit» (als welche wir das Privateigentum betrachten) ist also ein Ausdruck des Vereinzelungsprinzips.

Wir sehen dieses Prinzip ferner in anderen scheinbaren Selbstverständlichkeiten am Werk, die für den ökonomischen Siegeszug des modernen Kapitalismus mitverantwortlich sind. Das Fließband in der Fabrik, an dem der Arbeiter nur noch einzelne, immer gleiche und auf Sekunden genau vorberechnete Handgriffe zu verrichten hat, ist ein besonders extremes Beispiel. Es zeigt außerdem sehr konkret, wie die Arbeitsbedingungen das «lebendige Totsein» fördern, wenn nicht erst hervorrufen: «die Gaben des Menschen aus ihrem Zusammenhang zu reißen, bedeutet, ihn zu töten» (Brown, «Zukunft ...», S. 321). Aber wir finden es ebenso z. B. in den Wissenschaften, die streng voneinander getrennt und ihrerseits in Spezialbereiche aufgeteilt nebeneinander herforschen (die Psychologie weiß nicht, was die Biologie tut usw.); wir finden es in der Medizin, welche den Menschen in Körperteile und seine Krankheiten in Symptome zerlegt, sowie in all den anderen schon geschilderten Phänomenen, von unseren städtischen Kleinwohnungen bis hin zur Vorherrschaft der Massenfetische Pkw und Fernsehen.

2. Die allgemeine *Beschneidung persönlicher Autonomie* zeigt sich im Kapitalismus wohl am deutlichsten in der Schlüsselrolle, welche in unserer Alltagspraxis den monopolischen Fürsorgern zukommt. Du wirst dich erinnern: wo immer sie tätig sind, bleibt ihnen letztlich die alleinige Entscheidungsmacht vorbehalten. Und unser parlamentarisches Regierungssystem selbst ist einer von ihnen. Hier findet die Autonomie der einzelnen in ihrer Fähigkeit, einem von einer Partei bestimmten Kandidaten bei Wahlen den Vorzug zu geben, ihre Grenzen. Eine Angelegenheit wirklicher

Wahl ist dies schon deshalb nicht, weil Parteien wie Einzelkandidaten sich in der Regel völlig einig sind in ihrem Bemühen, die Macht des Tabus aufrechtzuerhalten. Noch wird wohl eine echte Wahlmöglichkeit von der Kerkermentalität überhaupt angestrebt, der es ja vor allem um Wiedererlangung des Säuglingsgefühls geht, von Mami und Papi ausreichend versorgt zu werden. In Wahrheit sind Mami und Papi (heute also: unsere Regierungsvertreter) weder allwissend noch ist ihnen grundsätzlich zu trauen. Und doch wird es schwerhalten, im parlamentarischen System, so wie es sich heute zeigt, je für eine Alternative, die den Namen verdiente, eine Mehrheit zu finden.

3. Das wahre Ziel des Wettbewerbs im Kapitalismus ist der Erwerb abwehrspendender *Objekte* – d. h. ausreichender Quantitäten von Waren, Geld, Macht oder anderen Mitteln zur Erlangung öffentlicher Bestätigung. Doch selbst etwas so Unwägbares wie nationaler Wohlstand wird quantitativ an der Norm «Bruttosozialprodukt» bemessen, so daß automatisch ein Land als «arm» (und der Segnungen des Kapitalismus bedürftig) gilt, wenn etwa die Mehrzahl seiner Bewohner ihre Nahrung selbst anbaut (da natürlich eigener Gemüseanbau in der Rechnung nicht vorkommt). So verfälscht die Statistik, welche allein meßbare Quantitäten in ihre Rechnungen einbezieht, notwendigermaßen das Bild der Wirklichkeit.

Auf die Absurdität der Vorstellung, stetig steigender Energieverbrauch sei ein Merkmal von «Fortschritt», habe ich bereits hingewiesen. Gravierender noch im einzelnen ist, daß im Kapitalismus nahezu alles vorwiegend unter einem Gesichtspunkt betrachtet und gehandhabt wird: eben als potentielles Objekt zur Profiterzeugung. So werden die Güter unseres Planeten, von Mineralvorkommen und Regenwäldern bis hin zu den Walfischen, bedenkenlos ausgebeutet und das Gleichgewicht der Natur dabei zunehmend zerstört. Zwei extreme Beispiele sind das Roden des Urwalds im Amazonasbecken und die Beeinträchtigung der Ozonschicht in der Stratosphäre durch die Benutzung von Sprühdosen. In beiden Fällen werden die Hauptverantwortlichen ausschließlich von Profitsucht motiviert, mag es sich nun um brasilianische Pflanzer, Kleinfabrikanten von Sprühmitteln oder um auf beiden Gebieten investierende Multikonzerne handeln. Für die Menschheit ist der tatsächliche «Gebrauchswert» der Urwälder ebenso wie der Ozonschicht so bedeutend, daß er sich in Zahlen gar nicht ausdrücken läßt; der (sich in Millionenprofiten ausdrückende) Tauschwert jedoch, um dessentwillen sie zerstört werden, zählt bei uns eindeutig mehr.

Im Kapitalismus trifft dies, wie gesagt, nahezu alles zu. Auf die Zerstörung der Lebensqualität in bestimmten Ländern durch den Massentourismus habe ich schon hingewiesen; das Gesagte erstreckt sich jedoch auch auf die Individuen selbst. Sie müssen sich nicht nur mit der «richtigen» Art von Kleidung, Frisur, Schmuck und Make-up zieren, sondern zusätzlich auch den allgemein akzeptierten Gesichtsausdruck zur Schau stellen – «gewinnendes» Lächeln oder dynamische Entschlußkraft im Blick –, um ihren Wert zu beweisen und von der Umwelt entsprechenden Gewinn (Zustimmung oder Bewunderung wenn nicht materielle Güter) einzuheimsen. – Hierzu im folgenden Abschnitt noch einiges mehr.

4. Es scheint fast überflüssig, nochmals auf die universelle Entartung und Verfälschung hinzuweisen, welche die westliche Lebensweise allenthalben durchdringt und bestimmt. Wir sahen den «Grundwiderspruch im Kapitalismus» – den zwischen Kapital und Lohnarbeit – als lediglich eine Variante des grundsätzlichen Widerspruchs, der die Abwehrgesellschaft als solche charakterisiert: des Gegensatzes zwischen der Wirklichkeit und dem Ersatz. In beiden Fällen herrscht Entartung in der Unterwerfung der lebendigen Gegenwart unter die Erfordernisse der toten Vergangenheit. Desgleichen erkannten wir auch das für uns so unverzichtbare «Wirtschaftswachstum» als in Wahrheit ein Surrogat für die dem Kerkermenschen unerreichbare persönliche Entfaltung.

Ein weiterer für den Kapitalismus typischer Aspekt der universellen Entartung ist das (soeben unter 3. schon angesprochene) *kommerzielle Prinzip*. Da seine Auswirkungen besonders weit reichen, verdient es einen Abschnitt für sich. Strenggenommen gehörte ferner die Rolle der «Kultur» in unserer Gesellschaft hierher; auf sie werde ich im folgenden Kapitel gesondert eingehen.

Das hier über den Kapitalismus Gesagte gilt, wie du vielleicht schon bemerkt hast, in hohem Maße auch für den Ostblock-«Sozialismus», der ja bekanntermaßen in vieler Hinsicht nur einen verkappten Staatskapitalismus darstellt. – Das allgemeine Festhalten der Menschen, ja ihr bewunderndes Gefallen an einem solch widernatürlichen und zerstörerischen System läßt sich wohl allein mit dem Phänomen der latenten Angst überhaupt erklären. Wie ja dieses tatsächlich die Voraussetzung für das Bestehen eines jeden Abwehrsystems bildet: ohne Angst wäre ein solches überflüssig. Indem das System also in den Individuen ständig neue unaufhebbare Angst erzeugt, trägt es zu seinem eigenen Fortbestand bei. Daß dies so bleibt, eben dafür sorgen die genannten Elemente der Entfremdung, die nicht nur in den Prinzipien der Schutzwälle, sondern überall im Pyramidenkerker manifest sind. Unter den Bedingungen der *Vereinzelung*, des *Autonomieverlusts*, der *Entpersönlichung* und verfälschenden *Ersatzorientiertheit* kann der natürliche Lebenstrieb des Menschen niemals zu seinem Recht kommen. Er wird im allgemeinen nur noch in pervertierter Form empfunden: als Spannung, die irgendwie abgebaut werden muß.

Diese Spannung stellt nun aber ein enormes Energiepotential dar, welches nach Sublimierung drängt. Daher die unvergleichliche Dynamik des Kapitalismus. Der Arbeitsprozeß, in dem jeder einzelne, vom Generaldirektor bis hinab zum Hilfsarbeiter und der schrubbenden Hausfrau, befangen ist, vermittelt zwar keinem von ihnen ein ausgesprochenes Lustgefühl. Er lindert jedoch die innere Spannung und dient damit der Abwehr. Aus diesem Grunde nimmt der Direktor unter Umständen auch in den Urlaub seine Akten mit, und sogar für den Fließbandarbeiter ist Arbeitslosigkeit nicht allein wegen damit verbundener finanzieller Unsicherheit unangenehm.

Nur wenn zusätzliche Abwehr regelmäßig sichergestellt ist (etwa die Jagd für den Herrn Direktor, Fußball für den Arbeiter) – nur dann kann grundsätzlich auf geregelte Arbeitsaktivität verzichtet werden. Allerdings wird dann auch leicht, was anfangs nur Sport und Spiel war, bald wieder zur unentbehrlichen, verbissenen Arbeitsleistung entarten.

Die im Kapitalismus verbreiteten Formen konkreter (Situations-)Angst sind ein anderes Problem und doch mit dem der latenten Angst zutiefst verknüpft. Sie werden dir aus eigener Erfahrung sowie von Bekannten und Freunden her wohl vertraut sein. Da ist die ständig lauernde Furcht vor dem Versagen in der Arbeitswelt, vor Arbeitslosigkeit oder dem Nicht-Gelingen des Aufstiegs, vor zürnenden Vorgesetzten oder Prüfungen. Oder die Angst davor, von den wenigen Freunden, auf die man ja angewiesen ist, nicht mehr akzeptiert zu werden – etwa, weil man Meinungen hat, die aus dem Rahmen fallen. Hierin liegt ein niemals nachlassender Zwang zu Konformismus und Unehrlichkeit: noch als Erwachsener kannst du dir wirkliche Individualität ebensowenig leisten wie schon als Kind. Aber auch beim besten Willen zum Mitmachen entgehst du dennoch nicht der sogenannten «Existenzangst»: der (sehr gerechtfertigten) Angst vor der unbewußt doch verspürten Leere hinter dem ganzen Ersatz – davor, daß das Objekt-Ich eben doch nicht genügt, wie krampfhaft auch immer du bestrebt sein magst, dir dieses mittels deiner Charaktermaske bestätigen zu lassen. Die Furcht dahinter ist die vor jenem «lebendigem Totsein», welches die Folge der Blockierung des Zugangs zum eigenen Selbst ist. Und sie wird noch verstärkt von den Schuldgefühlen, die daher rühren, daß eine letzte Ahnung von diesem Selbst in dir ja doch gegen all das rebelliert und daß die Spannung immer wieder ansteigt, bis du die eigene Aggressivität kaum mehr unterdrücken kannst.

Auch die *Situations*ängste leisten in unserem System ihren Beitrag zur Einkerkerung des Menschen, weil sie immer auf den fruchtbaren Nährboden der *latenten Angst vor dem Selbstsein* fallen, welchen der Erziehungsprozeß in uns bereitet hat. So wächst durch sie, die nie enden, wiederum latente Angst, auch im Erwachsenenleben, weiter an – und damit die Sucht nach dem Ersatzangebot des Kerkers. Und diese überschattet und verfälscht selbst den real höchst notwendigen Kampf gegen die tatsächlichen Mißstände – wenn sie ihn überhaupt zuläßt. Die Menschen leiden; das Kerkersystem jedoch frißt sich an ihrem Leiden buchstäblich fett, weil nur es allein die Abwehr verkaufen kann – auf welche so jeder auch angewiesen bleibt.

Hier nun noch ein Beispiel für die Entartung, der in einem System wie dem unsrigen selbst eine so grundlegende Erfahrung und Fähigkeit unterliegt wie die *Liebe* zum anderen. Unter den Bedingungen der Vereinzelung bleibt diese im konkreten Fall vorwiegend auf den genitalen Bereich begrenzt – d. h., sie wird nur als geschlechtliche Liebe und auch da nur mit Bezug auf den einen, den *einzigen* Partner, wirklich ernstgenommen (wobei Elternliebe und die vom Kind zu seinen Eltern geforderte die praktisch einzigen Ausnahmen darstellen). Und selbst hier äußert sie sich fast ausschließlich als Ersatz – nämlich in Gestalt des «Verliebt-Seins» (vgl. hierzu Kap. 10, S. 154f), das dir irgendwie den Weg zum wahren Glück eröffnen soll. Hier ist, mit der Abhängigkeit vom idealen PSSS-Partner, ein Symbol an die Stelle der Wirklichkeit getreten, das zudem schwer mit Erwartung befrachtet ist. Kein Wunder, daß die Menschen bei uns immer wieder enttäuscht werden und «an der Liebe verzweifeln». Liebe kommt eigentlich nur bei *jungen* Paaren noch vor – oder aber als «Seitensprung» der bereits Enttäuschten. *«Il n'y a pas d'amour heureux»* (es gibt keine glückliche Liebe), singt Georges Brassens in einem bekannten Chanson der fünfziger Jahre – und der sich aufgeklärt wähnende Mensch im Kapitalismus kann ihm nur beipflichten. Dabei ist selbst für solche Enttäuschung in Wahrheit der *Urschmerz* der Betroffenen aus vergangenen Frühkindheitstagen maßgeblich, als die erwachsenen Bezugspersonen ihnen liebevolle Bedürfniserfüllung versagten. Für wahre Liebe zu jemand anderem als Familienmitgliedern oder dem jeweiligen Partner ist im Kapitalismus prinzipiell kein Raum, zählt doch hier in den sozialen Beziehungen niemals das wahre Selbst (das an Liebe im eigentlichen Sinne unfehlbar beteiligt ist), sondern allein der Schein des Ersatz-Ichs – und was immer du erwerben kannst, indem du dieses marktgerecht darstellst.

Ich wollte an dem Beispiel zeigen, wie «Entartung» unter den Bedingungen des Kapitalismus unvermeidlich auch das Menschlichste an uns betrifft – bis sogar das diesbezügliche Wort (in diesem Fall «Liebe») gar keine reale Bedeutung mehr hat. Und ist es etwa anders mit «Glaube», «Vertrauen», «Hoffnung», «Freude», «Lust»: was gibt es davon überhaupt noch bei uns?

Noch ein weiteres Merkmal des Kapitalismus sollte hier erwähnt werden. Es handelt sich um die *Klassenunterschiede*, welche tatsächlich, ungeachtet aller Bemühungen der Herrschenden, sie hinwegzuleugnen, bis in unsere Gegenwart fortbestehen. Es sind Unterschiede, die das Leben der Betroffenen, hinsichtlich sowohl des Ausmaßes ihrer Unterdrückung als auch der ihnen zugänglichen Abwehrmittel, weit stärker beeinflussen, als ihnen selber bewußt sein mag.

Bei aller theoretisch bestehenden Gleichheit zwischen der sogenannten «Mittelschicht» und der «Unterschicht» läßt sich doch kaum leugnen, daß in der Unterschicht das *Gefühl* der sozialen Benachteiligung schon von den Eltern an die Kinder weitergegeben wird. Aus dieser Tatsache, in Verbindung mit besonders ausgeprägtem, von der Art der Tagesarbeit verursachtem körperlichem Stress, erklären sich gewisse «schichtenspezifische» Verhaltensnormen. Je weniger Ich-Bestätigung und Spannungslinderung dir in deinem Job zuteil wird, um so eher wirst du beides in der Familiensphäre suchen. Doch Eltern, die durch den Arbeitsprozeß (etwa am Fließband oder der Ladenkasse) sowie allgemein durch größere Kinderzahl und materielle Sorgen unter besonderem Stress leiden, können naturgemäß nicht so leicht auf die Bedürfnisse ihrer Kinder eingehen, selbst wenn sie das wollten. Die Triebunterdrückung ist daher in Proletarierfamilien ungewöhnlich stark ausgeprägt. Dazu fehlen jegliche Ausweichmöglichkeiten zur Entfaltung eigener Initiativen, wie sie Mittelschicht-Kindern etwa schon dadurch geboten werden, daß sie in der Regel über mehr Raum, oft gar über ein eigenes Zimmer in der elterlichen Wohnung verfügen. Das in räumlicher Enge herumkrabbelnde oder fragenstellende Proletarier-Kind behindert natürlich die Eltern sehr konkret bei ihrer dringend benötigten Entspannung. Die Familiensphäre wird so von den Bedingungen in der Arbeitswelt recht nachhaltig beeinflußt.

Wir finden daher besonders hinsichtlich der Kindererziehung gravierende schichtenspezifische Unterschiede. Die Mittelschicht ist, wie Michael Schneider in «Neurose und Klassenkampf» (s. S. 240ff) eingehend darlegt, «liebesorientiert» – d. h. Bestrafung erfolgt hier überwiegend durch «Liebesentzug». Aus unbewußtem Mangel an eigenem Selbstwertgefühl fordert zumeist der Vater vom Kind, daß es sich mit dem von ihm vertretenen Verhaltensweisen und Normen identifizieren müsse. Das Über-Ich (die innerliche Gewissensinstanz) wird dadurch stark entwickelt. Die späteren Folgen sind oft ausgeprägte Schuldgefühle, Neurosen, psychosomatische Krankheiten.

Im Gegensatz hierzu ist die Unterschicht «machtorientiert»: hier gibt es mehr *äußere* Regeln des Verhaltens. Weil in dieser Schicht der Arbeitsprozeß psychosomatische Krankheiten nicht zuläßt (anders als ein Büroangestellter kann ein Fabrikarbeiter sich Migräne oder Kreislaufschwäche nicht leisten, ohne daß dies seine Funktionsfähigkeit wesentlich einschränkt), kommt es häufiger zu Psychosen, d. h. zu völligem seelischem Zusammenbruch mit Arbeitsunfähigkeit.

Im Grunde sind jedoch nicht so sehr, wie Schneider offenbar meint, die *Erkrankungen* als solche klassenspezifisch. Sie sind ja schließlich selber nur Abwehrerscheinungen – wenn auch individueller Art und von der Gesellschaft keineswegs als solche akzeptiert. Der Organismus «wählt» sie sich aber, weil ihm wirksamere Abwehrmöglichkeiten nicht zugänglich sind. Ausschlaggebend scheint mir daher, daß den Angehörigen verschiedener Schichten so unterschiedliche *Abwehrmöglichkeiten* zur Verfügung stehen. *Diese* also sind «klassenspezifisch». Eben weil die seinen Eltern gebotenen Möglichkeiten sehr begrenzter Art sind, ist das Proletarierkind auch in der Familie *von vornherein* stark benachteiligt.

Tatsächlich zeigen sich, wie ein 1974 abgeschlossenes Projekt in England feststellte, diese Nachteile zum Teil schon vor der Geburt. Bei der Studie, die unter dem Titel «Born to Fail» (deutsch: «Zum Scheitern geboren») veröffentlicht wurde, wählte man die untersuchten Kinder nach äußerlichen Kriterien wie Familiengröße, niedriges Familieneinkommen und Fehlen eines Elternteils aus. Es erwies sich, daß 96% der Arbeiterklasse entstammten. Bereits als Säuglinge waren solche Kinder kleiner und erkrankten *zweimal* so häufig wie der Durchschnitt; sie hatten später bedeutend mehr Sprach- und Hörschwierigkeiten, waren häufiger Bettnässer usw.

Und wie könnte es anders sein – müssen doch Eltern unter ständigem Stress ohne hinlängliche Abwehrmöglichkeiten zwangsläufig außerstande sein, ausreichend für das Wohl ihrer Kinder zu sorgen – und zwar auch bei noch so gutem Willen!

Des weiteren ist das Arbeiterkind auch in der Schule benachteiligt, wo allenthalben die bürgerlichen Normen gelten, die ihm von Hause her weitgehend fremd sind. Dazu kann es auch bei den Hausarbeiten nicht auf die Hilfe der Eltern zählen, die Kindern der Mittelschicht oftmals zuteil wird. Es fühlt sich daher leicht überfordert und verfällt vollends in Resignation.

Beim Eintritt in die Arbeitswelt zeigt sich dann, daß auch diese dem in der Leistungshierarchie unten Befindlichen nur außerordentlich begrenzte Möglichkeiten der Abwehr bietet (wie sie etwa durch die Ausbildung eines funktionierenden Ersatz-Ichs gegeben sind). Im Gegenteil muß in seinem Falle die Eintönigkeit der täglichen Arbeit das Empfinden lebendigen Totseins häufig verstärken – und damit die Aktivierung latenter Angst. Abgesehen von der Flucht in die Psychose scheint es eigentlich nur einen Ausweg zu geben: schnellstens dem Proletarierdasein zu entrinnen. Das aber wird wiederum nur dem ermöglicht, der sich die Definitionen und Wertbegriffe zumindest der unteren Mittelschicht, des *Kleinbürgertums*, restlos und ohne Fragen aneignet. So gewappnet, kann er dann mit einigem Glück die nächste Stufe in der Leistungshierarchie erklimmen. Und hier mag es ihm doch noch gelingen, sich ein Ersatz-Ich auszuprägen, und dann in der Illusion zu leben, er sei «etwas Besseres» geworden.

In Wahrheit hat er sich dann freilich nur jenen Normen der «Kerkerkrankheit» angepaßt, die mit natürlicher Menschlichkeit viel weniger gemein haben als die des «echten» (von solchem Aufstiegs-Bestreben noch unangekränkelten) Proletariats. Doch was kann der junge Mensch aus der Unterschicht anderes tun, um auch sich ein ersatzweises Selbstsein zu sichern? Letzten Endes ist er wie jeder in der Leistungsmaschinerie Eingefangene ja gezwungen, sich der Entfremdung zu unterwerfen. «Wes Brot ich esse, des Lied ich singe», sagt ein Sprichwort. Und wir essen eben notgedrungen alle das Brot einer entfremdeten, uns eingekerkert haltenden Abwehrgesellschaft.

Das Gesetz des kommerziellen Erfolgs

Im Kapitalismus eröffnet den Zugang zur Macht, zur Oberschicht und damit zu den Rollen des «Priestertums», vor allem das Geld. Wer über Geld verfügt bzw. einer «vermögenden» Familie entstammt, erhält *immer* für weniger Leistung eine bessere Rolle als andere – es sei denn, er verhalte sich unangepaßt. Dafür kannst du sicher aus eigener Erfahrung leicht Beispiele finden. Freilich ist der ganze Zusammenhang recht komplex: die eigentlichen Machtpositionen erfordern nicht einfach nur Geld, sondern Kapital bzw. dessen Unterstützung. (Dieses entsteht ja erst, wo jemand auch über die Arbeitskraft anderer verfügen kann.) Doch möchte ich sagen, daß das Geld, jene allgemein «*verkehrende* Macht», nicht nur, wie Marx hervorhebt, «*die wirklichen menschlichen Wesenskräfte* in bloß abstrakte Vorstellungen» verwandelt und umgekehrt (MEW, Ergänzungsband I, S. 566). Es ist vielmehr einer der getreuesten Gehilfen des Gottes Abwehr mit seiner Macht universeller Entartung. Ganz allgemein verkehrt es Wirklichkeit zu Ersatz: einen lebensnotwendigen Gebrauchsgegenstand zur bloßen Ware, menschliches Wesen zur Charaktermaske usw. – und es erhebt dann diesen Ersatz zur Wirklichkeit. Ware wird zum Gebrauchswert, weil sie zur Befriedigung von Abwehrbedürfnissen so dringend benötigt wird – ebenso wie meine Rollenfunktion, wenn sie der Abwehr dienlich ist, allmählich mein Menschsein verdrängt und ersetzt etc.

Die solchermaßen entfremdete Wirklichkeit des Lebens im Kapitalismus heißt *Kommerzialisierung*. In unserer Art von Abwehrgesellschaft ist das Kommerzielle der Kitt, welcher die Einzelbestandteile der Pyramide (einschließlich der Menschen) aneinander zementiert. Das Kommerzielle steht hier im engsten Zusammenhang zur Abwehr allgemein.[4] Erst diesem Kitt verdankt das Gesamtabwehrsystem seine außergewöhnliche Effektivität. In der Tat sieht man offiziell im «gesunden Eigeninteresse» den Stützpfeiler der Marktwirtschaft. Wer hier die gebotenen Abwehrmöglichkeiten voll wahrnehmen will, der muß sich diesen Kitt daher zu eigen machen. D. h., er *muß* (ob bewußt oder nicht) kommerziell denken. Solches Denken nimmt in solcher Umgebung bald den Charakter eines inneren Zwangs an: das alles überragende Abwehrbedürfnis *erzwingt* es.

Was aber bedeutet das: kommerziell denken – oder, in diesem Sinne, auch: fühlen?

4 Dieser Zusammenhang konnte von Marx lediglich angedeutet werden, da ja zu seiner Zeit das Wesen des Unbewußten noch nicht genügend erforscht war.

Es bedeutet, daß man sich das *Gesetz des kommerziellen Erfolgs* zunutze macht, welches sich direkt aus dem «Gesetz der unumschränkten Abwehrpriorität» ableitet. Ich möchte es so formulieren:

«In der kapitalistischen Abwehrgesellschaft wird,
was immer den Menschen zur Abwehr dienen kann,
zur potentiell gewinnträchtigen Ware»

– und tatsächlich leichter verkaufbar als manche Waren, die «nur» ein Grundbedürfnis erfüllen.

Du wirst dich erinnern:

Ware entsteht immer auf Grund der Produktion von Überschuß: erst Dinge, die nicht zu unmittelbarem Verbrauch benötigt werden, werden käuflich oder tauschbar. Das Abwehrbedürfnis bedingt naturgemäß ein Interesse an der Erzeugung von Überschuß bzw. an der Ansammlung von Geld, mit dem ich ihn einkaufen kann. Denn ursprünglich bietet ja nur solcher Besitz wirkliche Sicherheit vor dem Verhungern. Deshalb hortet der Mensch, was er nicht verbrauchen kann, für Zeiten der Not. Das ist noch «unverfremdete» Abwehr: eine Reaktion auf die (gerechtfertigte) Situations-Angst vor dem Verhungern. Ist jedoch die Befriedigung der Grundbedürfnisse (nach Nahrung, Wärme usw.) sichergestellt, wird ein Gefühl *psychischer* Bedrohung – also Abwehrbedürfnis – überall dort wach, wo latente Angst herrscht. Das Horten ist hier die Reaktion *darauf*. Unter diesen Bedingungen entartet, was ursprünglich Sparsamkeit war, zur *Habsucht* und schließlich zur *Geldgier*.

Der neurotische Mensch hortet also nicht mehr nur aus begründeter Sorge vor dem Verhungern, sondern prinzipiell und auf eher symbolische Weise: aus Angst vor der Urschmerz-Erinnerung an Liebesversagung – die in der Empfindung des Säuglings dem Verhungern gleichkommt. Gelegenheit, dies wirksam auszuführen, bietet jedoch erst der Handel: d. h. der Weiterverkauf gehorteter Abwehrgüter an andere, die ihrer nicht minder bedürftig sind – mit Profit, versteht sich. Das besagt nicht, daß nun jeder Neurotiker geldgierig sein müsse – wie wir gesehen haben, gibt es auch andere Möglichkeiten, sich symbolische Kompensation einzuhandeln –; es trifft jedoch auf unsere Gesellschaft als solche unzweifelhaft zu.

Am Ursprung des kommerziellen Denkens liegt somit die Sucht, symbolische Schutzwerte zu horten. Und je komplexer die Abwehrgesellschaft, um so eher geht es bald nicht mehr um den Besitz als solchen, sondern um das Symbol: die Macht, die der Besitz verleiht.[5] Eben daher wird, von einer bestimmten Stufe an, Kapital – die Macht, über fremde Arbeitskraft zu

5 Das aber bedeutet: Besitz von Tauschwert. Darüber W. F. Haug: «So sinnlos es wäre, bestimmte sinnliche Gebrauchswerte unendlich anzuhäufen ... – die Anhäufung des Tauschwerts, der eh nur quantitativ interessant ist, kennt von sich aus kein Maß und keine Grenze» («Warenästhetik», S. 19).

verfügen – noch wichtiger als bloßes Geld. Unter der Herrschaft des Gesetzes der *unumschränkten Abwehrpriorität* ist diese Entwicklung kaum aufhaltbar. Denn auch, wenn seine Grundbedürfnisse befriedigt sind, kauft der neurotische Mensch noch immer zunächst stets die erforderlichen Mittel für seine Abwehr ein. Am bereitwilligsten kauft er all das, was die eigene Abwehrmentalität bestätigt – mag es sich dabei nun um ein Fernsehgerät oder Motorrad, um modische Kleidung oder Kunstwerke, um wissenschaftliche Bücher oder Kosmetika handeln.

Hier liegt das eigentliche Geheimnis geschäftlichen Erfolgs, das die Werbung natürlich längst entdeckt und für sich nutzbar gemacht hat. Doch wenn wir als «potentiell gewinnträchtige Ware» bezeichnen, was immer den Menschen zur Abwehr dienen kann oder ihre bestehende Abwehr (also ihr ersatzmäßiges So-Sein) festigt, so betrifft dies vor allem den *Schein* der Dinge: ihr *Versprechen*, aus sich heraus einen bestimmten Aspekt unserer verlorenen Wirklichkeit wieder zugänglich zu machen.

Wir sahen bereits: je ausgeprägter der Ersatz-Charakter einer beliebigen Sache, je gewinnender also der *Schein von Wirklichkeit*, den sie ausstrahlt, desto besser wird sie sich zur Abwehr eignen und um so größer wird dementsprechend die Sucht danach sein. Dies wird schon deutlich, wenn wir uns die Statistiken der Umsätze in einzelnen Wirtschaftszweigen ansehen. Alkohol, Zigaretten, Aufputschmittel sind bewährt als Lebens-Ersatz, aufwendige Möbel und Gardinen als Ersatz für Geborgenheit, Kosmetika und modische Kleidung als Ersatz für natürliche Attraktivität; modische Neuheiten stehen für Individualität und starke Wasch- und Putzmittel schließlich verbürgen äußere Blitzsauberkeit als Ersatz für die ausbleibende Erlösung von Schuld-(Unreinheits-)gefühlen. All diese Dinge, die bei uns die überragende Mehrzahl der verkauften Konsumartikel darstellen, sind an sich entbehrlich: Milliarden von Menschen in weniger entfremdeten Gesellschaften sind jahrtausendelang nahezu (wenn nicht völlig) ohne sie ausgekommen. Zur Abwehr jedoch sind sie geradezu lebensnotwendig. Daher stellen sie auch die wichtigsten Objekte des Massenfetisches *Konsum* dar. Doch ebenso werden die Objekte auch der anderen Massenfetische: Autos und Motorräder, Heimatfilme und Sportveranstaltungen, Presseerzeugnisse und Fernseh-Quiz-Sendungen, Schlagerkassetten und Trivialliteratur fortwährend millionenfach umgesetzt.

In den letzten Jahrzehnten haben es die *multinationalen Konzerne* mit ihrer schier unbegrenzten Verfügung über Finanzkraft und Fachwissen wohl am besten verstanden, das «Gesetz des kommerziellen Erfolgs» gewinnträchtig für sich auszunutzen (freilich immer unter dem Deckmantel der Vorstellung, ihre Aktivitäten erfüllten wichtige Bedürfnisse und seien für die Volkswirtschaft ein Segen – was im entarteten Sinne, vom Standpunkt des Kerkerwohls betrachtet, sogar zutrifft!). Unentwegt am Ausbau sämtlicher Schutzwälle arbeitend, drängen sie seit je vor allem ins «Fürsorge»-Geschäft und kontrollieren heute wahrhaft gigantische Betriebe im Bereich der Medien, der Nahrungsmittel- und Pharmaindustrie, der Energieversorgung etc. Wonach auch immer die Kerkermentalität süchtig sein mag, das liefern sie: von Zigaretten, Alkohol und kraftspendenden Getränken, Beruhigungsmitteln und Detergentien bis hin zu den Massenfetischen.

Ihre Werbung spricht gezielt die Phantasievorstellungen und Wünsche der mannigfachen Symbol-Ichs und Symbol-Wirs potentieller Kunden an, deren Befriedigung den machtvollsten Kaufanreiz darstellt, der sich denken läßt; sie müht sich dabei nach Kräften, Sucht überall dort zu erzeugen, wo dies vielleicht noch nicht besteht. Die Entwicklung der entsprechenden Strategien und die zweifelhaften Methoden, die dabei angewandt werden, schildert Vance Packard recht anschaulich. (Eine kritische Darstellung des gesellschaftlichen Zusammenhangs mit Beispielen aus dem Werbealltag der Bundesrepublik findest du in Haugs «Kritik der Warenästhetik».)

Reinheit, Kraft, Leistung, erotische Attraktivität, Frische, Charme, Erfolg gehören wohl zu den wichtigsten Bestandteilen der verschiedenen Symbol-Ichs. All diese ersehnten Eigenschaften und Fähigkeiten, die den jeweiligen Mangel an Ich-Stärke, Lebensfreude, Schönheit, Kreativität usw. ausgleichen sollen, liefern daher auch die Schlüsselworte erfolgreicher Werbung. «Neuweiss beflügelt», «Riesenweiß durch Riesen-Waschkraft» (Waschmittel), «Für alle Mädchen, die ihre Konkurrentin überrundet haben» (Kräuterbad), «Eve legt Wert auf Ihr Äußeres» (Zigaretten): so und ähnlich schreit es uns aus Illustrierten und von Häuserwänden täglich entgegen. Ja, solche Art von Werbung vermag sich sogar im Widerspruch zu herrschenden Moralvorstellungen durchzusetzen und diese (wenngleich nur oberflächlich) zu verändern, wie sich an der in wenigen Jahren stark gewandelten Einstellung zu weiblicher Nacktheit erkennen läßt.

Selbstverständlich beschränkt sich das Verkaufbare nicht allein auf Konsumartikel, sondern schließt nahezu jede Art von Ersatz ein. Den Verkauf von Emotionen (Ersatz-Gefühlen) betreiben die Massenpresse und ein Großteil der Unterhaltungsindustrie. Angst wird dabei oft gratis mitgeliefert, da sie ja den allgemeinen Anreiz zum Einkauf von Abwehr verstärkt. Die erwähnte «Analyse der *Bild*-Zeitung» spricht das sogar offen aus: «Zwangsläufig wird durch die Berichterstattung über aktuelle Ereignisse Angst ... provoziert. Aber gleichzeitig werden auch die Entlastungsmechanismen geliefert ...» (S. 192). Darüber hinaus fördert Angst natürlich die Bereitschaft, am Symbol-Wir «Gefährdeter Normalbürger» teilzuhaben und sorgt damit für gute Absatzmöglichkeiten all dessen, was dieses Symbol-Wir bestätigt. Insgesamt dient dieser Mechanismus wiederum dem Tabu. Denn er bewirkt, daß das, was in Wahrheit latente Angst ist, für (gerechtfertigte) Situations-Angst gehalten wird. Konkret: Vor Verbrechern und Schicksalsschlägen *darf* man sich fürchten – und wer von dieser

Gelegenheit zur Ummünzung seiner latenten Angst Gebrauch macht, wird damit leicht zum bereitwilligen, ja süchtigen Kunden all jener, die aus dem Verkauf der betreffenden Massenfetische kommerziellen Profit schlagen.

Aus ähnlichem Grund lassen sich auch «Persönlichkeiten», sei es in der Gestalt von Pop-Stars oder Politikern, gut verkaufen: Sie können den fehlenden doch dringend benötigten Symbol-Partner im PSSS ersetzen.

Überhaupt versteht sich, daß das «Gesetz des kommerziellen Erfolgs» sich nicht nur auf Waren bezieht, für die man mit Geld zahlt. Was im Grunde so eifrig verkauft und erworben wird, ist ja die *Abwehr als solche* – und dies schließt alle nur denkbaren Surrogate und Symbole ein, welche diese im Einzelfall gewährleisten helfen. Selbst aus der eigenen, vollbrachten Abwehr läßt sich vielfach noch zusätzlicher Gewinn schlagen. Wenn etwa deine Charaktermaske nicht nur das eigene Ersatz-Ich vorteilhaft herauskehrt, sondern auch das des anderen umschmeichelt, kann dir dies in Form sozialer Anerkennung, Verdienstmöglichkeiten und «Beziehungen» oder auch williger Bettgenossen/innen immer wieder honoriert werden. Nicht ohne Berechtigung spricht man vom «Warencharakter der menschlichen Beziehungen im Kapitalismus». Wo, wie im Kerker, der Ersatz bzw. der Schein das wirkliche Sein verdrängt hat, durchdringt das Tauschprinzip naturgemäß jeden Winkel menschlichen Verhaltens.

Das kommerzielle Prinzip ist so, eindeutiger noch als das Geld, Handlanger der universellen Entartung – imstande, nahezu alles in Ware zu verwandeln, alles Lebendige zu verdinglichen, alles Wirkliche zu Ersatz zu verfälschen. Ihm zufolge läßt sich noch der ärmlichste Ersatz als Tauschwert einsetzen, solange er mit dem nötigen Schein versehen ist. So verbringt im Kapitalismus im Grunde jeder, vom Kapitalseigner bis zum Verkäufer der eigenen Arbeitskraft, sein halbes Leben mit dem Einkauf der Bestandteile für den Ausbau des eigenen Abwehrsystems. Kein Wunder, daß diese Gesellschaftsordnung, bei aller Verarmung im menschlichen Bereich, eine nie gekannte wirtschaftliche Blüte erlebt.

Die sozialistischen Staaten suchen in der Theorie durch Ausschaltung des kommerziellen Prinzips Entfremdung aufzuheben. Doch kann ihnen dies dort, wo das Tabu weiter besteht, nie vollständig gelingen. Das Verkaufsmonopol ist vielfach auf den Staat übergegangen, ohne daß sich doch vorerst erkennen ließe, daß dieser von abwehrlosen Menschen gelenkt würde. Auch dort läßt sich beispielsweise «Gesinnung» verkaufen: Loyalität zum System im Austausch gegen sozialen Aufstieg; und den Verkaufsapparat zu kontrollieren, bedeutet Macht.

Die Macht der Herrschenden wächst im Verhältnis zu der Angst der Beherrschten: Dieser Satz gilt für *jede* Abwehrgesellschaft, insofern Angst den Willen des einzelnen zur Selbsteinkerkerung (d. h. kritiklosen Identifizierung mit einem wirksamen Abwehrsystem) hervorruft bzw. verstärkt. Umgekehrt spiegelt ein solches Kerkersystem dann den psychischen Zustand der einzelnen. So handelt es dann auch in seinen Beziehungen zu anderen Staaten «neurotisch»: also vor allem stets abwehrbewußt. Es ist bezeichnend, daß in den mächtigsten Abwehrgesellschaften wesentliche technische Neuerungen immer erst als «Abfallprodukte» von Entwicklungen in der Rüstungsindustrie entstehen, für die stets das meiste Geld verfügbar ist. Aber auch das ärmste Entwicklungsland sucht, wenn dort das Abwehrbewußtsein genügend ausgeprägt ist, sein bißchen Geld zuallererst in Macht umzusetzen. In zahllosen Ländern der Welt läßt die Überentwicklung des Militärkomplexes ebenso wie die Sucht nach den sakralen Symbolen der Macht – Fahnen und Orden, Paraden und Uniformen – die zwanghaften Folgen des kommerziellen Prinzips auch auf der kollektiven Ebene erkennen. Hier zeigt sich: Wo immer Abwehr käuflich wird, stellt letztlich die Macht (über andere Nationen oder für den einzelnen: als Zugehörigkeit zum Priestertum des Kerkers) das begehrteste Kaufobjekt dar.

95 Individuelle **Angstverdrängung** und politische **Unterdrückung** sind wesensverwandt:
in beiden Fällen wird die Erfüllung von Grundbedürfnissen verweigert
Die in Abwehrblockierung gelähmte Lebensenergie ist dann gezwungen
sich ersatzweise Ausdruck zu suchen

96 Die von den **Kerkermauern** ausgehende vierfache *Entfremdungswirkung*:
Vereinzelung, Autonomieverlust, Objekt- und Ersatzorientiertheit
spiegelt die Situation des Säuglings im Zustand der Triebversagung
Kennzeichnend für die Abwehrorientiertheit einer Gesellschaft ist das Maß
in dem sie diese Merkmale aufweist

97 Der **unpolitische Mensch** ist das Produkt triebunterdrückender Erziehung
Sein Abwehrbedürfnis macht ihn zum unkritischen Bejaher
selbst eines eindeutigen Unterdrückungssystems
solange dieses dessen Befriedigung zu versprechen scheint

98 Da das ursprüngliche Hauptziel des **Sozialismus**
der prinzipielle Abbau von Entfremdung in allen Lebensbereichen ist
läßt sich, solange das *Tabu nicht durchbrochen* wird
keine «sozialistische» Revolution erreichen, die den Namen verdient
sondern allenfalls der Austausch eines Unterdrückungssystems gegen ein anderes

99 Der moderne **Kapitalismus** stellt die vollkommenste Ausprägung der Abwehrgesellschaft dar
Die typische Ersatzform ist hier die der *Ware*
Das *kommerzielle Prinzip* fungiert als Kitt, der die Kerkerteile zusammenhält
und Handlanger der *universellen Entartung*
mit der Macht, alles zur Abwehr Geeignete in Ware zu verwandeln
und so selbst persönliche Beziehungen zu verdinglichen

100 Vom Gesetz der unumschränkten Abwehrpriorität leitet sich im Kapitalismus das **Gesetz des kommerziellen Erfolges** her:

> «In der kapitalistischen Abwehrgesellschaft wird
> was immer den Menschen zur Abwehr dienen kann
> zur potentiell gewinnträchtigen Ware»

Was hier verkauft wird, ist somit grundsätzlich *Abwehr*
als der suchtmäßig ersehnte Schein der «Richtigkeit»
in den Gegenständen wie in uns selbst

101 Am Ursprung des **kommerziellen Denkens** liegt die Sucht
symbolische Schutzwerte zu horten
In der Kerkergesellschaft, wo diese allgemein ersehnt werden
wird *Macht* erreichbar
indem man verkaufbaren Überschuß anhäuft

19. Die Kultur im Kerker

Die Alibifunktion der affirmativen Kultur

Den Ersatzcharakter von praktisch allem zu verschleiern, was die Kerkergesellschaft wert hält, ist die Funktion der Tabu-Ideologie. Dabei ist die «Priesterschaft», mit Hilfe der von den Schutzwällen vertretenen Prinzipien, an der Verbreitung der universellen Illusion maßgeblich beteiligt. Die Vertreter von Regierung, Verwaltung und Wirtschaft finden sich vornehmlich im Bereich des ersten, zweiten und vierten Walls, indem sie die Prinzipien Funktionalismus, monopolische Fürsorge und Wachstumsfetischismus in der Praxis vertreten; während der dritte Wall, die dualistische Weltsicht, die spezifische Sphäre von Intellektuellen, Wissenschaftlern, Akademikern und generell all jenen darstellt, die ihren Aufstieg im engeren oder weiteren Umkreis des «kulturellen» Sektors suchen.

In diesem Bereich spielt die dualistische Weltsicht eine ganz besondere Rolle. Massenfetische und Symbol-Wirs mögen genügen, um der Mehrzahl der Bevölkerung den tristen Ersatzcharakter unserer sämtlichen Einrichtungen zu verbergen; für die Oberen jedoch ist eine subtilere Konstruktion notwendig – eine, die auch ihnen selber die Überzeugung vermittelt, wenigstens in dem relativen Komfort ihrer Umgebung ließe sich irgendwo auch das Wahre und Wesentliche noch finden: das Leben und die Liebe, Freude und Schönheit, Empfindung und Kreativität, das Heile und Göttliche – kurz: all das, was uns im normalen Unterdrückungsprozeß verlorengegangen ist.

Auf die Frage des gestressten Mittelschicht-Normalbürgers, wo der Ort all dessen denn sei – auch hierauf hält die Tabu-Ideologie eine fertige Antwort bereit. Es stimmt wohl: Der Alltag ist dem Schaffen vorbehalten, dem rastlosen Streben, der Entwicklung, dem Fortschritt und all der Mühe, die dessen Realisierung mit sich bringt – aber schließlich gibt es ja auch Freizeit, Feierabend, Wochenende, die Privatsphäre – und dort vorwiegend ist die Domäne (so heißt es) des Eigentlichen, Schönen und Wahren: nämlich der *Kultur*.

Der Begriff «Kultur» bezeichnet innerhalb einer sozialen Ordnung die Gesamtsphäre des sogenannten ideologischen «Überbaus» (von Philosophie und Religion, Kunst und Wissenschaft, dem Erziehungswesen und dergleichen). «Kulturelle» Dinge betreffen also bei uns gewöhnlich vor allem die Künste, den kirchlichen und schulischen Bereich sowie den der «Geisteswissenschaften», wie sie an den Universitäten gelehrt werden. Dieser ganze Überbaubereich aber steht, dem Verständnis der Kerkermentalität zufolge, in striktem Gegensatz zur «Basis» des Alltags, wie sie uns in den Gefilden von Wirtschaft, Industrie und Verwaltung, im Geschäftsleben sowie der Arbeits- und Konsumwelt gegenübertritt. Der dualistischen Weltsicht entsprechend ist das Leben streng abgeteilt in eine alltägliche *materielle* und eine besondere, festliche, «geistige» Sphäre.

Da die Kultur nun angeblich der letzteren, also der Welt des Geistes und der «Seele» zugehört, wirst du zu Recht fragen: Was kann sie denn *konkret* dem im Alltag sich abmühenden Menschen bieten? – eine Frage, die tatsächlich immer wieder ernsthaft von kritischen «Linken» gestellt wird. Denn die sicher plausibelste Antwort vermag durchaus nicht zu befriedigen: *Die Kultur wird benötigt zur ideologischen Rechtfertigung und Absicherung der Abwehrgesellschaft.* In der Tat ist angesichts der sehr realen Trübnis und Lebensleere des grauen Arbeitsalltags ein Alibi unentbehrlich – irgend etwas, das den entfremdeten Menschen das Vorhandensein eines Bezugs auch zu einem weniger trostlosen Sein beweisen könnte.

Eben dieses ist die Welt der Seele: ein schönes und erhabenes Jenseits, in welchem die «Werte», die unser Verhalten regeln, angeblich ebenso gründen, wie dort auch die unsterblichen Monumente der «hohen» Kunst angesiedelt sind. Es ist dies zudem eine Welt, die, jedenfalls in der Theorie, selbst dem Ärmsten zumindest in seiner Freizeit zugänglich ist. Festlich herausgeputzt darf er sie sich in feierlichen Stunden, von Gleichgesinnten umringt, zu Gemüte führen – als Ersatz und Ausgleich für den im Alltag so kraß empfundenen Mangel an Freude und Schönheit. Die für solcherlei festliche Entrückung geeigneten Orte werden nicht zufällig mit hohem finanziellem und künstlerischem Aufwand errichtet: Kirchen, Museen, Theater, Konzertsäle, Opernhäuser, Bibliotheken, Auditorien läßt sich jede Regierung noch am ehesten etwas kosten. Und natürlich ist sie stolz auf «ihre» Künstler (eingeschlossen auch die Dichter, deren Werke in Mußestunden häuslicher Abgeschiedenheit genossen werden) – besonders nachdem deren Werk abgerundet und überschaubar geworden und also leicht in das Kulturerbe einzuordnen ist. Störende Fälle, die sich solcher Einordnung ausnahmsweise hartnäckig widersetzen, sind gottlob selten genug: etwa zeitgenössische Filme über Alltagsprobleme mit *gleichzeitigem* Kunstanspruch. Sie versteht zum Glück ohnehin kaum jemand.

Kulturwerte also gehören dem Reich der Seele an; dort, wo es nichts kostet, kann die Abwehrgesellschaft sich die ersatzweise Gewährung einer Art Glück leisten. Vor allem kann dabei, wie Herbert Marcuse hervorhebt, im Alltag die Triebunterdrückung aufrechterhalten bleiben: «Seelische Freuden sind billiger als leibliche: sie sind gefahrloser und werden gerne gewährt» («Kultur und Gesellschaft I», S. 80). Das Ganze dient so der Festigung des Tabus und rechtfertigt damit die bestehenden gesellschaftlichen Verhältnisse. Marcuse spricht daher vom «affirmativen» (bestätigenden) Charakter einer solchen Kultur. Daß durch sie im Grunde alles Schöne, Wahre, Echte und zutiefst Menschliche (eben das, womit sich ja auch die Künste befassen) in einen völlig *abstrakten*, von der Wirklichkeit losgelösten Bereich verwiesen wird, kann wenig stören, wo ohnehin das Surrogat mehr gilt als die Realität. Das emotionale Genießen noch so abstrakter kultureller Werte liefert immerhin Ersatz für die durch Triebunterdrükkung blockierte Fähigkeit, das Hier und Jetzt fühlend und freudevoll zu erfahren.

Den Dualismus bestätigend, läßt sich der Grundcharakter dieser affirmativen Kultur mit Norman Brown auch als «apollinisch» bezeichnen.[1] Der Begriff geht auf Nietzsche zurück, der in seiner Schrift «Die Geburt der Tragödie aus dem Geiste der Musik» die aus der Natur hervorbrechenden Prinzipien des *Apollinischen* und des *Dionysischen* einander gegenüberstellt (Reclam-Ausgabe, S. 19–24). Das Apollinische ist das Prinzip des «schönen Traums», der «maßvollen Begrenzung» (wie es vor allem in der bildenden Kunst erscheint) – aber zugleich auch das *«principium individuationis»* – das Individuations- oder Vereinzelungsprinzip. Ihm widerspricht das ganzheitliche, alle Gegensätze vereinende Prinzip des Dionysischen, der «rauschvollen Wirklichkeit», das Nietzsche in der Musik und im Tanz verwirklicht sieht; unter seinem Zauber schließt sich, wie er schreibt, «nicht nur der Bund zwischen Mensch und Mensch wieder zusammen: auch die entfremdete, feindliche oder unterjochte Natur feiert wieder ihr Versöhnungsfest mit ihrem verlorenem Sohne, dem Menschen» (S. 23).

Ein reales, ganzheitliches Leben müßte im Sinne des dionysischen Prinzips die vitalen Triebregungen befriedigen, rauschhafte Bewußtseinsveränderung bejahen und so den Menschen mit seiner Umwelt vereinen; es würde auch Alltag, Schmerz und Tod nicht verdrängen. Unsere Kultur hingegen ist gekennzeichnet vom apollinischen Prinzip des schönen Scheins, von der Welt des Traums, von Maß und Vereinzelung – um nicht zu sagen: Verschleierung und Sterilität. Im Kerker spielt sie die Rolle eines ausgeklügelten, bunt und feierlich strahlenden Beleuchtungssystems, das gewisse Bereiche im oberen Sektor der Pyramide hell erstrahlen läßt, wenngleich sein Licht nur sehr spärlich bis in die unteren Ränge dringt (die aber ja vom Lack der Ideologie bunt eingefärbt sind).

Der Verschleierungs- und Ersatzcharakter dieser Kultur zeigt sich nicht zuletzt in ihrem Geschichtsverständnis. Dieses weist den gleichen, unausgegorenen Vergangenheitsbezug auf, wie die Abwehrreaktionen des neurotischen Individuums. Vergangenheit wird in ihren unangenehmen Aspekten weitgehend verdrängt und im übrigen verherrlicht. Die Geschichtsbücher reden da eine deutliche Sprache. Wo immer die Ersatz-Ideologie es erfordert, werden aus ihrem Zusammenhang gezerrte Einzelaspekte des faktisch längst Toten säuberlich aufpoliert, wenn nicht ins hehre Reich des Sakralen erhoben. So erscheint die Vergangenheit als Kette ruhmreicher Feldzüge (oder auch Niederlagen) einiger auserwählter Per-

1 Vgl. «Zunkunft im Zeichen ...», Kap. 16.

sönlichkeiten. Die Bevölkerung kommt nur als Statist vor (hauptsächlich dann, wenn von Metzeleien die Rede ist).

Auch heute machen die Auserwählten der Priesterschaft, die das Ziel an der Spitze des Kerkers erreicht haben, wiederum stellvertretend für uns und unseren Mangel an Lebenswirklichkeit Geschichte für die Lehrbücher unserer Nachfahren. Das nennt sich «zukunftsbezogenes» Handeln und erfolgt im Namen des Fortschritts. Weil die «guten alten Zeiten» (wann immer man diese ansetzen mag) vorbei sind, stehen wir so unter einem inneren Zwang, die Welt «weiterzuentwickeln». Nur fragt sich: zu wessen Nutzen?

Ein echter Bezug zur Zukunft (wie er etwa dem Philosophieren des Marxisten Ernst Bloch zugrunde liegt) ergäbe sich aus dem bewußten Erleben der beständigen Veränderungen von Gegenwart. Die ideologische Fortschrittslüge jedoch soll uns unsere Unfähigkeit zu solchem Erleben gerade verschleiern. Tatsächlich macht ja die heutige Menschheit «immer noch Geschichte, ohne eine Ahnung zu haben, was sie wirklich wünscht oder unter welchen Bedingungen sie aufhören würde, unglücklich zu sein» (N. O. Brown, «Zukunft ...», S. 32). Die Wirklichkeit ihres Fortschrittsstrebens ist im Grunde nichts als ein hastiges Abtun der Gegenwart. Erst wenn diese gestorben, wenn sie (als Geschichte) endgültig zu Vergangenheit geworden ist, bringt man es fertig, sich mit ihr zu beschäftigen. Dann freilich kann man das nur noch symbolisch, doch was tut's: Es eröffnet Gelegenheit, über den Sinn des Ganzen zu spekulieren und sich dabei den Fortschrittsmythus erneut zu bestätigen. So sucht der Kerkermensch sich einen auch verstandesmäßig annehmbaren Ersatz für die ihm versagte Möglichkeit *fühlenden Erlebens von Gegenwart* zu verschaffen:

«Weil der Neurotiker sein eigenes Leben nicht voll empfinden kann, muß er seinen Sinn durch andere oder durch äußerliche Dinge finden ... Er muß sich vorstellen, daß irgendwo der wahre Sinn und Zweck von alldem zu finden sind» (Janov, «Urschrei», S. 154).

Die Tatsache, daß der Sinn des Lebens eben hierin – im *Erleben* – besteht, übersteigt notwendigermaßen die Vorstellungskraft jener, die die Fähigkeit hierzu verloren haben. So geht statt dessen die vergebliche Sinnsuche weiter – allgemein in Richtung Jenseits, wo man doch finden zu müssen meint, was das Diesseits einem vorenthält. Wo die Bestrebungen des Kultursektors (der Wissenschaften und Künste, der Philosophie und Religion) voll hierfür eingesetzt werden, berichten später die Geschichtsbücher von einer «Blütezeit der Kultur».

Der Begriff «Kultur» kann hier im doppelten Sinne verstanden werden; nämlich außer in dem bisher Angesprochenen («kultureller Überbau») auch als «hochentwickelte Gesellschaftsordnung überhaupt», in welcher ein solcher Überbau für die Ideologie bestimmend ist. Freud hatte bei der Abfassung seiner Schrift «Das Unbehagen in der Kultur» wohl beide Bedeutungen im Sinn. Wenn er hier die «Triebsublimierung» als «besonders hervorstechenden Zug der Kulturentwicklung» betrachtet (GW XIV, S. 457), so legt dies bereits den möglichen Schluß nahe, daß der Nutzen solcher Aktivität vor allem ein solcher für Ziele der Abwehr sei. In der Tat führt die Beobachtung der «Gleichartigkeit der Ziele» im Entwicklungsprozeß des einzelnen und der Kulturentwicklung Freud bis zu der Frage, ob nicht «manche Kulturen – oder Kulturepochen – möglicherweise die ganze Menschheit – unter dem Einfluß der Kulturstrebungen ‹neurotisch› geworden» seien (S. 500 u. 504). Und resignierend gesteht er schließlich seine Unfähigkeit zu entscheiden, ob die Ausprägung der Kultur mittels Triebunterdrückung eine *unabwendbare* Entwicklung sei. Seine Beobachtungen treffen jedoch mit Sicherheit auf jede Art entfremdeter Ordnung zu, in welcher der ganze Kulturkomplex abgetrennt ist vom Alltagsleben – die also einen gesonderten «Überbau» besitzt. Ja, ich frage mich, ob wir einer sozialen Ordnung, wo dies *nicht* der Fall ist – wo also Theater und Literatur, philosophische Betrachtung und religiöse Erfahrung, Musik und Tanz im Alltag eines jeden jederzeit Ausdruck fänden –, überhaupt den Rang einer «Kultur» zuerkennen würden?

Stellt so bereits Freud den Sinn des ganzen Fortschritts in Frage – wo sich doch eindeutig feststellen läßt, «daß wir uns in unserer heutigen Kultur nicht wohl fühlen» (S. 447), so kannst du natürlich weiterfragen: Was sollen uns die ganzen kulturellen Einrichtungen, wenn sie doch nur in einem abstrakten Jenseits ihr Alibiwesen treiben? Hat etwa die Existenz von Barockkirchen oder der Werke von Spinoza, Goethe oder Beethoven (von denen ohnehin nur Auserwählte überhaupt etwas wissen) – hat all das denn je mehr bewirken können als eine «milde Narkose» angesichts der realen «Nöte des Lebens» (wie tatsächlich auch Freud es sieht)? (S. 439).

Es ist schon so: Lebte der einzelne nicht in Abwehr und Ersatz, dann brauchte er keinen «Sinn des Lebens». Und lebte die Gesellschaft nicht in einem Zustand allumfassender und alltäglicher Entfremdung, brauchte sie keine «Kultur» im heutigen Sinne. Fänden wir zur Ganzheit zurück, so wäre das abstrakte Reich des Traums und der Seele entbehrlich: Wir hätten Schönheit und Freude hier *auf Erden*. Nur die Trübnis des Kerkers macht die aufwendige Kunstbeleuchtung erforderlich.

Zwar können wir nicht hoffen, je in die Harmonie des ursprünglichen Naturzustands zurückzukehren – vielleicht aber könnten wir doch die Werte der Kultur einmal *im Alltag* wiederauferstehen lassen. Das allerdings wäre bereits die Revolution: die Überwindung des Tabus und Zerstörung des Kerkers.

Entartung der Kunst zur Abwehr[2]

Da in der Abwehrgesellschaft der kulturelle Bereich derjenige der Seele ist, ist auch die Kunst *als Zeugnis der beseelten Vergangenheit* geduldet, ja ausdrücklich erwünscht. Was hingegen den *Alltag* der Gegenwart anbetrifft, so ist diese Gesellschaft notgedrungen kunstfeindlich. Schon Flaubert nannte 1843 die Zivilisation «ein Unternehmen gegen die Poesie». Wie einst Bundeskanzler Erhard Schriftsteller als «Pinscher» bezeichnete und ein späterer Politiker die Intellektuellen mit «Schmeißfliegen» verglich, wie Präsident Nixon später die Vertreter der Kunst als «Juden» und «Linke» abtat[3], wie schwer sich auch die Sowjetunion immer wieder mit ihren Künstlern tut: all das sind bestimmt nicht Zufälligkeiten, sondern bezeichnende Symptome.

Tatsächlich bietet ja die Kunst im Kerker eines der wenigen Reservate von «Nicht-Entfremdung», wo der Mensch noch «bei sich» sein darf (bzw. im Bereich seiner eigenen «Seele»). Praktische Folgen für die Außenwelt aber darf das eben nicht haben. Immerhin liegt schon in der stets gegebenen Möglichkeit solcher Folgen eine latente Bedrohung des Tabus. Hierauf beruht die reale Bedeutung der Kunst: Sie ist potentiell subversiv, als Herrschaftsinstrument daher völlig untauglich. Im Gegenteil wirkt sie, wie Brown betont, als «ein Weg, das Unbewußte bewußt zu machen», geradezu «kulturzerstörend» («Zukunft ...», S. 84 u. 86). Unter den extremen Entfremdungsbedingungen des Kapitalismus stellt sie fast immer eine Art von «Revolte» dar: nicht zufällig stehen Künstler hier am ehesten «links».

Denn dies ist ein wesentliches Kriterium der Kunst: Sie vermittelt gesellschaftliche Erfahrung *wahrheitsgetreu*. So macht sie diese also ausnahmsweise *ohne* die «normalen» Mechanismen der Verdrängung erlebbar. Das Kunstwerk ist nach Friedrich Tomberg in jedem Falle mehr als bloß äußeres Abbild, ist «immer auch ein Spiegel des tieferen geistigen Geschehens derjenigen Gesellschaft, aus der (es) hervorgeht» («Politische Ästhetik», S. 19). Denn der Künstler sieht darin seine gesellschaftliche Wirklichkeit abwehrlos: so wie sie wirklich ist. Dies ist ihm möglich, weil ihm *in seinem Schaffen* die Quelle intuitiven Wissens zugänglich bleibt – mag er privat, außerhalb dieses Schaffens, auch noch so neurotisch sein.

Wenn demgemäß zu fordern wäre, daß der Künstler, um den Namen zu verdienen, «zu den Wissenden» gehören muß, so hätte sein Werk nach Tomberg[4] drei Anforderungen zu erfüllen: *Widerspiegelung* der Wirk-

2 Mir ist bewußt, daß der Begriff «entartete Kunst» aus der Naziideologie mit einem schlimmen Odium behaftet ist; ich vertraue jedoch darauf, nicht so mißverstanden zu werden, als zielten meine Ausführungen in *diese* Richtung.

3 Siehe diesbezügliche Meldung in: Die Zeit, 23. 8. 1974, S. 14.

4 «Mimesis der Praxis», S. 66. Tomberg beruft sich in dieser Darstellung vor allem auf Aristoteles, Schiller und Lucács.

lichkeit, *Antizipation*: die Vorwegnahme, als Möglichkeit, einer menschlicheren Realität und *Parteilichkeit*: Stellungnahme für diese bessere Wirklichkeit bereits in der Gegenwart. Verständlich werden diese Kriterien in ihrem engen Bezug auf das, worauf es, wie Tomberg zeigt, der Kunst immer schon ankam: auf jenes Prinzip, welches die Griechen «Eudaimonie» nannten. Damit ist die vollendete Harmonie des Menschen mit sich und seiner Umwelt gemeint – das genaue Gegenteil also des Zustands der Entfremdung. Der Zustand der *Eudaimonie* wäre jene «bessere» Realität, in *Antizipation* derer der Künstler, *parteilich*, seine eigene gesellschaftliche Wirklichkeit *widerspiegelt*. Genau dies meint auch Ernst Fischer, wenn er schreibt: «In jeder echten Kunst wird eine noch nicht existierende Menschheit vorweggenommen» («Notwendigkeit der Kunst», S. 238) – nicht als Endziel freilich, aber eben als Möglichkeit des Werdens.

Dabei kann nun das einzelne Werk das Fehlen oder Schwinden der Eudaimonie beklagen – dann wird Entfremdung sichtbar, ob Gesellschaftskritik tatsächlich ausgesprochen ist oder nicht. – Oder aber es kann sich dorthin flüchten, wo allein Eudaimonie noch irgendwie erreichbar scheint: ins Reich der Religion, der Romantik, der Innerlichkeit oder der vollständigen Abstraktion: auch darin wird es zum Zeichen für den faktischen Zustand der zeitgenössischen Gesellschaft: einen Zustand des Mangels an alldem, was eine menschliche Gemeinschaft auszeichnen *müßte*.

Natürlich muß die Form dem entsprechen. Wenn der Künstler nicht die Sprache seiner eigenen, sondern die einer vergangenen Zeit redet, tut dies dem Werk Abbruch; dann bleibt dieses in seinem Bezug zur Gegenwart entsprechend ungenau. Da sozialistische Systeme im allgemeinen die dualistische Trennung von *Alltag* und *Kulturwelt aufzuheben* suchen, geraten Künstler dort, wenn mit der Revolution nicht zugleich auch das Tabu durchbrochen wurde, besonders leicht in Konflikt mit Vertretern der tabuverpflichteten Institutionen (wie wir ja nicht erst seit Solschenizyn wissen). Bei uns, wo jene Trennung noch wirksam ist, sind sie entsprechend weniger gefährlich. So wichtig ihre Produkte im abstrakten Kulturjenseits genommen werden, so unbedeutend sind sie im Alltag. Obwohl sein Werk dem Wesen nach notwendig «politisch» ist, kann der Künstler gar nicht hoffen, damit politisch zu wirken, solange im Empfinden der Menschen mit dem Tabu auch das Dualismus-Prinzip wirksam bleibt. Das gleiche Publikum, welches tagsüber etwa demonstrierende Studenten als «Randalierer» beschimpft, kann sich abends im Theater ein Revolutionsstück von Peter Weiss durchaus mit Genuß zu Gemüte führen. Wie Marcuse es ausdrückt: «Was in der Kunst geschieht, verpflichtet zu nichts. Sofern solche schöne Welt nicht überhaupt als längst vergangene dargestellt wird ... wird sie, eben durch den Zauber der Schönheit, entaktualisiert» («Kultur und Gesellschaft» I, S. 82).

So wird durch den «affirmativen» Charakter der Kultur jeder verändernde Impuls von der Realität ferngehalten. Und spätestens, wenn er tot ist, kann der Künstler (falls seine Bedeutung es rechtfertigt) von dieser Kultur gefahrlos geschluckt werden – ihr einverleibt als Beleg für die Alibi-Behauptung, man sei eine «Kulturnation», die es also mit Schönheit, Freude und Schöpfertum ernst meine.[5] Die Tatsache, daß einer Bevölkerungsmehrheit von rund 90 % dieses Werk nicht einmal zugänglich ist, kann bei der rein symbolischen Bedeutung des Ganzen ohnehin nicht stören.

Der Künstler ist also mit seinem Werk weitgehend auf sich selbst geworfen. Und da in seiner Gesellschaft sensible, abwehrlose Menschen der Angst hilflos ausgeliefert sind, wird die Kunst ihm notgedrungen zum Mittel privater Abwehr. Dennoch hat das Werk hier nicht eigentlich eine Ersatzfunktion. Das intuitive Wissen, welches es verarbeitet, macht es ja zum realen Ausdruck tatsächlichen (abwehrlosen) Leidens an den Gegebenheiten. Tomberg betont daher auch, aus der Kunst spreche «nicht Freude, Hoffnung, Mut, sondern viel eher Resignation, Verwirrung, Angst. Angst insbesondere» («Politische Ästhetik», S. 19). Zuweilen aber auch, würde ich hinzusetzen, die Neigung zur Flucht in ein «besseres» Reich. Und sehr häufig, zugleich mit der Angst, *Sehnsucht*: die Sehnsucht nach Harmonie, Ganzheit, Lebensfreude, Ekstase. Dies jedoch unterscheidet den Künstler dabei vom gewöhnlichen Neurotiker: Er verwechselt die Symbole, die er gebraucht, *nicht* mit der Wirklichkeit. Auch der Romantiker «weiß» in seinem Werk, daß seine Flucht eine solche ist – gerade dann, wenn er sie für notwendig hält.

Die Symbole der Kunst haben also eine andere Realität als die Ersatzsymbole der abwehrenden Psyche. Sie dienen nicht der Verdunkelung. Im Gegenteil: Sie sind *erhellende* Zeichen für eine Realität, welche sich anders nicht klar genug darstellen ließe. Und weil sie intuitivem Wissen entspringen, werden sie von einem «wissenden» Publikum auch «richtig» verstanden.

Eine Ersatzfunktion hat seine Kunst für den Künstler dennoch – in anderem Sinne. Unter den gegebenen sozialen Bedingungen ist sie gewöhnlich der *einzige* Lebensbereich, in dem er sich selber *nicht* hilflos der Entfremdung ausgesetzt weiß. So nennt ein Literaturkritiker die «Wesensschwäche», d. h. die alltägliche Unfähigkeit zu wirklichem Fühlen, deren sich der Künstler schmerzlich bewußt sei, den «Grund, weshalb er ein Künstler sein muß ...»:

«Sein Werk erwächst nicht aus Kraft. Schöpferfreude, der Erguß eines

5 Daß die Wahrheit anders aussieht, bezeugen nicht nur die Musikprogramme bundesdeutscher Rundfunkanstalten oder die Verschlossenheit der hochdotierten Staatstheater vor Stücken neuer Autoren: auch die Schwierigkeiten der Schul- und Hochschulreform reden da eine deutliche Sprache.

reichen, überschwänglichen Herzens: das ist es nicht, was beispielsweise Kafka in seinem Schreiben findet. Das Schreiben bietet ihm die einzige Möglichkeit, zu überleben, den einzigen Zustand, in dem er ohne Angst leben kann.»[6]

Ganz anders als entfremdende Abwehr stellt das Kunstschaffen hier die letzte Möglichkeit dar, sich noch *real* zur *Wehr* zu setzen gegen Entfremdung. Seiner latenten Angst stellt sich der Künstler also, statt sie zu verdrängen, indem er sie in Symbole der Wirklichkeit umwandelt – und zwar dort, wo allein er noch Zugang zu seinem Selbst findet: in seinem Werk. Eine Überwindung der Angst gelingt ihm dadurch sicherlich nicht, wohl aber Linderung seiner angestauten Spannung.[7]

Hierdurch wird dem Künstler in seinem Reservat der «Nicht-Entfremdung» freilich auch eine *ersatzweise Befreiung* zuteil: Er schreibt, komponiert, malt, geigt sich seinen Schmerz «von der Seele». Doch muß er dies, dem Wesen aller Spannungslinderung gemäß, zwanghaft ständig wiederholen: bekanntlich variiert ein Künstler in unserer Welt allgemein in seinem Werk immer wieder das eine und gleiche Thema. Es ist die Weise, in der er gesellschaftliche Entfremdung erfährt und sich (symbolisch) dagegen zur Wehr setzt.

Ähnlich ergeht es dem Publikum, sofern es den künstlerischen Befreiungsprozeß nachzuvollziehen imstande ist. Was es hierbei abwehrt, ist weniger Angst als solche – ist eher der Schmerz jener Sehnsucht nach Nicht-Entfremdung, welche ebenso wie dem Angstzustand auch der Erkenntnis realer Entfremdung entspringt. Diese Erkenntnis aber vermittelt das Kunstwerk, wie gesagt, auch dann, wenn es Jahrhunderte alt ist. Denn mit Bezug auf den Idealzustand der *Eudaimonie* läßt sich die menschliche Situation immer vergleichen.

Wer ganz unter dem Tabu, also mit den Normen seiner Gesellschaft im Einklang lebt, wird freilich jedes Kunstwerk mißverstehen. Er wird es in seine Gesamtabwehr einbeziehen – und sei es nur als besagtes Alibi: als einen schönen Schnörkel seines Ersatzdaseins, den er sich leisten kann, weil er über eine abwehrwirksame Rolle verfügt.

Und die anderen Angepaßten, die das nicht können – jene Mehrzahl der Unteren und Unterdrückten? Ihnen bleibt die *Trivialkunst* als Bestandteil

6 W. H. Sokel, «The other Face of Expressionism». In: Monatshefte XLVII, No. 1, S. 6 (meine Übersetzung).

7 Dies läßt allerdings vermuten, daß sich in dem Werk nicht nur das Selbst, sondern auch das Symbol-Ich des gespaltenen Künstlers spiegeln müsse. Etwa die Hauptfiguren eines literarischen Werks (das in sich einen Aspekt des PSSS darstellen würde) könnten ihm entsprechen. Der Zauberer in Hermann Hesses «Kindheit des Zauberers», der Angeklagte oder Verurteilte in den Werken von Kafka: es mögen genaue Ausprägungen des jeweiligen Symbol-Ichs sein. Mir schiene es eine lohnende Aufgabe der Literaturwissenschaft, solche Zusammenhänge näher zu untersuchen.

des Massenfetischs *Unterhaltung*. Der Verschleierungsprozeß ist dort auf einer niedrigeren Warte um so wirksamer. Dieses Publikum hat Abwehr ja auch nötiger; es ist sich schon von seiner wirtschaftlichen Situation her ganz besonders stark entfremdet. Dementsprechend ist die Trivialkunst über den Fetischismus in die gesellschaftliche Abwehrstruktur fest eingebaut. Sie kann so auch für den betreffenden «Künstler» keinerlei Reservat von Nicht-Entfremdung mehr darstellen, sondern *nur* noch Flucht – genau die schöne Ersatz-Welt, mit welcher die Wirklichkeit auch von seinem Publikum verwechselt wird (und werden *soll*).

Der *wahre Künstler* hat das Tabu immer durchbrochen. Durch seinen wenigstens im Schöpfertum noch unblockierten Zugang zur Intuition verfügt er über ein Wissen von *Eudaimonie* – mag das auch ihm selber verstandesmäßig nicht bewußt sein. Er sieht daher die gesellschaftliche Umwelt *so wie sie ist* und leidet unter deren Entfremdung – auch dort noch, wo er in ein jenseitiges Reich (der Romantik, der Innerlichkeit, der Absurdität) entflieht. Dagegen sieht der *Trivial«künstler»* seine Welt ganz unter dem Tabu: *so wie sie sich darstellt*, als Illusion. Und mag er vielleicht auch nur so tun, um Geld zu verdienen, so bleibt sich das doch gleich. In jedem Fall stellt er den angebotenen Ersatz als Wirklichkeit vor: Emotion als echtes Gefühl, Sentimentalität als Schmerz oder Trauer, «Glück» als harmonisches Leben.

Sein Publikum teilt dieses Verständnis. Ja, es ist dankbar für die abwehrverstärkende Darstellung und schließlich auch angewiesen darauf. Daher spiegeln tatsächlich auch solche Werke (freilich in anderem Sinne als «wahre» Kunst) gesellschaftliche Wirklichkeit: nämlich die entfremdete Abwehr-Realität mit all ihren Flucht- und Ersatzmechanismen. An ihnen läßt sich ablesen, welche Erfahrungsmöglichkeiten ihrem Publikum vielleicht noch geblieben sind bzw. welche Abwehrstrukturen heute offiziell deren Platz einnehmen.

Weil Schlagersänger, Filmstars, Groschenromanautoren usw. das von den unterdrückten Massen dringend benötigte Abwehrmittel *illusorische Teilhabe an Lebensglück* zu verkaufen haben, werden sie meist auch finanziell reich belohnt. Die Sicht des wahren Künstlers stellt demgegenüber für die Abwehrgesellschaft eine Bedrohung dar, die durch Entfernung des Produkts ins abstrakte Kulturjenseits entschärft werden muß. Dort aber wird die Kunst, wie gesagt, benötigt: nämlich zur Unterstützung der ideologischen Lüge, ein reiches Leben sei bei uns (zumindest als Seelenleben!) eben doch jedem zugänglich. So bringt Abwehr es tatsächlich fertig, selbst das, was das Tabu ernsthaft in Frage stellt, letztlich noch zu dessen Festigung einzusetzen. Den Künstler ehrt die Gesellschaft entsprechend: mit Preisen, schönen Reden und schließlich: Denkmälern.

Die Richtung des Weges zur Befreiung der Menschheit von der Herrschaft der Angst ist seit langem bekannt. Die großen Religionsgründer ebenso wie Marx, Freud und viele andere benannten bzw. erforschten die Feinde und Widerstände. Bei allen Unterschieden eint sie das Wissen, daß Befreiung nur auf dem Weg über die Aufhebung aller Entfremdung bewirkender Faktoren möglich sein kann. Nur: Wer baut uns die Straße? Für uns, die wir von den Prinzipien der Entfremdung buchstäblich eingemauert sind, wird auch die individuelle Einkehr in ein inneres Reich der Harmonie notwendigermaßen zur Sackgasse und Illusion.

Hier liegt eine mögliche Aufgabe für die Wissenschaft, jene so einzigartige Entwicklung der abendländischen Kultur. Wozu wäre sie sonst da – wenn nicht, um der Menschheit ein menschlicheres Leben zu ermöglichen? Und tatsächlich haben die Naturwissenschaften das ja versucht – und hatten ursprünglich auch großen Erfolg bei der Befreiung von Bedrohung durch Hunger, Krankheit und Naturgewalten. Allzu bald jedoch wurden auch sie in den Dienst der Abwehr gezwungen – beherrscht von Menschen, für die das pedantische Abtrennen, Klassifizieren und experimentelle Analysieren zum Lebensersatz geworden ist (was, um es nochmals zu betonen, nicht heißen soll, es gäbe nicht auch, heute noch immer, Wissenschaftler, deren Tun von anderen, ganzheitlicheren Motiven als solchen unbewußter Abwehr bewogen ist). Ich habe in einem früheren Kapitel bereits darauf hingewiesen, in welchem Maße insbesondere ihre enge Verbindung zum dritten Schutzwall (der dualistischen Weltsicht) die Wissenschaften der universellen Entartung unterwirft. Dabei erwähnte ich auch die Illusion, auf die sie sich gründen, indem sie ihr angemessenes Beschäftigungsfeld einzig im Bereich quantitativ meßbarer und «objektiv» zu beurteilender materieller Manifestationen sehen.

Besonders deutlich wird der Irrtum solcher Voreingenommenheit im Bereich der *Humanwissenschaften* (wozu u. a. Philosophie und Linguistik, Literatur- und Kunstwissenschaft, Geschichte, Psychologie und Soziologie zu rechnen wären). Ihr eigentlicher Gegenstand ist, wie sie auch nicht abstreiten, ganz offenkundig nicht die materielle Welt als solche, sondern sind die Belange der Menschen im weitest möglichen Sinne. Sie wären so auch die geeignete Instanz zur Erforschung der verhängnisvollen Folgen latenter Angst. Erst damit würde der Ansatz überhaupt sinnvoll weitergeführt, den die Naturwissenschaften mit der Erforschung und Bekämpfung äußerer Bedrohungen (der Ursachen von Situationsängsten) begonnen haben.

In Wahrheit haben die Humanwissenschaften bisher diese Aufgabe kaum wahrnehmen können, sind sie doch vielmehr dem Tabu hörig, welches schon die Existenz von latenter Angst als Massenerscheinung leugnet.

Ihr konfuses Selbstverständnis offenbart schon die noch immer weit verbreitete Bezeichnung «Geisteswissenschaften». Der «Geist», auf den sich dieser Name beruft, wäre ja mit Sicherheit etwas Lebendiges, wissenschaftlich überhaupt nicht erfaßbar; die «geistigen» Erzeugnisse jedoch, die man dort vielleicht erforscht, sind natürlich immer Erzeugnisse des *ganzen* Menschen. Der Mensch läßt sich nun einmal nicht ohne Verfälschung der Wirklichkeit in ein *Geist-* und ein *Leib*wesen aufteilen. Da die Notwendigkeit eines Bezugs zur menschlichen Lebensganzheit den Vertretern der einzelnen Humanwissenschaften jedoch unklar ist, weiß man nicht einmal so recht, was man da überhaupt erforscht und lehrt – oder lehren sollte.[8] Die endlosen Diskussionen über Lehrpläne und Prüfungsnormen in der Bundesrepublik sind ein trauriger Beleg dafür; in anderen westlichen Ländern ist es kaum anders.

Diese Ahnungslosigkeit bzw. Verschwommenheit betreffs Sinn und Ziel des eigenen Tuns muß nun auf anderer Seite wettgemacht werden. Die Geisteswissenschaften stehen sämtlich unter Zwang, sich ständig die eigene «Wissenschaftlichkeit» beweisen zu müssen. Dabei setzen sie diese mit besagter «Objektivität» gleich – im Sinne sowohl der ausschließlichen Beschäftigung mit «gesicherten» Daten als auch der «Wertfreiheit». Das letztere soll heißen: es kommt nur darauf an *festzustellen*. Zu *werten*, also *Urteile abzugeben*, ist hingegen unzulässig.

Im Sinne solcher «Objektivität» will etwa ein führender, als liberal geltender amerikanischer Wissenschaftler die Hochschulen als «Aufbewahrungsstätten bereits errungener Kulturwerte» verstanden wissen.[9] Vom Forscher verlangt er vor allem *«disinterestedness»* (also, «über den Dingen zu stehen»). Daraus folgert er, dessen angemessenes Studienfeld könne keinesfalls «der Mensch der Gegenwart oder Zukunft» sein – wie es Ende der sechziger Jahre die aufbegehrenden Studenten verlangten, deren Forderung nach «mehr Relevanz» er mit solchen Argumenten abwehrt. Also: «Objektive» Erforschung des Kulturjenseits vergangener Jahrhunderte als Aufgabe der Humanwissenschaft! Wie das? Und wozu?

Erforschung des Toten, Vergangenen und Meßbaren betreiben freilich seit je die *Natur*wissenschaften. Und dennoch: Selbst hier bleibt, wie ich schon ausführte, fraglich, wie weit wirkliche Objektivität letztlich erreicht

8 Bezeichnend für die Folgen solcher Unsicherheit erscheint mir das Ergebnis einer Umfrage unter Studenten der Universität Köln (zumeist angehenden Englischlehrern), an der ich selber beteiligt war. Auf die Frage nach der Funktion der Literaturwissenschaft wußte die Mehrzahl keine besseren Antworten als: «Studium des Höheren» oder «Literaturwissenschaft in der Schule zu lehren» (*ohne* eine Vorstellung, was *das* sollte). Recht typisch die unbefangene Antwort: «Weiß nicht, sehe keine Funktion.»

9 Robert Brustein, «The University: Amateur vs. Professional» (Dialogue 3, 1970; S. 63) (meine Übersetzung).

werden kann. Es wird noch fraglicher, wenn wir bedenken, unter welchen inneren (natürlich tabuisierten) Zwängen zur Abwehr die meisten Wissenschaftler wohl selber stehen. «Ein sich stark verteidigendes Gehirn», schreibt Janov, «besitzt nicht die Eigenschaft der Objektivität.»[10] Ähnlich fragwürdig ist auch das Prinzip der «Wertfreiheit», das es dem Forscher verbietet, in Betracht zu ziehen, was mit dem Ergebnis seiner Forschung geschieht. Soll er denn also eine Vernichtungsmöglichkeit wie die Wasserstoffbombe, wenn er ihr auf die Spur gekommen ist – wertfrei –, in die Hände der Militärs legen?

Bei den *Human*wissenschaften nun ist die Möglichkeit dieser Art von Objektivität auf jeden Fall reiner Aberglaube – ein Spezialfetisch für Wissenschaftler, der ihnen illusorische Teilhabe an der Aufschlüsselung der Geheimnisse des Universums bietet. In Wahrheit stellt ja irgendwie Meßbares wohl den geringsten Teil ihres Materials dar. In der Regel besteht dieses (wenn es sich nicht, wie in der Psychologie, um *Lebensäußerungen*, etwa Gefühle, handelt, vorwiegend aus *Dokumenten*, die andere Menschen verfaßt haben. Also aus subjektiven Darstellungen und aus Meinungen: historischen Berichten, Romanen, philosophischen Abhandlungen usw. Die aber sind weder meßbar, noch kann man sie auswerten, ohne zu werten.

Worauf es mir im Sinne der *Wissenschaftlichkeit* anzukommen scheint, ist Objektivität in einem anderen Sinne: als *Wirklichkeits- oder Wahrheitsbezug*. Das heißt: als Forscher muß ich mich vor allem vor der (stets gegebenen) Versuchung hüten, die vorgefundenen Meinungen zu manipulieren: sie so in Bezug zueinander zu setzen, daß ein bestimmter Eindruck entsteht, den ich hervorrufen *möchte*. Wenn das Material es nahelegt, muß ich auch Schlüsse akzeptieren, die mir selber vielleicht nicht passen. In anderen Worten: ich muß möglichst «unneurotisch» – von unbewußten Bedürfnissen der Abwehr frei – sein. Oder muß doch, wie Devereux fordert, meine entsprechenden Bedürfnisse, also vor allem meine latente Angst, mit reflektieren. Das ist sicher nicht einfach. Es ist jedoch die Voraussetzung für meine Beurteilung, welchem Material ich wieviel Glauben schenken darf. Nur ein relativ abwehrloser Mensch kann sicher sein, daß er einigermaßen richtig auswählt und das Material dann in stimmigen Bezug setzt. Er allerdings kann wesentliche Zusammenhänge mühelos auch ohne statistisches Material *richtig* erkennen. «Welche Art von Statistik erweist, daß man schreiende Säuglinge aufnehmen muß und daß der Krieg eine schlechte Sache ist? Empfindungsfähige Menschen wissen die Antwort ...» In diesem Sinne betrachtet Janov Gefühle gleichfalls als «Teil der Validierung oder des Gültigkeitsnachweises» («Anatomie ...», S. 197/198).

10 «Anatomie ...», S. 196. Wieder verweise ich auf die zahlreichen Belege für Abwehrverhalten des Forschers in der Forschung bei Devereux («Angst und Methode ...»).

Noch weiter geht Duhm, der allgemein ein «erotisches» Verhältnis zur Wissenschaft fordert. Die «ausgeprägte subjektive Seite» stünde hier «nicht mehr im Widerspruch zu einer sachgemäßen Erkenntnis. Sie ist der unmittelbare Ausdruck einer Erfahrungssituation, in der die alten Erlebnis- und Erkenntnisschranken abgebaut sind» («Der Mensch ...», S. 203).[11] So absurd, wie diese Forderung manchem erscheinen mag, ist sie gewiß nicht – im Werk so unorthodoxer Denker wie etwa Norman O. Brown, Arthur Koestler, Jean Liedloff oder Georges Devereux (um nur einige zu nennen, auf deren Werke ich hingewiesen habe) scheint sie mir bereits verwirklicht zu sein.

Tatsächlich jedoch ist in den Humanwissenschaften das Tabu noch immer übermächtig. Die Abwehrideologie bestimmt nach wie vor Maßstäbe und Methoden – und verhindert damit die einzig wünschbare Art von Objektivität: eben das *wirklichkeitsgemäße* Erkennen und Beurteilen elementarster Zusammenhänge. Wäre es anders, müßte die Wissenschaft dem machtvollen Wirken der Angst, ihrem Bezug zur Abwehr und Entfremdung und schließlich der gesamten Kerkerstruktur unserer Gesellschaft längst auf die Spur gekommen sein.

Doch nicht einmal die Psychologie hat das bisher geschafft. Die zahllosen, tatsächlich in diese Richtung weisenden Forschungen, von Reich bis Janov, von Montagu bis Liedloff, haben die *Praxis* der Kindererziehung und Sozialisation und der auf den betreffenden Gebieten tätigen «Fürsorger»: Ärzte, Krankenschwestern, Pädagogen, Heimleiter usw., bislang kaum irgendwo entscheidend verändert. Hierin zeigt sich: Der Bezug selbst der Humanwissenschaften zum tatsächlichen Leben der Menschen ist minimal.

Nicht zuletzt dies kennzeichnet ihr Versagen. Sie beschäftigen sich mit jeweils aus dem Gesamtzusammenhang gerissenen Einzelaspekten des Menschseins (ohne sich selbst als Beobachter dabei mit zu reflektieren) – sie veröffentlichen laufend neue Werke der Sekundärliteratur, die für niemanden von Interesse sind als für die Forscher selbst – und sie haben keinerlei klare Vorstellung davon, weshalb und wofür sie das alles tun. Denn ihre wahre, *dem allgemeinen Abwehrinteresse und damit der Erhaltung des Kerkers dienende* Zielrichtung bleibt auch ihren Vertretern natürlich unbewußt.

Erst die studentische Protestbewegung gegen Ende der sechziger Jahre machte, wie Roger Garaudy berichtet, dieses wirkliche Ziel der «Geisteswissenschaften» namhaft, indem sie feststellte, in ihnen werde «das Bemühen, jede Spur von Widerspruch in unseren Gesellschaften zu verwischen, auf die Spitze getrieben» («Alternative», S. 23). Eben dazu verhilft ihnen die Methode der «Manipulation der Phänomene, die in diesem Fall [anders

11 Diesen Ansatzpunkt führt Duhm noch sehr viel weiter in «Synthese der Wissenschaft».

als bei den Naturwissenschaften; R. T.] eben Menschen sind». Garaudy fährt fort in seiner Schilderung der studentischen Vorwürfe gegen diese Wissenschaften: «Auf den Vorwurf, die Realität werde verschleiert statt aufgedeckt, folgt dann die Anklage, die *Persönlichkeit werde zerstört statt entwickelt*» (S. 24). Beides, Realitätsverschleierung wie Persönlichkeitszerstörung, scheint mir eine unabwendbare Folge der geschilderten «ganzheitsfeindlichen» Grundeinstellung.

Solange sie in der Abwehrgesellschaft fest integriert bleiben, können sich die Humanwissenschaften wohl kaum erneuern. Für die Menschheit jedoch kann dieses Versagen zur Tragödie werden. Denn unzweifelhaft gäbe es ja eine gewaltige Aufgabe – nicht für eine «wertfreie» Forschung, wohl aber für eine «abwehrfreie». Sie bestünde in nichts anderem als darin, die *gegenwärtige Wirklichkeit des Menschen in ihrer historischen Bedingtheit möglichst vollständig, in all ihren wesentlichen Bezügen und Zusammenhängen, zu erfassen und zu erforschen.* Und dies durchaus wertend – mit Bezug auf das Kriterium der dringend gebotenen Befreiung des Menschen von der verhängnisvollen Herrschaft tabuisierter Angst und Abwehr.

Täten sie dies in dem Willen, dem wirklich Wichtigen seinen Platz zuzuweisen, dann müßten die Humanwissenschaften wohl bald erkennen, in welchem Ausmaß latente Angst und Abwehr das menschliche Verhalten bestimmen und belasten. Sie würden darin das Wirken jener Gesetzmäßigkeit entdecken, welche ich als «Gesetz der unumschränkten Abwehrpriorität» bezeichnet habe. Und vermutlich würden sie so in ihrer Gesamtheit zu einer Art *Angstwissenschaft* werden. Denn es bliebe die Aufgabe, eindeutige Belege für Art und Umfang der Wirksamkeit dieses Gesetzes zu finden, mittels derer sich das Tabu unwiderruflich erschüttern ließe.

Allzu schwierig wäre das nicht. Entsprechende Hinweise (und den Nachweis der engen Verflochtenheit aller Entfremdungsphänomene auf dem Weg über die Abwehr) wird ein systematisches Studium von Erfahrungsberichten, Dokumenten und ähnlichem Material aus dem Bereich von Geschichte, Literatur, Philosophie, Soziologie, Politik usw. demjenigen hundertfach liefern, dessen Blick dafür nicht verschleiert ist. Die gezielte Befragung einzelner, die Analyse der Sprache und des menschlichen Verhaltens und die Auswertung all dessen innerhalb des angemessenen Ganzheitszusammenhangs würde wirklich wichtige Erkenntnisse über den Menschen zweifelsfrei aufzeigen. All dies würde uns klarmachen, welches die urmenschlichen Bedürfnisse sind – und seit je waren; wie diese frustriert worden sind – und es weiterhin werden; von welchen Mächten; und welcher Ersatz den Menschen dafür geboten wurde und wird; und welch vielfältiges Leid und Elend seit vorgeschichtlichen Zeiten *hieraus* erwuchs – und bis heute erwächst ...

Hier böte sich also ein dringend wünschbarer Bezug der Humanwissenschaften auch zur Praxis des Alltags. Möglicherweise könnten sie so tatsächlich einen Beitrag dazu leisten, daß der verborgenen Unterdrückung und damit dem «seelischen Massensterben», dem Verkümmern der Menschheit im Kerker, noch Einhalt geboten würde – daß sie endlich ihre Fähigkeit zu fühlen und lebendige Gegenwart zu erfahren, zurückgewönne. Zumindest könnte eine umfassende, ganzheitlich orientierte, wissenschaftliche Beschäftigung mit dem Phänomen der latenten Angst und ihrer Folgen uns helfen, unseren Weg aus der gegenwärtigen Gefahrensituation wieder heraus- und in Richtung einer wirklichen Befreiung zu finden.

Das Abwehrmittel Religion

Auch die institutionalisierte Religion stellt zweifellos einen wichtigen Bestandteil unserer (wie in der Tat einer jeden) Kultur dar. Ja, bei uns gehört sie, wie ich schon ausführte, zu den «monopolischen Fürsorgern» und ist als solcher fest in die Kerkerstruktur der Gesellschaft integriert. In dieser Hinsicht hat sie, ebenso wie die anderen Fürsorger, in der Praxis Bedeutung vor allem als Lieferant individueller Abwehr.

Nicht weniger als Kunst und Wissenschaft vom dualistischen Denken angekränkelt, wird «Religion» leicht zu einer speziellen Weise der Beschäftigung mit dem «Jenseitigen» im Gegensatz zum alltäglichen Diesseits. Das ist dann die spezielle Domäne der unsterblichen Seele bzw. Gottes oder der Heiligen. Nach diesem Verständnis bleibt dem Menschen freilich nichts als der Versuch, sich mittels gewisser Zeremonien, Riten oder sonstiger Handlungen ein Teilchen von der magischen Kraft jener jenseitigen Macht in sein Alltagsdasein hinüberzuholen, damit es ihn irgendwie errette.

Das institutionalisierte Christentum (vor allem im Katholizismus) fördert diesen verschwommenen Irrglauben. Die klare Botschaft von Jesus, die auf eine konkrete Überwindung von Dualismus, Angst und Entfremdung im Leben durch die Liebe zielte, scheint so gut wie vergessen. An ihre Stelle ist eine zwanghafte Verfolgung der «Sünde» getreten. Das verstärkt natürlich die latenten Angst- und Schuldgefühle der unterdrückten Menschen – aber auch ihre Bereitschaft, das «Christ-Sein» als Symbol-Wir zu akzeptieren. Hierin finden sie immerhin die Möglichkeit der Identifikation mit einer «schuldlosen» Gruppe – oder doch einer, deren Mitglied auf Erlösung hoffen darf. Um dazuzugehören, brauchst du nur regelmäßig zur Kirche zu gehen, zu beten, deine Triebe freiwillig «in Zucht» zu halten. Damit verdienst du dir die spannungslindernde und angstabwehrende Teilhabe am Symbol-Wir «Christen». Und solchermaßen in deiner Abwehr gefestigt, kannst du natürlich andere guten Gewissens unterdrücken – und sei es nur, indem du ihnen die «sittliche» Überlegenheit deiner so errungenen Abwehrweise verdeutlichst.

Sicherlich ist diese Schilderung grob verallgemeinernd. Es mag viele Christen geben, die diesen Namen in ganz anderem Sinne verdienen – die, «auf dem Weg zu ihrem Selbst», in wirklicher «Nachfolge» Jesu stehen. Sie werden eben deshalb *nicht* als solche, wohl aber als angstfreie und liebesfähige Menschen hervortreten. Natürlich geht es mir hier wie überall in diesem Buch vor allem darum, die herrschende Tendenz: das verhängnisvolle Wirken der Abwehr und ihre Macht der universellen Entartung zu verdeutlichen. Gerade weil ihr ursprünglicher Impuls der Entfremdung völlig zuwiderläuft, indem sie den Menschen dem Göttlichen wieder näher zu bringen trachtet, ist es wichtig zu sehen, in welchem Maße im Kerker selbst die Religion der Entartung unterliegt.

Diese wesensmäßige Entfremdung des heutigen Christentums von den Intentionen seines Begründers zeigt sich nicht zuletzt in der bürokratischen und starr hierarchischen Struktur der Kirche; desgleichen auch in dem Apparat, der aufgeboten wird, etwas «wissenschaftlich» zu rechtfertigen, das solcher Rechtfertigung nicht bedarf: der Theologie. Sie macht aus lebendiger Realität einen toten Gegenstand von Wissen – «Studium der Literatur anderer Leute über jene Dokumente, die aus dem Enthusiasmus spirituellen Erlebens entstanden sind ... ein Fachgebiet, das weit entfernt und sehr gut abgeschirmt ist von der Wirklichkeit, von der die heiligen Schriften berichten» (T. Ling, «Buddha, Marx und Gott», S. 193). Wieder also ein System, das allein dem Abwehrenden von Nutzen ist.

Das Zitat eines Mönches über den Buddhismus in Südostasien, das Ling wiedergibt, verdeutlicht an einem Beispiel, daß es auch mit anderen Religionen kaum anders steht. Der Mönch, so heißt es dort, spiele im allgemeinen die ihm gesellschaftlich vorgeschriebene Rolle der buchstäblichen Befolgung aller Regeln so ausgezeichnet, daß die Mönchsgemeinschaft «ein regelrechtes Treibhaus der Heuchelei in ihren üppigsten Spielarten geworden sei» (S. 209). Dem Interessierten dürfte es nicht schwerfallen, sich zu überzeugen, daß es mit dem institutionalisierten Hinduismus oder Islam nicht anders steht.

Es scheint mir unnötig, hierauf noch näher einzugehen. Betonen wollte ich dies: Ganz abgesehen von ihrer Rolle als Fürsorger hat die Religion in unserer Gesellschaft teil an der unentbehrlichen Alibifunktion der Kultur, indem sie, gemeinsam mit den Humanwissenschaften und den Künsten, die Trübnis des Kerkers in ein strahlendes und versöhnliches Licht tauchen hilft. Dem einzelnen eröffnet sie fern von seinen Alltagssorgen eine Sphäre, wo ihm die Illusion von Glück, Vergebung und Frieden erreichbar wird und ihm so für seine Vollzeitbeschäftigung der Unterdrückung des eigenen triebmäßigen Wesens zusätzliche Stärkung erwächst. Die Befreiung zur uneingeschränkten Liebe und Harmonie mit dem Göttlichen, zu der Jesus (ebenso wie sicherlich auch die anderen Religions«gründer») uns führen wollte, rückt hierdurch in immer noch weitere Ferne.

102 Die **Kultur** dient der Beleuchtung und Aufhellung der faktischen Trübnis
vor allem in den oberen Rängen des Kerkers
indem sie für Verlorengegangenes, das uns wesentlich ist, Ersatz liefert
Ihre Sphäre ist die der «Seele» oder des «Geistes»:
ein *jenseitiges* Reservat alles *Schönen*, *Edlen* und *Wahren*
wo dieses ohne Verbindlichkeit für den Alltag symbolisch genossen werden darf

103 Die **Kunst** vermittelt gesellschaftliche Erfahrung
aus abwehrloser Sicht: *wahrheitsgetreu*
In *Widerspiegelung*, *Antizipation* und *Parteilichkeit*
ist ihr unbewußter Bezugspunkt stets die Eudaimonie:
der ganzheitliche Zustand von Nicht-Entfremdung
Für den Kerker stellt sie daher eine Bedrohung dar
die entschärft wird, indem man sie in den abstrakten Bereich der Kultur verweist

104 Die Werke der **«Trivial-Kunst»** spiegeln die Wirklichkeit des Ersatz-Lebens
wo eben jene Art Abwehr verbreitet ist
in welcher ihre Produkte ihr Publikum zusätzlich zu bestätigen suchen

spielzeuge der angst – da gebt acht

laßt denn so laßt
ihnen denn den armen
ihr umklammertes spielzeug im stolzsein
auf
    ihre gestärkten hemden
    ihre ps-starken wagen
    ihre swimming-pool bungalows
    ihre chaffeurs vorzimmerdamen
    titel ehrenämter
    absetzbaren bewirtungen TEE-spesenreisen
so mühsam erkämpft gegen schwächere
all das so unentbehrlich
ihnen zu menschenschein

denn sie sind niemand

und nie gewesen
der angst einsamer kindheiten
niemals entwachsen
dem zwang sie zu betäuben

mittels beweisen sie lebten
und wichtig
laßt ihnen denn die spiele
ABER GEBT ENDLICH ACHT
daß der bittere ernst da nicht
wieder durchbricht daß dem die welt
nicht länger anheimfällt
die wirtschaft die technik die forschung sonst
werden bestimmt sie
uns alle und alles einmal kaputt-
spielen so blind gejagt
von ihrer immer neu abzudämmenden
immer doch innen
der angst
DA PASST AUF:
zieht nicht mehr den hut vor ihnen dient nicht
ihren zwängen werdet nicht
selber zum spielzeug
verleitet zum kauf
ihrer so grimmig er-
oberten beweise sie seien wichtig
und lebten
VERWEHRT IHNEN DEN GRIFF
auf was menschen brauchen
zu spiel gemeinsam aus
lust und freude am
leben
wenn sie das licht denn scheuen so
LASST SIE
allein im beton ihrer türme
wo sie nur einander hetzen und aus-
stechen können doch nie mehr ernstgenommen
draußen
mit ihren verbissenen
um reichtum und macht ihren spielen
LEBT DAS LEBEN
bewahrt vor
den geschäftig tönenden den
nie erwachsenden
unsere erde

Ausbruch aus dem Kerker

20. Der Weg ins Freie: organische Revolution

Es geht um mehr als Reformen

Als Menschheit ebenso wie als einzelne stehen wir heute am Scheideweg. Im Zeitalter anhaltender Umweltverseuchung und erschreckender Gefühlsverarmung, zunehmender Krankheiten (trotz umfassender medizinischer Versorgung), sich ausbreitender Not in vielen Erdteilen (trotz des Vordringens der Technologie in jeden Winkel unseres Planeten) und der noch immer nicht gebannten Gefahr eines totalen Vernichtungskriegs wird diese Tatsache allmählich auch breiteren Bevölkerungsschichten bewußt.

Doch etwas wissen und angemessen darauf reagieren ist zweierlei. Resignation herrscht vor. «Es wird schrecklich enden, aber was können wir schon tun?» – so sprechen die Leute und nehmen es als Grund, sich um so verbissener mit ihrem jeweiligen Abwehrverhalten zu identifizieren. «Dann doch lieber das Leben so intensiv wie möglich genießen, so lange es noch geht!» meinen sie – obwohl das schon längst kein Leben (im ursprünglichen Sinne) mehr ist, was sie noch dafür halten, auch wenn es ihnen Spannungslinderung bringt und gelegentlich gar Spaß zu machen scheint.

Andere beschwören den Anbruch des *New Age*, das nun begonnen habe: das Zeitalter des Wassermanns. Sie essen vegetarisch, organisch und frugal, verzichten auf Alkohol und Pillen (das Rauchen aufzugeben fällt etlichen von ihnen schon schwerer), nehmen gelegentlich Haschisch oder auch nicht, schwören auf Massage und Naturheilverfahren, schaffen sich, wo es geht, ein Fahrrad an und bemühen sich, liebevoller zu ihren Kindern zu sein als die Eltern zu ihnen waren. Und suchen überhaupt liebevolleren Umgang miteinander und mit ihrer natürlichen Umwelt. Das sind die Verfechter der sogenannten «Alternative».

Die politischen Veränderer sind kaum noch im Rennen. Politischem Wandel traut man nicht mehr. Die «Grünen» scheitern daran. Die Marxisten scheitern an der gescheiterten Revolution in praktisch allen «marxistischen» Staaten. Sie sind unglaubwürdig geworden, und immer mehr von ihnen verlieren selber den Glauben.

Über alldem herrscht noch immer der Abwehr-Gott, im Grunde unangefochten und unanfechtbar unter dem Schutz des Tabus, suchen die Massen – umschirmt von den Mauern ihres sicheren Kerkers – weiterhin das Heil in der Verherrlichung des Ersatzes, weht unentwegt der Geist der Entfremdung, nimmt die universelle Entartung ihren Fortgang. Schon droht durch sie auch das *New Age*, die «Alternative», befallen und ihr Bemühen in sein potentielles Gegenteil verkehrt zu werden, genau wie dies zuvor mit zahllosen religiösen und politischen «Bewegungen» geschah, die sämtlich der Menschheit keine Befreiung zu bringen vermochten.

In den Ländern des Ostblocks ist dies noch heute sehr offenkundig. Wo das Tabu unangefochten bleibt, entartet auch der revolutionäre Aufruf zur Herrschaft des Proletariats zu der Forderung: «Jetzt laßt uns mal ran an die besseren Abwehrrollen!» (Eine endgültige Neuverteilung kann dann angeblich irgendwann später beginnen.) So wird die bedrohliche Entwicklung zwar zeitweilig aufgehalten; doch bald haben auch die neuen Rollen und Institutionen nur noch Abwehrfunktion. Unter den Bedingungen der Entfremdung steigt die Angst im Lande wieder an, erfordert allgemein stärkere Abwehr – und der verhängnisvolle Kreislauf beginnt von neuem ...

Er muß jedoch aufgehalten und die Befreiung vollzogen werden, auch bei uns – und dies bald –, wenn nicht demnächst die Menschheit ebenso wie heute schon weitgehend die Menschlichkeit verschwunden sein soll. Wir dürfen uns nichts mehr vormachen: ein so perfektes Abwehrsystem wie der Kapitalismus – und der Sowjetblock zieht da schon kräftig nach! –, ein solches System kann noch so «friedlich» sein in dem Sinne, daß einmal gerade kein Krieg herrscht: doch der Wurm sitzt drin. Wenn seinen Bürgern als Lebensinhalt nur noch Ersatz geboten wird, bis sie (weil dies ihre Abwehr stärkt) auch gar nichts anderes mehr *suchen*, dann verlieren sie sich selbst. Dann sind sie schon zu ihren eigenen Kerkermeistern geworden, die sich notgedrungen abfinden mit ihrem lebendigen Totsein – und verkehren schließlich untereinander nur noch als Masken, indem sie selbst die Kommunikation mit ihrem Nächsten dem Ausbau ihrer persönlichen Abwehr unterordnen. In eine solche Ordnung ist der Untergang der Menschlichkeit und schließlich der Menschheit als solcher einprogrammiert.

Wenn wir dem weiteren Vormarsch der Entfremdung nicht jetzt Einhalt gebieten, könnte es bald zu spät sein. Die vielgepriesenen Reformen: Flickreparaturen, welche die Kerkerstrukturen unangetastet lassen, sind schlimmer als nichts, weil sie so das Tabu noch bestätigen. Das *New Age* kann ein solches – ein «neues» Zeitalter – nur dann sein, wenn seine Verfechter unsere heutige Lage in ihrer gesamten bedrohlichen Komplexität zutreffend erkennen.

Das heißt: Das erste, wichtigste Ziel wird – muß – sein, das Tabu zu zerschlagen.

Erst dann wird allgemein offenbar werden können, was es mit der latenten, der *abgewehrten* Angst auf sich hat. Und weshalb ihre Herrschaft so überaus schrecklich und verhängnisvoll ist: nämlich, weil es sich dabei um nichts anderes handelt als um die *Knechtung der Lebensenergie*. Die innerhalb der Gesellschaft insgesamt nicht minder gravierend vollzogen ist als beim einzelnen. Individuelle Charakterpanzerung und Kerker sind nicht zu trennen, ja, bedingen einander. Es sind die Erscheinungsformen, auf unterschiedlichem Gebiet, derselben Knechtung: eben latenter Angst.

Bei der Aufgabe: das Tabu zu überwinden, der Angst und ihrer Abwehr ein Ende zu setzen, die Panzerung aufzuknacken, den Kerker zu öffnen – geht es also um nichts weniger als dies: die Befreiung der Lebensenergie. Und das heißt buchstäblich, für uns alle und jeden einzelnen von uns: um Tod – jenes «Lebendige Totsein» im Kerker – oder Leben. Dieser Alternative wird das *New Age* sich in Zielsetzung und Handeln mit klarem Bewußtsein stellen müssen, wenn es nicht vorbei sein soll, noch ehe es richtig begann.

Die Sache mit dem Boot, «in dem wir alle sitzen»

Das Tabu wird erst zerschlagen sein, wenn die ideologische Lüge der bestehenden Gesellschaft als solche entlarvt ist. Bei uns, im westlichen Kapitalismus der Gegenwart, also in der «freiheitlich-demokratisch-marktwirtschaftlich» orientierten Gesellschaft, wird besagte Lüge den Massen von den in der Hierarchie Oberen gern in der aufmunternd-beruhigenden Formulierung aufgetischt: «Wir sitzen nun mal alle im gleichen Boot.» Will sagen: die Unterdrückten müssen nur guten Willens mitmachen, und gemeinsam werden wir alle zu neuen Ufern fortschreiten.

Aber das mit dem «gleichen Boot» stimmt eben nur, wenn damit der Kerker in seiner Gesamtheit gemeint ist. Der ist jedoch, wie wir gesehen haben, so strukturiert, daß wenige über die vielen den Vorteil haben. Das Bild von dem Boot soll diesen Sachverhalt verschleiern. Die Wahrheit sieht, wenn wir einmal in diesem Bilde bleiben, eher folgendermaßen aus:

Gemeinsam treiben wir alle im gleichen Meer des Lebens. Dieses Meer ist bedrohlich, denn dort wimmeln Millionen der verschiedenartigsten Boote mit unterschiedlicher Kraft und Geschwindigkeit ziellos durcheinander. Das ergibt einen Wellengang, den man nur in einem starken Gefährt überstehen kann, ohne seekrank oder von anderen Booten leckgeschlagen zu werden.

Das System hält nun die verschiedensten Schwimmöglichkeiten für fast jeden bereit: wenn nicht einen Kahn oder ein Floß, dann doch wenigstens einen Schwimmgürtel. Einige wenige verfügen natürlich auch über Hochseeyachten. Nicht zu reden von den Ozeanriesen der Multikonzerne, deren schwer arbeitende Besatzung eigentlich noch am sichersten dran ist. Auch größere Segel- oder Motorboote, Sampans, Barkassen und Kähne bieten einiges an Schutz. Die Mehrzahl der Bevölkerung freilich besitzt nur kleinere Ruder- oder Paddelboote, die der andauernden Gefahr des Zusammenstoßens oder Kenterns ausgesetzt sind. Oder sie haben überhaupt nur Rettungsringe bzw. Schwimmwesten und sind dadurch zusätzlich, nämlich schon durch die kleineren Boote gefährdet.

Natürlich wird ständig daran gearbeitet, Mängeln in diesem System abzuhelfen. Auf allen größeren Schiffen bestehen Möglichkeiten, Schwimmausrüstungen flicken oder verstärken, Löcher in den Booten verstopfen zu lassen. O ja – wenn einer untergeht, dafür war eben das Meer verantwortlich – sein «Schicksal».

Es sind die Kapitäne der Ozeanriesen, die die Definition vom «gleichen Boot» verbreiten lassen. Und wirklich: Von hoch oben auf ihrer Brücke müssen ihnen die kleineren Boote ringsum als recht unwesentlich erscheinen. Die Schwimmer (welche gerade durch *ihre* Schiffe am stärksten bedroht sind) nehmen sie gar nicht mehr wahr. Und tatsächlich bieten sie ja auf ihrem Schiff manch einem Arbeit und damit relative Sicherheit.

Wie könnte man nun aber in diesem System jeden einzelnen wirksam vor der Gefahr des Ertrinkens schützen? Ich meine, zunächst müßte man doch wohl erkennen, daß die eigentliche Gefahr *nicht* vom Meer ausgeht, wie behauptet wird. Die wirkliche Bedrohung bildet das Chaos der ungezählten vereinzelten, in gegenseitiger Isolierung so rücksichtslos durcheinanderhetzenden Boote. Gelänge es, *jeden* ihrer Insassen sowie die einzelnen Schwimmer in eines der größten und stärksten Schiffe aufzunehmen (einige neue müßten wohl dazugebaut werden), und gelänge es ferner, sich dann untereinander auf Kurs und Geschwindigkeit zu einigen: ein jeder wäre bald auf dem Meer so sicher, wie man es unter den Naturgewalten nur sein kann.

Und dann könnte man auf den Ozeanriesen endlich darangehen, etwas zu tun, was bisher kaum jemandem möglich war: in Ruhe tauchen zu lernen, um schließlich einmal ganz unbeschwert im Element Wasser leben und dessen Freuden auch genießen zu können – ebenso sicher vor dem Wellengang wie vor jeglichen Schiffen. Das wäre bestimmt ein sinnvolleres Ziel als das zwanghafte Rasen in Richtung erhoffter Ufer, die es nicht gibt.

Du siehst, das im Vorangegangenen entwickelte Kerkermodell ist auch in Abwandlung noch gültig. Denn ein Boot auf offenem Meer kann ja durchaus etwas ähnliches sein: für die Passagiere ist es, solange sie im Meer nichts anderes sehen als eine Bedrohung, gleichfalls ein Kerker. Freilich kommt es bei dieser Parabel auf etwas anderes an. Die Wahrheit hinter der Geschichte vom «gleichen Boot» sähe etwa so aus:

Tatsächlich treiben wir alle ziemlich isoliert und hilflos im Leben umher und haben Mühe, uns angesichts der scheinbaren Uferlosigkeit um uns nicht von Panik überwältigen zu lassen. Das heißt: Angst betrifft jeden, und eine Art Abwehr hat bei uns in der Tat jeder nötig. (Immerhin kann dies schon eine nützliche Einsicht sein: Du stehst nicht allein.) *Bloß:* Es gibt welche – wenige –, die verfügen über weit wirksamere Schutzmöglichkeiten als du. Und genau sie sind es, die nicht nur jede Möglichkeit, sich in Ruhe im Tauchen zu üben, verhindern, sondern die selbst erst die Gefahr überhaupt verursachen, welche uns allen das Dasein so furchterregend und freudlos, so einengend und beschwerlich macht.

Du selber jedoch, so du zu jenen gehörst, deren Sicht nicht über das Unmittelbarste hinausreicht, wirst dennoch vielleicht gar nicht erkennen, daß die vielen Boote, und besonders die größeren unter ihnen, den gefährlichen Wellengang erst verursachen. Weil du ja *wegen dieses Wellengangs* selbst ein möglichst starkes Boot brauchst, denkst du nur daran, wie du in die Nähe eines solchen gelangen und es erklettern kannst. – Oder? ...

Dies war noch einmal eine Zusammenfassung des Abwehrproblems in Parabelform. Die traditionelle Antwort darauf, was man denn ändern könne, ist eindeutig: Besetzen wir also die Ozeanriesen und entziehen ihren Kapitänen das Kommando, dann können wir alle Gefährdeten dort aufnehmen.

Aber ich meine, man muß dabei Sorge tragen, auch das schließliche Fernziel, das «Tauchenlernen», nie aus dem Auge zu verlieren. *Erst wenn jedem die Möglichkeit zuteil wird, einmal ganz in seiner Welt heimisch zu werden, kann er sich wirklich als Mensch fühlen.* Wer ihm nur wieder ein größeres Boot und nichts sonst anzubieten hat, der wird nicht verhindern können, daß dereinst auch die wenigen mächtigen Schiffe, die es dann noch geben wird, wieder aneinandergeraten und sich gegenseitig bedrohen.

Wie das? Wir sollen uns also von unseren psychischen Konflikten befreien, um dann die Gesellschaft heilen zu können – nur damit wir anschließend besser in der Lage sind, uns persönlich weiterzuentwickeln? – Ein bißchen stimmt das – und doch nicht ganz. Es gibt da nämlich eben kein «Zuerst-Dann». Wenn wir nicht auch aufhören, das ganze Problem dualistisch zu sehen, werden wir nie weiterkommen. Das heißt allgemein: kein «Entweder-Oder» mehr, sondern statt dessen: «Sowohl-als-Auch». Aus eben diesem Grunde läßt sich nach meiner Ansicht keine Theorie der Angst entwickeln ohne eine Theorie des einzelnen und der Gesellschaft – und das ganze muß hinauslaufen auf eine Theorie der Revolution bzw. der Alternative.

Die Durchbrechung des Tabus bedeutet in diesem Sinne ein Bewußtwerden (bzw. Bewußtmachen) der gesamten hier dargestellten, notwendigen Folge: *Lebensenergie-Blockierung durch Urschmerz und latente Angst →PSSS und Charaktermaske →Abwehrgesellschaft und ideologische Ersatz-Trinität →universelle Entartung →Triebversagung und Urschmerz →Lebensenergie-Blockierung ... Oder: Organische Revolution als die einzige Möglichkeit, den verhängnisvollen Kreislauf je zu durchbrechen.*

Das sich daraus ergebende Handeln müßte also auf den *gleichzeitigen* Abbau von Abwehr sowohl bei mir selbst als Individuum als auch in der

Gesellschaft zielen. Das eine ohne das andere tun zu wollen – also, den Charakterpanzer aufknacken zu wollen und die allgemeinen Kerkerstrukturen unbeachtet zu lassen, oder umgekehrt – wäre sinnlos. Die so erzielte «Befreiung» könnte unmöglich von Dauer sein.

Die «Alternative»: das Gegenbild zum Kerker

Es scheint paradox, daß ausgerechnet auf dem Boden des westlichen Kapitalismus, der vollkommensten Ausprägung der Abwehrgesellschaft, heute die einzige auf der Welt ernst zu nehmende «Alternativ»-Bewegung entsteht. Hierin jedoch liegt eine Gesetzmäßigkeit ähnlich derer, welche Marx – freilich auf Grund seiner Ausklammerung der menschlichen Psychologie auf irrtümliche Weise – mit dem vermuteten automatischen Wandel des Kapitalismus zum Kommunismus postulierte. Erst wo ihre Abwehrbedürfnisse so total zu ihrem Recht kommen, daß die universelle Entartung allgemein offenbar zu werden beginnt, wird es den Menschen möglich, sich wieder an ihre ursprünglichen, bislang praktisch verschütteten Grundbedürfnisse zu erinnern.

Dennoch ist das Tabu weiterhin so mächtig, daß die Alternative in allen westlichen Ländern noch immer weitgehend unter Richtungslosigkeit leidet: einem gravierenden Mangel an Klarheit in der allgemeinen Zielsetzung. Man weiß zwar, was man nicht will, aber das Bild der Ordnung, die man an die Stelle der bestehenden setzen möchte, bleibt verschwommen. Und kein Wunder: Wo die wahren Gründe für die Verfahrenheit der Situation, der ursächlichen Zusammenhänge in ihrer ganzen Komplexität, auch dem engagiert Veränderungswilligen verschleiert bleiben, da läßt sich auch ein mögliches Ziel nicht unter ganzheitlichem Blickwinkel anstreben. Daher heute die Zersplitterung der (jeweils unterschiedlichen Einzelzwecken den Vorrang gebenden) «Grünen» wie, seit je und noch immer, der Linken.

Ich will keineswegs behaupten, meine Sicht – die in dem Kerkermodell ihren Ausdruck findet – sei die einzig richtige. Wahrheit läßt sich so niemals festmachen; sie verfügt immer über die unterschiedlichsten Ausdrucksformen und -möglichkeiten. Doch halte ich die gewählte Analogie für nicht weniger zutreffend als auf dem Feld der Individualpsychologie, Reichs Begriff der Charakterpanzerung. Wesentlich an diesem Bild ist:

Die Kerkergesellschaft, in der wir alle leben, ist eine durch menschliches Tun gestaltete Entartung dessen, was uns Heimat sein sollte. Je deutlicher wir das Erscheinungsbild der Entartung sehen, um so eindeutiger wird auch die Alternative: nicht einfach als negative Abkehr von den Gegebenheiten, sondern als zielbewußte Rückgestaltung dieser Gesellschaft zur Heimat aller in ihr Lebenden. Am Ende dieses Prozesses kann nur eine Ordnung stehen, die all das *nicht* aufweist, was die Abwehrgesellschaft auszeichnet: pyramidenförmige Machthierarchie mit phallokratischem

Ziel an der Spitze; Anbetung der Ersatz-Trinität unter dem dynamischen Sog des Geistes der Entfremdung; Schutzwälle, Symbol-Wirs und Massenfetische. Die also den Grundwiderspruch zwischen der Wirklichkeit und dem Ersatz aufgehoben hat und das Gegenbild der von ihm durchdrungenen Gesellschaft als das Ursprüngliche in jeder Sphäre des Daseins wieder zu verwirklichen sucht.

Im einzelnen:

1. Es gibt hier keine *Machthierarchie*, wo wenige über die vielen herrschen, nur weil ihnen, durch glückliche Übereinstimmung ihrer persönlichen Abwehr mit dem Wesen des Kerkers, einmal der Aufstieg gelang. *Statt dessen:* Volle Autonomie der Entscheidung und geteilte Verantwortung aller jeweils Betroffenen – wobei allerdings jeder, auf Grund jeweiliger Erfahrung oder außergewöhnlichem Talent, eine besondere Ratsfunktion erwerben kann. In der Praxis heißt dies: weniger Staat und Verwaltung, Ausbau aller Befugnisse auf lokaler Ebene (der Gemeinden – bei weitestgehender Mitsprache aller Bürger).

2. Keine Turmspitze über der Pyramide als *Ziel*, auf das jeder, der hinreichend motiviert ist und die maßgeblichen «männlichen» Werte verinnerlicht hat, in verbissenem «Wettbewerb» mit jedem anderen zustrebt; *statt dessen* ist das Ziel jedes einzelnen die Selbstentfaltung, die durch liebende Kommunikation mit den anderen gefördert wird. Nicht das «Männliche», sondern das Ursprünglich-Menschliche (mit den in jedem Individuum vereint wirkenden Prinzipien des Weiblichen *und* Männlichen) zählt.

3. In jedem Bereich des Lebens wird die Herrschaft der *Trinität* Abwehr-Ersatz-Entfremdung *abgelöst durch* Hingabe an Liebe (also vorurteilsfreie Offenheit gegenüber dem Seienden), das Wirkliche (Naturgegebene) und das Eigentliche (das wahre Wesen alles Geschaffenen).

4. Der dynamische, auf das eine Ziel hin gerichtete Sog des *Geistes der Entfremdung* wird zum Stillstand gebracht. *An seiner Statt* manifestiert sich das entspannte Bemühen der Menschen um Einklang mit dem Hier und Jetzt, in dem sie zu sich selbst wie zueinander finden.

5. *Mauern* kommen in diesem System nicht vor, schon gar nicht die «Schutzwälle» der Entfremdung. *Die Alternative heißt:*

– Die Herrschaft des Funktionalismus und Verherrlichung des Fachwissens wird abgelöst von einer *ganzheitlichen Ausrichtung* in allgemeiner Zielsetzung und der Handhabung von Problemen.

– An die Stelle der monopolischen Fürsorger tritt ein System der Selbstverantwortlichkeit bzw. *gemeinsamen Verantwortlichkeit aller für die kollektive Erfüllung wesentlicher Bedürfnisse*. Dies beginnt auf Nachbarschaftsebene; ein engmaschiges Kommunikationsnetz befähigt die Einzelkollektive zum kontinuierlichen Austausch von Materialien und Erfahrungen (mehr hierzu s. Kap. 22).

– Die dualistische Weltsicht weicht dem *Anerkennen der wesensmäßigen*

Wechselbedingtheit von Gegensätzen und der durch Konstellationen beeinflußten Kraft qualitativer Veränderung. Dies ist die Sicht des «Sowohl-als-Auch», die nicht zuletzt auch dem Menschen gilt. So bestimmt sich weitgehend das Wesen des Einzelmenschen durch seine gesellschaftliche ebenso wie die natürliche Umwelt – und umgekehrt –, die Qualität des Lebens durch das Phänomen des Todes etc.

– Statt Abhängigkeit von mächtigen Fetischen, allgemeines *Bemühen um klare Wirklichkeitserkenntnis*, um Befähigung jedes einzelnen zum Leben im Hier und Jetzt. Bewußtheit, daß der Ort von Energie und Wachstum sinnvollerweise nur der Mensch selber sein kann.

6. Massenfetische und Symbol-Wirs verlieren jede Funktion und Existenzmöglichkeit in dieser Gesellschaft ebenso, wie Symbol-System, Charaktermaske und Rolle für den therapierten Einzelmenschen unerheblich werden. *Vielmehr:* suchen und finden die Menschen ihre Heimat in der *Harmonie mit dem Kosmos* (auf jeder Ebene des Seins). Höchstmögliche *Erfüllung der Triebbedürfnisse* läßt jedes zwanghafte Streben nach illusorischer Macht hinfällig werden.

Allgemein: Der heute alles durchdringende «Grundwiderspruch» wird *aufgelöst* in *fruchtbarer, dialektischer Auseinandersetzung im gesellschaftlichen ebenso wie im persönlichen Bereich*. In beiden Sphären ist ja ein völliges Aufgeben der Abwehr nicht sofort und ohne weiteres möglich. Die bestehende Abwehr muß aber fortwährend mit der Wirklichkeit konfrontiert, *von deren* Erfordernissen bestimmt, werden – in kontinuierlichem Streben nach ständig mehr Wirklichkeit, immer weiterer Öffnung dem Seienden gegenüber und entsprechend abnehmender Abwehr. Wahrheit läßt sich nicht verwirklichen; aber der Mensch kann sich ihr im Leben annähern. Und er kann eine Gesellschaft entwickeln, die den Veränderungen der Wirklichkeit in immer höherem Maß Rechnung trägt – keineswegs eine konfliktlose, aber eine in ihrem Wesen widerspruchslose Gesellschaft.

Der Prozeß der Befreiung gleicht dem des Atmens im weitesten Sinne, in dem dieser die Grundlage allen Lebens darstellt (wie ja selbst die Erde mit dem Aufnehmen von Regen und der Verdunstung Wasser «atmet»). Heilung der Kerkerkrankheit ist nur möglich, indem wir uns dem Atem der Freiheit öffnen – allmählich doch unablässig immer weitere bisher blokkierte Bereiche unseres Gesamtorganismus beatmend.

Geduldiges und schrittweises, doch kontinuierlich zielstrebiges Handeln muß die gegenwärtige, vom Sog der Entfremdung bedingte, zwanghafte Dynamik ablösen. Und der Mensch des *New Age* wird dem entsprechen müssen, indem er einen Weg findet, seine Panzerung Stück um Stück abzutragen. (Mehr zum Bild dieses Menschen im folgenden Abschnitt über den «revolutionären Charakter».) Im gleichen Sinne unterscheidet sich nicht zuletzt auch die erforderliche Revolution von allen vorangegangenen sozialen Umwälzungen.

Die Geschichte der Neuzeit kennt die verschiedenartigsten Beispiele für *«dynamische»* Revolutionen (wie ich sie nennen möchte): mehr oder minder gewaltsame Umwälzungen, die von heute auf morgen nicht nur neue Strukturen an Stelle der für unhaltbar befundenen alten zu entwickeln suchten, sondern auch die bislang gültige Ideologie durch eine neue ersetzten. Im Gegensatz hierzu wird die «Revolution» der Alternative eine *organische* sein – nämlich ein Wachstumsprozeß, ausgehend von unzähligen Zellen, die dem kranken Gesellschaftskörper in allen Lebensbereichen durch Menschen, die die Krankheit durchschaut und bei sich zu bekämpfen begonnen haben, eingepflanzt werden. Weil in diesen Zellen der machtvolle Keim des so lange entbehrten Lebens wieder wirksam ist, werden sie sich unfehlbar ausbreiten und werden nach und nach den Krebs Entfremdung an immer neuen Stellen durchwachsen und so schließlich vernichten.

Der Kerker wird sich nicht explosionsartig in die Luft sprengen lassen – selbst wenn das gelänge, würden doch seine verängstigten Bewohner sofort einen neuen zu errichten suchen. Soll die Befreiung jemals verwirklicht werden, wird es vielmehr darauf ankommen, die *Lebensenergie* in uns und überall um uns zu erwecken und solcherart nutzbar zu machen, daß sie seine Strukturen *von innen her* angreift und allmählich buchstäblich zerstrahlt. Nehmen die Eingekerkerten durch die größer werdenden Risse hindurch erst einmal wahr, daß es tatsächlich ein Draußen gibt, welches ihren naturgegebenen Bedürfnissen angemessener Rechnung trägt, so werden immer größere Kreise von ihnen gar nicht anders können, als schließlich auch ihre Kräfte für die endgültige Abtragung der Pyramide einzusetzen.

105 Die erste Aufgabe des **New Age**
ist die *Zerschlagung des Tabus* auf jeder Ebene
Individuelle Charakterpanzerung und Kerker sind nicht zu trennen:
In beiden manifestiert sich die Knechtung der Lebensenergie durch latente Angst
Die einzig sinnvolle Alternative liegt in der Befreiung der Lebensenergie
im Bereich des *Individuums* ebenso wie in dem der *Gesellschaft*

106 Das Bild der heute erforderlichen **Alternative**
kann nur das *Gegenbild zur bestehenden Kerkergesellschaft* sein
in welchem die *ursprünglichen Gegenpositionen* wiederbelebt sind
– zur *Machthierarchie* mit dem *Ziel* an der Spitze und der *Ersatz-Trinität*
– zum dynamischen *Sog der Entfremdung* und ihrer *vier «Schutzwälle»*
– zu *Symbol-Wirs* und *Massenfetischen*
Der **Grundwiderspruch der Abwehrgesellschaft** würde hier aufgelöst
in *dialektischer Auseinandersetzung zwischen Abwehr und Wirklichkeit*
mit dem Ziel, immer weitere Aspekte der Abwehr hinfällig zu machen

21. Durch «Therapie» vom Ich zum Selbst

New Age-Bewußtsein: der «revolutionäre Charakter»

Von einem «neuen Zeitalter» werden wir nur dann je reden können, wenn es uns gelingt, die sich weltweit ausbreitende Entfremdung einzudämmen und allmählich abzutragen. Dies erfordert jedoch wahrhaft revolutionäre Veränderungen. Zu ihnen wird nur beitragen können, wer eine ähnlich tiefgreifende Veränderung (in Richtung Überwindung der Selbstentfremdung) an sich selber erfahren hat – oder zu erfahren im Begriff steht. Veränderung zu bewirken, setzt Selbstveränderung voraus – und Selbstveränderung bedeutet andererseits, sich vollziehenden Wandel zu akzeptieren. Der Veränderer muß sich also in den unablässigen Wandel der gegenwärtigen Wirklichkeit bewußt einbeziehen: nur so wird ganzheitliches, wirklichkeitsorientiertes Handeln möglich. Den Menschen, der dies vollbringt, möchte ich als den «revolutionären Charakter» bezeichnen.

In den meisten Punkten unterscheidet sich das Bild des revolutionären Charakters sicher nicht wesentlich von dem des Sozialisten, wie auch Marx und Engels es uns nahelegen. Doch geht es mir hier nicht um solche Vergleiche, kommt es doch auf eine *neue* Sichtweise an. Diese soll den traditionellen Sozialismus nicht einfach ersetzen, sondern ihn in Hinblick auf den notwendigen Wandel befruchten, indem sie ihn zunächst anregt, endlich auch das Abwehrproblem als solches zu erkennen und sich der Auseinandersetzung damit in aller Konsequenz zu stellen.

Das vorrangige Bestreben des revolutionären Charakters sehe ich darin, die *Lebensganzheit* – die ja bekanntlich auch für Marx und Engels wesentlich war – in sich selbst *und* als erreichbares Ziel für alle wiederzugewinnen. Das hieße zunächst, der Abhängigkeit von den Kerkerstrukturen mit ihren vermeintlichen «Schutzwällen» zu entsagen – also jene Ketten abzuwerfen, die uns so früh angelegt wurden, daß sie längst von unserem Fleisch überwachsen sind. Nicht nur sind sie daher für uns unkenntlich, sondern der Prozeß des «Abwerfens» wird auch unvermeidlich recht schmerzhaft, da es dabei eigentlich darum geht, sich die Ketten aus dem eigenen Fleisch herauszuschneiden. Eine solche Operation jedoch ist die Grundlage für jede wirkliche Selbstentfaltung.

Es heißt weiterhin: Ausbruch aus der Isolierung – der tödlichen Vereinzelung, welcher wir innerhalb der Machthierarchie allesamt unterliegen. Dies setzt das engagierte Bejahen neuer Strukturen des Zusammenlebens voraus, in denen die Prinzipien der Kerkermauern nicht mehr wirksam wären. Es versteht sich, daß hierbei die prinzipielle Gleichberechtigung aller, insbesondere der Geschlechter, bewußt zu verwirklichen ist. Das gilt nicht nur mit Bezug auf berufliche (bzw. Abwehr-)Möglichkeiten, sondern ebenso innerhalb der Familie, im Haushalt, bei der Kindererziehung usw. Klischeevorstellungen wie: «Das ist Frauensache» oder: «So was können Männer viel besser» sind zu überwinden. Und die Einstellung zur Sexualität muß dem entsprechen. Im Geschlechtsverkehr würde dann nicht mehr ein Einzeltrieb befriedigt, sondern vollständige Gemeinsamkeit auf körperlicher wie seelischer Ebene erfahren.

Das Bestreben nach Verwirklichung ganzheitlicher Lebensformen und -strukturen müßte ferner bedeuten: Bejahung auch des *dionysischen* Prinzips der rauschhaften Bewußtseinsveränderung. Ein Akzeptieren des Todes als zum Leben gehörig. Überwindung der Angst vor dem gefühlsmäßigen Sich-Verlieren, wo dies angebracht ist. Nicht *nur* das konkret Meßbare darf anerkannt werden, denn die Natur umfaßt auch das Unmeßbare bzw. Unermeßliche. All dies ist kein Plädoyer für Emotionen. Sentimentalität oder verschwommenen Mystizismus, sondern setzt im Gegenteil voraus, daß der Sinn für das Wirkliche allgemein zureichend entwickelt ist.

Und es muß auch heißen, daß *Arbeit und Spiel* in dialektischen Bezug zu bringen sind, daß sie einander sinnvoll ergänzen und erweitern sollten. Die Arbeit des Menschen sollte zwar notwendigen Zwecken dienen, aber niemals zum Selbstzweck werden. Selbstzweck hingegen ist das Spiel – für welches überall dort Raum sein muß, wo Arbeit nicht mehr notwendig ist.

In diesem umfassenden Sinne würde der revolutionäre Charakter zur Ganzheit streben. Auf individueller Ebene müßte dies letztlich bedeuten: Überwindung der neurotischen Spaltung – jener Spaltung in Realitätsbezogenheit einerseits und Fixierung an die Vergangenheit (bzw. das innere Symbol-System) andererseits – welche die neurotischen Konflikte heraufbeschwört. Hierzu muß freilich zuallererst die *Angst vor der eigenen Angst* bekämpft werden. Um das Tabu zu überwinden, genügt es keineswegs anzuerkennen, daß latente Angst in unserer Gesellschaft allgemein verbreitet ist. Wir müssen uns zugleich *unseren eigenen Ängsten* stellen – der Tatsache, daß die Kerker-Krankheit auch in uns selber versteckt sitzt – und uns von diesem Versteck aus Sklavenhaltungen zudiktiert.

Eben der Nährboden der latenten *Angst vor dem Selbstsein*, mitsamt den dazugehörigen Unzulänglichkeits- und Schuldgefühlen, verhindert ja immer wieder den Ausbruch aus dem Kerker. Unablässig sind wir beschäftigt, ihn zu düngen und zu bewässern – und damit gänzlich unfähig, auf die tatsächlichen angsterzeugenden Gegebenheiten angemessen zu reagieren. Auch der mancherorts mit großem Engagement geführte Kampf gegen das kapitalistische System läuft immer wieder schief, weil die Kämpfenden in den real gegebenen Unterdrückungsmechanismen nur die Urschmerz erzeugenden Mechanismen ihrer privaten Vergangenheit wiedererkennen und dann letztlich *diese* bekämpfen. Sie reagieren zwanghaft, impulsiv-emotional auf ihre unerkannte latente Angst, anstatt planvoll-realistisch auf die Bedrohung der gegenwärtigen Wirklichkeit. Ihr Bedürfnis, Strukturen zu zerschlagen, unter denen sie selbst einst gelitten haben, steht einem differenzierten, *politischen* Planen im Wege, welches auch die Reaktionen anderer Betroffener von vornherein zutreffend mit einkalkulierte. Dennoch halten sie ihre symbolische Ersatzrebellion für reale, revolutionäre Aktion. Ein extremes Beispiel dafür ist die Handlungsweise der «Anarchisten» der siebziger Jahre. Objektiv konnten deren Aktionen die bekämpfte Situation nur verschlimmern, indem sie dazu beitrugen, die Bevölkerung mit dem repressiven System zu solidarisieren.

Wie können wir von anderen erwarten, daß sie ihre Abwehr aufgeben, wenn wir es nicht auch tun? Wenn wir nicht durch unser eigenes Verhalten deutlich machen, daß die Verhältnisse, allgemein und für jeden, *weniger* angsterregend sein *könnten*?

Wollen wir die Zwänge des repressiven Abwehrsystems je erfolgreich bekämpfen, so müssen wir zunächst klar erkennen, daß auch unsere eigenen zwanghaften, unbewußt vergangenheitsfixierten Reaktionsweisen – *daß sie mit zu dem Feind gehören*. Und es ist in der Tat erfolgversprechender, uns *zunächst* diesen zuzuwenden, ehe wir versuchen, die zwanghaften Reaktionen *anderer* Leute abzubauen. Damit erst schaffen wir die Voraussetzungen für angemessenen Realitätsbezug unseres eigenen Handelns. Erst mit dem Überwinden der unbewußten Vergangenheitsfixierung, des ständig abwehrenden Reagierens auf latente Angst, werden wir wach für die wirklichen, *heute gegebenen* Bedrohungen und Probleme. Sich selbst befreien von der Herrschaft latenter Angst heißt nicht zuletzt: endlich frei werden für *reale, situationsbezogene Angst* – weil dir plötzlich die Augen geöffnet werden dafür, wie bedroht das Leben heute ist.

Einer der verhängnisvollsten Aspekte der Entfremdung im Kerker ist ja eben, daß hier das Tabu jedes Wahrnehmen der *wirklichen* Bedrohung unterbindet. So reagieren die Menschen immer wieder hysterisch gegen eingebildete Feinde von links, weil diese ihr Abwehrsystem in Frage stellen, oder sie bauschen reale Bedrohungen wie die durch Terroristengruppen unverhältnismäßig auf – aber nehmen dabei nicht wahr, wie sie unter der Herrschaft von Gesetz und Ordnung unmerklich in immer tieferes Elend geraten. Und dies sowohl persönlich – wie die Bilanz der Statistik über zerrüttete Menschenleben beweist – als auch kollektiv in einer Gesellschaftsordnung, die keines ihrer langfristigen Probleme wirklich löst.

Tatsächlich ist, wo immer die Grundbedürfnisse (nach Nahrung usw.) gesichert sind, die Angst vor der Bedrohung durch die bestehenden Entfremdungsstrukturen eine höchst berechtigte Situationsangst, die erst dann gänzlich verschwinden kann, wenn die Gefahr beseitigt ist. Solche Angst kann daher zum Motor werden im revolutionären Kampf, der bei dem Tabu beginnen muß, welches ausgerechnet diese Gefahr leugnet.

Es kommt also für den engagierten Revolutionär, wie er hier verstanden wird, nicht, wie Marxisten meinen, in erster Linie auf die Überwindung des «bürgerlichen Denkens» an. Wesentlich ist allein das Überwinden der ideologischen *Vorurteile* (ob bürgerlich oder nicht) die in ihrer Gesamtheit die Kerkermentalität bestimmen und der damit einhergehenden Verhaltensweisen. Unter diesen steht das Angst-Abwehr-Tabu an oberster Stelle.

Wer sich davon befreit hat, ist allerdings kein «Bürger» mehr: er ist ein realistischer Mensch geworden. Zugleich aber wird er auch ein bescheidenerer und liebevollerer Mensch sein. Er kann auch in seiner politischen Tätigkeit keine Abwehr mehr suchen. Er kann die eigene Selbstbefreiung nicht mehr vernachlässigen wollen. Er wird wissen, daß er noch intensive Therapie benötigt, solange er dazu neigt, sich emotional in kleinlichen Dingen, in privaten Zwistigkeiten oder bürokratischen Erwägungen zu verlieren. Und er wird autoritäres Verhalten bei sich selber nicht weniger als bei anderen bekämpfen – wird *alle* Rollen und Masken in Frage stellen, einschließlich der eigenen. Zur Tarnung vor feindlich gesinnten Menschen mögen sie noch nützlich sein, aber eben nur in dieser notwendigen Funktion – niemals vor Freunden oder Gefährten (geschweige sich selbst).

Noch etwas anderes scheint mir wesentlich zur Ganzheit zu gehören: das uneingeschränkte *Leben im Hier und Jetzt*. In einer Gegenwart, die offen bleibt, in steter Veränderung begriffen – auf welche also einerseits die Vergangenheit bezogen sein muß und die andererseits in einem ungebrochenen dynamischen Bezug zur Zukunft steht. Das Ziel solch ganzheitlichen Gegenwartserlebens gibt der Revolution ihren eigentlichen Sinn, weil es dem Leben seinen Inhalt zurückgibt.

Roger Garaudy spricht in ähnlichem Sinne einmal vom «kämpferischen und schöpferischen Glauben» – «für den das Wirkliche nicht allein das ist, was besteht, sondern für den das Wirkliche alle Möglichkeiten einer Zukunft enthält, die immer nur demjenigen unmöglich erscheint, der nicht die Kraft der Hoffnung besitzt» («Alternative», S. 115).

Und er beruft sich dabei auf Ernst Blochs «Prinzip Hoffnung» als «die notwendige Grundlage jedes lebendigen Marxismus». Im Grunde sieht er es als ein religiöses Problem:

«Eine Veränderung, die den Problemen unserer Zeit gerecht wird, hat sowohl die Merkmale einer Revolution, die die Strukturen verändert, als auch die eines religiösen Wandels, der die Bewußtseinsinhalte verändert» (S. 107).

In diesem Sinne sieht Garaudy Christus als eine Art Vorbild des marxistischen Revolutionärs:

«Mit ihm trat der Gott der fernen Transzendenz in die tägliche Geschichte der Menschen ein, Idole und Ketten zerbrechend, die Grenzen überschreitend, die Tabus niederreißend und im Namen einer transzendenten Liebe, die alle diese historischen Schranken überwindet, sich über die Gerechtigkeit, über das Gute und das Böse stellend» (S. 110/111).

Ich meine, daß diese Worte des Nachdenkens wert sind. Zu lange ist der Marxismus von Dogmatikern, deren Denken im dualistischen Materialismus des 19. Jahrhunderts befangen blieb, in prinzipiellen Gegensatz zur Religion gestellt und damit abgewertet und verfälscht[1] worden; in den «sozialistischen» Abwehrgesellschaften des Sowjetblocks ist dies noch heute weitgehend der Fall. Ob er sich hiervon in einer Zeit wie der jetzigen, da der Sinn der Menschen für das Unmeßbare und die Wunder der Schöpfung wieder erstarkt, erholen kann, scheint jedoch fraglich. Auch «grün» ist er jedenfalls noch lange nicht, und noch weit weniger therapie-orientiert. Wenn er seine Ausrichtung auf all diesen Gebieten nicht ändert, könnte der Marxismus schon bald auf dem Müllhaufen der Geschichte landen.

Die Revolution des *New Age* jedenfalls, in deren Anfängen wir bereits stehen, verfügt über eine Art *religiöser Zielsetzung* schon in ihrem Bestreben, dem Menschen wieder einen Ganzheitsbezug zu sich selbst und der Umwelt zu ermöglichen – und das heißt schließlich: zu der gesamten Schöpfung. Ein solcher Bezug schließt den Zugang zu der ständig neu *werdenden Gegenwart* ein.

Dies festzustellen, hat nichts mit Predigen zu tun – es bedeutet alles andere als ein Verweisen des Menschen in ein fernes Jenseits. Das Ganze ist eigentlich sogar eine elementar körperliche, nämlich rein energetische Angelegenheit. Wo der Fluß der Lebensenergie nicht durch Angst und Abwehr blockiert wird, ist gegenwärtige Erfahrung das natürlichste der Welt: sie stellt sich von selbst, ohne jedes bewußte Zutun, ein. Hierin liegt aber, wie ich schon andeutete, naturgemäß ein religiöser Aspekt. Wahre Religiosität kann sich ja im Leben auf nichts wesentlich anderes beziehen als auf das Erleben von Gegenwart. Vielleicht ist es in diesem Sinne sinnvoll zu sagen: Die Gegenwart des Hier und Jetzt – dynamisch, zeitlos, ständig sich wandelnd, ständig in Schöpfung begriffen, allumfassend und ewig: das ist im Grunde Gott selbst in seinem Wirken. Hier bekommt auch ein Ausdruck wie «Jesus lebt» einen erfahrbaren Sinn.

Im persönlichen, ohne Blockierung leicht erfühlbaren Bezug auf diese umfassende Gegebenheit liegt nicht nur die Grundlage des Glaubens, sondern auch die *Gewißheit von «Auferstehung»*. Dazu noch einmal Garaudy, dessen Buch «Die Alternative» ich als einen höchst lesenswerten Beitrag zur Theorie der Revolution empfehlen möchte:

«Die Auferstehung ist kein ‹Tatbestand› im positivistischen Sinn, sie ist ein kreativer Akt, jene Bestätigung des Unmöglichen, durch die die Ge-

1 Garaudy weist nach, daß Marx selber in seiner Religionskritik «niemals einen metaphysischen, sondern stets einen historischen Standpunkt» eingenommen habe (S. 107). Seine Kritik gelte der Religion als Ideologie und als entfremdeter *menschlicher* Entwurf, nicht aber ihren eigentlichen Grundlagen. Zur Frage der Vereinbarkeit von Marxismus und Religiosität vgl. auch T. Ling, «Buddha, Marx und Gott».

schichte die Zukunft für alle möglichen Möglichkeiten öffnet. Sie bedeutet, daß unsere Zukunft sich nicht in Verlängerung und Fortsetzung der Gegebenheiten der Vergangenheit in eine Reihe von Tatbeständen einordnen läßt. Dieser Beginn des völlig Unerwarteten in der Verlängerung und Fortsetzung von nichts ist die Bewußtmachung dessen, daß der Mensch nicht geboren wird, um zu sterben, sondern um zu beginnen» (S. 117).

Vielleicht wirst du meinen, daß sich konkret nicht allzuviel mit solchen Äußerungen anfangen lasse. «Geborensein, um zu beginnen und Gegenwart zu erleben»: schön und gut. Kann man denn aber wirklich den Menschen zumuten, ihre entfremdete graue Kerkergegenwart freudig als solche auch nur erleben zu *wollen*?

Und doch ist gerade auch das Erleben der Trostlosigkeit der Gegenwart unerläßlich, wenn ein Verändernwollen je Sinn haben soll. Eben im Ausweichen vor der Wirklichkeit – wie immer sie sei – liegt ja unsere Entfremdung. Die Situationsangst vor den wirklichen Bedrohungen muß erfahren werden, um den Bedrohungen wirksam begegnen zu wollen. Reale Traurigkeit, realer Zorn über konkret erlebte Mißstände sind weitaus konstruktiver als die Verzweiflung an der eigenen Vergangenheit. Sie allein werden zum revolutionären Impuls, der das scheinbar Unmögliche vielleicht möglich machen kann.

Ich möchte das Gesagte kurz zusammenfassen. Die Bereiche, in denen die «Ganzheit» zu verwirklichen wäre, welche den revolutionären Charakter des neuen Zeitalters auszeichen müßte, scheinen mir im wesentlichen die folgenden (die Reihenfolge ist willkürlich):

1. Dialektisches Denken. Überwindung aller alltäglichen Dualismen wie «Herrscher–Beherrschte» usw. Keine wesentliche Unterscheidung des Handelns auf gesellschaftlichem und individuellem Gebiet. 2. Gemeinsamkeit, Solidarität. Aufhebung der Geschlechtsdiskriminierung; ganzheitliche Sexualität. 3. Bejahung des dionysischen Prinzips, also auch von Gefühl und Bewußtseinsveränderung; Einbezug des Todes ins Leben. 4. Einklang von Arbeit und Spiel. 5. Überwindung der inneren Spaltung durch Auseinandersetzung mit der eigenen Angst. Erkennen der gerechtfertigten Situations-Angst. Befreiung des Handelns ebenso wie des Denkens vom Tabu. 6. Bekämpfung autoritären bzw. Rollenverhaltens, Aufdecken der Masken – bei sich selbst ebenso wie bei anderen. 7. Vollständiges (auch gefühlsmäßiges) Akzeptieren der Gegenwart (auch des Negativen darin) und ihrer Veränderungen (in bezug auf Vergangenheit und Zukunft). 8. Bewußte Bezogenheit auf das Ziel, den Menschen allgemein seinem Selbst – d. h. dem Leben, der Gegenwart, Gott – näher zu bringen.

Die gegenteiligen Tendenzen, die in diesem Sinne kompromißlos abzulehnen wären, heißen u. a.: Dualismus, Einseitigkeit, Isolierung, Diskriminierung, Triebunterdrückung, Leistungszwang, Humorlosigkeit, Abwehr, Illusionierung, Ersatzfetischismus, Erstarrung, Dogmatismus, lebendiges Totsein.

Was ich hier aufschreiben kann, ist nur die Bestimmung eines möglicherweise sinnvollen Ziels. Die Verwirklichung wird viel Zeit brauchen, ich sagte es schon. Eben daher gehört zum revolutionären Charakter ferner, ebenso wie Liebe und Bescheidenheit, ein schöpferischer Glaube – und sehr viel Geduld. Vor allem aber auch Entschlußkraft und Mut. Am Anfang jeder Veränderung steht ja der Entschluß, jetzt zu beginnen – bei dem, was am nächsten liegt. Also bei mir selbst. Und mich nicht beirren zu lassen durch das, was immer ich dort finden mag an Schrecklichem: Urschmerzblockierungen, Angst, Unzulänglichkeits- und Schuldgefühle.

Das Ziel des revolutionären Charakters, der das *New Age* wird tragen müssen, wird daher für die meisten von uns nur erreichbar sein mit Hilfe einer Art Therapie.

Worauf es ankommt: der Weg

Schöpferischer Glaube und Geduld, Entschlußkraft und Mut, um zur Liebe zu finden – wie ist das zu verwirklichen? Wer keine Spur von alldem aufbringt, wird sich allerdings auch mit der Therapie schwer tun. Entschlußkraft und ein gewisser Mut jedoch gehört schon dazu, ein Buch wie das hier vorliegende bis hierher durchzulesen. Wenn du also als Leser bis hierhergekommen bist, darfst du schon davon ausgehen, daß die Grundvoraussetzung bei dir bereits weitgehend erfüllt ist.

Und wie dann weiter?

Was kann ich konkret tun, wenn ich einmal erkannt habe, wie stark mein Verhalten von Reaktionen auf innere Angst bestimmt wird – abwehrenden Reaktionen, die mir aber als solche kaum bewußt sind? Daß diese eingelernte, ständig aktive Abwehr mich hindert, Gegenwart zu erfahren, zu fühlen, auf andere angemessen zu reagieren? Ja, daß ich im beruflichen oder politischen Handeln eine Art Selbst-Ersatz suche, weil ich nie gelernt habe, mich selbst so wie ich eigentlich bin, ohne Schuldgefühle zu akzeptieren? Und daß ich doch die Selbsteinkerkerung, die ich damit noch heute bewirke, irgendwie durchbrechen muß, wenn ich je zum Leben gelangen will?

Zunächst eine Warnung. Solche Erkenntnis, und dann das unablässige Nachfragen, führt dich unvermeidlich zu einem Zustand geschwächter Abwehr, in dem du dich bald nicht mehr wohl fühlst. Und dann meldet sich der eigentliche neurotische Konflikt: zwischen dem Wunsch, abwehrlos, wirklich ich selbst zu werden – und den mächtigen Forderungen des Abwehrbedürfnisses. Wie kann das weitergehen? Wo ist jetzt die rechte Anleitung zu finden? Wer heilt den Konflikt?

Laß mich kurz berichten, wie es mir selber in dieser Situation erging.

Bis zu meinem 34. Lebensjahr war ich mit Ehe, Eigenheim und begonnener Hochschullehrerkarriere in Australien in die bürgerliche Erfolgswelt integriert – allerdings ohne Kinder und mit einem unguten Gefühl im Bauch (vorbelastet sowohl durch mein früheres Studium der Jaspersschen Philosophie als auch durch meine Versuche im Schreiben von Theaterstükken), dies sei doch nicht ganz das Richtige für mich, und so könne es nicht immerfort weitergehen. Ehekonflikte waren hiermit unlösbar verbunden: für meine damalige Frau war diese Welt die einzig bewohnbare; die Ausbruchstendenzen, die mein Verhalten gelegentlich offenbarte, bereiteten ihr viel Unsicherheit und Kummer. Ende 1967 dann trennten wir uns, zunächst «auf Zeit». Ich reiste nach Deutschland, fand dort eine Stellung als Lektor für Englisch an der Universität Köln und geriet so mitten in die «Studentenrevolte». Unvermeidlicherweise auf seiten der Studenten, die mir schon deshalb persönlich am nächsten standen, da sich aus ihren Reihen meine verschiedenen Freundinnen jener Jahre (für eine neue feste Bindung fehlten alle Voraussetzungen) sämtlich rekrutierten. Und indem ich versuchte, zwischen ihnen und den etablierteren meiner Kollegen – auch sie durchweg gutwillige, liebenswerte Menschen – den «richtigen» Weg zu finden, wurde mir immer deutlicher, in welch starkem Maße abgewehrte Angst (die ich undeutlich schon in meinem Ehekonflikt als bestimmenden Faktor wahrnahm) auch hier mitspielte und die Realitäten verfälschte.

Meine eigenen Ängste waren in jenen Jahren noch recht prominent. Sie äußerten sich als starkes Schuldgefühl meiner Frau gegenüber und daher ein Zögern, die unvermeindliche Trennung konsequent zu vollziehen, als Angst vor Fremden, ein gelegentliches Erschrecken vor dem Älterwerden und auch eine gewisse, unangebrachte Verklemmtheit im Umgang mit den Studenten. Erst nachdem ich – teils mangels Möglichkeiten, reformerische Vorstellungen im Lehrbetrieb zu verwirklichen, teils aus der Furcht heraus, wieder im eingefahrenen Gleis zu erstarren – nach vier Jahren Köln wieder verlassen hatte, war der Weg frei für grundlegende persönliche Veränderungen. Meine Beteiligung 1971/72 an der Konstituierung einer Straßentheatergruppe in Berlin und das folgende intensive Gruppentraining in Verbindung mit einer aufwendigen Produktion zur Olympiade in München brachte das in Köln zögernd Aufgebrochene so recht an die Oberfläche und, wie ich es heute sehe, den Prozeß der «Heilung» in Gang.

Zunächst begannen mir die eigenen Abwehrmechanismen allmählich bewußt und damit fragwürdig zu werden. Eine in jenen Tagen begonnene Atemtherapie, regelmäßige Yogaübungen und – ein Jahr später – unter dem Einfluß Janovs Buchs «Der Urschrei» und mit Hilfe von Haschisch unternommene Versuche in Selbstanalyse und «Primal» taten ein übriges. Die unmittelbare konkrete Folge waren psychosomatische Beschwerden, die etwa zwei Jahre andauerten. Bei übermäßigem Schlafbedürfnis löste ein

Symptom das andere ab. Insgesamt hatte ich mindestens sechs Jahre lang, seit dem Beginn meiner Zeit in Deutschland, fortwährend das Gefühl, in einer «Krise» zu stecken. Im ganzen war dies eine fruchtbare Zeit, voll Anregung, wertvoller Erfahrungen und intensiver Beziehungen, voll Suchens, aber auch voll tiefer Depressionen. Dann, sehr langsam, besserte sich das, indem die erwähnten Symptome immer seltener auftraten. Und schließlich begann mir des öfteren aufzufallen, daß meine Angst abgenommen zu haben schien. Daß es mir beispielsweise weniger ausmachte, gewisse unangenehme Dinge zu tun, die ich früher gern aufschob oder vermied. Oder etwa, daß es mich nicht mehr (wie vorher) bedrückte, wenn eine Frau, die ich gern hatte, es aus irgendwelchen Gründen ablehnte, mit mir zu schlafen – oder daß mir nachts nicht mehr unerledigte Probleme im Kopf herumgingen und dergleichen. Daß ich mich nicht mehr so leicht von den Ängsten anderer verunsichern ließ. Und vor allem: daß ich im Privatleben immer weniger Veranlassung sah, mein Verhalten vor anderen zu verteidigen, mich aus trivialen Anlässen in «Notlügen» oder Ausreden zu flüchten oder mich hinter bestimmten Masken zu verstecken.

All das macht gewiß noch keine «Heilung» aus. Doch ist es schon ein gewaltiger Fortschritt, wenn du plötzlich feststellen kannst, daß du ruhiger und aufmerksamer wirst, daß du die Dinge klarer siehst, daß es dir möglich wird, dein Abwehr-Ich in Frage zu stellen – weil du zunehmend fähig wirst, die Möglichkeiten deines eigentlichen Selbst wahrzunehmen und zu bejahen. Ja, daß es dir zuweilen sogar gelingt, dich voll in der Gegenwart anwesend zu fühlen.

Nicht zuletzt das Schreiben der ersten Fassung dieses Buches (1973 bis 1975) trug dazu bei, daß mir auch meine persönliche Problematik zunehmend deutlich wurde. 1974 konnte ich anläßlich eines kurzen Besuchs in Australien meine Frau wiedersehen und in gutem Einvernehmen mit ihr die Scheidung einleiten. 1976 dann war es so weit, daß ich endgültig zurückging und in Sydney eine zweieinhalb Jahre währende, intensive Primärtherapie begann. Die Erfahrungen dabei habe ich in dem Buch «Fühlen als Therapie» (s. Anhang) eingehend geschildert.

In jener Zeit kamen mir auch die letzten Reste des «Krisen»-Gefühls allmählich abhanden. Eine plötzliche Wandlung erfolgte nicht. Nur: der Weg ging weiter – und zurückblickend kann ich heute sagen, daß er mich in den zwölf Jahren seit meinem Neubeginn im Köln der APO-Zeit recht weit geführt hat zur eigenen «Mitte» hin. Auch die Hindernisse, ebenso wie das, was noch immer offensichtlich zu tun bleibt, beunruhigen mich nicht mehr. Noch lebe ich ja – und wie besser könnte ich mein Leben denn überhaupt verbringen als mit dieser Art von Therapie – die ich als gezielten Wachstumsprozeß zur Wiedererlangung der Einheit mit meinem Selbst betrachte, in der mir die eigene Lebensenergie wieder voll verfügbar wird.

Ein Beispiel für andere kann und will ich nicht sein. Verallgemeinernd zu raten: mach es wie ich (unternimm also eine Atem- oder Primärtherapie usw.), halte ich für unangebracht. Jeder Mensch ist einmalig, und obwohl uns allen mit Triebbedürfnisversagung und der «Umdrehung» in unserer Kindheit prinzipiell Gleiches angetan wurde, äußert sich die Krankheit doch bei jedem auf individuell unterschiedliche Weise. Der Abwehrmöglichkeiten, die das **Gesetz** uns letztlich beschert, sind Millionen. Und auch vor dem Individuellsten an uns macht ja die Abwehr nicht halt – vor unseren spezifischen Süchten ebensowenig wie vor unseren Talenten und schöpferischen Fähigkeiten.

Ich selber lernte erst durch die Primärtherapie meine eigenen *«hang-ups»* wirklich kennen – beispielsweise das weinerliche Gefühl: «Niemand versteht mich»; das Gefühl, von meiner Schwester (für die später die jeweilige Partnerin herhalten mußte) abgelehnt zu werden und den andauernden Kummer darüber; den Ärger darüber, in meinen eigenen Belangen unterbrochen zu werden, um für andere zu arbeiten; und nicht zuletzt den Zwang, alles und jedes in Beziehung zu setzen (bzw. bei Gegenständen, für späteren Gebrauch aufzubewahren). Ich lernte – sehr allmählich – verstehen, von welchen Kindheitserfahrungen das alles herrührte, wie es sich dereinst ausprägte und ich es in mein PSSS einfügte. Ja: zur Abwehr – aber damit in vielen Fällen die Abwehr *zugleich* der Kreativität unterwerfend (nicht nur umgekehrt, obwohl es natürlich so – mit der Einspannung der Kreativität für Abwehrzwecke – anfängt). Denn ohne die Sucht, endlich richtig verstanden zu werden (zumal von einer liebenden «Schwester»), ohne den Zwang, aufzubewahren und zu verbinden, wie auch ohne die angelernte Fähigkeit, stückchenweise, mit Unterbrechung, zu arbeiten, wäre wohl auch dieses Buch, jedenfalls in der vorliegenden Form, nicht entstanden. Ich sehe also die Aufgabe für mein weiteres Leben keineswegs darin, dies alles nun generell über Bord zu werfen – sondern nur dort, auf jenen Gebieten, wo es mich am Leben hindert bzw. in der Vergangenheit festhält – hingegen die gleichen Tendenzen im Hier und Jetzt, für persönliche Entwicklung und Schaffen, weiterhin einzusetzen. Mich zwar nicht starr als Der-und-Der zu sehen (im Bild meines Ersatz-Ichs), aber doch als *so geworden – und heute, wie in Zukunft, von dieser Position aus, in Wandlung begriffen.* Indem ich die noch immer notwendige Spannungslinderung zukünftig in der Kreativität suche und das eigene Symbol-System dabei rein spielerisch einsetze – es heute durchschauend und daher nicht mehr ernst nehmend oder gar mit der Wirklichkeit verwechselnd –, zeigt sich mir immer deutlicher die Richtung *meines* Weges.

Wenn du nur aus der ursprünglichen Verirrung und Verwirrung heraus den eigenen Weg wiederfindest – auch nur den Beginn jenes Weges, der aus der Richtung totaler Abwehrbezogenheit, in die du «umgedreht» wurdest, fort und zu dir selbst hinführt, so kannst du den ersten, *entscheidenden*

Schritt schon als vollzogen betrachten. Dann kommt es nur noch darauf an, unbeirrt auf diesem Weg zu bleiben, ohne daß du dich ablenken oder verführen läßt. Wie langsam oder schnell du vorankommst, ist ebenso unerheblich wie die Wahl deiner Mittel – vorausgesetzt, es ist wirklich dein Weg, und sie ebnen ihn dir.

Therapie ist also nicht einfach zu verstehen als ein Prozeß des mehr oder minder forcierten Abbaus der Abwehr. Das ließe sich so gar nicht durchführen. Du mußt bedenken, daß die Abwehr ja ursprünglich durchaus auch eine gesunde Funktion hat – nämlich die, den Organismus vor dem Überwältigtwerden durch Schmerz und Angst zu schützen. Auch jetzt wirst du hierauf nicht schon in wenigen Wochen oder Monaten gänzlich verzichten können; sind doch Schmerz (als Urschmerz) und Angst (in latenter Form) noch immer vorhanden. Darüber hinaus besteht ferner die Gefahr, daß wir bei allzu radikalen «Therapie»-Versuchen gleich das Kind mit dem Bade ausschütten: d. h. mit der Abwehr zugleich uns von alldem trennen, woran diese gekoppelt ist – was eben gerade das Kreativste oder Liebenswerteste an uns sein kann. Wie schon gesagt: für den Künstler wird unvermeidlich die Kunst zur Abwehr. Und desgleichen etwa für den Gärtner, die liebevolle Beschäftigung mit Pflanzen; oder nicht nur für den «Don Juan», sondern auch für das mit Haushalt und Kindern allein gelassene Frauchen in der Zweierbeziehung, die «Liebe». Wenn es gelingt, den Anteil des Echten (Eigenen, Eigentlichen) an dem jeweiligen Interesse – der Dichtung oder Malerei, der Musik, dem Tanz, der Gärtnerei, der Liebe – zu verstärken, indem wir es im Hinblick auf *Selbstfindung anstatt Angstverdrängung* fruchtbar machen, so ist damit der Griff der Abwehr bereits geschwächt. Noch wird sie vielleicht gebraucht, schon sichtbar, aber nicht mehr ganz so zwanghaft und oft. Je kraftvoller das Korn emporwächst, desto sicherer verdrängt es das Unkraut.

Worauf es ankommt für jeden, der ernsthaft die Ganzheit nicht nur in der Gesellschaft, sondern auch in sich selber wieder verwirklicht sehen – also den Einklang mit dem eigenen Selbst zurückgewinnen – will, scheint mir folgendes zu sein: ein dreifach sich gliedernder Prozeß des *attunement* – des allmählichen Erreichens solch innerer Harmonie.

1. Aufbruch des Gefühls (*Primal*): das Kennenlernen dessen, was ich in meiner Ganzheit geworden bin, und sein Akzeptieren als solchem. Ich erfahre mich möglichst total – also auch in meiner Blockierung und Verkümmerung – bejahe die latente Angst als Erfahrung, d. h. stelle mich ihr und dem damit verbundenen Urschmerz. Indem ich sie jedoch «habe», ist sie schon nicht mehr latent. So wird ihre allmähliche Überwindung möglich, die sich äußert als gradueller Rückgang der Angst – vor der Angst selbst (dem «lebendigen Totsein»)–, vor den eigenen Gefühlen (dem Urschmerz) –, vor Schuld- und Minderwertigkeitsempfindungen.

Das Ziel hier ist die Erkenntnis: «Ich bin – ganz – fühlend – verletzt und abgewehrt (kaputtgemacht/umgedreht) – aber *im Kern richtig und gut.»*

2. Lösung von dem, was mich kettet (*Detachment*): das allmähliche Heimfinden vom Zustand permanent gehegter Erwartungen zur Zufriedenheit mit dem Seienden – das ich in gewissem Grade noch immer zu meinen Gunsten verändern *kann* –, vorausgesetzt eben, daß ich es «richtig» (d. h. von Erwartungen frei) sehe.

Das Ziel die Erkenntnis: «Ich brauche: nicht den Ersatz, den ich für Bedürfnisbefriedigung zu halten gelernt habe, sondern: mich selbst ohne Abwehrzwänge und Suchtgebaren: *aufrecht, gegründet im Hier und Jetzt.»*

3. Rückkehr zur eigenen Mitte (*Centering*): das Unwirksam-Machen der falschen, restriktiven Kindheitsprogrammierung, Rückgängig-Machen des «Umgedreht-Seins». Zurückweisung der inneren Stimmen von Mutter und Vater, Geschwistern, Lehrern etc., auf die ich bisher unentwegt reagierte, anstatt mich der Gegenwart gemäß zu verhalten.

Das Ziel die Erkenntnis: «Die für mich maßgebliche Stimme kommt allein aus mir selbst, dem unverfälschten ‹Göttlichen›, das auch in mir wirkt. In mir ruhend, verfüge ich über die Fähigkeit, mit den Gegebenheiten fertig zu werden, und darin über alle Sicherheit, die ich brauche.»

Das in allen drei Zuständen wirksame Grundprinzip heißt: Hingabe an das Eigentliche, an die Wirklichkeit – Sich-Fügen dem So-Sein (*surrender*). Die besagte Erkenntnis zu erlangen und danach in diesem Sinne zu handeln ist ja immer noch zweierlei: ohne das Einüben von *surrender* bleibt alle Erkenntnis Theorie. Eben deswegen mußt du damit rechnen, daß der Prozeß sehr lange währt. Ja, grundsätzlich ist der Weg so lange wie die Dauer deines Lebens, in dem es ja auch kein permanentes Ausruhen gibt. Das Ziel des «Ich-hab's-Geschafft» an der Spitze der Pyramide ist, wie wir gesehen haben, in Wahrheit nichts als die endgültige Erstarrung. Was du «geschafft» hast, wenn du wirklich «in deiner Mitte» ruhst, ist, deinen Weg als den für dich richtigen zu akzeptieren und dich *auf ihm* für den Rest deines Lebens glücklich zu fühlen; irgendwelche Versuchungen können dich dann nicht mehr locken, von ihm abzuweichen. Rotkäppchen führt seinen Auftrag aus und geht stracks und fröhlich mit seinem Gabenkorb zur Großmutter: das ist *surrender*; in diesem Zustand kann ihr kein Wolf etwas anhaben. (Oder, um näher bei der Wirklichkeit zu bleiben: sieh dir die Tiere an, wie sie ihr «Los» hinnehmen. Etwa den Vogel, der tagelang geduldig und unbeirrt auf seinen Eiern brütet – ohne anderes zu wollen. *Surrender* ist grundsätzlich Einklang mit der eigenen Natur.)

Zu den genannten drei Aspekten des *attunement* noch einige Ausführungen:

Zu 1.: Am Beginn jeder Therapie bzw. jeden Versuchs zur Selbsttherapie sollte das Bemühen stehen, dich nicht nur zu erkennen, sondern wohl oder übel auch zu *akzeptieren* als das, *was du tatsächlich geworden bist*. Und das wird vermutlich fast immer bedeuten: ein entfremdeter, «umgedrehter» Ersatzmensch, der sich nur im Kerker wohl (weil «sicher») zu fühlen gelernt hat. Erst von dieser Position aus wird es dir möglich, die Richtung grundlegend zu ändern – dich endlich auf den Weg zu machen zu deinem Selbst hin.

Zunächst bedeutet dies die Notwendigkeit, Licht in die Nebelwelt des eigenen Symbol-Systems zu bringen. Das heißt einmal: Du mußt wahrzunehmen versuchen, in welchen Formen sich dein Symbol-Ich ausprägt (Träume, besonders sexueller Art, geben da manchmal Auskunft) – und bei welchen Gelegenheiten es in Funktion tritt. Welche Partner es sich sucht, was es dann an ihnen ärgerlich findet – und warum. (Dabei heißt es auch, sich in acht nehmen vor den Tricks, die einem die eigene Abwehr spielt. Immer wenn du impulsiv abwehrend reagierst: «Nein, das ist es bei mir nicht» – gerade dann war es das vermutlich eben doch.)

Und zum anderen: immer wenn im Einzelfall etwas schiefgeht, frag dich, welche Art latenter Angst *bei dir* (nicht bloß beim anderen!) wohl dahintersteckt. Zumeist ist das eine Angst vor der Beschädigung deiner Abwehr. Der andere paßt nicht in dein Symbol-System – vielleicht will er dich in sein eigenes System zwingen. Aber möglicherweise auch umgekehrt: er möchte dich vielleicht als *reale* Person (als das Selbst, vor dem du noch Angst hast) ernst nehmen und weigert sich deshalb, auf dein Symbol-Ich einzugehen (mag dieses ihm gegenüber nun «Herrscher» heißen oder «Alleskönner» oder auch «liebes Kindchen»). Solche Mißachtung deines sorgsam aufgebauten Abwehrsystems macht dich mit Sicherheit aggressiv und «schafft» Schwierigkeiten. Das sind jedoch Schwierigkeiten, die *du mit der Realität* bereits hast.

Wie gesagt, wirst du so bald nicht gänzlich auf Abwehr verzichten können. Im Gegenteil mußt du im Laufe der Therapie – je tiefer du in deine Gefühlswelt eindringst, um so mehr – mit der Ausprägung ständig neuer Abwehrmechanismen rechnen. Ein Fortschritt ergibt sich immerhin schon dann, wenn diese neuen nur ein wenig besser sind als die alten: wenn sie den Entfremdungsprozeß nicht mehr fördern, sondern eher aufhalten.

Zu 2.: Insofern wir wirklich Erfolg damit haben, die im Gehirn fixierten Abwehrstrukturen aufzulösen, zerschlagen wir unsere Fixierung an die eigene unbewältigte Vergangenheit. Damit wird aber nicht nur die (aus der Triebblockierung entstandene) emotionale Spannung aufgelöst. Es erfolgt auch eine Loslösung von all den Dingen, die uns fälschlicherweise als überaus wichtig erschienen sind, weil sie irgendwie in das Symbol-System eingebaut waren. So verlieren wir unsere inneren Ketten. – Wollen wir das jedoch? Um im Bild des Kerkers zu bleiben: wer möchte denn da wirklich hinaus?

Dies ist tatsächlich ein Alltagsproblem. Wir hängen ja an so vielem – mit jedem Gedanken, jedem Plan, jeder Hoffnung, jeder Erwartung. (Und wenn wir nichts mehr erwarten, ist es meist nur ein Zeichen für tiefe Enttäuschung, für totale Resignation.) Von solcher Kettung zeugen die vielfachen Emotionen, die uns überwältigen, wenn irgend etwas nicht unserer vorgefaßten Erwartung entspricht. Prüf es mal nach. Etwa:

- Ärger (der nie etwas ändert[2]): wenn du einen Zug versäumt hast – wenn du als Autofahrer in einer Fahrzeugkolonne steckenbleibst oder auch nur einen anderen Wagen nicht überholen kannst – wenn der/die Liebste dich warten läßt;
- Enttäuschung (die alles nur schlimmer macht): wenn dir das Geld fehlt für eine erwünschte Anschaffung – wenn das Wetter im Urlaub schlecht ist oder die Stimmung im Freundeskreis trüb – wenn jemand sich als unzuverlässig erweist;
- Neid (der menschliche Beziehungen vergiftet): wenn du das kleinere Stück gekriegt hast – wenn ein anderer weniger Schwierigkeiten zu haben scheint;
- Aggressivität (die immer zerstörerisch wirkt): wenn irgend jemand, auf welche Weise auch immer (durch Ironie oder Gehässigkeit, vielleicht aber auch auf Grund wirklicher Überlegenheit; oder durch den politischen, «linken» Willen zu notwendigen Veränderungen; ja, durch Liebe zu dir) dein Abwehrsystem ernsthaft in Frage stellt.

Manches davon wird dir aus Erfahrung bekannt sein. Solche Emotionen sind ja durchaus etwas Natürliches – man kann sie niemandem vorwerfen. Doch ist es wohl zutreffend und auch nützlich, Ärger, Enttäuschung, Neid, Aggressivität usw. als *Symptome unseres Leidens* zu begreifen. Es sind im Grunde sinnlose Reaktionen des Sich-Sträubens gegen unvermeidliche, ja bereits stattgefundene Veränderungen. Sie halten uns damit im Vergangenen buchstäblich gefangen und verstellen uns den Zugang zur Gegenwart. Und sie schaffen Vorurteile und Erkenntnislücken. Sie hindern einen beispielsweise auch am wirklichen Kennenlernen der Menschen, denen man (meist aus Gründen, die nichts mit ihnen zu tun haben) solche Emotionen entgegenbringt. Ein Großteil unseres Lebens wird völlig von ihnen beherrscht – obwohl doch die jeweiligen Anlässe in der Regel ganz banal sind. Bereits ein paar Tage später ist die betreffende Situation gänzlich unerheblich: schon vergessen oder höchstens noch Anlaß zum Lachen.

Hinter solchen fruchtlosen, vergangenheitsbezogenen Emotionen stekken immer wieder die gleichen Erwartungs-Ängste: etwas zu versäumen oder nicht zu kriegen – nicht anerkannt oder allein gelassen zu werden – sich mit seinem Symbol-System nicht durchsetzen zu können – von unerwünschten Veränderungen überrannt zu werden. Hier äußert sich die Ent-

2 Im Gegensatz zu *Zorn*, der ein (gegenwartsbezogenes) *Gefühl* darstellt. Über einen versäumten Zug ist man nicht «zornig», wohl aber über Menschen, die Leid und Entfremdung verursachen. Zorn kann zu *konstruktiver* Aktion führen, Ärger nicht.

artung der einstmals frustrierten Babyerwartung. Das Baby hat natürlich «recht», wenn es erwartet, daß die Mama ihm Erfüllung gewährt. Bleibt solche Erfüllung jedoch aus, besteht die Erwartung unter Umständen lebenslang fort – und als Erwachsener hast du nicht mehr recht damit. Besonders, wenn die Erwartung (er/sie – das jeweilige Fixierbild von Papa oder Mama – soll es tun: für mich sorgen – mich wenigstens bemitleiden!) vermischt ist mit der angelernten Enttäuschungserwartung: er/sie tut es ja doch nicht ... Und in der Tat: weshalb sollte deine erwachsene Lebensgefährtin für dich noch Mama sein wollen?! – Auf solche Weise gekettet, vermagst du sie jedoch kaum noch anders zu sehen – und verfängst dich so selber ständig neu in deinen Babyfrustrationen.

Erst wenn es dir gelingt, dich von solchen Angsterwartungen und Erwartungsängsten zu befreien – erst dann kannst du überhaupt wirklich zu leben beginnen. Kannst dann erst *sehen*, was um dich herum vorgeht; kannst auf andere Menschen eingehen, «ihre» Sprache verstehen lernen (die Voraussetzung solidarischen Verhaltens); kannst Wichtiges vom Unwesentlichen unterscheiden und daher die (ohnehin geringen) Gelegenheiten voll wahrnehmen, selber verändernd tätig zu werden.

Wer seine Selbstentfremdung je überwinden möchte, der müßte also zunächst lernen, sich von der inneren Vergangenheit (und dazu gehören die emotionalen Fixierungen auf bestimmte Erwartungen) zu lösen. Erst dann wird er auch fähig, die eigenen Hoffnungen, Erwartungen und Pläne den ständigen Wandlungen der Gegenwart entsprechend (also «richtig») zu verändern. Auch der viel mißverstandene Ausspruch von Jesus: «Selig sind die geistig Armen» meint im Grunde nichts anderes: «Geistig arm» sind diejenigen, die keinen inneren Ballast, keinen Reichtum von Fixierungen und Erwartungen: eben Angst-Bindungen mit sich herumschleppen.

Die Lösung erfolgt durch Aufhebung der Verdrängung – indem du dich dem in dir Seienden stellst. Ist dir deine Gefühlswelt erst einmal einigermaßen vertraut, wirst du fähig zu beobachten, was dort abläuft. Dann kannst du dich darin üben, «Zeuge» zu sein. Also zuzusehen, was du machst: wie diese Person, das Ich deines Namens, sich abschleppt mit längst gegenstandslos gewordenen Erwartungen – und Befürchtungen hinsichtlich ihrer Nichterfüllung – und wie diese Last ihr gerade den Zugang zum Hier und Jetzt weiter verstellt. So lernst du deine Krankheit allmählich erkennen, als Voraussetzung dafür, die krankhaften Haltungen immer gezielter zu vermeiden und geschehenden Wandel zu akzeptieren.

Natürlich gibt es zuweilen auch schlimme Schicksalsschläge. Ein Autounfall, der Tod eines Freundes, Krankheit: das sind wirklich einschneidende und besonders schwer zu akzeptierende Veränderungen. Doch selbst dagegen hilft kein emotionales Rebellieren. Veränderung ist nun einmal *das* Wesensmerkmal der Gegenwart: also bin ich *nur im Mitgehen mit dem Geschehen* wirklich *im* Leben. Und bin darin tatsächlich auch frei – nämlich von Angst und Abwehrbestimmtheit, dem gesamten neurotischen Vergangenheitsbezug mitsamt den entsprechenden geistigen und körperlichen Blockierungen.

Dies festzustellen ist kein resignierender Fatalismus, sondern viel eher das Gegenteil. An den naturgegebenen Strukturen der Wirklichkeit: dem Vergehen der Zeit, dem Altwerden und Sterbenmüssen kann kein Mensch rütteln. Wer jedoch seine Energie nicht an das (rein emotionale) Ändernwollen des Unabänderlichen oder Vergangenen vergeudet, dem bleiben immer auch Möglichkeiten, selber an wünschenswerten Veränderungen mitzuwirken. Ja, er wird nicht nur aufhören, Angst zu haben vor linken Veränderern, sondern er wird selbst *gar nicht anders können*, als sich ihnen anzuschließen. Denn er kann jetzt nicht mehr übersehen, was überholt ist, welch unnützer, kranker Ballast da überall mitgeschleppt wird – und daß dieser weitgehend mitverantwortlich ist für die äußeren Bedingungen der Entfremdung, unter welcher wir alle leiden.

Zu 3: *Centering* ist ein gezieltes Training in Aufmerksamkeit – eben für das, was tatsächlich, im Hier und Jetzt deiner Umgebung, abläuft. Ein Training darin, nicht mehr auf die falschen Stimmen deiner Kindheitsprogrammierung zu hören, die uralten Schallplatten mit Ermahnungen und Warnungen («Tu lieber dies, laß jenes!» – «Achtung, da spricht Papi, der will mir was! Das Visier runter!» etc.) nicht mehr für gegenwärtige Wirklichkeit zu halten. Statt dessen endlich wach zu werden für die Stimme, die heute zählt. Sie gehört deinem eigenen Selbst – dem allerdings auch durch einen anderen Stimme verliehen werden *kann*: durch Jesus, durch einen Guru – doch freilich nur, wenn dieser ohne jeden Egobezug, ohne dich erneut ketten zu wollen an eine «Heilslehre», im Namen des Göttlichen spricht. Wie Jesus und alle wahren Gurus dies seit je taten und tun: Verkünder der Wahrheit, sagen sie nichts anderes als das, was die Intuition dir auch sagen würde, wärst du noch empfänglich für ihre Botschaft.

Wieder also heißt es: *sieh dir an* – worauf reagierst du in Wirklichkeit, welchen Primärerfahrungen gelten deine Reaktionen; etwa

– wenn dein Baby schreit, und du schreist zurück (vielleicht ist der Adressat deine Eltern, die dir dereinst nie deine Ruhe ließen?);

– wenn du herumsitzst und notwendiges Handeln unterläßt (vielleicht aus Trotz gegen den Vater deiner Kindheit, der dir damals jedes eigenverantwortliche Handeln verwehrte?);

– wenn jemand dir etwas Liebevolles antun will, und du läßt es nicht zu (weil du deiner Mutter nicht zutraust, daß sie lieb zu dir sein kann, ohne damit etwas von dir zu wollen?) usw. usf.

Andererseits: was wird da tatsächlich von dir gefordert? Im allgemeinen wohl immer dies: bedingungsloses Offensein für die Erfordernisse der Gegenwart, vor allem die wahren Bedürfnisse anderer. Also grundsätzlich:

Vertrauen in die eigenen Fähigkeiten und Liebe. So weit es dir gelingt, im Einklang mit deinem Selbst zu leben, wird dir dies möglich.

Der gesamte Prozeß ist nicht nur, gemessen an unseren Erwartungen, unvermeidlich recht langwierig, sondern auch alles andere als einfach. In der Regel verursacht er psychosomatische Beschwerden, weil der Körper sich gegen das Nachlassen der Abwehr zur Wehr setzt. Auch psychisch schwächt er dich zunächst anderen gegenüber, die noch über eine intakte Abwehr verfügen. Laß dich dadurch nicht beirren: *diese Schwäche ist Stärke*. Denn sie signalisiert ja den Beginn des Ausbruchs aus der charakterlichen Panzerung, des Sich-Lösens von einem erstarrten, wirklichkeitsfremden Weltbild. Der Prozeß erfordert unzweifelhaft wirklichen Mut – und ebensoviel Geduld, denn er braucht Zeit: Monate und Jahre. Fixierungen, die sich im Laufe von Jahrzehnten gebildet und seither ständig verstärkt haben, lassen sich natürlich nicht in wenigen Wochen auflösen.

Du brauchst daher nach Möglichkeit den Beistand verstehender Menschen in ähnlicher Lage, wenn schon eine qualifizierte therapeutische Anleitung vielleicht nicht zu finden ist. Wünschenswert wäre in diesem Fall eine Gruppe, deren Mitglieder einander in der genannten Art von «Schwäche» beistünden und ermutigten – in dem gemeinsamen Wissen, daß wir alle unter den gleichen Zwängen leiden, daß die äußeren Zwänge *in uns selbst* ihre Entsprechung haben – und daß dies uns am Leben hindert und daher abgebaut werden muß. Zugleich aber auch, daß hinter diesem «muß» nicht wieder neuer Zwang stehen darf. Offenheit und Zärtlichkeit sind die Eigenschaften, die wir wieder lernen müssen, um uns gegenseitig in dem Vertrauen zu bestärken, ohne das wir uns auf einen wirklich tiefgreifenden Wandlungsprozeß nur schwer einlassen könnten.

Gefühls- und Körpertherapien

Hast du den Entschluß gefaßt, eine bestimmte regelrechte Therapie durchzuführen, so wirst du zunächst darauf achten müssen, ob sie wirklich *revolutionär* (also zu radikaler Veränderung zu führen imstande) ist oder aber abwehrstärkend, im Grunde also *adaptiv*. Letzteres ist immer dann gegeben, wenn sie zu einer neuen Abhängigkeit bzw. nur zu einer besseren Anpassung an die kranke Umwelt führt – zu einem Sich-Einrichten im (vorher als ungemütlich empfundenen) Kerker.

Allerdings muß ich einschränken: in begrenztem Umfang kann verbesserte Anpassung natürlich manchmal notwendig sein – nämlich wenn es gilt, Symptome zu beseitigen, die das Leben unnötig schwermachen. Wenn etwa eine Platzangst mich hindert, ins Freie zu gehen, können gewisse Methoden der Verhaltenstherapie Abhilfe schaffen. Die vielfältigsten spezifischen Ängste (*Ausprägungen* latenter Angst) können einem buchstäblich abtrainiert werden – etwa auch Hemmungen im Umgang mit anderen. Das ist sehr nützlich – nur darf man solche Erfolge, sosehr sie auch ein Leben verändern mögen, niemals als «Heilung der Neurose» betrachten. Du verfügst am Ende vielleicht über *sinnvollere* Abwehrmechanismen, bist aber natürlich grundsätzlich noch immer therapiebedürftig. Eine gute Prothese ist weitaus besser als ein Holzstumpf, wenn dir ein Bein fehlt; doch du wirst dich nur deshalb je damit abfinden, weil du weißt, daß dein eigenes Bein nicht nachwachsen kann.

Besonders in den letzten Jahren sind glücklicherweise immer mehr Psychotherapien entwickelt worden, die bewußt eine «Heilung» anstreben – zwar *nicht* in dem Sinne des restlosen Beseitigens aller neurotischen Symptome, aber doch in dem des allmählichen «heil» (= wieder *ganz*) Machens der Betroffenen. Es sind gefühls- und körperorientierte Therapien, die davon ausgehen, daß die verhängnisvolle Programmierung, welche die Krankheit bewirkt hat, *im Körper* sitzt und nur dort (also nicht durch einen rein verstandesmäßigen Erkenntnisprozeß) erfolgreich angegangen werden kann. Erfolg wird ihnen beschieden sein in dem Maße, in dem es ihnen gelingt, ihre «Patienten» (oder «Klienten», wie sie zuweilen auch genannt werden), jedem der drei oben genannten Ziele näher zu bringen.

Sehr direkt wird das erstere Ziel vor allem durch die *Primärtherapie* angestrebt. Es handelt sich hierbei um einen Prozeß, durch welchen das nachträgliche *Erleben* der Urschmerzen in derem *ursprünglichen Erfahrungszusammenhang* erreicht werden soll. Nur dieses bewußte Fühlen (im Gegensatz zu dem symbolischen Ausagieren der begleitenden Spannung) gewährleistet nach Janov, dem Begründer der Therapie, daß sie aus der Verdrängung befreit werden können. Damit schwindet dann auch die mit den Urschmerzen verknüpfte latente Angst. Und durch den Wegfall der Verdrängung verringert sich zugleich die Spannung: Triebenergie beginnt endlich wieder ungehindert zu fließen. Ohne latente Angst und neurotische Spannung jedoch wird Abwehr überflüssig. Und beides braucht auch später nicht wiederzukehren, denn mit den *Situations*-Ängsten und dem Stress der *Gegenwart* wird der erwachsene Mensch in der Regel schon fertig – zumal dann, wenn diese auf kein inneres Reservoir von latenter Angst mehr stoßen.

Ich selbst habe mich, kurz nachdem die erste Fassung dieses Buchs erschienen war, mehr als zwei Jahre hindurch einer regelrechten Primärtherapie unterzogen (siehe «Fühlen als Therapie») und praktiziere diese in gewissem Umfang heute als «Therapeut». Was mir (wie vielen anderen, von denen ich hörte) dabei anfänglich im Wege stand, waren vor allem gewisse Erwartungen, die von den Büchern Janovs, insbesondere dem «Urschrei», allzuleicht gespeist werden. Wohl trifft es zu, daß bei bestimmten Leiden die Primärtherapie die einzig hilfreiche Methode sein kann und daß sie insgesamt zu radikaleren Veränderungen des Abwehrverhaltens zu führen imstande ist als andere Techniken. Insbesondere lassen sich körperliche Symptome wie chronische Kopfschmerzen oder Schlaflosigkeit oder die Sucht nach Tabak oder Alkohol tatsächlich mit ihrer Hilfe relativ rasch beseitigen. Auch ist mir mehrfach von ehemaligen Analytikern versichert worden, sie praktizierten heute Primärtherapie, weil diese einfach so viel effektiver sei als die klassische Psychoanalyse. Dennoch steht für mich heute fest, daß sie keineswegs so rasch und gründlich zum Abbau der Abwehr führt, wie ich dies anfänglich annahm.

Im Grunde stellt die Primärtherapie nicht mehr dar als eine (allerdings höchst wirksame) Technik, mittels der du deine blockierten Gefühle freilegen und dir so der Ursachen abwehrender Verhaltensweisen bewußt werden kannst. Um darüber hinaus als Therapie optimal erfolgreich zu sein, muß sie, wie schon Janov mehrfach betont, möglichst konzentriert und ohne Zugriff auf andere Techniken über einen Zeitraum von mindestens einem Jahr durchgeführt werden – ansonsten erliegst du leicht der Gefahr, daß die freigelegten Primärgefühle, durch ihr bloßes Anwesend-Sein an der Oberfläche, neue Abwehr erforderlich machen; so daß es dir im ungünstigsten Falle hinterher schlechter gehen *kann* als zuvor. Aus dem gleichen Grunde ist es in der Regel ratsam, sich im Anschluß an ein bis anderthalb Jahre gezielter Primärtherapie anderen Methoden zuzuwenden. Die Primärtherapie widmet sich sehr konsequent dem ersten der drei oben genannten Aspekte, dem *Primal*; im übrigen vertraut sie – für mein Empfinden ein wenig leichtfertig – darauf, daß *Detachment* und *Centering* sich automatisch einstellen werden, wenn die Verdrängung aufgehoben ist. – Ihr Hauptnachteil ist jedoch der mit ihr verknüpfte zeit- und energiemäßige (und das heißt im allgemeinen auch: finanzielle) Aufwand.

Wesentlich für *jede* «Heilung» im gemeinten ganzheitlichen Sinne bleibt dennoch, wie ich schon andeutete, das (hier zur höchsten Wirksamkeit entwickelte) Prinzip des *Primal*. Die Gelegenheit hierzu, d. h. zum Durchbrechen der Abwehr und Hineintauchen in die Primärgefühlswelt der Urschmerzen und latenten Angst, muß bei jeder ganzheitlichen Therapie gewährleistet sein. Ja, nach diesem Kriterium ist geradezu die Qualität einer Therapie zu beurteilen. Läßt sie den ungehinderten Ausdruck von Gefühlen, in dem Umfang, in dem der Körper dies anstrebt, zu? Vermittelt sie dir also nicht nur einen verstandesmäßigen, sondern tatsächlich einen *gefühlsmäßigen* Einblick in die eigenen Blockierungen und Abwehrmechanismen – und darüber hinaus die Gelegenheit, aus der Blockierung herrührende Verspannungen abzubauen? Erst zu dem Grade, in dem sie dies tut, wird sie dich befähigen, das Tabu auch auf der persönlichen Ebene zu durchbrechen.

Zu den Therapien, die eine solche Wirkung bewußt anstreben, gehören neben der eigentlichen Primärtherapie ferner die *Neo-Reichsche Körperarbeit*, die aus ihr hervorgegangene *Bioenergetik*, das *Rebirthing* und die

Casrielsche *Schreitherapie* (wie sie in der Bundesrepublik etwa in der psychosomatischen Klinik in Bad Herrenalb seit Jahren angewandt wird). *Psychodrama, Co-Counselling* und *Atemtherapie* sind weitere Methoden, mittels deren sich die verschütteten Primärgefühle freilegen lassen. Ein gewisses Problem kann hierbei zuweilen entstehen, etwa bei bioenergetischen Übungen, wenn das bisher Verdrängte zu forciert zur Oberfläche geholt wird; Behutsamkeit ist daher im Umgang mit dem Gefühl immer angebracht, die allerdings wiederum nicht zu Übervorsicht ausarten darf.

Therapien, die die Gefühlswelt allzusehr auf Distanz halten, sind problematisch insofern, als sie leicht der Gefahr erliegen, sich rein im Kopf, auf rational-analytischer Ebene, abzuspielen und den Erkenntnisprozeß bereits für die Heilung zu halten. Hierzu gehören neben der *Psychoanalyse* vor allem die *Gestalttherapie* und die *Transaktionsanalyse* (TAA). Dennoch haben gerade sie sämtlich höchst wertvolle Techniken entwickelt, die besonders im zweiten und dritten Bereich (*Detachment* und *Centering*) unentbehrliche Dienste zu leisten vermögen. Insgesamt läßt sich sagen: die Qualität der Therapeuten, ihr Können, ihr Einfühlungsvermögen und ihre eigene Offenheit dem Gefühl gegenüber ist im konkreten Fall weit maßgeblicher als der Name der jeweiligen Therapie. Ein Analytiker kann dir durchaus hinreichende Möglichkeiten zum *Primal* vermitteln, während selbst die Primärtherapie zum Abwehrmittel erstarren kann.

An manchen Therapiezentren werden heutzutage im Rahmen der verschiedenartigsten Selbsterfahrungsgruppen allerlei Mischformen praktiziert, die auf die unterschiedlichsten Techniken zurückgreifen. Wiederum bleibt das Kriterium für mein Empfinden, wieweit *Primal* möglich ist. Dabei ist einerseits das rein emotionale Ausagieren (der unbehinderte Ausdruck des Gefühls) wichtig; zum anderen jedoch sollten tatsächlich auch Verbindungen zu der ursprünglichen traumatischen Erfahrung angestrebt werden. Das heißt, du mußt nicht nur etwa deine Wut fühlen können, sondern auch den Grund – beispielsweise, deine Vernachlässigung seitens der Eltern im zweiten Lebensjahr. Erst dies gewährleistet zunehmende Offenheit dem eigenen Selbst gegenüber und damit die Möglichkeit wirklichen Wandels.

Fernerhin ist es jedoch auch wichtig, daß ein Weg gefunden wird, die Primärerfahrung in das Alltagsleben des Hier und Jetzt zu integrieren. In diesem Sinne kann das Angebot an Therapiegruppen in der heutzutage meist praktizierten Form nicht befriedigen. Wo Therapie und Leben so eklatant getrennt sind wie im Fall eines Workshops, zu dem man 300 km weit anreisen muß, bleibt der Heilungserfolg im Sinne ganzheitlicher Integration notwendigerweise problematisch. An «Selbsterfahrung» mag hier vieles gewonnen werden, das sich dann aber im Alltag kaum praktisch verwerten läßt.

Idealerweise sollte keinerlei Bruch bestehen zwischen der jeweiligen

Therapie und dem Alltagsleben. Ganz einfach ist es gewiß nicht, diesen Zustand zu erreichen, doch ich meine, wo wir ihn bewußt anstreben, können wir auf dem geeigneten Wege vorankommen. Eben hierzu bedarf es jedoch eigentlich einer liebevollen Gruppe Gleichgesinnter, in der du dich geborgen fühlen kannst, weil du hier tatsächlich keine Abwehr brauchst. Wo du auch mit deinen schlimmsten Gefühlen doch immer akzeptiert bleibst. Für die Therapie kann eine solche Gruppe im konkreten Fall sogar wichtiger sein als das Vorhandensein eines berufsmäßigen Therapeuten (wenngleich in der Gruppe auf jeden Fall ein paar Menschen mit etwas eigener Therapieerfahrung und intuitivem Durchblick sein sollten!).

Wir wollen ja keineswegs einen neuen Fürsorger – die psychotherapeutischen Institutionen – schaffen. Das Gebot der Selbsthilfe auf unterster Ebene zählt auch hier. Das bedeutet: idealerweise – auch, jedoch nicht allein, aus Kostengründen – müßte Therapie in der Gruppe ohne formellen Therapeuten praktizierbar sein. Die Entwicklung geeigneter Formen ist eine Herausforderung für die unmittelbare Zukunft an alle, denen persönliches Wachstum am Herzen liegt.

Es besteht durchaus Grund zur Hoffnung. In Selbsterfahrungsgruppen läßt sich im allgemeinen ein Anfang machen, lassen sich darüber hinaus mancherlei nützliche Techniken erwerben. *Primal* selbst ist «erlernbar» – am besten allerdings in einer von qualifizierten Therapeuten betreuten dreiwöchigen Intensivphase. Methoden wie Psychodrama und Co-Counseling, die Raum lassen für Ausagieren, echten Gefühlsausdruck und gegenseitiges Zuhören, ebenso wie zielgerichtetes *Encounter*, können unschätzbare Hilfe bieten, sowohl beim Eindringen in die Primärgefühlswelt als auch beim Sich-Lösen von den Ketten und der schließlichen Rückkehr zur eigenen Mitte. Und auch die gemeinsame Arbeit an gemeinsamen Projekten bzw. das politische Handeln innerhalb einer Gruppe, kann von «therapeutischem» Wert sein – vorausgesetzt, uneingeschränkte gefühlsmäßige Offenheit und Liebe zum anderen wird bewußt praktiziert (was eben *nicht* heißen soll: «Seid nett zueinander um jeden Preis», sondern: «Bleibt offen füreinander, und akzeptiert euch mitsamt all euren Schwächen, im gemeinsamen Bestreben, diese zu überwinden»).

Nicht zuletzt sollte in einer solchen Gruppe auch das Nachholbedürfnis der geschädigten Einzelmitglieder zu seinem Recht kommen. Die Abwehr macht sich ja immer am ehesten dort breit, wo triebmäßige Erfahrungslükken bestehen – d. h. wo ein Triebbedürfnis zu jener Zeit, als die Natur seine Erfüllung vorsah, nicht zu seinem Recht kommen durfte. Obwohl *Primal* die Möglichkeit bietet, den Verlust zu fühlen, wird er hierdurch natürlich nicht wettgemacht. Die seinerzeit unerfüllt gebliebenen Triebbedürfnisse – nach Körperkontakt und Spiel, nach unbeschränktem Experimentieren und freiem Gefühlsausdruck usw. – sind weiterhin in uns beherrschend. Daher sollten Gruppenrituale und -spiele entwickelt und regelmäßig praktiziert werden, in denen eine gewisse Erfüllung dieser uralten Bedürfnisse doch noch nachträglich möglich wird.

Angesichts des jahrzehntelangen Aufbaus der Blockierung bei den meisten von uns wird der Prozeß des Heil-Werdens unvermeidlich Jahre in Anspruch nehmen. Auch wo wir den eigenen Weg schließlich gefunden haben, wird das Gehen dieses Weges, da es nicht innerhalb einer sozialen Ordnung stattfinden kann, die persönliches Wachstum bejaht, vielerlei Gefährdungen und Versuchungen unterworfen sein. Daher ist schließlich auch ständige Wachsamkeit erforderlich, daß sich der jeweilige Versuch nicht verfestigt zu neuem Selbst- und Lebensersatz, daß die Gruppe zu keinem Symbol-Wir im Kerker wird, sondern das Ziel der Ganzheitlichkeit in allen Lebensbereichen erhalten bleibt. Ob Therapie, die Entwicklung alternativer Lebensformen oder politisches Handeln das erklärtermaßen oberste Ziel der Gruppe ist, müßte gleichgültig sein. Wichtig ist, daß sie die einzelnen zur gegenwartsbezogenen Auseinandersetzung mit der Umwelt ermutigt und darin jeder Art von Erstarrung und Dogmatisierung entgegenwirkt.

Gerade das notwendige politische Handeln, ob unter roter oder grüner Flagge, wird nur allzu leicht zur eigenen Abwehr benutzt. Die Gesellschaft bzw. andere Menschen verändern zu wollen, ist immer einfacher – nämlich gefahrloser für das eigene Abwehrsystem – als Selbstveränderung. Und dabei befreit man sich noch von den Schuldgefühlen der Ichbezogenheit: denn unterwirft man sein Leben nicht völlig der Allgemeinheit? Die gleiche Haltung ist auch bei «religiösen» Menschen oft anzutreffen. Sie ist beinahe so gefährlich wie das konservative: «Nichts darf sich verändern.» Beides wurzelt in der (von den Umständen freilich genährten) Unwilligkeit, die eigene Abwehr preiszugeben.

Unter der Voraussetzung ständiger Wachsamkeit, daß wir mit den Gruppen-Interessen und Aktivitäten, ja der Therapie selbst, nicht *nur* unsere alte Abwehr ersetzen, sind diese in jedem Fall zu bejahen. Wer ein Gebäude errichten will, dessen Bau sehr lange dauert, für den wird eine behelfsmäßige Baracke oft lebenswichtig sein – als vorübergehender Notbehelf. Richtet er sich jedoch allmählich so darin ein, daß er den eigentlichen Bau schließlich darüber vergißt, dann ist der Ersatz an die Stelle des Wirklichen getreten. Ich will damit sagen: Die Grenze zwischen dem Echten und dem zum Ersatz Entfremdeten ist fließend. Entscheidend ist, daß die jeweilige Sache (politische Arbeit, Gruppenzugehörigkeit, Therapie) *mir* allmählich *emotional* (in ihrem Behelfscharakter) unwichtiger – und eben dadurch als das, was sie *eigentlich ist*, bedeutsamer – wird. Daß ich gefühlsmäßig erfahren lerne: nicht der theoretische Horizont zählt, sondern unser aller Auf-dem-eigenen-Weg-Sein. Auch die «gerechte Sache», die ich vielleicht vertrete, kann nur dann «richtig» sein, wenn sie mich nicht von diesem Weg abbringt. Anders herum: gelingt es mir mit Hilfe der jeweiligen Gruppenaktivität, mein echtes Selbstvertrauen zu stärken, brauche ich mich auch nicht mehr hinter der jeweiligen Sache zu verstecken. Erst in dem Grad, zu dem ich mich meinem *wirklichen Selbst* hinter dem angenommenen Ersatz-Ich zu nähern, es zu bejahen und zu lieben beginne, können auch meine Freundschaften, Interessen und Aktivitäten *als solche* Bedeutung erlangen. Damit aber verlieren sie den Abwehrcharakter, den sie zu Beginn noch gehabt haben mögen und lassen sich nun in den Therapieprozeß eingliedern. Therapie und Leben, Freundschaften und Liebe, gemeinsame Arbeit, Kindererziehung und politisches Handeln werden eins.

Jesus und Gurus, Yoga und Meditation

William Sargent vertritt in einem lesenswerten Buch («Battle for the Mind») die Überzeugung, daß bei Persönlichkeitsveränderungen als Resultat von «Gehirnwäsche» das gleiche Prinzip am Werk sei wie bei Bekehrungen religiöser Art. Übermäßiger emotionaler Druck bewirkt in beiden Fällen ein Zerschlagen der im Gehirn angelegten und fixierten Reaktionsstrukturen. Ob der jeweilige Druck durch psychische Folter, extreme Isolierung oder religiöse Schuldgefühle aufgebaut wurde, bleibt sich gleich: in jedem solcher Fälle ist es offenbar das Übermaß an gestauter Triebspannung, welches schließlich die bestehenden Abwehrstrukturen (die im Gehirn fixierten Verhaltensmuster) explosionsartig zerstört.

Anschließend lassen sich im nun extrem abwehrbedürftigen Organismus neue Strukturen sofort leicht aufbauen, die dann mindestens ebenso stabil sind wie die ehemaligen. Dieser Zusammenhang erklärt, wie beispielsweise aus einem fanatischen Antikommunisten ein ebenso leidenschaftlicher Anhänger des Kommunismus werden kann oder auch umgekehrt – oder wie aus dem wilden Christenverfolger Saul der kämpferische Apostel Paulus wurde.

Damit will ich nicht sagen, daß etwa religiöse Bekehrungen in jedem Falle nur als eine Art Austausch eines Abwehrsystems gegen ein neues zu bewerten seinen. Es ist immerhin denkbar, daß das Zerschlagen eines solchen Systems in einem Zustand echter Abwehrlosigkeit *endet*, der also dann bestehen bleibt. Auch dies käme einer «Heilung» der Neurose gleich.

Die Gefahr allerdings, daß das neue, nun als «besser» erkannte System gleichfalls zur Abwehr erstarrt, ist groß.

Von solchen Praktiken wie *Yoga* oder *Meditation* wird behauptet, auch sie dienten der Auflösung von Fixierungen emotionaler Art. Untersuchungen in Janovs Primärinstitut scheinen dies zwar anzuzweifeln. Dort vorgenommene Messungen der Hirnstromkurven von Meditierenden zeigten nicht einen ruhigen, abwehrlosen, sondern eher einen «hypnotisierten» Hirnzustand an («Anatomie der Neurose», S. 227/228).

Ich halte aber Vorsicht auch gegenüber solchen Ergebnissen für angebracht. Denn natürlich liegt auf der Hand, daß in unserer Gesellschaft die Meditation, wie alles andere auch, häufig als Abwehr benutzt wird – was deswegen noch längst nicht ihr eigentlicher Sinn sein muß. Nicht unbedingt muß also für die Meditation an sich gelten, was für die im Primärinstitut untersuchten Versuchspersonen zutreffen mag. Obwohl in ihrem Fall die Abwehrfixierungen vielleicht *nicht* wirklich aufgelöst wurden, scheint mir einiges dafür zu sprechen, daß durch Meditation unter günstigen Bedingungen die blockierte Energie wirklich freigesetzt wird. Das aber würde die *Auflösung* der Verdrängungen und neurotischen Fixierungen bedeuten.

Freilich mag dies ein viel langsamerer Prozeß sein, als der Meditierende selbst vielleicht annimmt – oder als ihm Leute einreden wollen, die mit der Meditationslehre Geschäfte machen. Und bestimmt auch kein ganz einfacher. Ich berichtete im 11. Kapitel über den Fall von Gopi Krishna. Dieser Inder meditierte nach eigenen Angaben *siebzehn Jahre lang* regelmäßig, ehe sich unerwartet jene Erfahrung des «Erwachens der Kundalini» einstellte, die schließlich eine Art «Neugeburt» bewirkte. Dem aber ging zunächst noch ein jahrelanger Zustand von Krankheit und Unwohlsein voraus.

Es scheint mir also nicht undenkbar, daß etwa auch die Meditation, nicht anders als zielgerichtete Therapien, die mit Katharsis arbeiten, eine grundlegende und dauerhafte Veränderung bewirken kann, indem sie (auf welche Weise auch immer) die fixierten Abwehrstrukturen auflöst. Ähnliches könnte auf Yoga sowie auf gewisse Formen der *Atemtherapie* zutreffen. Zu den Forschungs-Aufgaben einer emanzipierten Psychologie müßte es gehören, über solche wichtigen Zusammenhänge Klarheit zu schaffen.

Das derzeit größte (und im Angebot reichhaltigste) Therapiezentrum der Welt ist wohl der Ashram des indischen Gurus «Bhagwan» Shree Rajneesh. Dort sind neuartige, unkonventionelle Methoden der Meditation entwikkelt worden, welche von der Überlegung ausgehen, daß die Menschen sehr verschieden sind und daher die gleiche Technik nicht bei jedem zum gleichen Ergebnis führen kann. «Bhagwan» selbst betont, daß Meditationstechniken, die ursprünglich für den östlichen Menschen in einer völlig anderen, im Vergleich zu der unsrigen sehr «undynamischen» Umgebung bestimmt waren, für die in der westlichen Abwehrgesellschaft «kaputt»-gemachten Menschen möglicherweise gerade das Verkehrte seien. Denn sie lassen das notwendige *kathartische* Element – den gewaltsamen, «reinigenden» Durchbruch durch die Blockierung – unberücksichtigt. Wo eine Blockierung besteht, muß jedoch, wie gesagt, der Durchbruch, auf die eine oder andere Art, vollzogen werden – und wenn du nur still in dich versunken dasitzt, kann er dich unversehens anfallen und überwältigen. Was Gopi Krishna im Extrem widerfuhr, was auch beim Gebrauch von Drogen wie LSD oder Haschisch in hoher Dosis oft vorkommt, erleben so manche westliche Menschen bei TM[3] und ähnlichen Praktiken. Wenn die gestaute Lebensenergie mitsamt den bisher blockierten Angst-Urschmerz-Gefühlen sich unversehens Bahn zu brechen sucht, geraten sie, insofern sie unvorbereitet sind, in große Verwirrung. Diese kann sich bis an die Grenze des «Wahnsinns» (der Schizophrenie oder Paranoia) erstrecken – bis eine neue Abwehrmöglichkeit sich gefestigt hat. Hierin also liegt für den Unvorbereiteten in der Meditation eine gewisse Gefahr.

Es ist etwas anderes, wenn zugleich kathartische Übungen vorgenommen werden – etwa im Rahmen einer mit *Primal*-Methoden arbeitenden Therapie, wo sich die heftigen Gefühle «auffangen» und also die Folgen eines solchen Durchbruchs verarbeiten lassen.

Die verschiedenartigen, am Rajneesh-Center entwickelten Meditationen suchen dem Rechnung zu tragen. Hierzu gehören etwa die «dynamische Meditation», «Kundalini», «Nataraj» u. a. m. Man praktiziert sie zur Begleitung bestimmter Musik-Kassetten. Sie laufen allgemein in Phasen ab, wobei es für die Meditierenden darauf ankommen mag, sich während der ersten Phasen möglichst total zu verausgaben. Sie sollen ihre ganze Energie (und die ist bei Neurotikern bekanntlich in Form von Energie-*Spannung* gegeben) da hineinlegen und sich der dabei aufkommenden Gefühle nicht erwehren. Also – im Rahmen der gewählten Meditationsart – mitgehen mit dem, was der Körper will, vielleicht bestimmte Laute ausstoßen, schreien, keuchen, um sich schlagen oder auch nur den eigenen Atem aufmerksam beobachten. Später dann folgen Phasen der Ruhe – des regungslosen Verharrens oder in sich gekehrten Dasitzens, entweder auf die Musik konzentriert oder in völliger Stille. Nach der vorangegangenen Katharsis, dem Herauslassen aller Spannung, ist der Körper weit besser fähig, sich auf das Innen zu konzentrieren – sich zu lösen von der Kettung an die Gedanken-Augenblicke des zeitlosen Hier und Jetzt unbeeinträchtigt durch das Wollen und Planen des Kopfes zu erfahren.

Was deshalb freilich noch immer nicht leicht ist: Auch bei dieser Art von Meditation nicht weniger als bei jeder anderen und wie bei jeder Therapie, führt nur Beharrlichkeit und regelmäßige Praxis weiter. Wobei auch die Angst, das «Ziel» vielleicht nicht zu erreichen, ebenso wie die ungeduldige Erwartung auf Heilungserfolge, eine Kettung darstellt, die überwunden werden muß. Wer hingegen nicht mehr erwartet, morgen – oder demnächst – am Ziel zu sein, sondern ruhig den als den eigenen erkannten Weg geht, der ist schon so nahe am «Ziel» (der eigenen Ganzheit) wie er vermutlich nur sein kann. Und steht, sofern es ihm gelingt, Liebe auch auszustrahlen, gewiß in der Nachfolge dessen, der gesagt hat, «ich bin der Weg».

3 Bei TM, der «Transzendentalen Meditation», wird ein Mantra benutzt – eine bestimmte, immerzu wiederholte Lautfolge, in die der Meditierende sich «versenkt».

Wenn ein Guru so spricht, redet er (so er die Bezeichnung verdient) nicht von sich als dem Ego seines Namens – ebensowenig wie Jesus dies tat. Aus ihm spricht vielmehr die Stimme jenes Selbst, das in jedem von uns wohnt. Gerade «Bhagwan» betont dies immer wieder. Er sagt im Grunde nichts, was du nicht selbst wüßtest, wäre der Fluß deiner Lebensenergie nicht blockiert: in diesem Sinne verleiht er lediglich der untrüglichen *Intuition* seine Stimme (hierzu vgl. Kap. 9).

Manche, die sich Christen nennen und sich hierauf etwas zugute halten, werden dies allerdings bestreiten. Sie gehen vom Glauben an die «Erbsünde» aus, der wir allesamt unterlägen und meinen, daher könne sich uns die Wahrheit nicht aus uns selbst heraus erschließen. Und tatsächlich kann sie dies ja auch nicht. Der Weg ist uns in der Tat durch die Sünde verstellt, die ich jedoch in unserer Unterworfenheit unter das **Gesetz** sehe, welche die Entartung auch des Menschen bewirkt und uns von der Stimme des Göttlichen in uns wie überall in der Natur trennt. Sie ist das *Erbe* unseres Menschseins, allerdings nicht im streng biologischen Sinne (es so zu sehen, entspringt eben wieder dem dualistischen Irrtum). Für wen jedoch der Glaube an die Sünde maßgeblicher ist als Vertrauen in das göttliche Selbst, der bezeugt damit grundsätzlich nur, daß er (wie wir alle) den Weg dorthin verloren hat. Solchen Menschen wird Jesus dann vielfach zum unentbehrlichen Sprungbrett zu Gott. Wieviel Wahrheit, wieviel Selbsttäuschung in dieser Auffassung liegt (ich teile sie ja selbst, aber in einem anderen Sinne als dem von ihnen gemeinten), steht niemandem an zu beurteilen.

Wesentlich scheint mir dies: Als Neurotiker sind wir allesamt gespalten, von der Kerkerkrankheit befallen – dieser Spaltung entgeht wohl niemand total. Das heißt, wie ich schon sagte, etwa im Falle eines Künstlers: aus seinem Werk mag die Stimme der Intuition – des wahren Selbst – noch so eindeutig sprechen; aber außerhalb seines Schaffens kann er dennoch ein liebloser, bis zur Unerträglichkeit abgewehrter Egozentriker sein. Anders jedoch kann es sich auch mit jenen nicht verhalten, die das «Wort Gottes» vertreten. Selbst wenn sie persönlich von traumatisierenden Erfahrungen weitgehend freigeblieben sein *sollten*, bleiben sie doch unvermeidlich in ihrem Wirken noch immer gewissen Traditionen verhaftet, die eine neurotische Gesellschaft entwickelt und zu Abwehrzwecken perfektioniert hat. So bleibt auch ihr Tun nicht frei von der universellen Entartung.

Die Unterdrückung der Frau im Islam und anderswo, das Kastensystem des Hinduismus, der rigorose Puritanismus der meisten heutigen Religionen, vom Judentum bis zum Protestantismus: all diese Erscheinungen zeugen von gesellschaftlich (und weltweit) sanktionierter Triebunterdrükkung, welche den Weg zur Liebe zumauert. Oftmals sind die Prediger, die innerhalb herkömmlicher Systeme das Wort Gottes vertreten, diesen Traditionen und Konventionen in dualistischer Manier (hier: total gut – dort: total schlecht) völlig verfallen.

Jesus war es offenkundig nicht. Eben darum geriet er immer wieder mit den Vertretern der Gesetze des damaligen Judentums – den Schriftgelehrten – in Konflikt; ja, hier liegt wohl der eigentliche Grund für sein Martyrium und Ende am Kreuz. Die Evangelien bezeugen dies dutzendfach. Doch wie steht es mit Paulus – der sich von dem wütenden Verfolger Saul zum Prediger in Jesu Namen «wandelte»? ... *Seine* Schriften bezeugen eine gänzlich andere Auffassung von Sünde und Teufel, der Unreinheit des Körpers und dem unvermeidlichen Gericht, als Jesus sie vertrat. Was eben *nicht* heißt, daß nicht dennoch auch der Geist der Wahrheit aus ihnen spräche. Nur (um dies zu verstehen, versuch mal ganz bewußt, das dir anerzogene dualistische Vorurteil: die Sicherheit des dritten Schutzwalls, zu durchbrechen): Sein Ausdruck ist vermischt mit horrenden Vorurteilen, angekränkelt von der universellen Entartung. Wer das noch immer bezweifelt, halte sich die schrecklichen Exzesse des «Christentums» der Geschichte vor Augen: Ketzerverfolgungen, Hexenverbrennungen und Kreuzzüge, allesamt gerechtfertigt aus der Heiligen Schrift – oder besser: aus Schriften wie denen des Paulus (Jesus-Worten gewiß nicht).

Daher – auch wenn du einem Guru anhängst oder wenn Jesus dein «Guru» ist: Wo es um Regeln oder Rituale geht, deren Befolgung den Besitz der Wahrheit (bzw. Rechtschaffenheit, den «rechten Weg» usw.) angeblich garantiert, da ist etwas faul. Da herrscht schon wieder der Dualismus – und Unterwerfung unter eine *äußere* Autorität. – Dies hervorhebend möchte ich keineswegs bestreiten: Ja, es kommt darauf an, sich jeweils richtig – für das «Richtige» – zu entscheiden. «Wahr» jedoch ist dies nur im nichtdualistischen Sinne. D. h. Richtigkeit definiert sich nicht an Hand des Kriteriums von Falschheit, als Gegensatz hierzu: als das andere. Richtigkeit ist vielmehr *göttliches Gesetz* im eigentlichen Wortsinn: ist *das einmal Gesetzte*, also: das So-Seiende. Die Übereinstimmung mit diesem, dem *ganzheitlichen Sein* jenseits von allem Dualismus: dies ist, was zählt. Wer dies in seinem Leben bejaht, übt *surrender* – jene Hingabe, wie sie vielleicht auch der Guru von seinen Anhängern fordert, aber dann eben stellvertretend. Die Hingabe an den wahren Guru gilt nicht einer Person, sondern Gott.

«Richtig» entscheide ich mich also niemals, indem ich mich an Regeln klammere und etwas tue, was mir gesagt wurde (was immer es sei!); so unterliege ich nur wieder einem illusorischen «Fürsorger». Wie auch Jesus klarmacht: Selbst indem ich meinen Reichtum den Armen spende, praktiziere ich noch längst keine Liebe. *Richtig* entscheide ich mich, indem ich den Weg zum Wissen des Richtigen, den Weg der Intuition, der zum Selbst führt und der für jeden von uns einmalig ist, suche und konsequent beschreite. Dieser Weg ist «gesetzmäßig» vorgezeichnet (gesetzt) in jedem einzelnen Menschen, wie in aller Kreatur überhaupt. Im ungehinderten Strömen der Lebens- oder Triebenergie eröffnet er sich uns.

Indem ich überwinde, was dieses ganzheitliche Fließen blockiert: mein in latenter Angst gründendes Abwehrverhalten, stelle ich mich in die Nachfolge Jesu, der spricht: «Ich bin der Weg» – selbst wenn für mich ein indischer Guru diese Stimme repräsentiert. So bin ich *auf meinem Weg* in der Gefolgschaft des Sohnes Gottes, die allein von der Kettung an die «Sünde» erlöst. So einfach ist das – und doch schwieriger in der Durchführung als diejenigen, die ihr Christ-Sein vom Nachbeten her ableiten, wohl wahrhaben wollen.

Dies gilt grundsätzlich für alle Methoden, die der Therapie dienen. «Heil» kommt von «Heilung». Der eigentliche «Heilsweg» ist der, auf dem das Zerbrochene, die Spaltung, geheilt wird. Der Weg der Ganzheit: Befähigung zum Mitgehen mit der ungeteilten Schöpfung, die uns trägt – auf dem wir nie irgendwo «ankommen», es sei denn bei uns selbst.

In diesem Sinne verstanden, können Meditations- und Yoga-Übungen – ob begleitet von anderen Praktiken bzw. diese unterstützend oder nicht – einen wesentlichen Bestandteil jeder ganzheitlichen Therapie bilden. Voraussetzung bleibt, daß du dir damit nicht etwas zu «holen» suchst, d. h. diese Praktiken nicht im Geist der Verdinglichung – als äußere Mittel zu einem bestimmten Zweck – benutzt.

Daß die meisten von uns nur schwer die Zeit finden, um solche Übungen mit der gebotenen Regelmäßigkeit durchzuführen, ist ein anderes Problem. In ihm zeigt sich wiederum das Ausmaß unserer Entfremdung: für so vieles haben wir Zeit – nur gerade für das, was uns allein uns selbst näher bringt, reicht es im allgemeinen nicht. Vielleicht muß daher jede Therapie damit beginnen, daß man sich solche Zeit wirklicher «Muße» zugesteht. «Heil» sein bedeutet nicht zuletzt auch, *sich selber verfügbar* zu sein. Ein anderer kann dir deinen Weg nicht abnehmen – auch ein Guru, auch Jesus nicht. Zeigen kann er ihn dir und dir Kraft vermitteln.

Ob du dich darauf einläßt, mit all der Zeit und Energie, die dir zur Verfügung steht, liegt einzig bei dir.

107 Im Kerker sind **Revolution** und **Therapie** gleichbedeutend:
Die herrschenden gesellschaftlichen Zwänge zu bekämpfen
setzt die Erkenntnis voraus, daß wir selber
die gleichen Zwänge verinnerlicht haben
– und daß sie mit zu dem Feind gehören
Grundlegenden Wandel kann nur bewirken
wer *sich selbst* mit zu wandeln bereit ist

108 Der **revolutionäre Charakter** erstrebt Ganzheit in jedem Lebensbereich:
– Überwindung des Dualismus – Solidarität
– dionysisches Lebensgefühl – Einklang von Arbeit und Spiel
– Überwindung der inneren Spaltung / Anerkennen berechtigter Ängste
– Bekämpfung unterdrückerischer Tendenzen, bei sich selbst wie in der Gesellschaft

– uneingeschränkte Gegenwartserfahrung
– Einbezug auch «religiöser» Zielsetzungen

109 **Therapie** ist wirksame Hilfe beim Wiederfinden des eigenen *Weges*
Methodik und Dauer des Prozesses ist dabei zweitrangig
Heilung ist nur zu erreichen
im Sinne des «Heil»-(=wieder *ganz*)Werdens
auf dem (im Leben niemals beendeten) Weg

110 Der dreifache Therapieprozeß des *Erreichens innerer Harmonie* (*Attunement*):
1. *Primal*: Kennenlernen und Aufbruch der Gefühlswelt
2. *Detachment*: Lösung von der kettenden Erwartungsfixierung
3. *Centering*: Rückkehr zur eigenen Mitte
Wirksam ist jeweils das Prinzip der *Hingabe an das So-Sein (surrender)*
Das «Ziel» besteht im Weg

111 Ob Jesus oder ein Guru: der wahre Führer auf dem Weg zum Selbst
stellt nicht Regeln auf
sondern verleiht der unfehlbaren *Intuition* Stimme
Insofern er Unterwerfung fordert
gilt diese nicht seiner Person, sondern Gott

unwiderruflich die abfahrt

und kein verweilen je
kein halt kein grund an
jenen funkelnden lichttosend den gestaden
der zeit
  halt zu erflehen will
  starr im vergangenen stecken im nie mehr
  zu heilenden wo nichts
  sich regt
doch hier . . .
sieh
komm:
  häng nicht der kirsche nach die deine hand
  verlor dein mund vor längst verwehten
  sekunden einst ersehnte

JETZT
spring auf
steig in den immer
schon verwesenden
den eigenen leib und neu
in jeden
auflebend ersterbenden
atemzug

DA IST DEIN AUFERSTEHN

HIER
der flug auf dem
gipfel der welle und
hinein in die nacht-
tiefe des grunds in das
sternhell zeitlose
singen
das lied dessen
anfang und ende mit
jedem verhallen
neu
in dir
aufblüht

22. Heimat statt Kerker

Zur revolutionären Situation in der westlichen Welt

Das Wirken der universellen Entartung unter dem Tabu ist solcherart, daß die meisten Menschen, umgedreht wie sie sind, sich in ihrem Kerker dennoch recht wohl fühlen. Das reichhaltige Angebot an Ersatz hält ihre Abwehr intakt und sie somit (ersatzweise) «zufrieden». So wenig ihnen wirkliches Leben zuteil wird, fehlt ihnen daher doch jede Motivation, dieses System zu verändern. An dieser Tatsache mußten in jüngster Zeit alle Versuche engagierter «Revolutionäre», die arbeitende Bevölkerung zum Bewußtsein ihrer tatsächlichen Lage zu bringen, scheitern. Auch hierin liegt durchaus eine Gesetzmäßigkeit: *Solange eine Gesellschaft, deren Mitglieder durchweg von latenter Angst befallen sind, in ihren Institutionen einem jeden genügend Möglichkeiten der Abwehr bietet, solange kann sich eine revolutionäre Situation nicht entwickeln.* Eine Revolution im traditionellen Sinne hat daher im Westen zur Zeit keinerlei Chance, von der Bevölkerung unterstützt zu werden.

Soll eine revolutionäre Umwälzung wirklich vom Volk getragen werden, so muß diesem zunächst einmal die Unhaltbarkeit seiner Lage bewußt sein. In manchen sogenannten «Entwicklungsländern» ist diese Voraussetzung durchaus gegeben – zumindest potentiell: Wo das Bewußtsein ihres Elends unter den Volksmassen noch nicht verbreitet ist, kann es sich doch jederzeit leicht entwickeln. Denn diese Volksmassen (etwa in Indien oder in vielen Staaten Südostasiens, Lateinamerikas und Afrikas) leiden ja nicht so sehr unter latenter Angst, sondern vielmehr an ganz konkreten Situationsängsten. Sie sind durch Übervölkerung, Arbeitslosigkeit und soziale Ungerechtigkeit vom Hunger bedroht, oft zusätzlich auch von Polizei-Terror. Das Abwehrbedürfnis richtet sich hier also noch gegen sehr konkrete Gefahren – es ist noch nicht entfremdet. Wo das Bewußtsein solch konkreter Bedrohung allgemein verbreitet ist und der betreffende Staat die bedrohlichen Probleme dennoch nicht löst, da genügt unter Umständen ein Funke, um das frustrierte *reale* Bedürfnis nach Abwehr der Bedrohung in ein wirkliches revolutionäres Bewußtsein zu verwandeln. Da kann Angst, *Situations*angst, tatsächlich zum Motor werden für die einzig angemessene Art der Gegenwehr.

Bei uns liegen die Dinge jedoch anders. Die Bewohner der meisten westlichen Staaten sind weder durch Hunger noch durch Polizei-Terror bedroht. Und in der Tat waren die Mai-Rebellion 1968 in Frankreich oder die deutschen Studentenunruhen des gleichen Jahres keine Revolution. Da reagierten vor allem jugendliche Menschen auf die reale Unterdrückung, welcher sie in der Erziehung ausgesetzt waren. Sie hatten insofern auch Erfolg, als diese Unterdrückung dann tatsächlich (wenigstens zeitweilig) eine gewisse Milderung zu erfahren schien. In Frankreich gelang es ihnen sogar, einen Teil der Arbeiterschaft mitzureißen. Doch letztlich fehlte offenbar auch dort der gezielte Entwurf, welcher die arbeitende, auf die bestehenden Abwehrstrukturen angewiesene, tabu-indoktrinierte Bevölkerung hätte bestimmen können, diesen Strukturen den Rücken zu kehren.

Andere Jugendliche setzen immer wieder zu kleineren Rebellionen an: als Hippies, als Jesus-People, als Polit-Anarchisten oder auch nur in der Mode, im sexuellen Verhalten usw. Solchen Bestrebungen liegt sicher die zutreffende Erkenntnis zugrunde, daß das herrschende Abwehr-Angebot etwas höchst Unbefriedigendes ist. Die Rebellierenden finden aber dann meist *in der Rebellion selbst* eine für sie befriedigendere Abwehr – und damit ist die Sache für sie erledigt. Anderen wird nach Abschluß ihrer Ausbildung endlich von gesellschaftlicher Seite eine annehmbare Abwehrmöglichkeit gewährt: aus Revoluzzern werden dann zuweilen erstaunlich rasch brave Bürger.

Schließt nun das Fehlen einer revolutionären Situation jede Möglichkeit einer von der Bevölkerung allgemein mitgetragenen Gesellschaftsveränderung aus? Ich würde es lieber so sehen: Die verfügbaren Abwehrstrukturen befriedigen das *vorherrschende* Bedürfnis der Bevölkerung, weil diese unter latenter Angst wesentlich stärker leidet als unter konkret faßbaren Bedrohungen. Erst wenn diese Bedrohungen zunehmen und wenn den Menschen so der Blick geschärft wird, etwa für ökologische Gefahren und Umweltverseuchung, werden sie motiviert, etwas zu verändern.

Das hält sich dann aber in der Regel immer noch im Rahmen dessen, was sie als bedrohlich erfahren – nur dort verlangen sie «Reformen». An weiterreichendem Wandel bleiben sie uninteressiert. Die «grüne Bewegung» hat dies bisher, sowohl in ihren eigenen Reihen als auch bei der Bevölkerung insgesamt, immer wieder erfahren müssen. Die ganzheitliche Sicht bleibt den Menschen unter dem Tabu meist selbst dann noch getrübt, wenn aus einem nahe gelegenen Atomkraftwerk radioaktive Gase entweichen oder wenn sie mißgebildete Kinder gebären, weil sie während der Schwangerschaft ein Unkrautvertilgungsmittel eingeatmet haben.

Notwendig wäre eine Bewußtseinsveränderung im Einklang mit der Realität: also Unzufriedenheit mit dem Abwehrangebot, nicht weil es Mängel hat (dann brauchte es ja nur durch ein anderes ersetzt zu werden), sondern weil es *Ersatz ist und wirkliches Leben verhindert*. Um dieses Bewußtsein zu wecken, muß das Tabu zerschlagen werden. Dabei ist freilich Sorge zu tragen, daß die so entillusionierten Massen jetzt nicht ihrer (aus dem Bewußtsein der Sinnleere entspringenden) Verzweiflung überlassen bleiben. D. h., es muß sofort, und sei es im kleinsten Rahmen, zugleich mit dem Aufbau modellhafter *realer* Gesellschaftsstrukturen begonnen werden – solcher, die weder auf Abwehr beruhen noch übermäßige latente Angst erzeugen. An ihnen kann, durch Vergleich mit den bei uns vorherrschenden entfremdeten Strukturen, deren Unmenschlichkeit (und Unwünschbarkeit!) jedem offenkundig werden. So kann sich erweisen, daß Abwehrlosigkeit *in einer menschlichen Umwelt* kein zu fürchtender, sondern der einzig erstrebenswerte Zustand wäre.

Diese Bewußtseinsveränderung zu bewirken, scheint mir *das* revolutionäre Erfordernis in den Ländern der westlichen Welt. Es ist die Voraussetzung für jeden tiefgreifenden Wandel. Was sich hieraus ergibt, ist die «Organische Revolution», von der ich bereits sprach (vgl. S. 350f). Sie kann nur getragen werden von der «Alternativbewegung»; denn allein hier sind konkrete Ansätze für erreichbaren Wandel bereits gegeben.

In der Tat hat diese Revolution in den meisten Ländern des Westens bereits begonnen. Noch fehlt ihr eine eindeutige Zielsetzung im *ganzheitlichen* Sinne, und noch wird sie von der Mehrheit der Bevölkerung kaum zur Kenntnis genommen. Doch birgt sie den einzigen Keim der Hoffnung, daß das heraufdämmernde Zeitalter ein wirklich «neues» sein wird.

Gesunde Zellen gegen den Krebs Entfremdung

Ein guter Demokrat, der Angst vor der Revolution hat und die Grünen für utopische Spinner hält, ist allein deshalb noch längst kein menschenverachtender Reaktionär. Der oft von solchen Leuten gehörte Einwand, die Menschen seien nun mal neurotisch, also auch an Konsum und Besitz interessiert, und man könne doch nicht die ganze Menschheit, schon gar nicht «von oben herab», therapieren, ist ja so falsch nicht. Er bezeugt allerdings den Unwillen dessen, der ihn vorbringt, sich den tatsächlichen Schwierigkeiten zu stellen.

Zur klaren Zielsetzung des erforderlichen sozialen Wandels schien mir zunächst der Entwurf eines Menschenbildes zu gehören, wie ich ihn im Abschnitt über den «revolutionären Charakter» umrissen habe; die Ausführungen über Therapie geben weiteren Aufschluß, was ich daran für wesentlich halte. Sodann habe ich versucht, das Wesen der zu fordernden Alternative an Hand des Kerkermodells, zu dem sie in jeder Hinsicht die Gegenpositionen erarbeiten muß, zu verdeutlichen. – Und wie geht es weiter? Wie stelle ich mir den revolutionären Prozeß in der Praxis vor?

Ich gehe davon aus (und persönliche Erfahrung mit alternativen Lebensformen scheint dies zu bestätigen), daß der Abbau von institutionalisierten Abwehrstrukturen, begleitet von persönlicher Auseinandersetzung mit latenter Angst mit dem Ziel, diese zu verringern: daß dies jenen organischen Lebensprozeß wieder in Gang setzen müßte, der durch Angst und Abwehr blockiert wurde. Das aber würde nicht nur für den einzelnen gelten, sondern ebenso für die Gesellschaft als Ganzes.

Was wir brauchen, sind abwehrfreie Zellen, sozusagen von gesunden Blutkörpern innerhalb des Gesellschaftskörpers, welche die innere Kraft besitzen, sich zu vermehren und so allmählich den Krebswucherungen der Entfremdung Einhalt zu gebieten. Diese müßten natürlich, wo sie sich einmal etabliert hätten, stark sein in ihrer Verteidigung. Sie würden sich also auch der herrschenden Mittel bedienen – der Charaktermaske, der Rollenautorität usw. Doch dies nur nach außen, wirklich nur als Mittel zum Zweck – von dem man weiß, daß er Ersatz ist, der schließlich wieder beiseite gelegt werden muß.

Unvermeidlich stoßen solche radikal neuartigen Strukturen bei den etablierten Bürgern anfänglich auf großes Mißtrauen. Dieses müssen sie aktiv zu besänftigen suchen. Sie müssen sich daher auch hüten, bestehende latente Angst in der Bevölkerung durch radikale Bedrohung von deren persönlicher Abwehr zu aktivieren (wie die «Anarchisten»-Gruppen der siebziger Jahre dies im Extrem, und mit verheerender konterrevolutionärer Wirkung, fertigbrachten). Im Gegensatz zur herkömmlichen «dynamischen Revolution» (welche in anderen Erdteilen, besonders in den unterentwikkelten Diktaturen, sicher noch immer angebracht ist) setzt dieser «organische» Gesellschaftswandel daher den totalen Verzicht auf Gewalt voraus.

Dies ist auch nur logisch: man trennt ja hier nicht mehr dualistisch nach «Freund» und «Feind». Sondern man hat erkannt, daß die Menschen sich unter den Bedingungen der Entfremdung grundsätzlich nur in ihren Abwehrmechanismen unterscheiden. Natürlich hängt jeder an der eigenen Abwehr, wenn diese sich einmal bewährt hat – ob Massenfetisch (Fußball, Konsum), ob Hobby oder gesellschaftliche Rolle, ja finanzielle Macht. Doch will man ihm ja helfen, das zu durchschauen, damit er diese Abhängigkeit schließlich loswerden kann. Gewaltsame Aktivitäten führen in einer Gesellschaft, wo latente Angst so verbreitet ist wie bei uns, unvermeidlich zu deren allgemeinem Ausbruch. Dadurch bewirken sie gerade die Verhärtung der tödlichen Abwehrstrukturen, die doch zerstört werden sollten – bis schließlich auch der letzte Bürger stillschweigend meint, der Rechtsstaat lasse sich am besten durch Überwachung und Polizeieinsätze verteidigen.

Die organische Revolution erfordert weit schwierigeres Handeln als das Umbringen von Feinden. Sie muß ja viel Umfassenderes leisten als nur ein Einwirken auf Symptome. Das Privateigentum an den Produktionsmitteln etwa ist letzten Endes sicherlich abzuschaffen. Aber auch dabei handelt es sich doch nur um ein *Symptom* (wenn auch ein sehr mächtiges) des eigentlichen Übels, der neurotischen Abwehr. Und dieses kann allein durch solche Menschen wirksam bekämpft werden, die es selber als solches, als Übel erfahren haben – die also gewillt sind, sich mit ihren eigenen Ängsten auseinanderzusetzen.

Die Ausprägung des revolutionären Charakters ist nun aber außerordentlich schwierig. Das Gesetz der unumschränkten Abwehrpriorität steht ihr überall und in jeder Hinsicht entgegen. Sehr wichtig ist daher ein Zusammenschluß von Gleichgesinnten, die einander in jeder Weise – persönlich in der Therapie ebenso wie im gesellschaftspolitischen Handeln – unterstützen. Ähnliches ist in den letzten Jahren von Bürgerinitiativen und anderen «grünen» Gruppierungen immer wieder vollbracht worden. In der Regel jedoch kümmern sich diese, wie gesagt, nur jeweils um Einzelzwekke. Der Gedanke, das Tabu durchbrechen zu wollen – bei sich selbst oder in der Gesellschaft –, ist ihnen fremd.

Dennoch stellen die «alternativen» Experimente, die überall im Westen zunehmen, bereits die Grundlage der organischen Revolution dar. Wahrhaft *alternativ* wirken sie dort, wo sie die ursprünglichen Gegenstrukturen zum Kerker – auf wie begrenztem Gebiet auch immer – wieder herstellen. Dort entsagen sie nicht nur der Machthierarchie mit ihren Rollenzwängen, mit Aufstiegsdynamik und Leistungsprinzip, den Symbol-Wirs und Massenfetischen (allen voran dem Konsum), sondern zeichnen sich insbesondere auch durch ihre Absage an die «Hehren Prinzipien» der Entfremdungsmauern – an Funktionalismus und das Fürsorgeprinzip, dualistische Weltsicht und Energie- und Wachstumsfetischismus – aus.

Dementsprechend ist eines der besonderen Merkmale solcher Experimente ihre nichtautoritäre, unfunktionalistische und nichtdualistische Ausrichtung. Niemand spielt eine besondere Rolle: Lehrer und Lernende, Arzt und Patienten treten einander als Menschen von gleich zu gleich (trotz ihres unterschiedlichen Erfahrungshintergrunds) gegenüber. Das jeweilige System ist ganz offen: neue Personen können jederzeit hinzukommen, ohne andere Voraussetzungen mitzubringen als ein echtes, sachbezogenes Interesse. Funktionieren stellt kein oberstes Ziel dar. Es gibt keine starren Regeln, keine Bürokratie. Eigeninitiative, schöpferisches Mitdenken, Aufgeschlossenheit, ja eine gewisse Liebesbereitschaft den anderen gegenüber: das sind die tragenden Energiequellen. Sie stehen in absolutem Gegensatz zu der neurotischen Spannungsdynamik, die unser jetziges System antreibt. Wichtig ist dabei jedoch auch Ehrlichkeit: also kein Imponierenwollen, kein Sich-zur-Schau-Stellen, keine Lügen und Ausreden – oder, wo das doch vorkommt, ein offenes Reden darüber, nicht etwa als Vorwurf gegen irgendwen, sondern als gemeinsame Behandlung des gemeinsamen, jeden gleichermaßen betreffenden Problems der Abwehr.

Ein zweites, nicht weniger wichtiges Merkmal ist ihre dezentralisierte Struktur. Sie wirken auf kleinstem Gebiet und unterster Ebene – in der überschaubaren Umwelt der jeweils Betroffenen, die daher in der Lage sind mitzureden und mitzuentscheiden. Hier nehmen die Menschen die Erfüllung ihrer wahren Bedürfnisse in Eigenregie, möglichst gar ohne staatliche Unterstützung, in die Hand – bzw. entwickeln gemeinsam Programme, die ihnen dies ermöglichen sollen. Daß sie dabei auch bewußt auf «Expansion» und fortwährend ansteigenden Energieverbrauch verzichten, ist schon fast eine Binsenwahrheit.

Schwierigkeiten innerhalb solcher Gruppen oder Arbeitsgemeinschaften bereiten vorerst freilich oft die Beteiligten selbst. Völlig unneurotische Menschen, wahrhaft «revolutionäre Charaktere», sind nun einmal bei uns nicht die Regel. Immer wieder kommt den betreffenden Gruppierungen daher, soweit sie von längerer Dauer sind, zunächst die zusätzliche Funktion zu, diesen Menschentyp erst zu «erzeugen» – d. h. ihren Mitgliedern in der gemeinsamen Arbeit eine Art Gruppentherapie zu bieten. Wo sie sich dessen bewußt sind und mehr oder weniger gezielt auch an diese Aufgabe herangehen, ist schon viel erreicht. Andererseits erschweren sie sich damit leicht das praktische Funktionieren auf dem Gebiet, um dessentwillen sie ursprünglich zusammenkamen. Menschen in Therapie, die erstmals gefühlsmäßig offen sind, und so immer wieder an ihre negativen Gefühle stoßen, werden nicht immer zu zielvollem Planen und liebevoller Kooperation fähig sein. Dieser Nachteil muß jedoch in Kauf genommen werden. Stellt man sich der Herausforderung, kann man sich so zumindest von Intrigen und Unterdrückungsgebaren frei halten: wenigstens bleibt in einer solchen Gruppe alles im Offenen, und die Mitglieder bleiben befähigt, den Schmerz, den sie in sich tragen, zu fühlen, anstatt (ungefühlt) an ihren «Mitstreitern» auszulassen (wie das in traditionellen Politgruppen häufig geschieht). Und der anfängliche Nachteil wird sich so immer erkennbarer zu einem Vorteil wandeln, je mehr die einzelnen lernen, mit ihren Gefühlen umzugehen und zur eigenen Mitte zu finden.

Die organische Revolution besteht darin, daß das gegenwärtige entfremdete Gesellschaftsgefüge – unser Kerker – allmählich, doch in stetig zunehmendem Maße, von solchen Gruppierungen und Experimenten durchsetzt wird. Diese neuen, gesunden und vermehrungsfähigen Zellen stellen durchweg Gemeinschaften – wenn auch in kleinstem Ausmaß – dar, in denen die überlieferten Abwehrstrukturen und -werte durch menschlichere Regelungen abgelöst werden. Latente Angst wird dort bald nicht mehr Fuß fassen können. Und die Gemeinschaften müssen sich ihrerseits erweitern und ausbreiten, um durch den Kontrast, durch die *Kreativität und echte Lebensfreude*, welche sie ihren Mitgliedern vermitteln, unsere Abwehrgesellschaft aufzuzeigen als die jämmerliche Ersatzhölle, die sie in Wahrheit ist. Ich meine, das könnte ihnen mit der Zeit sogar gelingen – weil es doch im Grunde unwiderlegbar sein müßte, daß nur ein abwehrloses Leben ohne latente Angst eigentlich lebenswert ist.

Solche Gruppierungen und Strukturen, wo sie nicht bereits im Entstehen begriffen sind, lassen sich, so nur zwei oder drei Beteiligte dazu entschlossen sind, tatsächlich in jeder Sphäre des Lebens verwirklichen: im Sektor der (im Vergleich zur Kleinfamilie erweiterungsbedürftigen) Familie, in der Schule, in Büro, Labor oder Fabrik, in Gewerkschaften, Parteien,

Krankenhäusern, Kirchen, Mietervereinigungen, in «Seniorenwohnheimen» und Jugendgruppen. Gewiß sind die offiziellen Widerstände noch immer beträchtlich; doch sie neigen dazu, sich zu verringern, sobald die Entschlossenheit der Beteiligten, ihr Ziel durchzusetzen, offenbar ist.

Dies ist im eigentlichen Sinne eine «Graswurzel»-Revolution. Der Gedanke, die Gesellschaft von oben her, oder mittels bewaffneter Macht, revolutionieren zu können, gehört für den Westen der Vergangenheit an. Initiativen und Zellgruppen der hier besprochenen Art, die du in zunehmendem Maße dort gründen bzw. unterstützen kannst, wo du bereits bist (arbeitest, praktizierst, studierst, hospitierst), sind die Träger des «revolutionären Kampfes», der allein dem *New Age* zum allgemeinen Durchbruch verhelfen kann.

«Ekotopia» und Ansätze zu seiner Verwirklichung

Und wie sieht die neue Gesellschaft – das Ergebnis der «organischen Revolution» – im einzelnen aus?

Es sind heute etliche Bücher auf dem Markt, in denen alternative Gesellschaftsmodelle vorgestellt werden. Als das für mich anregendste (neben dem neuzeitlichen Klassiker dieses Genres, Huxleys «Eiland») habe ich Ernest Callenbachs «Ekotopia» empfunden.

Es ist ein utopischer Bericht aus dem Jahre 1999 über die Zustände in einigen westlichen Staaten der USA (um San Francisco und nördlich davon die Küste entlang), die sich 1980 unter dem Namen *Ekotopia* zusammenschlossen und ihre Unabhängigkeit erklärten. Der Bericht zerfällt in zwei nebeneinanderherlaufende Teile: die persönlichen Tagebuchaufzeichnungen des Berichterstatters – des ersten US-Amerikaners, dem seit der Sezession ein Besuch des Landes gestattet wurde –, und die an seine Zeitung abgesandten Artikel, in denen die Gesellschaftsstrukturen und die in Ekotopia herrschenden Zustände und Lebensweise ausführlich geschildert werden. Wie das Tagebuch erkennen läßt, wandelt sich der Schreiber in der Zeit seines Aufenthalts vom vorurteilsvollen und besserwisserischen Skeptiker zum Liebhaber dieses Landes und seiner Menschen – bis er am Ende beschließt, nicht in die Vereinigten Staaten zurückzukehren.

Was hat Ekotopia zu bieten? Zunächst, wie der Name schon andeutet, ein ausgeprägtes ökologisches Bewußtsein – mit allen Konsequenzen. Die großen Städte sind entkernt und von Bäumen durchwachsen, die Wolkenkratzer der Multis abgetragen oder umgebaut; Sonne, Wind und Wasser liefern die benötigte Energie; statt des Pkw gibt es ein ausgefeiltes elektrisches Fern- und Nahverkehrssystem und im übrigen Fahrräder. Selbst technische Gebrauchsartikel dürfen nur so hergestellt werden, daß sie vom Käufer im Notfall selbst reparierbar sind. Wer nicht in einem Job arbeiten, sondern sich kreativeren Beschäftigungen hingeben will, erhält eine (freilich recht niedrige) Staatsrente. Und so weiter und so fort. Es muß schon eine Lust sein, in einer solchen Umgebung zu leben. Insgesamt hat sich auf allen Gebieten des Alltags – also auch im Gesundheits- und Erziehungswesen, in Wirtschaft und Politik, bei den Medien und in der «Moral» – grundlegender Wandel vollzogen.

Die Einzelheiten dieses Wandels will ich hier nicht nacherzählen; es lohnt sich, das Buch selber zu lesen. Entscheidend daran scheint mir, daß es ein Gefühl dessen vermittelt, wie das Leben auch anders (und um wie vieles lebenswerter dann) sein *könnte* – und zwar in einer Weise, die wohl die Vorstellungskraft selbst unserer «fortschrittlichsten» Politiker heute noch überfordern würde. Und ein Gefühl auch für die völlig andersartige Atmosphäre in einer Gesellschaft wie der geschilderten – deren Mitglieder sich um ihre Belange selbst kümmern – in voller Autonomie, ohne Leistungszwang und Konkurrenzdenken –, die Natur nicht sich unterwerfen, sondern sich in sie einfügen, liebevoll und frei von gesellschaftlichen Zwängen miteinander verkehren. So kann es der fiktive Berichterstatter anfangs nur schwer verkraften, daß junge Frauen hier ihm gegenüber ganz ungezwungen und offen sind, ihm in die Augen blicken oder ihn berühren; er nimmt das als Zeichen, daß die Betreffende «leicht zu haben» sein müsse – und scheitert natürlich gerade daran aufs kläglichste. Mit männlichen Erobererattitüden und «Mackertum» läßt sich nichts mehr erzielen.

Dennoch vermisse ich auch an Callenbachs Buch ein klares Gespür für das verhängnisvolle Wirken des Abwehrphänomens. Zwar wird deutlich, daß die Bewohner seines utopischen Landes weniger abgewehrt sind als wir – wie sie ja auch nicht mehr unter sozialer Entfremdung leiden. Jedoch die Art der von ihnen entwickelten «Therapie» – regelmäßige Veranstaltungen von steinzeitlichen Schlachten mit Speer und Schild, auf denen die Instinkte der Beteiligten einer harten Prüfung unterzogen werden – scheint mir, obzwar nachdenkenswert, letztlich recht unbefriedigend.

Im Ganzen aber bin ich überzeugt, es müßte möglich sein, das «Ekotopia»-Modell so weiterzudenken, daß es tatsächlich eine in jeder Hinsicht annehmbare Alternative beschreibt.

Die Frage bleibt: Wäre es dann auch in einem Land wie der Bundesrepublik zu verwirklichen – selbst *wenn* das Abwehrbedürfnis seiner Bevölkerung und der Regierungs- und Verwaltungsapparat dies zuließen? – Sicherlich müßte man hier wohl einige Abstriche machen, zumal wir uns mit Bezug auf Klima wie auch natürlichen Reichtum des Landes nicht mit der Westküste Nordamerikas messen können. Hierauf jedoch käme es wohl am wenigsten an – wäre die Mehrheit der Bevölkerung erst einmal gewillt, den Kerker abzutragen und sich in Eigenregie eine menschliche Heimstatt zu bauen.

Ich selber lebe seit 1979 in einer Gegend Australiens, wo nach den äußeren Gegebenheiten (Klima, Fruchtbarkeit des Landes, Bevölkerungsdichte usw.) das «Ekotopia»-Modell kaum utopisch sein müßte. Seit 1973, als hier, in dem damals von Landflucht entvölkerten Dorf Nimbin, ein großes Jugend-Musikfestival stattfand und dessen Teilnehmer anschließend zu Dutzenden einfach dablieben, wird diese Gegend in immer stärkerem Maße von einstmaligen Großstadtbewohnern besiedelt. Bei der Mehrzahl dieser «Neusiedler» handelt es sich um Leute, die der städtischen Umweltverseuchung und Isolation entfliehen möchten und daher zu einem grundlegenden Wandel ihrer Lebensweise entschlossen sind. Verstärkt wird diese Tendenz allerdings auch durch weitverbreitete Arbeitslosigkeit unter ihnen, die ihnen einen bescheidenen Lebensstil mit weitgehendem Konsumverzicht aufzwingt und dadurch diesen Entschluß erleichtert. Woran es freilich auch ihnen allgemein mangelt, ist ein ungetrübtes Gespür für das Tabu und die verheerende Wirkung universeller Abwehr. Das Tabu wurde bisher nur auf Teilgebieten durchbrochen; dementsprechend ist die Bereitschaft zu persönlicher Therapie noch gering. (Ich selbst stehe, zusammen mit meiner Frau Eva, im Begriff, eine therapiezentrierte Landkommune zu entwickeln.) Immerhin: Bemerkenswerte Neuansätze zur Errichtung einer menschenwürdigen Gegenwelt zur Kerkergesellschaft werden in mehr als einer Richtung sichtbar.

Über die umgreifenden Strukturen und Wertvorstellungen, die das Gegenmodell zum Kerker bestimmen, habe ich schon gesprochen. Hier nun noch ein paar Einzelheiten zu der Frage, wie im besonderen die Absage an die Segnungen der monopolischen Fürsorger sich mancherorts bereits auswirkt bzw. in welchen Formen sie sich ausprägt.

Beginnen muß es ganz sicherlich überall bei den Kindern. Die Säuglingserziehung spricht ja, indem sie über das Maß an Urschmerz und latenter Angst entscheidet, buchstäblich *Urteile über Tod oder Leben*. Darüber, ob der Mensch später abgestumpft oder aggressiv durch ein trostloses Ersatz-Dasein irren oder doch fähig bleiben wird, seine geringen Möglichkeiten zu *leben*, irgendwie noch wahrzunehmen.

Heute werden Säuglinge noch immer in vielfacher Weise in erschreckender Unkenntnis ihrer vitalen Bedürfnisse von ihren Müttern getrennt und damit zu einem späteren Ersatzleben in unablässiger Abwehr und Spannung verdammt. Selbst Kinderärzte oder Säuglingsschwestern verfügen in der Regel über keinerlei psychologische Ausbildung. In der Millionenstadt West-Berlin z. B. gab es noch Ende der siebziger Jahre kaum eine Möglichkeit für eine Mutter, deren Säugling krank in der Klinik lag, ihr Kind außerhalb einer kurzen vorgeschriebenen Besuchszeit zu sehen! Aber selbst in ausnahmsweise fortschrittlicheren Kliniken, die in westdeutschen Städten immerhin schon zu finden sind, machen die Eltern (wie Lausch in «Mutter, wo bist du» berichtet) häufig von den Möglichkeiten uneingeschränkter Anwesenheit bei ihrem Kind kaum Gebrauch. Vielleicht sind sie durch ihren Beruf oder einen spannungsgeladenen Ehepartner allzusehr überlastet, so daß es für sie eine Erleichterung ist, das Kind einmal nicht im Haus zu haben. Für das Kind wird es nur allzuoft ein bitteres «Schicksal» als unglücklicher neurotischer Mensch bedeuten.

Eine der dringlichsten heute zu fordernden Veränderungen ist wohl die, daß Eltern und Erzieher, Ärzte und Pflegepersonen von Kindern endlich allgemein und systematisch über die unsere Triebbedürfnisse betreffenden Zusammenhänge aufgeklärt werden müssen, die der Wissenschaft ja im einzelnen längst bekannt sind. Beenden wir also das finstere Mittelalter in bezug auf all unsere elementarsten Belange, welches das Tabu über uns verhängt hat! Kurse müßten zu diesem Zweck allenthalben eingerichtet werden. Elternschaft darf nicht mehr dem Zufall überlassen bleiben. Und solche Aufklärung sollte auch den Kindern selbst zugänglich sein. In einer vom Tabu befreiten Gesellschaft wäre das Thema Angst sicherlich ein Schulfach – in welchem auch praktische Anleitung zur *Bewältigung*[1] von Ängsten geboten würde.

Zumindest hinsichtlich einer nicht-traumatisierenden Säuglingsbehandlung ist in Nimbin schon viel geleistet worden. Damit sind wir beim Fürsorger 1. dem *Gesundheitswesen* – oder besser, seinem möglichen Gegenbild. Es gibt hier seit mehreren Jahren einen losen Verbund Interessierter und Betroffener, unter dem Namen «Birth and Beyond» (Die Geburt und darüber hinaus), der wohl als richtungweisend für alle diesbezüglichen Initiativen gelten darf. Sein Ziel ist, die schwangeren Frauen der Umgebung zu Hausgeburten und späterem Baby angemessenem Verhalten zu ermutigen und in beidem zu unterstützen. Erfahrene, ohne Entgelt arbeitende Geburtshelferinnen (auch sie, wie die meisten der Neusiedler, von kärglicher Arbeitslosenunterstützung lebend) betreuen die Schwangeren. Allwöchentlich findet ein mehrstündiges Treffen statt, auf dem in lockerem Rahmen Vorsorgeuntersuchungen, Beratung und Yoga- oder Gymnastikübungen durchgeführt und Erfahrungen ausgetauscht werden. Meinem eigenen Kind wurde es hierdurch ermöglicht, eine komplikationslose, leichte und mit Sicherheit nicht traumatische Hausgeburt zu erleben – und zwar, obwohl Eva, die Mutter, ihr letztes Kind durch Kaiserschnitt zur Welt gebracht hatte (wonach, manchen medizinischen «Sachverständigen» zufolge, eine Geburt ohne Kaiserschnitt gar nicht mehr möglich sein soll!). Es versteht sich, daß Hausgeburten auch hier in Australien, ebenso wie in anderen westlichen Ländern, allen voran die USA, vom medizinischen Establishment abgelehnt, wenn nicht gar aktiv bekämpft werden (vgl. S. 224). Dabei ist für die Geburtshelferinnen selbstverständlich, daß sie die Entbindenden beim geringsten Anzeichen von Komplikationen sofort in

1 Nicht nur zu jener Art von Verdrängung, zu der ein Buch wie «Angst überwinden» anleitet. Bessere Anregungen hierzu finden sich in Janov, «Das befreite Kind».

die nächste Klinik überweisen. – Diesbezüglich Interessierten sei das Buch von Ina May Gaskin – der Frau von Stephen Gaskin, des Begründers einer Großkommune in Tennessee, USA – «Spiritual Midwifery» wärmstens empfohlen.

Selbstverständlich zielt die Tendenz der Befürworter des *New Age* auch sonst, in Nimbin wie überall auf der Welt, in die Richtung, den medizinischen Fürsorger möglichst weitgehend entbehrlich zu machen. Mittel und Techniken der Naturheilkunde ersetzen die Abhängigkeit von Antibiotika und anderen Drogen. In immer mehr Gegenden, auch der Bundesrepublik, entstehen heute in jeder Hinsicht alternativ wirkende Gesundheitszentren, in denen voll ausgebildete Ärzte ganzheitliche (auf Drogen möglichst verzichtende und beispielsweise den Seelenzustand der Patienten mit einbeziehende) Heilung und Vorsorge zu praktizieren suchen.

Auch 2. das *Schul- und Bildungswesen* ist ein Bereich, in dem sich die in der Abwehrgesellschaft herrschende Entartung besonders verhängnisvoll auswirkt. Er ist durchweg und in jeder Hinsicht veränderungsbedürftig, und zwar sowohl der Form nach – was die Lehr*methoden* anbetrifft – als auch hinsichtlich der Lehr*inhalte*.

In der Bundesrepublik erweckt das Gerede der letzten Jahre über Schul-, Hochschul- und Bildungsreform leicht den Eindruck, als seien die «Verantwortlichen» (bezeichnend schon, daß dies nicht die Eltern der Schüler sind!) sich dessen bewußt. Lassen wir uns da nichts vormachen: alle offiziellen Bemühungen sind nur ein Herumdoktern an Symptomen, das nicht viel bessern kann. Unser gegenwärtiges Schulsystem ist durch und durch verfault – und dasjenige der Ostblockstaaten dürfte ihm in dieser Hinsicht nur um weniges nachstehen. Und kein Wunder: solange das Schul- und Bildungswesen Fürsorger-Funktion hat, *können* auch die intensivsten Reformen grundsätzlich nichts anderes anstreben und bewirken, als es für die Zwecke der Abwehrgesellschaft leistungsfähiger zu machen.

Eine dem kindlichen Triebbedürfnis nach Erforschung der Umwelt, nach Lernen, Experimentieren und kreativer Kommunikation Rechnung tragende Schule müßte ungeheuren Spaß machen. Tatsache ist, daß in der Bundesrepublik, wo offizieller Schulzwang herrscht, jeder vierte Schüler vorzeitig von der Schule abgeht. Mag er auch sicher sein, daß solch vorzeitiger Abgang, zumal in Zeiten der Arbeitslosigkeit, lebenslange Benachteiligung bedeutet: er hält es einfach nicht mehr aus! In den USA ist dieser Tage die erste Schule dazu übergegangen, die Schüler für ihre Anwesenheit zu bezahlen (der Höchstsatz liegt derzeit bei fünf Dollar im Monat)! (Das ist kein Witz, sondern Gegenstand eines Berichts, der kürzlich durch Presse und Rundfunk ging. Die – gewiß nicht untypische – Quote der regelmäßigen Schulschwänzer betrug dort 9%.)

In der Schule, so wie sie heute besteht, wird nicht nur Solidaritätsbewußtsein, das Vertrauen in die eigene Intuition und jede schöpferische Arbeits- und Experimentierlust systematisch abgetötet, sondern vor allem auch *jeder verändernde Impuls*: Es hat keinerlei Sinn, sich auf irgendeinem Gebiet etwas Besseres (im Sinne von: Menschlicheres) auch nur auszudenken, da alles ja angeblich bestens läuft. Sicher, das System hat noch seine Fehler und Mucken, aber die lassen sich stückweise reformieren. Wer grundsätzlich anderes zur Sprache bringt, ist ein schwärmerischer Utopist – noch nicht ganz reif für das Leben – bzw. ein belächelter Außenseiter. Indem es die ihm Anvertrauten zu dieser Mentalität abrichtet, leistet das Schulsystem mit Erfolg das genaue Gegenteil des für ein Überleben der Menschheit heute Erforderlichen. Für die realen Aufgaben der Zukunft, die *nur* auf Grund radikaler Veränderungen der gegebenen Strukturen zu bewältigen sein werden, ist es etwa so befähigt wie ein leibeigener Bauer des Mittelalters für die Aufgabe, einen Computer zu programmieren.

Alternativen Schulversuchen wird hierzulande die Existenz recht schwer gemacht – mit Ausnahme vielleicht der «Freien Waldorfschulen», die im Gesamtsystem fast den einzigen Lichtblick darstellen. Was solchen Versuchen wesentlich ist, läßt sich in der einschlägigen Literatur im Detail nachlesen. Allgemein ist die Einteilung in Fächer, die im Vierzig-Minuten-Rhythmus unterrichtet werden, aufgehoben. «Blöcke» ohne solch strikte Zeitbegrenzung treten an ihre Stelle, deren Inhalte nach Möglichkeit fachübergreifender Art sind (d. h. Biologie und Chemie, Geschichte und Psychologie wären nicht mehr voneinander getrennt). Ebensowenig zählt die Trennung zwischen Lehrenden und Lernenden. Schüler verkehren mit den Lehrern auf du, helfen sich gegenseitig. Eltern haben volles Mitspracherecht, können auch gelegentlich beim Unterricht anwesend sein bzw. selbst dazu beitragen. Zensurenzwang und Versetzungsproblematik, d. h. die ganze Einteilung in «gute» und «schlechte» Schüler, entfällt. Es wird nicht «Wissen» gepaukt und dann abgefragt, sondern die Kinder werden mit den ihre Umwelt bestimmenden Strukturen und Kräften bekannt gemacht. Dabei wird besonderer Wert gelegt auf beharrliches Nachfragen, auf Kooperation und schöpferische Eigeninitiative. Denkbar ist eine Schule, in der nur Theaterstücke entwickelt, einstudiert und aufgeführt würden – über jedes Thema, mit dem die Schüler vertraut werden wollen oder müssen. Die Liste solcher Veränderungen ließe sich noch in vielen Einzelheiten fortsetzen.

Garaudy nennt in seinem Buch «Die Alternative» drei «Hauptpfeiler» einer Allgemeinbildung, die den Forderungen unserer Zeit gerecht würde (S. 130ff). Diese Gebiete, auf welche ein zukunftsbezogenes Schulsystem hin auszurichten wäre, sind:

– die *Informatik*: eine Ausbildung im Befragen von Computern, in denen das Allgemeinwissen gespeichert wäre;
– die *Ästhetik*: eine «Schule des schöpferischen Akts» – als Kontakt mit den Werken des Menschen wie auch unmittelbar sinnlicher Bezug zur Natur;

– die *Vorausplanung*: das Lernen, sinnvolle Entscheidungen zu treffen.

Das Allgemeinziel muß dabei zunächst vor allem sein, den Fetischismus zu durchbrechen – also die Menschen zu der Erkenntnis zu führen, daß *das für notwendig Gehaltene, als selbständige und natürliche Macht Verehrte* (unsere gesamte Wirtschaftsordnung) *in Wahrheit etwas von Menschenhand Geschaffenes ist*, und zwar etwas, das noch dazu keinem zielvollen Entwurf entstammt, sondern nur dem neurotischen Abwehr- und Ersatzbedürfnis. Eben in dieser Frage ist vor allem die Jugend anzusprechen, auf daß wenigstens sie nicht länger hereinfalle auf die überkommenen Lügen, sich nicht mehr gläubig abfüttern lasse mit dem fauligen ideologischen Erbe einer entfremdeten, unglücklichen Vergangenheit.

Das anzustrebende Erziehungssystem sollte aber selbstverständlich nicht nur Kindern und Jugendlichen geöffnet sein, sondern muß die Erwachsenen – jeden einzelnen Arbeiter, Angestellten, Ingenieur, Wissenschaftler, jede Hausfrau, Krankenschwester und Mutter – mit einbeziehen. Die Idee, Erziehung könnte mit 17 enden, gehört längst der Vergangenheit an. Revolutionäre Zellgruppen können nur von Menschen entwickelt werden, die die Erfordernisse der Zukunft erkannt und richtig gedeutet haben – und zwar ohne daß irgendeine Elite ihnen die Deutung vorschreibt. Dies heißt, daß auch die Massenmedien, insbesondere das Fernsehen und bestimmte noch zu entwickelnde Formen von Mixed Media, für den Emanzipationsprozeß einzusetzen wären – sicherlich auf gänzlich andere Weise, als es heute etwa beim Schulfernsehen der Fall ist. Vor allem müßte hier eine gewisse Rückkopplung gewährleistet sein: auch Zuschauer würden *aktive* Teilnehmer an einem gemeinschaftlichen Lernprozeß.

3. Die *Familienorganisation*. Bemerkenswert sind die von Menschen des neuen Zeitalters unternommenen Bemühungen zur Gestaltung neuartiger Formen des Zusammenlebens. Im Grunde sind diese so neuartig gar nicht; auch die heute in allen Teilen der westlichen Welt sich gründenden Landkommunen stellen meist nur Versuche dar, die Idee der traditionellen Großfamilie neu zu beleben. Von besonderem Interesse scheint mir in diesem Zusammenhang das von Huxley in «Eiland» entwickelte Modell. Hier «gehören» Kinder nicht einfach ihren natürlichen Eltern, sondern bekommen jeweils mehr als ein halbes Dutzend Elternpaare oder Einzelpersonen als elterliche Bezugspersonen zugeteilt. So ist der Gefahr begegnet, daß sie (wie bei uns üblich) in totaler Abhängigkeit von zwei mehr oder minder neurotischen Einzelmenschen verkümmern; denn es steht ihnen jederzeit frei, sich in diejenige ihrer Familien zu begeben, die ihren jeweiligen Bedürfnissen am meisten zusagt.

Freilich ist hier ein Prinzip kindlicher Autonomie verwirklicht, das unserem Erziehungswesen total fremd ist. Nach meiner Meinung jedoch stellt dieses geradezu ein menschliches Grundbedürfnis dar (vgl. Kap. 3,

S. 42) – eines von jenen, die uns, so folgenschwer, in Vergessenheit geraten sind. Es liegt keineswegs so fern, wie es unserer Kleinfamilienmentalität erscheinen mag, dieses auf die Wahl der (zeitweiligen) Familienumwelt auszudehnen. (Daß sich die Gewährung weitgehender Entscheidungsfreiheit hinsichtlich der eigenen Belange höchst günstig auf die kindliche Entwicklung auswirkt, verdeutlicht im übrigen der Erfahrungsbericht «Freie Kindererziehung in der Familie» von Jean und Paul Ritter.) Ja, für die leiblichen Eltern würde eine solche Regelung tatsächlich eine gewaltige Entlastung bedeuten – dadurch, daß sie nicht gezwungen wären, die Kinder ständig und unter allen Umständen bei sich zu haben.

Auf jeden Fall besteht auch im Bereich der Familienorganisation, wenn diese nicht mehr als Fürsorger betrachtet würde, noch sehr viel Spielraum für grundlegenden, den herrschenden Entfremdungstendenzen entgegenwirkenden Wandel.

4. Was zum Kapitel *Ernährungsindustrie* zu sagen wäre, sind im Grunde Banalitäten. Es läuft darauf hinaus, daß wir, erstens, lernen müssen, uns besser zu ernähren. Wenn aber, bei all unserer Wissenschaftlichkeit, sich die Experten noch nicht mal darüber einig sind, was eine optimale Ernährung darstellt, wie kann das Angebot dem Rechnung tragen? Zweitens besteht freilich das Problem, wo man nicht nur gesunde Nahrungsmittel (wie kaltgepreßtes *und frisches* Öl), sondern von Chemie unverseuchte, überhaupt herbekommt. Ein Nahrungsmittelvertrieb, der nur organisch angebaute, unverfälschte und garantiert frische Erzeugnisse zu erschwinglichen Preisen auf den Markt bringt, ist noch immer ein dringendes Erfordernis des *New Age*.

5. und 6. Wie unsere Städte und das Verkehrssystem unter völlig veränderten Bedingungen aussehen könnten, schildert «Ekotopia» recht anschaulich. – Auf dem Gebiet des Bauwesens wurde in der Gegend des australischen Nimbin 1979 ein großer Erfolg erzielt, als die Regierung von New South Wales durch das Wirken von Bürgerinitiativen zu Gesetzesänderungen veranlaßt wurde, die heute nicht nur den Bau von Häusern in Eigenregie (nach nur sehr lockeren behördlichen Richtlinien) gestatten, sondern – in dieser Gegend erstmals – auch die Errichtung mehrerer Wohnhäuser auf einem ländlichen Grundstück von bestimmter Größe. Dies erleichtert die Gründung von Landkommunen und ländlichen Wohngemeinschaften außerordentlich. Eine neue Erkenntnis vieler, die auf Grund von Arbeitslosigkeit plötzlich Zeit zum Leben finden: Es macht Spaß, sich sein eigenes Haus zu bauen, es kann sehr billig sein (wenigstens in wärmeren Gegenden, wenn man gebrauchte Materialien verwendet), und: es ist auch von Leuten erlernbar, die vorher kaum einen Nagel gerade einschlagen konnten! – Mit dem Verkehrssystem hat man da freilich mehr Schwierigkeiten. Abgesehen von vermehrter Benutzung von Fahrrädern sind wir, was die Entwicklung eines umweltfreundlichen,

energiesparenden und effektiven Verkehrssystems anbetrifft, noch immer auf Industrie und Behörden angewiesen.

Das heißt nicht, daß es sich nicht lohnen könnte, auch hierüber weiter nachzudenken. In der Lüneburger Heide beispielsweise gibt es ein Naturschutzgebiet, wo nur Pferdewagen verkehren dürfen. Ich frage mich, ob in diesem Sinne für den ländlichen Nahverkehr nicht Möglichkeiten bestünden, selbst die Methoden unserer Urgroßväter wiederaufzunehmen und weiterzuentwickeln?

Mit Bezug auf die Fürsorger 7. und 8., die *Job-Wirtschaft* und die *Energieindustrie*, wird dies mancherorts tatsächlich getan. Zunehmend machen Menschen mit künstlerischen oder handwerklichen Fähigkeiten sich außerhalb der 40- bis 48-Stunden-Fron selbständig – und kommen andererseits traditionelle Formen der Energiegewinnung, wie Windmühlen und die Ausnutzung von Stallwärme, wieder zu ihrem Recht. Auf beiden Gebieten bestehen unzweifelhaft enorme Möglichkeiten, derartige Ansätze weiterzuentwickeln.

Hierzu gehört beispielsweise die in USA vielfach schon praktizierte Methode der Job-Teilung (zwei Arbeitnehmer teilen sich in eine Stelle, arbeiten also nur halbtags für halbes Entgelt – was jedoch für den zu Konsumverzicht Bereiten meist ausreicht), wie auch die Einrichtung von Betrieben im gemeinschaftlichen Besitz der Belegschaft. Wären nicht auch unsere Gewerkschaften fast ausschließlich von abwehrorientierten Aufsteigern kontrolliert, könnte ihnen bei der Absetzung des betreffenden Fürsorgers eine bedeutsame Rolle zukommen.

Auf die übrigen Fürsorger möchte ich hier im einzelnen nicht nochmals eingehen. Über 9. *Technologie und Wissenschaft*, 12. die *Massenmedien* und 13. die *institutionalisierte Religion* wird in den folgenden Abschnitten dieses Kapitels noch einiges gesagt werden.

Wirkliche Alternativen zu 10., dem gegenwärtigen *Regierungssystem* und 11. den *Sicherheitsdiensten*, sind im Zuge der organischen Revolution wohl am schwierigsten zu initiieren. Beides würde sich jedoch in deren Verlauf unweigerlich ändern. Eine Regierungsstruktur und ein System der öffentlichen Sicherheit, die nicht mehr auf dem jeweiligen Gebiet das Fürsorgemonopol innerhalb der Kerkergesellschaft innehätten, müßten vor allem in hohem Maß dezentralisiert sein; sie würden also weit mehr Initiativen auf regionaler Ebene zulassen, als dies heute der Fall ist, und wären dadurch für den Durchschnittsbürger weniger anonym und undurchschaubar. Die (damals zweifellos «freien») Arbeiter- und Soldatenräte, wie sie nach dem Ersten Weltkrieg in Deutschland und anderen Staaten Mitteleuropas gegründet wurden, waren ein Schritt in dieser Richtung.

Prinzipiell würde die organische Revolution wohl auf jedem Gebiet, das heute von den monopolischen (und weitgehend zentral gesteuerten) Fürsorgern beherrscht ist, eine Dezentralisierung und Übertragung von Kompetenzen auf regionale Initiativgruppen bewirken. Das Leben muß für den Einzelmenschen wieder überschaubar werden, speziell in den Bereichen seiner intimsten Belange, wenn er sich je wieder in Autonomie und Freiheit ganzheitlich entfalten soll.

Im Rahmen dieses Buchs konnte es nicht meine Aufgabe sein, eine detaillierte revolutionäre Strategie zu entwickeln. Gerade von verordneten Programmen, wie sie in dualistischen Systemen (und also auch in unserer «Demokratie») den Unteren von oben her vorgeschrieben werden, haben wir in der Tat genug. Anregungen zur Durchführung grundlegenden Wandels jedoch gibt eine schon heute kaum noch überschaubare «alternative» Literatur. (Eine Auswahl ist im Bücherverzeichnis angegeben.)

Dem um den Fortschritt Besorgten sei dabei nochmals eigens versichert: Was all die diesbezüglichen Pläne und Experimente anstreben, ist zwar eine Rückkehr zu natürlicheren Lebensumständen, keineswegs aber die Wiedereinführung eines Paradieses der Urmenschen. Vielmehr wird bezweckt, die Ergebnisse unseres «Fortschritts» in Wissenschaft, Technologie, Computertechnik usw. endlich nicht mehr nur Zielen der Abwehr (den im Kerker vorherrschenden Ersatzbedürfnissen), sondern ausschließlich den realen Bedürfnissen der Menschheit dienstbar zu machen.

Ich sagte bereits, daß in allen alternativen Gemeinschaften (wie deutlich auch in der Gegend um Nimbin) der dritte Schutzwall (die dualistische Weltsicht) wohl der am schwierigsten abzutragende ist. Die Bereitschaft, auf funktionalistisch und einseitig planende Experten, auf das Umsorgtwerden seitens monopolischer Institutionen, auf ständige Expansion im Bereich Wirtschaft und Energieverbrauch zu verzichten, liegt angesichts unserer Erfahrungen der letzten Jahrzehnte grundsätzlich nahe. Jedoch Verzicht auf das Denken in dualistischen Kategorien – nach dem Prinzip: entweder – oder? ... Freund oder Feind? ... traditionell oder alternativ? ... – ja: Abwehr oder Liebe? ... : das ist schon eine ganz andere Sache. Eben daher habe ich im Abschnitt über den «revolutionären Charakter» das Gebot der *Ganzheitlichkeit* besonders hervorgehoben.

In dieser Richtung bleibt uns vielleicht noch am meisten zu tun. Es geht ja nicht um den Aufbau «alternativer», von der bestehenden Gesellschaft abgeschotteter Inseln. Und desgleichen auch nicht um die prinzipielle Ablehnung *jeder Art* von Autorität oder Hierarchie – sondern nur darum, diese nicht mehr mißbräuchlich, zur Unterdrückung anderer, einzusetzen. Wahre Autorität, die auf Erfahrung und Wissen gründet und sich weder verabsolutiert noch sich «autoritär» gebärdet, kann ebenso auch weiterhin sinnvoll sein, wie eine nichtrepressive, locker-durchlässige Hierarchie denkbar wäre – in der Menschen auf Grund ihrer Lebenserfahrung in eine Position relativer Autorität (ohne besondere Privilegien!) hineinwüchsen. Ja, zu fordern ist nicht einmal der totale Verzicht ... von einem Tag zum anderen, auf jegliche Abwehr.

Auch bei der Verwirklichung des notwendigen sozialen Wandels zählt vielmehr der Weg, auf den wir uns, kollektiv ebenso wie als einzelne, endlich begeben müssen. Es ist der den triebmäßigen Bedürfnissen des Menschen angemessene Weg – unvermeidlich noch immer ein Pfad voller Widersprüchlichkeiten und Konflikte, auf dem Irrtümer nicht von vornherein ausgeschaltet, sondern immer deutlicher als solche wahrgenommen und in schöpferischem Konflikt mit wachsender Selbstverständlichkeit überwunden werden. Ebenso wie die individuelle Abwehr in einer nichtentfremdeten Umgebung, wo die Liebe stärker ist als latente Angst, in zunehmendem Maß einfach hinfällig wird. Auf diesem Weg werden die erforderlichen Initiativen und Zellgruppen nicht umhin können, unsere Führer zu sein – nicht weil sie im Besitz von irgend etwas «Besserem» wären, sondern weil sie ihn bereits bewußt gehen – unter der Voraussetzung allerdings, daß sie die eigene Abhängigkeit vom Tabu überwinden und sich entsprechend auch selbst ständig in Frage zu stellen bereit sind.

Sie dürfen sich also nicht als *prinzipiell vorzuziehenden* Gegensatz zur bestehenden Ordnung begreifen. Aus diesem Grund scheint mir der Begriff «alternativ» unbefriedigend; «*New Age*-orientiert» etwa wäre dem Geist der organischen Revolution gemäßer. Sofern ihr Weg tatsächlich der «bessere» ist – weil der einzige, der tatsächlich in die uns von der Schöpfung her einprogrammierte Richtung führt –, wird er sich unfehlbar durchsetzen. Denn er wird den Menschen im Kerker – vor allem der heranwachsenden jungen Generation – immer deutlicher den einzigen tröstlichen Lichtblick weisen. Das kann er, sofern er in der Masse der Bevölkerung *nicht* neue Ängste, und damit erhöhte Abwehrbereitschaft, erzeugt. Die *Liebe* derer, die ihn erkannt haben und sich anschicken, ihn zu begehen, wird auch jenen gelten müssen, die aus innerer Unsicherheit noch motiviert sind, willig im Kerker zu verharren. Früher oder später wird sie – und sie allein – sich als der Schlüssel zur Freiheit erweisen.

Es nützt überhaupt nichts, Türen zu öffnen, solange die Angst der bisher Eingeschlossenen hindurchzuschreiten, sich nicht verringern läßt. Mit dem Schlüssel jedoch – wenn sie das Vertrauen gefunden haben, daß er der passende ist – geben wir ihnen die Möglichkeit zur Selbstbefreiung in die Hand. Dies vor allem muß erkannt werden, wenn der Kampf gegen das Tabu jemals Erfolg haben soll. Laßt uns also denen, die bisher noch nicht den Weg des neuen Zeitalters als den ihren anzuerkennen bereit sind, durch konkretes Beispiel *zeigen*, daß er auch ihnen zu mehr Lebensglück und persönlicher Entfaltung verhelfen kann.

Schnell wird das nicht gehen, zu groß ist die Macht des Tabus. Aber der Evidenz ihrer Sinne werden die Menschen letztlich doch vertrauen. Ich bin sicher: Wenn erst einmal die Zahl derer, die die erforderliche Geduld und Tatkraft aufweisen, stetig größer zu werden beginnt, wird einmal der entscheidende Punkt der Umkehr erreicht werden. Jener Punkt, wo die Anziehungskraft des Gesunden insgesamt stärker wird als die Macht der überall lauernden Angst. Wo die Kerkerstrukturen nicht mehr halten, weil man *allenthalben* ihr Wesen durchschaut hat und sie nicht mehr will. Wo vielleicht gar ein zielgerichteter Streik in den Ländern des Westens möglich würde, der die endgültige Umkehr auch auf Regierungsebene bewirken kann.

Möge es dazu kommen, ehe eine von Menschenhand vorbereitete atomare oder ökologische Katastrophe oder ähnliche Explosion uns unwiderruflich überrollt! Noch stehen wir ja ganz am Anfang. Um so mehr Grund, das notwendige Handeln nicht länger hinauszuzögern und dem Tabu endlich den Kampf anzusagen.

Bewußtseinsverändernde Drogen und religiöse Erfahrung

Noch ein paar Worte zur Religion und dem *revolutionären*, weil bewußtseinsverändernden Impuls, der von ihr in einer hierfür offenen Gesellschaft ausgehen würde. Er hat nichts zu tun mit der psychologischen Abwehrwirkung des monopolischen Fürsorgers, als den wir die «Religion» (bzw. in den meisten christlichen Ländern «die Kirche») heute kennen.

Bei jungen Menschen, die «alternative» Lebensformen praktizieren oder befürworten, steht schon heute religiöse Erfahrung vielfach nicht mit kirchlichem Gottesdienst, wohl aber zuweilen mit bewußtseinsverändernden Drogen in Bezug. Einige haben mir persönlich versichert, hierdurch näher «zu Gott» gefunden zu haben – Menschen, deren spätere Lebensweise dies auch glaubwürdig erscheinen ließ. Ja, insgesamt gesehen halte ich es für fraglich, ob die bei einem Teil der jungen Generation in den siebziger Jahren zu beobachtende Wiederhinwendung zu spirituellen Werten, so wie sie erfolgte, ohne die – von weichen Drogen wie LSD und Haschisch geprägte – «psychedelische» Phase, die dieses Jahrzehnt einleitete, wohl denkbar wäre.

Beachtenswert scheint mir in diesem Zusammenhang der Hinweis von Norman O. Brown, daß bereits in der christlichen Mystik ein *dionysisches* Element festzustellen sei («Zukunft ... », S. 382ff; Brown nennt Jakob Böhme und William Blake). Dieses würde (wie ich in Kap. 19 ausgeführt habe) nicht nur eine Art umfassender Versöhnung mit der Natur beinhalten, sondern auch ein Bejahen des Körperlichen in rauschhaftem Erleben.

Das ist freilich nicht neu. Es erinnert an die Ausführungen von Aldous Huxley in «Die Pforten der Wahrnehmung», wo Huxley einen engen wesensmäßigen Bezug aufweist zwischen religiöser Erfahrung und der durch bestimmte Drogen (wie Marihuana, Meskalin oder LSD) ausgelösten Bewußtseinsveränderung. Auch solche Drogen bewirken ja unter günstigen Umständen ein ganzheitliches Gefühl, das sich als «dionysisch» bezeichnen ließe. Es unterscheidet sich auf dramatische Weise von jenem Teilrausch, der nur der Abwehr (der Betäubung von Urschmerz) dient und darin das unzugängliche Dionysische ersetzen soll. Huxley vertritt die Meinung, gewisse religiöse Praktiken des Mittelalters (das Fasten, die Selbstkasteiung, sogar die Kontemplation religiöser Kunstwerke) lösten im Körper ganz ähnliche Prozesse aus wie diese Drogen. Sie hätten damals dem Zweck gedient, visionäre Bewußtseinsveränderungen in Gang zu setzen.

Sicher sind solche Erörterungen spekulativ, doch sollten wir sie nicht ganz ausklammern. Fraglich scheint jedenfalls, ob tatsächlich, wie Janov nahelegt, die unter bestimmten Bedingungen ins Bewußtsein tretenden Symbole *in jedem Fall* der Abwehr zuzurechnen sind. Vielleicht sind symbolische Traum- oder «Trip»-Visionen nicht immer ein Ausdruck von Gehirntätigkeit im Sinne der Entschärfung bedrohlicher Urschmerz-Erinnerungen durch deren Umwandlung in (erschreckende oder auch friedliche) Bilder? Vielleicht zeugen sie in manchen Fällen eben doch vom Einbruch einer anderen (normalerweise nicht wahrgenommenen) Wirklichkeit ins menschliche Bewußtsein – jener Realität, in der auch das *Selbst*, der triebenergetische Kern jedes lebenden Individuums, zu Hause ist?

Auch Huxley kann die Frage, wie ich meine, nicht überzeugend beantworten. Doch gibt sein Bericht Anlaß zu dem Verdacht, den viele Erfahrungsberichte über mystische *und* über Drogenerlebnisse gleichermaßen nahelegen: Möglicherweise fürchtet die Abwehrgesellschaft selbst weiche Drogen wie die obengenannten nicht allein deshalb, weil sie den Benutzern eine private Art der Abwehr ermöglichen, welche diese dann von den gesellschaftlich vorgeschriebenen Abwehrstrukturen fernhält: sie «flippen aus». Ein wichtigerer Grund könnte sein: Solche Drogen führen durch Bewußtseinserweiterung zu Einsichten in das eigentliche Wesen der Wirklichkeit, die das gesellschaftliche Ersatzangebot in seiner ganzen Lächerlichkeit entlarven.

Viel Aufschluß über diese Probleme gibt Andrew Weils Buch «Das erweiterte Bewußtsein», aus dem ich bereits zitiert habe. Besonders überzeugend fand ich dort die These, daß die biochemischen Veränderungen im Organismus, die ein verändertes Bewußtsein ermöglichen, auch ohne Drogen hervorgerufen werden können (siehe S. 73f). Die Droge funktioniert lediglich als Auslöser: sie eröffnet dem Benutzer den Zugang zu einem geistig-seelischen Lernprozeß, welcher dann, unter günstigen Bedingungen, ohne Drogeneinfluß fortwirken kann. Manche der Experimente, von denen der Gehirnforscher John Lilly berichtet (siehe sein Buch «Im Zentrum des Zyklons»), weisen in die gleiche Richtung. Und die erstaunlichen Erfahrungen des Anthropologen Carlos Castaneda mit dem Yaqui-Indianer «Don Juan» scheinen diesen Sachverhalt des weiteren zu bestätigen.[2]

2 Siehe «Die Lehren des Don Juan» sowie die folgenden Bücher Cs.

Mystiker aller Kulturen (z. B. Yogis oder Schamanen) kommen bekanntlich ohne Drogen zu bewußtseinserweiternden Erfahrungen. Im Orient mögen sie zuweilen wohl anfänglich Opium oder Haschisch benutzen, empfinden dies jedoch später in der Regel als überflüssig. Ram Rass (R. Alpert) berichtet in «Sei jetzt Hier», wie er seinem «Guru» Maharaji mit dessen Einverständnis 915 Milligramm LSD (eine etwa zehnfache Überdosis) verabreichte – ohne die geringste Wirkung!

Aus eigener Erfahrung mit Haschisch, LSD und halluzinogenen Pilzen sowie auf Grund von Gesprächen mit anderen *usern*, glaube ich bestätigen zu können, daß solche Drogen lediglich *Auslöser* sind für eine intensivierte Wahrnehmungsfähigkeit. Darin aber *können* sie dem, der dies anstrebt, überwältigende Einblicke in das Wesen der Schöpfung vermitteln. Was angstfreier Zugang zum eigenen Selbst wie auch zu dem eines anderen Menschen, was zeitlose Erfahrung von Gegenwart bedeuten *könnte* (und damit die eigentliche Bedeutung auch so mancher Bibelworte): dies kann dir unter günstigen Bedingungen durch solche Drogen auf unerwartet intensive und persönliche Weise klarwerden. In diesem Sinne läßt sich ein enger Zusammenhang zwischen drogenbewirkten Bewußtseinsveränderungen und «echter» religiöser Erfahrung durchaus annehmen. Wären die Institutionen, die bei uns die Religion vertreten, nicht selber so stark vom Tabu beherrscht, würden sie wohl die Notwendigkeit einsehen, sich mit diesem Problem zu beschäftigen.

Vorsicht ist dennoch geboten: als Aufforderung zu hemmungslosem Drogengebrauch würdest du diese Worte mißverstehen. Vor allem gehe ich davon aus, daß die Suchtgefahr bei «harten» Drogen, insbesondere Heroin, so groß ist, daß sich auch nur deren Ausprobieren grundsätzlich von selbst verbietet. Und auch angesichts der (im einzelnen recht unterschiedlichen) Erfahrungen durch Haschisch bzw. Marihuana und LSD ist zu bedenken: Es handelt sich dabei grundsätzlich um *Erfahrungen gesteigerter Abwehrlosigkeit*. Eben darin liegt ihr Wert – aber zugleich auch ihre Problematik. Denn die Abwehr weiß dies nur allzu häufig zu unterlaufen, solche Erfahrungen (wie alles andere auch) zu verfälschen – wenn nicht gar, sich zu rächen, indem sie dich, wo du sie noch nötig hättest, gänzlich im Stich läßt. Die Folge sind Angstzustände oder «Horrortrips», welche bei Leuten, die keinerlei Erfahrung im Umgang mit der eigenen Psyche haben, sicherlich auch eine Psychose *auslösen* können. Wirksam ist dabei allerdings nicht die Droge, sondern die Hilflosigkeit des seelisch-körperlichen Organismus angesichts unerwarteter Abwehrlosigkeit. (Schon Nietzsche weist auch auf die furchterregenden Aspekte des *Dionysischen*: bei Castaneda fehlen entsprechende Warnungen gleichfalls nicht. Leary betont die Notwendigkeit eines erfahrenen «Führers» bei psychedelischen [LSD]-Sitzungen. Vgl. ferner den Abschnitt über das Dämonische in Kap. 12.)

Weit häufiger jedoch ist sicherlich die Verfälschung der Erfahrung zu einem angenehmen, illusionären Pseudogefühl. In diesem Sinne dient vor allem Haschisch vielen Jugendlichen, denen sonst nichts Wirksameres geboten wird, ausschließlich als Mittel individueller Abwehr. So bewirkt seine Einnahme dann keinerlei Erweiterung des Bewußtseins, sondern vielmehr dessen Vernebelung. Das Ziel ist von vornherein, sich eine Ersatzwelt aufzubauen, in der allein man sich noch einigermaßen lebendig zu fühlen vermag. Damit aber verstärkt man letztlich die eigene Gefühlsblockierung und entfernt sich nur weiter von jeder Möglichkeit einer wirklichen Auseinandersetzung mit seiner Angst.

Verantwortlich für die «Fehlentwicklung» sind in beiden Fällen gewiß nicht die Drogen als solche. Den (zumeist allerdings kontrollierten) Gebrauch davon haben andere Kulturen bekanntlich jahrtausendelang unbeschadet überstanden. Schuld ist eine Gesellschaftsordnung, wo latente Angst so verbreitet ist, daß ein Zustand auch nur vorübergehender Abwehrlosigkeit etwas extrem Ungewöhnliches darstellt. Der Unvorbereitete kann hierauf nur extrem – oder eben wieder abwehrend – reagieren. Mir schienen nicht nur erfahrene Therapeuten und verantwortliche Erzieher, sondern auch Geistliche, im Sinne einer Eindämmung der negativen Wirkungen, grundsätzlich dazu berufen, die ihnen anvertrauten Jugendlichen zu umsichtigem Gebrauch bestimmter «weicher» Drogen anzuleiten. Die Zielsetzung wäre eine behutsame Bewußtseinserweiterung und allmähliche Selbstfindung: ein Erschließen der wirklichen Wunder des Lebens.

Natürlich ist das bei uns Utopie. Sollte etwa Haschisch tatsächlich je legalisiert werden, dann gewiß nur deshalb, weil es sich prinzipiell als Massenfetisch gut eignet. Es ist jedoch bezeichnend, daß auch in Callenbachs «Ekotopia» Marihuana eine Rolle spielt: als (in Maßen genossenes) Mittel, bei sozialen Anlässen sich den Anwesenden gegenüber freundschaftlich, ja liebevoll zu öffnen. Genau in diesem Sinne wird es auch in der Gegend um Nimbin, wo ich jetzt lebe, allgemein benutzt. Daß die Leute nicht noch besseren Gebrauch davon machen – eben als therapeutisches Hilfsmittel zur Selbstfindung, liegt an ihnen selbst – besser: an ihrer weiterhin bestehenden Abgewehrtheit. Im Gegensatz hierzu schildert Huxleys utopischer Roman «Eiland», zu welchem Nutzen für die individuelle Entwicklung der Menschen solche Drogen in einer hochentwickelten und dennoch *nicht* entfremdeten Gesellschaft eingesetzt werden *können*.

Dennoch schiene mir, wie ich schon andeutete, ein sinnvoller Drogengebrauch letztlich nur ein solcher, der anstrebte, sich selber überflüssig zu machen. Er würde einen *Einstieg* zu vermitteln suchen zu Bewußtseinsveränderungen, die im Grunde natürlich sind und unter geeigneten Bedingungen jedem auch ohne Drogen zugänglich werden *könnten*. Auch damit aber würde er einen «religiösen» Sinn erfüllen. Er würde dem einzelnen die *Richtung* weisen zu jenem Ort des Selbst, wo nach der Aussage von Mystikern aller Zeiten und Länder auch Gott zu finden ist. Das Selbst lebt ja wirklich und ganz und nur in der Gegenwart des Hier und Jetzt. Das Göttliche im Leben wird in *ungeteilt gelebter Gegenwart* erfahrbar. Solch ganzheitliche Erfahrung macht die Suche nach einem «Sinn» ebenso überflüssig wie jedes andere Abwehrverhalten, mit dem wir für gewöhnlich unser Leben vergeuden und unser Empfinden für das Wunderbare und Außergewöhnliche um uns fortwährend blockieren. Sie trägt uns die unverfälschten *Gefühle*: Liebe, Freude, Traurigkeit zu – nicht zuletzt aber auch das Wissen, daß unser heutiges gesellschaftliches Leben unnatürlich und menschenunwürdig ist – und so nicht zu sein brauchte.

Es erübrigt sich fast, nochmals zu betonen, daß die erwähnte Erfahrung keinesfalls irgendwelchen Drogengebrauch voraussetzt. Vielmehr unterliegt eben auch dieser bei uns in hohem Maß der Gefahr, im Zuge der universellen Entartung dem Abwehrbedürfnis untergeordnet zu werden – wohl stärker noch als etwa bestimmte Meditationstechniken, welche aktiveren, persönlichen Einsatz erfordern. Bei vielen, wenn nicht den meisten von uns kann daher gleichzeitiger Drogengebrauch der Wirkung solcher Techniken, wo sie praktiziert werden, abträglich sein – ebenso wie er andererseits bei einzelnen, die dieser Gefahr bewußt entgegentreten, diese Wirkung auch zu verstärken vermag.

In letzter Konsequenz können bewußtseinsverändernde Drogen, ebenso wie therapeutische Techniken, stets nur Anreger sein zur Fruchtbarmachung von Tendenzen zu einer ganzheitlichen Orientierung, die jedem Menschen angeboren sind. In unverfälschtem «Glauben» ist mit diesen auch das Wissen um die Notwendigkeit, den Mächten der Entfremdung auf jeder Ebene des Daseins Widerstand zu leisten, seit je mit lebendig. Roger Garaudy gibt Beispiele für den revolutionären Aspekt, den eine nichtentfremdete Religion stets in sich trug. Und er schreibt über den Glauben, der sich bewußt sei, daß die Welt «ständig im Werden begriffen» ist und der einen jeden von uns als «Mitschöpfer und mitverantwortlich für den Sieg oder die Niederlage» betrachte:

«Ein solcher Glaube ist kein Opium, sondern ein Ferment der Veränderung der Welt. Jeder Schlag gegen einen solchen Glauben ist ein Schlag gegen die Revolution» («Alternative», S. 107).

Die befreite Kultur

Im Einklang mit dem oben Gesagten müßte die Rolle, welche dem kulturellen «Überbau» in der nichtentfremdeten Gesellschaft des neuen Zeitalters zukäme, grundverschieden sein von der Alibifunktion unserer affirmativen Kultur. Hier würde nicht mehr ideologische Illumination des Kerkers geliefert, sondern ein inneres Licht zum Erstrahlen gebracht.

Was die *Kunst* anbetrifft, so beschreibt Herbert Marcuse am Schluß seines schon zitierten Essays, wie sie aussehen *könnte*, wenn unter veränderten Bedingungen die Kultur «einmal die Erfüllung selbst wachzuhalten hat und nicht mehr bloß die Sehnsucht»:

«‹Dankbarkeit› wird dann vielleicht ihr Wesen sein, wie Nietzsche es von aller schönen und großen Kunst behauptet hat. Die Schönheit wird eine andere Verkörperung finden, wenn sie nicht mehr als realer Schein dargestellt werden, sondern die Realität und die Freude an ihr ausdrücken soll... Vielleicht wird aber auch die Schönheit und ihr Genuß überhaupt nicht mehr der Kunst anheimfallen. Vielleicht wird die Kunst als solche gegenstandslos werden» («Kultur und Gesellschaft» I, S. 99).

Die Kunst «als solche» – das ist natürlich die, wie wir sie jetzt kennen: jener ins Kulturjenseits verbannte Ausdruck der Sehnsucht. Wie gesagt, stellt sie sich heute dem Künstler als das einzig ihm verbliebene *Reservat von Nicht-Entfremdung* dar – ein Ort, wohin er sich flüchtet in seiner Suche nach dem nicht vorhandenen harmonischen Ganzen. Gerade dort jedoch, wo allein er noch unbewußten Zugang zu intuitiver Erfahrung findet, wird ihm der herrschende Mangel nur um so bewußter. Dies ermöglicht ihm zwar, gesellschaftliche Wirklichkeit *wahrheitsgemäß* zu fassen und zu gestalten. Aber solches Gestalten ist hier, wie auch Marcuse es empfindet, ein Ausdruck nicht der Erfüllung, sondern der Sehnsucht, die sich auf eine unverwirklichte «Eudaimonie» bezieht (vgl. Kap. 19, S. 331ff).

Sehnsucht nimmt in solchem Bezug allerdings immer die *Erfüllung als Möglichkeit* vorweg (dies der genannte Aspekt der *Antizipation*). Die befreiende Wirkung echter Kunst rührt ja eben daher: daß sich selbst in deren erschreckendster oder kümmerlichster Gestalt, wenn diese nur einen (auch noch so verborgenen) Bezug zur Wahrheit bzw. Ganzheit enthält, ein Abglanz von dem spiegelt, *was sein könnte*. Darin liegt die gesellschaftliche «Notwendigkeit der Kunst» heute (wie auch Ernst Fischer in seinem gleichnamigen Buch sie versteht). Niemand, der die Gesellschaft positiv verändern will, kann es sich leisten, diese Botschaft zu mißachten.

Ich möchte so weit gehen zu behaupten: *Es gibt im Grunde nur ein einziges Thema der Kunst, und das ist die Freiheit* – konkret bezogen auf den Fluß der Lebenstriebenergie, also auch auf die *Möglichkeiten* des Selbst. In diesem Sinne handelt, unter den Bedingungen des Kerkers, die Kunst notwendig von Entfremdung, Triebblockierung; manchmal aber ebenso von Möglichkeiten, diese zu umgehen, wenn nicht zu überwinden. In *jedem* Fall wäre dabei ihre «Botschaft» (wollte man sie in Worten ausdrücken) immer die: «Eine Rückkehr zur Harmonie ist lebensnotwendig, für den einzelnen ebenso wie für die Gesamtheit. Es gibt kein wichtigeres Ziel.»

Das heißt: Verwirklichung der Ganzheit. Überwindung des Dualismus. Ausbruch aus den Kerkermauern. Vereinigung des einzelnen Menschen mit sich selbst, mit den anderen, mit seiner Gesellschaft, mit der Natur. Hier kommt Nietzsches Begriff des *Dionysischen* ins Spiel (siehe S.

328 f). Wo Entfremdung aufgehoben wäre, in einer nichtdualistisch strukturierten ganzheitlichen Gesellschaft, gäbe es natürlich keine Trennung von Schönheit und Alltag. Die Kunst wäre mit der Kultur allgemein ins Leben zurückgekehrt. Dort aber würde sie sich nun darstellen als *Ausdruck* der Freiheit. Also als «verwirklichtes Spiel» in dem Sinne, wie Brown den Begriff *Spiel* versteht: nämlich als die «Betätigung, in der die Lust des Lebens den Menschen mit den Gegenständen seiner Liebe vereinigt» («Zukunft ...», S. 88).

In solchem Spiel wäre nicht zuletzt die Harmonie zwischen Geist und Körper wiederhergestellt. Mit Sicherheit ist so auch der Satz von Schiller zu verstehen, der in seinen «Briefen zur ästhetischen Erziehung des Menschen» schrieb: «Der Mensch ist nur da ganz Mensch, wo er spielt.» Natürlich wird er auch in einer befreiten Gesellschaft nicht immerfort nur «spielen» können. Er wird dort jedoch Spiel wieder als eine *Lebensnotwendigkeit* begreifen. Und dieses Bedürfnis wird in wesentlichem Maße in der Kunst seine Befriedigung finden – einer befreiten Kunst, die ja dann, da die Entfremdung überwunden ist, nicht mehr (sehnsüchtig oder zornig) den Mangel an Freiheit und Harmonie zu beklagen braucht.

Ich glaube, es besteht Grund zu der Annahme, daß mit individueller Befreiung von Angst und entsprechender Abwehr in *jedem* Menschen ein Reservat von blockierten künstlerischen Fähigkeiten aktiviert werden könnte. Schließlich handelt es sich dabei um schöpferische Kräfte, wie sie dem Kind schon immer zu eigen sind. Im Prinzip des Schöpferischen allgemein wie auch im Spiel des angstfrei aufwachsenden Kindes äußert sich grundsätzlich das gleiche: ein direktes intuitives Erfassen von Gegenwart, Lust am zweckfreien Ausprobieren von Bezügen und Lebensfreude – als körperliches Bewußtsein eines harmonischen Bezugs zur Lebensganzheit.

Beim heutigen, der Entfremdung unterworfenen, triebunterdrückten Künstler ist freilich auch Sublimierung, also die Umwandlung von gestauter Triebspannung in Aktivität mit im Spiel. Bewußt mag solche Aktivität ebensooft aufklärerische Ziele verfolgen wie Flucht bedeuten. Bei freien Menschen in einer Gesellschaft, wo Abwehr überflüssig wäre, läge dies anders. Dort wäre die Kunst als schöpferische Manifestation von Freiheit und Lebensfreude – d. h. des ungehinderten Flusses von Triebenergie – auch nicht mehr das Privileg einzelner «Wissender», sondern im Sinne echter «Volkskunst» wieder allen gleichermaßen gehörig.

In ihr kämen dann auch beide Gegenpole zur Sprache: um mit Freud zu reden, nicht nur der «Eros» oder Lebenstrieb, sondern desgleichen der «Todestrieb», der zur Individuation drängt: die selbstbehauptende Tendenz also zugleich mit der integrativen. Der dionysische Rausch, in dem Triebenergie sich entfaltet, kennt keinerlei Angst, also auch keine Todesfurcht. Dort sind die Gegensätze aufgehoben in der «Verzauberung», von welcher Nietzsche spricht: einem Gefühl umfassender Einheit mit der Natur ebenso wie mit sich selbst.

Eine Ahnung von dieser möglichen Wirkung der Kunst finden wir heutzutage manchmal in gewissen Tendenzen «volkstümlicher» Musik des Beat oder Rock, wo sie noch nicht kommerzialisiert ist. Diese wird tatsächlich generell nicht von einzelnen genialischen «Künstlern» hergestellt, sondern erwächst aus einem gemeinsamen Gruppenprozeß (dabei haben bezeichnenderweise auch Drogenerfahrungen der Beat-Gruppen häufig eine Rolle gespielt). Auf großen Musikfestivals bricht sich zuweilen, in seltenen Glücksmomenten, jener Aspekt des Dionysischen Bahn, über den Nietzsche schreibt: «Der Mensch ist nicht mehr Künstler, er ist Kunstwerk geworden; die Kunstgewalt der ganzen Natur ... offenbart sich hier ...» («Geburt der Tragödie», S. 24). Das heißt dann natürlich: Kunst wird nicht mehr nur von einem mehr oder minder passiven Publikum «kulinarisch» (wie eine wohlschmeckende Speise) genossen – vielmehr nimmt jeder unter Einsatz seines ganzen Wesens an ihr teil.

Wenn du jetzt an das Publikum in einem Beatschuppen denkst, das sich zum Takt dröhnender Lautsprechermusik krampfhaft und sichtlich benebelt verrenkt, wirst du da wohl skeptisch sein. Bei uns *müssen* freilich die in jeder Hinsicht unterdrückten Jugendlichen jede ihnen sich bietende Chance der Abwehr ergreifen. So flüchten sie im Rausch aus ihrem trüben Alltag in eine illusionäre Welt scheinbarer Lebensintensität. Doch diese Flucht bleibt Illusion, da ja im Alltag der Abwehrgesellschaft (zu dem auch der Beatschuppen gehört) keinerlei Art von Rausch, keine schöpferische, «dionysische» Lust- oder Spielerfahrung wirklich Raum findet – es sei denn als kümmerlicher Ersatz für mangelnde Realität. Also nur in der Entfremdung zu Abwehr. Daher dürfte in der Regel bei solchen Veranstaltungen von wirklich *dionysischem* (naturverbundenem und bewußtseinsveränderndem) Rauscherlebnis bestenfalls eine schwache Ahnung zu verspüren sein.

Eine noch ungelöste Aufgabe für die Zukunft stellt sich darin: das Wirkliche, von dem diese Ahnung doch zeugt, auch im Alltag wieder ganz erlebbar zu machen. Hiervon sind wir heute in jeder Hinsicht außerordentlich weit entfernt. Die Kunst aber, da sie die Möglichkeit eben immer in sich trägt, kann uns helfen, den Weg zu finden. Dazu müssen wir sie nur aus der Isolation des kulturellen Jenseits in unser Leben, das Leben jedes einzelnen von uns, zurückholen. Und in der Tat ist dies heute, im nachindustriellen Zeitalter, erstmals in größerem Rahmen auch möglich. Erstmals ist die Situation gegeben, daß ein bedeutender Teil der Bevölkerung über wirkliche Freizeit verfügt – tatsächlich bereits über mehr, als die meisten mit ihren Abwehrbeschäftigungen bzw. mit den Massenfetischen Konsum, TV, Auto und dergleichen (und ist nicht auch der Urlaub schon zum Massenfetisch geworden?) auszufüllen vermögen.

Im *New Age* wird die Tendenz dahin zielen, daß wir alle, d. h. die Mehrzahl der Bevölkerung, von potentiellen Kunstkonsumenten zu Künstlern werden. Nicht nur gelegentlich (zielgerichtet vielleicht nur im Kindergarten oder in der Schule), wie derzeit der Fall, werden die Heranwachsenden sich darin üben zu malen, Gedichte zu schreiben, Musik zu machen, Theater zu spielen, zu tanzen. Sie werden dies auch späterhin nicht als Kinderei abtun, sondern ernst nehmen als wichtige Möglichkeit zu gestaltetem und zugleich spielerischem Ausdruck ihrer eigenen Lebensenergie, ja, unter Umständen zur Therapie. Bereits heute werden ja in fortschrittlichen Instituten die therapeutischen Wirkungen des Malens und Musizierens, der Töpferei und dergleichen bei seelischen Krankheiten erfolgreich erprobt. Ihr Wert für Menschen, die nicht unter schweren seelischen Störungen leiden, könnte durchaus nicht geringer sein.

Lernen würden wir dabei unter anderem, daß Kunst mit Kommerz, Wettbewerb und Publikumserfolg nicht das geringste zu tun hat. Dem einzelnen käme es nicht mehr darauf an, daß sein Werk veröffentlicht – gedruckt, ausgestellt, in größerem Rahmen aufgeführt – wird. Wichtig wäre ihm die Sache als solche: ein lustvoller Prozeß des Selbstausdrucks – der ihn aber dazu mit anderen, Gleichgesinnten, in Verbindung bringen könnte.

Überhaupt würde die Trennung zwischen Kunst und Alltag nicht zuletzt in der Hinsicht aufgehoben, daß auch in den verschiedenen Medien (Presse, Funk, Fernsehen usw.) künstlerische ebenso wie informative Beiträge der «Allgemeinbevölkerung» selbst einen wichtigen Platz einnähmen. Auch der jetzige Fürsorger *Massenmedien* erhielte ja in der neuen Gesellschaft eine ganz andere Funktion, indem den «Massen» zu diesen ungehinderter Zugang gewährt würde. Die Menschen würden ihre eigenen Rundfunk- oder TV-Sendungen gestalten, würden in Zeitungen und Zeitschriften, deren Leser sie sind, über alltägliche oder ungewöhnliche Erfahrungen berichten, aber sie würden auch durch Gedichte, Zeichnungen, Hörspiele usw. andere aus dem Publikum ansprechen. (Vereinzelte Bestrebungen in dieser Richtung erfreuen sich seit einiger Zeit bereits zunehmenden Erfolgs.) Hierdurch emanzipieren sie sich nicht nur von diesem Fürsorger, sondern erhalten zusätzliche Anregung, ihr eigenes, alltägliches Lebensgefühl in künstlerischer Gestaltung zum Ausdruck zu bringen.

Dieser Prozeß ist geeignet, der Entfremdung entgegenzuwirken, indem er uns die ganze Vielfalt von Möglichkeiten des Selbstausdrucks und der Kommunikation wieder verfügbar macht. Dabei kann er uns zugleich wertvollen Aufschluß liefern über unseren eigenen Stand mit Bezug auf die «Eudaimonie» – also über das Maß innerer Harmonie, das wir erreicht, der Selbstentfremdung, die wir noch immer nicht ganz überwunden haben mögen – und über die sie verursachenden Kräfte sowohl um uns wie in uns selbst. Durch die so gewonnene Bewußtheit werden wir nicht zuletzt in gesteigertem Maße immun gegen ideologische Beeinflussung seitens der Mächte der Unterdrückung.

Im übrigen würde das, was die «Größe» der Werke «hoher Kunst» ausmacht, erst hierdurch voll zur Geltung kommen, weil es erstmals umfassende Würdigung erführe seitens unzähliger Menschen, die selber ähnliche Erfahrung auszudrücken versucht hätten. So würde die Kunst in mehrfacher Weise dazu beitragen, uns für Wesentliches die Augen zu öffnen: sowohl für das, was wir brauchen und was uns fehlt, als auch für das Wesen und das Wirken der Mächte, die es uns vorenthalten.

Ganz Ähnliches gilt für jenen anderen tragenden Zweig des «kulturellen Überbaus», die *Humanwissenschaften.* Bei veränderter Zielrichtung und Praxis könnte auch ihr Beitrag zur allgemeinen Bewußtmachung dessen, was das Tabu uns heute verbirgt, beträchtlich sein.

Zu fordern ist in diesem Sinne vor allem eine «neue» tabuüberwindende Art der Objektivität. Durch das Wesensmerkmal der *Wahrhaftigkeit* – als Verpflichtetsein gegenüber der Totalität der seienden Wirklichkeit – wäre diese von einem ganzheitlichen (das *Leben* als Hauptfaktor der Schöpfung in jede Überlegung einbeziehenden) Moment geprägt. Dies würde unvermeidlich eine Loslösung der einzelnen Fachgebiete sowohl aus ihrem jetzigen extrem engen Theoriebezug als auch aus ihrer gegenseitigen Isolierung bedeuten. Die Aufteilung des Wißbaren in Fächer oder Forschungsgebiete kann nur einen sehr begrenzten, technischen Sinn haben. Denn allesamt können diese ja sinnvollerweise nur jenes eine gemeinsame Ziel verfolgen: die systematische Erkundung 1. dessen, was die Menschheit in ihrer Gesamtheit (bzw. der Mensch als ganzheitliches Wesen) zur harmonischen Entwicklung benötigt, 2. der Widerstände, die ihr dies vorenthalten, sowie 3. möglicher Wege zu deren Überwindung.

Auf den mir wichtig scheinenden Gebieten, die ich hier noch kurz aufzählen möchte, wird um so fruchtbarere Arbeit möglich sein, je konsequenter sie in wechselseitiger Anregung und Ergänzung zusammenwirken.

1. Die Wissenschaften vom *menschlichen Verhalten und Zusammenleben* (Psychologie, Pädagogik, Soziologie, Geschichte usw.).

Einen Ansatz zu solcher Forschung in den Fächern *Psychologie* und *Soziologie* könnte das Konzept dieses Buches sichtbar machen. Ein Buch kann solche Forschung freilich nicht ersetzen. Meine Thesen stützen sich zwar auf umfangreiche Fachliteratur, auf Erkenntnisse in den verschiedensten Wissensbereichen – doch diese bedürfen noch immer der Ergänzung und Vertiefung im einzelnen. Weiterreichende Folgerungen würden sich hieraus ergeben.

Auf manches habe ich in diesem Rahmen kaum eingehen können. Wie etwa würde eine *Erziehungswissenschaft* aussehen, in welcher Methoden der *Erziehung ohne Angst*, ja, der Erziehung zur *Überwindung* von Angst bzw. zu abwehrlosem Verhalten erprobt würden? Zahlreiche diesbezügliche Experimente und Untersuchungen liegen bereits vor[3]; es wäre aufschlußreich, diese mit speziellem Bezug auf das Abwehrproblem auszuwerten.

Auch im Fach *Geschichte* könnte ein Neuansatz im vorgeschlagenen Sinne zu bedeutenden Veränderungen führen. Schon der marxistische Ansatz zielt dahin, das Geschichtsstudium von Kriegen und Feldzügen zu ergänzen durch dasjenige der wirtschaftlichen und sozialen Verhältnisse und vor allem auch der Wechselbeziehungen zwischen den verschiedenen Bereichen. Auch die Ideologie spielt hier eine Rolle. Dieser Ansatz ist weiter auszudehnen, um endlich auch die bisher tabuisierten psychologischen Aspekte hinreichend zu berücksichtigen. Aus jeder Untersuchung, inwieweit und auf welche Weise geschichtliche Ereignisse von latenter Angst, institutionalisierten Abwehrmechanismen und dergleichen geprägt wurden, wäre für die Gegenwart zu lernen. In Verknüpfung mit den Erkenntnissen verwandter Fachgebiete könnte dies zu erhellenden Einsichten in die Entstehungsbedingungen heute verbreiteter Abwehrstrukturen führen – und damit auch zu einem Bewußtsein von Möglichkeiten ihrer Überwindung.

2. Die Wissenschaften von *menschlicher Kommunikation* (Philosophie, Philologie, Linguistik).

Wenn wir die wechselseitige Abhängigkeit der verschiedenen Bereiche berücksichtigen, so müssen wir etwa die *Geschichte der Philosophie* als ein im Grunde historisches Fach betrachten. Nun hat aber die *Philosophie* in anderer Hinsicht einen wesentlichen Bezug zur Gegenwart. (Philosophen wir Karl Jaspers oder Jean-Paul Sartre haben in der Tat entsprechende Konsequenzen gezogen.) Eine ihrer wichtigsten Funktionen ist, *Denken zu lehren.* Das heißt im wesentlichen: das Denken von der Herrschaft latenter Angst, von Emotionen und Abwehr, zu befreien. Sie erreicht dies auf zweifache Weise:

1. durch das *Erhellen von Definitionen* – gegebenenfalls auch das Aufzeigen eines Unterschieds zwischen ihrer offenkundigen und ihrer verborgenen (oder möglichen!) Bedeutung. (Was ist beispielsweise ein «sozialer Rechtsstaat»? Was bedeutet uns der Begriff – wie wird er angewandt – was *müßte* er bedeuten? Trifft er überhaupt das Wesen unserer Gesellschaft? Wenn du darüber nachdenkst, wirst du leicht entscheidende Unterschiede feststellen.) – In diesem Buch habe ich mit verschiedenen Begriffen – «Angst», «Freiheit», «Emotion», «Abwehrgesellschaft» usw. – ähnliches versucht (vgl. die Definitionen im Anhang, S. 439).

3 Siehe etwa «Die Schülerschule», Illich, «Die Entschulung der Gesellschaft»; Ramseger, «Gegenschulen»; Reimer, «Schafft die Schulen ab»; Initiativgruppe Solingen, «Schule ohne Klassenschranken» u. a.

2. durch *Klärung der Bezüge* zwischen unterschiedlichen Denkgebieten. Etwa: Wo können Erfahrungsbereiche, die der Wissenschaft nicht direkt zugänglich sind, wissenschaftliche Erkenntnisse sinnvoll ergänzen? Wie sieht beispielsweise eine Theorie des menschlichen Verhaltens aus, die auch das nicht meßbare Phänomen des PSSS einbezieht? Wie müßte politisches Handeln aussehen, wenn es das gleiche täte? – Auch das sind philosophische Fragen.

In ähnlicher Weise kann die *Linguistik*, die Lehre vom Wesen und der Entwicklung der Sprache, uns wichtige Erkenntnisse über das verborgene Wirken der Abwehr vermitteln. Sie kann z. B. Unterschiede in Wortschatz bzw. Sprechgewohnheiten der Angehörigen verschiedener Schichten oder zwischen seelisch «Gesunden» und «Geisteskranken», auf ihre jeweilige Abwehrfunktion hin klären.

Die meisten Menschen betrachten Sprache irrtümlich als ein naturgegebenes und daher im allgemeinen verläßliches Verständigungsmittel. Und früher oder später wundern sie sich, wieso sie immer wieder mit anderen Menschen nicht «klarkommen». Dabei macht eben das Phänomen der Abwehr, indem es auch die Sprache der universellen Entartung unterwirft, diese zu einem überaus *mißverständlichen* Medium. Die tabubedingte Unklarheit hierüber führt immer wieder zu unlösbaren Kommunikationsschwierigkeiten. Sie verschleiert vor allem die Tatsache, daß es sich bei scheinbar gegensätzlichen Auffassungen in Wahrheit meist nur um *private Definitionsunterschiede* handelt. So werden schlichte Mißverständnisse immer wieder zu grundsätzlichen, oft gar ideologischen Meinungsverschiedenheiten hochstilisiert, die in Wirklichkeit überhaupt nicht bestehen.

In wahrhaft offener Kommunikation geht es daher zunächst immer um das «Erlernen» der persönlichen Sprache des jeweiligen Gesprächspartners. Sein persönliches Symbol-System schreibt ihm ja ganz bestimmte Bedeutungen buchstäblich vor. Deren Verständnis wird aber natürlich von anderen nicht unbedingt geteilt. Bin ich wirklich um Verständigung bemüht, so muß ich also aufhören, die Worte anderer Menschen gedankenlos mit meinen eigenen Assoziationen zu belasten. (Ein Beispiel: Der Satz «Du bist aber schwierig» kann in der Sprache desjenigen, der ihn ausspricht, bedeuten: «Du nimmst die Dinge schwer und äußerst sie daher kompliziert. Ich kann dir kaum folgen. Wie finde ich leichteren Zugang zu dir?» Er mag jedoch von einem Partner, der in der Kindheit unentwegt kritisiert wurde, leicht mißverstanden werden als: «Hör jetzt gefälligst auf, mir Schwierigkeiten zu machen, du Blödling!») Wo das Erlernen der Sprache des anderen nie geübt wurde, gibt es so fortwährend Komplikationen. Die betreffenden Wissenschaften könnten auch zur Lösung dieses Problems beitragen.

3. Die Wissenschaften über die *Künste* (Kunst- und Literaturwissen-

schaft einschließlich Germanistik, Anglistik, Romanistik usw.; Theaterwissenschaften etc.).

Wesentliches hierzu habe ich im Abschnitt über die Kunst bereits angedeutet. Sinnvoll schiene es mir etwa zu prüfen, wieweit (und auch: weshalb) das dionysische Element in den verschiedenen Künsten unter den Bedingungen gesellschaftlicher Entfremdung verlorengeht. Liegt das allein an der Abwehrfunktion, die das Werk vielleicht für den Künstler hat? Wie hat überhaupt der ganze Angst-Abwehr-Komplex das Schaffen etwa von Beckett, von Goethe, von Kafka, von Mozart, von Paul Klee, Strawinskij oder den Romantikern, den Expressionisten usw. beeinflußt? *Welche gesellschaftlichen Zwänge* stecken jeweils dahinter? Zeigt das einzelne Werk, daß der Künstler sich auch anderer, gesellschaftlich institutionalisierter, Abwehrmechanismen bediente – und wenn nicht, weshalb nicht? – Eine Fülle von Fragen, deren sich diese Wissenschaften zu unser aller Nutzen annehmen könnten.

In der Gesellschaft des neuen Zeitalters, das, wie viele meinen, bereits angebrochen ist, müßte dem gesamten kulturellen Bereich die bedeutende, ja einzig sinnvolle Funktion zukommen, uns Orientierung zu bieten auf dem (nie «zu Ende» gegangenen) Weg der Befreiung. Die Künste und Humanwissenschaften, ebenso wie die Religion: sie alle beziehen sich in ganz spezieller Weise auf den Alltag eines jeden von uns; wenngleich man sie heute davon trennt, indem man sie einem «jenseitigen» Bereich zuweist. Auch und gerade im revolutionären Kampf gegen die bestehende Ordnung – dem Versuch, dauernden Wandel im Sinne der Errichtung menschwürdigerer Strukturen zu schaffen – sollten wir dies nie vergessen, sondern für unser Ziel fruchtbar zu machen suchen.

Was ich über die «Kultur» im hier angenommenen Sinne gesagt habe, gilt nicht weniger auch für den mehr «technisch» orientierten Teil unseres gesellschaftlichen Überbaus – die *Naturwissenschaften* und ihre neuzeitlichen Abkömmlinge: die moderne *Technologie* und die *Computer- oder Informationstechnik*. Eben weil die zu fordernde Alternative zur Kerkergesellschaft *nicht* heißen kann: Rückkehr zur Höhle des Urmenschen, werden auch sie in ihrer Gesamtheit uns weiterhin unentbehrlich bleiben. Doch in veränderter Form: nicht mehr den Zielen der Abwehr und dem verhängnisvollen Wirken der Entfremdung unterworfen, sondern in Zukunft als von den Kerkermauern und ihren Prinzipien befreite, *ganzheitlich orientierte* Werkzeuge zur Erforschung und Nutzung der Wunder des Universums.

In allen ihren Aspekten kann die Kultur uns ein unentbehrliches Hilfsmittel sein bei dem Bestreben, uns als Menschheit wieder einzuordnen in die Natur, um ihren Reichtum, ohne Ausbeutung oder Verseuchung unserer Umwelt, wieder verfügbar zu machen – nicht nur dieser, auch den nachfolgenden Generationen (und nicht einfach zu gedankenlosem Konsum: Benutzung und Wegwurf, wie es heute die Regel ist). Auf daß wir, in Liebe zur ungeteilten Schöpfung und Frieden mit uns selbst und dem Kosmos, angstfrei und offen für das Wirkliche, uns neu einrichten können auf einem Planeten, der wieder wohnlich würde – die ganze Kraft seiner Schönheit und die Schönheit seiner Kraft frei vor uns entfaltend – uns allen zur Heimat.

112 Solange eine von latenter Angst geprägte Gesellschaft
in ihren Institutionen jedem genügend Möglichkeiten der Abwehr bereitstellt,
kann sich eine revolutionäre Situation nicht entwickeln

113 Ziel der **organischen Revolution** in der westlichen Welt ist:
1. Das Bewußtsein zu wecken für die Kerker-Natur unserer Gesellschaft
und das Ersatz-Wesen der herrschenden Strukturen und ihres Angebots
2. Unter totalem Verzicht auf Gewalt
modellhafte, nicht-entfremdete Strukturen zu errichten
die Außenstehenden nicht angst machen, sondern Anziehungskraft ausüben

114 Die die organische Revolution tragenden Gemeinschaften und Gruppierungen wirken *von unten her*, überschaubar, unter Beteiligung der jeweils Betroffenen
Ganzheitliche der Erfüllung unserer wahren Bedürfnisse verpflichtet
durchdringen sie, als gesunde Zellen, allmählich den kranken Gesellschaftskörper und setzen so im individuellen wie im kollektiven Bereich
den bisher in Angstabwehr blockierten Lebensprozeß wieder frei

115 **Bewußtseinserweiterungen**, zu welchen gewisse Drogen den Anstoß geben
können prinzipiell auch ohne Drogen erreicht werden
Ihnen wohnt eine religiöse Dimension inne
insofern sie Zugang vermitteln zur persönlichen Erfahrung
des Eins-Seins mit dem Kosmos im Hier und Jetzt

116 Die **Kunst** in der befreiten, nichtdualistisch orientierten Gesellschaft
ist gestalteter Ausdruck schöpferischen Spiels und dionysischer Lebensfreude, allgemein und alltäglich praktiziert, um der *Lust am Selbstausdruck* willen
– Kommunikationsmittel ebenso wie Gradmesser für die innere Harmonie
des Gestaltenden und seiner jeweiligen Umwelt

117 Ein sinnvolles Ziel emanzipierter **Humanwissenschaften**
ist die Erforschung – auf jedem Gebiet des Lebens –
– der wahren Bedürfnisse der Menschen
– der Widerstände gegen ihre Erfüllung
– und möglicher Wege zu deren Überwindung
Es zu erreichen erforderte ein neues Verständnis wissenschaftlicher *Objektivität*, welches ganzheitlich auf das *Leben* in allen Aspekten hin orientiert wäre

118 In abwehrfreier **Kommunikation** geht es zuallererst
um das Erlernen der *persönlichen Sprache* des jeweiligen Partners

119 Bei der Befreiung der Menschen aus dem Kerker der Angst- und Abwehrbestimmtheit kommt dem gesamten Bereich der *Kultur* eine unentbehrliche Funktion zu durch das Sichtbarmachen der Möglichkeiten von *Freiheit* und dessen, was sie behindert

23. Ein Schlußwort

Die Widerstände im Kampf gegen das Tabu sind gewaltig
und weit machtvoller als wir.
Ihr Verbündeter ist unsere eigene Krankheit, die uns hemmt
und die wir ebenso zielgerichtet bekämpfen müssen wie sie.
Doch der Kampf muß gewagt werden:
Die Gesellschaft der Zukunft wird «grün» sein
und ohne Angst und Abwehr im Inneren –
oder: sie wird überhaupt nicht sein.
Das ist die entscheidende Alternative.

Jenen, die sich dem Leben verpflichtet fühlen,
bleibt keine Wahl,
als sich ihr zu stellen.

an uns dieser schwerste Anfang

denn
noch gibt es viele die fragen nie
wer woher warum wozu wohin? dieses
begrenzte leben all jenes wundersame
körpergeschehen an umwandlung jede sekunde
von energie in materie, materie in
energie
    was aber zählt denn außer der schließlich
    gesammelten kraft außer der
    liebe die sie bewirkt?
und noch gibt es solche die meinen
am grunde der von uns bisher bewirkten
kummerwelt umsonst sich quälender arbeits-
menschen sei nichts
zu verändern
    und sind die hospitäler bevölkert
    von ihnen welche das licht
    ihrer herzen von innen
    zerfrißt weil sie selber
    nichts je erleuchten
    durften
und es gibt zahllose die schon lebend verzehrt
sind vom zwang zu zerschlagen
um dann aus den trümmern ihrer
verzweiflung die nie gewesene heile
welt sich zu erwünschen
    doch aus zerborstener hoffnung
    wo wüchse da trost freude
    liebe?

DA ÖFFNET NUR
der bisher nie geschaffene
anfang
auch ihnen allen den
    stummen gelähmten brüllenden
innen behutsam das tor
zu ersehnen fühlen erkennen
WAS
aus jedem ding dieser materienwelt
strahlend aus jeder

geste aus leben geboren
uns alle
so stärkt:
ENERGIE DIE AUS DEM KOSMISCHEN ALL
UND IN UNS
ERWÄCHST
OHNE AUFHÖREN

nur diesen einen
vergebliche leben hinweg geschlossenen
ton wieder zu erspüren der
an die innen die wälle
    die stummheit die lähmung das brüllen
rührte
so machtvoll leise
daß sie zersplittern:

DAS HIESSE VERWANDLUNG

das ent-
decken der sonne wieder in uns
den tag uns gemeinsam zu
durchtränken mit wärme
jeden von uns
erhellend mit wollen zum
schaffen zur freude zum spiel zum
rühren der saiten zum wieder befruchten
unserer erde mit seinem eigenen
zärtlichen brennen

BEGINNEN WIR
JETZT
    uns zu erschließen
    diesem licht
    UNS SELBER
    zu lieben um dann
    mit solcher kraft ...
    ...

Anhang: Verdeutlichungen, Schlußfolgerungen

I Zusammenfassung: 120 Thesen gegen das Tabu

(1)
1 **Freiheit** ist nur sinnvoll
als Freiheit von der Herrschaft der Angst

2 **Angst** und ihre **Abwehr** sind entscheidende Faktoren
in allen zwischenmenschlichen Beziehungen

3 Angst und Abwehr sind in unserer Gesellschaft weitgehend tabuisiert
Das Tabu soll den unveränderten Fortbestand
der bestehenden Gesellschaft sichern
indem es die entscheidenden Fragen gar nicht erst aufkommen läßt

(2)
4 Bestimmend für das Entstehen von Angst
ist das Empfinden von **Hilflosigkeit** und **Isolation** bzw. die Aktivierung
von als Kleinkind «gelernten» Isolations- und Hilflosigkeitsgefühlen
Da der Intellekt in diesem Stadium noch kaum entwickelt war
sind viele Ängste ihrem Wesen nach irrational

5 Die Last an verdrängter (latenter) Angst
die ein Mensch von Kindheit an mit sich trägt
bestimmt Häufigkeit und Intensität aller späteren Angsterfahrungen
Im Falle akuter Bedrohung ist sie für seine Angstbereitschaft
maßgeblicher als die Bedrohung selbst

6 **Latente Angst** ist die Gesamtlast der Angst im Unbewußten
die in Furcht-, Schreck- und Schmerzerlebnissen
des allein gelassenen, hilflosen Kleinkinds *gelernt* wurde –
zu bedrohlich, um vollständig gefühlt zu werden und daher *verdrängt*
Sie bleibt *untrennbar von jenem Urschmerz und der Abwehr dagegen*
Obwohl durch die Abwehr ihr Dasein beständig verleugnet bleibt
ist sie doch immer bereit aufzutauchen, sobald die Abwehr nachläßt

7 Auch durch tatsächlich gefahrlose Situationen
kann latente Angst leicht mobilisiert werden

Häufig wird eine objektive Gefahr durch solche Angstreaktion
die die Erfordernisse des Hier und Jetzt vernachlässigt
erst hervorgerufen

8 **Latente Angst** richtet sich gegen Bedrohungen
- durch das Wiedererwachen des Urschmerzes
- durch Beschädigung der Abwehr
- durch abwehrlose Wahrnehmung der Realität bzw. des eigenen Selbst
- durch Schuldgefühle in Verbindung mit Selbstsein

9 Situationsangst und latente Angst
verstärken einander wechselseitig

(3)

10 Das angeborene Wissen von den
zu Überleben und Wachstum benötigten Bedingungen (den Triebbedürfnissen)
vermittelt sich uns in den Äußerungen des Lebenstriebs
mit seinen polaren Tendenzen der *Selbstbehauptung* und *Integration*

11 Spezielle Ausprägungen der beiden Tendenzen des **Lebenstriebs**
die lebenswichtigen **Grundbedürfnissen** entsprechen
sind: *Hunger* und *Durst*, die *Triebe nach Schlaf* und *nach äußerlicher Geborgenheit*
der *Sozialtrieb*, der *Kuschel (bzw. Sexual)trieb*, der *Spieltrieb*
der *Trieb nach freiem Selbstausdruck* und der *Emanzipationstrieb*
In bestimmten Entwicklungsstadien
sind jeweils bestimmte Grundbedürfnisse vorherrschend
Bleiben sie unerfüllt, wird der Übergang ins folgende Stadium problematisch

12 **Latente Angst** ist der Zustand der *Blockierung des normalen Triebenergie-Flusses*
mit welcher der Organismus auf den Schmerz früher Triebversagung reagiert hat
Die gestaute Energie wird jetzt zur Niederhaltung
des verdrängten Angst-Urschmerz-Komplexes benutzt
Dies äußert sich im Organismus als Spannung

13 **Fühlen** bedeutet die Wahrnehmung des Zustandekommens oder Ausbleibens
einer *triebenergetischen Verbindung* des Individuums mit der Umwelt
und der hierdurch bewirkten *Veränderungen* um bzw. in ihm
Das Ergebnis ist **Erfahrung**
Negative Erfahrungen (der Triebfrustrierung) können eine Fixierung
des Menschen im Stadium des unbefriedigten Bedürfnisses bewirken

14 Das erste Angsterlebnis ist das **Ur-Trauma**
des erstmaligen Gewahrwerdens der **Vereinzelung**

15 Lieblosigkeit der Eltern verursacht Angst-Erfahrungen
derer das hilflose Kind sich nur durch Verdrängung erwehren kann

Sein späteres Leben wird von Urschmerz, latenter Angst und Abwehr
nahezu unwiderruflich beherrscht sein

16 Durch unnötige Einschränkung seiner Triebbedürfnisse im Sozialisationsprozeß
wird das Kind «umgedreht»:
es wird um den Preis körperlicher Verkrampfung
auf einen Weg gestoßen, der es immer weiter
von seinem fühlenden, offenen Selbst entfernt

(4)
17 Die Grundlage von **Vertrauen** und **Selbstvertrauen**
ist die Erfahrung von beständiger Liebeszuwendung
(d. h. Befriedigung aller Triebbedürfnisse) im Säuglingsalter
Angstblockierung der Triebenergie in diesem Stadium
beeinträchtigt das Erlernen der Kommunikationsfähigkeit

18 Echtes **Gefühl**, insbesondere *Liebe* und *Lustempfindung* bedeutet Angstfreiheit
In der Triebblockierung durch latente Angst bleibt es weithin unzugänglich
Je früher und häufiger diese Blockierung beim Kleinkind stattfand
desto nachhaltiger die Abgetrenntheit des Erwachsenen vom Leben

19 Angst verfälscht Fühlen zu Emotion und mißbraucht den Verstand
für Grübelei, Rationalisierungen, intellektuelle Pedanterie

20 **Emotion** ist ein Ersatz für nicht zugängliches Gefühl
Ihre Triebkraft ist angestaute Energie: Spannung
Die Gegenwart wird hier nicht als solche erfahren,
sondern als Auslöser für eine Reaktion auf frühere Versagung benutzt

21 **Emotion** und **Fühlen** schließen einander aus
Die *emotionale* Reaktion auf ein älteres (unverarbeitetes) Erlebnis
hat Vorrang vor jeder *fühlenden* Reaktion auf Gegenwart

(5)
22 In der durch Triebversagung bewirkten **Blockierung** des Energieflusses
stellen Urschmerz, latente Angst und die Elementarstufe der Abwehr
einen unentwirrbaren Gesamtkomplex dar
Durch das resultierende Empfinden «inneren Totseins»
wird leicht neue Angst erzeugt

23 **Charakter** ist die Fixierung bestimmter Verhaltensweisen
die gewohnheitsmäßig der Abwehr dienen

24 In scheinbar realen Beziehungen äußern sich häufig die wirklichen
seinerzeit ungefühlt gebliebenen Beziehungen des Kindes zu den Eltern

25 Wirksame **Abwehr** muß durch Bereitstellen von Ersatz verhindern
daß das unzugängliche Wirkliche je vermißt wird

Zu ihren wichtigsten Aufgaben gehören:
1. das Aufrechterhalten von Charaktermaske und Ich-Bild
(an Stelle des triebblockierten Selbst)
2. das Ermöglichen von Spannungslinderung durch symbolisches Ausagieren
(an Stelle fühlender Reaktionen auf Gegenwart)

26 **Wirkungen von Abwehr** sind:
1. Einschränkung der allgemeinen Fähigkeit zu fühlen
2. Blockierung des Zugangs zum wirklichen Selbst
3. gelegentliche Erzeugung neuer latenter Angst
4. Verfälschung des Bildes der gegenwärtigen Wirklichkeit

27 Das Gesetz der unumschränkten Abwehrpriorität:
Wo immer im Unbewußten ein Angst-Urschmerz-Komplex besteht
hat das Bedürfnis nach dessen Abwehr
den unumschränkten Vorrang vor allen anderen Bedürfnissen
Der Abwehrwille kann sich daher grundsätzlich alles zunutze machen
und wird es hierdurch zum Ersatz für Realität verfälschen
Das Tabu ist Ausdruck dieses Gesetzes
und hält uns in Unkenntnis über sein Wirken

28 Der Abwehrzustand ist der Zustand *persönlicher Entfremdung*
Denn Abwehr wird unweigerlich zum Ersatz für Triebbefriedigung:
ihre Mechanismen ersetzen das Leben
welches sie verhindern

(6)
29 Abwehr ist immer mit **Spannung** verknüpft
Erhöhte Spannung deutet auf ein unzulängliches Abwehrsystem
das der Verstärkung bedarf

30 Wirksame **Spannungslinderung** ist ein notwendiger Bestandteil
jeder Abwehrstrategie
Wenn sie sich dauerhaft aufrechterhalten läßt
– mittels bestimmter Tätigkeiten, Verhaltensweisen, Drogen o. dgl. –
so vermittelt dies die Illusion gesteigerter Lebensintensität
und wird dann meist zur Sucht

31 Praktisch jede Tätigkeit kann in der Abwehr
zum Zwecke der Spannungsableitung benutzt werden

32 Das **Persönliche Spannungslindernde Symbol-System**
dient vor allem der Schaffung des in der Abwehr benötigten Ersatzes
für das blockierte *Selbst* und mangelnde *Lebensintensität*
Hierzu vermittelt es dem Abwehrenden
– ein Symbol-Ich
– ein privates Wertsystem
– eine besondere Art der Aggression (des Herangehens an die Dinge)

– eine (spannungslindernde) Art von Symbol-Sexualität
Beziehungen zu anderen sind dann von besonderem Interesse
wenn sie sich in dieses System einbeziehen lassen

33 Persönliche Beziehungen zu passenden Symbolpartnern
tragen **Suchtcharakter**

34 Die Bekämpfung der Wahrnehmung latenter Angst
mittels zwanghafter Spannungslinderung
macht unempfänglich für gewisse gerechtfertigte Situationsängste

35 Wenn das PSSS nicht (oder nicht mehr) ausgelebt werden kann
ist destruktive Aggression und/oder Somatisierung
die wahrscheinliche Folge

(7)
36 Die wesentlichen Elemente der **Entfremdung** sind:
Getrenntheit vom eigentlichen Wesen
vom Selbst, vom Natürlichen und der Ganzheit
– und mangelnde Erkenntnis dieses Zustands:
Verwechslung in dem Sinne, daß
der irreale, abgetrennte, symbolische Ersatz
als ungeteilte, natürliche Wirklichkeit gilt

37 Abwehr ist besonders gefährlich auf Grund ihrer Neigung
den Entfremdungszustand für natürlich zu halten
und daher dem Leben vorzuziehen

38 Abwehrmethoden, die der Situationsangst vorbeugen
und einen Freiraum für Selbstverwirklichung schaffen
können eine die Entfremdung mindernde Wirkung haben
Voraussetzung ist, daß sie als vorläufiger Ersatz begriffen werden
der überwunden werden muß

39 Eine entfremdete Gesellschaft verfälscht auch reale Verhaltensweisen
die dort immer einen isolierten Ausnahmezustand darstellen
zu einer Art Abwehr

40 Ob und inwieweit jemand in seiner **Rolle**
nur sein Abwehrbedürfnis befriedigt
hängt vom Maß seiner latenten Angst ab
Starres Rollenverhalten unter Ignorierung der Bedürfnisse anderer
ist ein sicheres Zeichen für Abwehr und Selbstentfremdung

41 Ein **Konservatismus**, der die Veränderungen der Gegenwart ignoriert
und Vergangenes unverändert uns Heute zu übertragen sucht
ist tödlich
Diese Haltung spiegelt das «innere Totsein» des Neurotikers

42 Bei einer Erziehung, welche die kindlichen Triebbedürfnisse ignoriert
stellt jede elterliche Äußerung eine neue *Trennungserfahrung* dar
die beim Kind an das Urtrauma der Vereinzelung rührt
und so seine Angstblockierung verstärkt

(8)

43 Angst ist **übertragbar** wie eine ansteckende Krankheit
Neurotische Eltern vergiften unbewußt auch das Leben ihrer Kinder
mit ihrer eigenen Angst, indem sie
ihnen eine **Rolle** innerhalb ihres Symbol-Systems zuweisen

44 Wenn innerhalb einer Beziehung
gegensätzliche latente Ängste der Partner aktiviert werden
potenzieren diese sich wechselseitig
Das Ergebnis ist ein gemeinsames Angstpotential
das wie ein Krebsgeschwür die Beziehung langsam vergiftet

45 Die Neigung zur **Unterdrückung** anderer bzw. **Aggressivität**
als direkte und relativ erfolgreiche Form von Angstabwehr
ist über autoritäre Erziehungsmethoden «vererbbar»

46 Für den, der seine Angst mittels Unterdrückung anderer abwehrt
werden angstfreie Menschen zur Bedrohung
da sie seine Abwehr in Frage stellen

(9)

47 Die Welt als Kosmos stellt ein **Ganzes** und eine **Einheit** dar
indem sich auf irgendeine Weise jedes Phänomen auf jedes andere bezieht
Auch die menschliche Gesellschaft
wird nur als Teil dieser Ganzheit adäquat begriffen

48 Jede lebendige Verbindung beruht auf dem **Austausch von Energie**
Latente Angst als Zustand energetischer Blockierung
ist ein Element der **Trennung** und **Vereinzelung**:
Zerstörung der Ganzheit

49 **Intuition** ist ganzheitliche Wahrnehmung
auf Grund ungehinderten Flusses der Triebenergie:
Offenheit für alle energetischen Schwingungen des Hier und Jetzt
Sie ist dem Intellekt und Willen übergeordnet
und, sofern nicht durch Angst getrübt, *unfehlbar*

50 **«Richtiges» Verhalten** ist immer dasjenige
welches der jeweils gegebenen **ganzheitlichen** Situation
einschließlich der Bedürfnisse, Ängste und Abwehrhaltungen *aller* Beteiligten
so weitgehend wie möglich Rechnung trägt

51 «**Bösesein**» bedeutet immer eine Vergewaltigung des eigenen Selbst
– ein **Leiden**, das als solches nur deshalb nicht empfunden wird
weil es Spannungsentlastung gewährleistet

52 Rein vom Verstand bestimmtes Verhalten gegenüber anderen
stellt eine Entfremdung oder Verdinglichung der anderen dar
und ist darin dem Bösesein eng verwandt

10

53 Das **Ich** als möglicher Gegenstand der Betrachtung ist immer *verdinglicht*:
es unterliegt der Teilung, definiert sich durch Vergangenes
und ist somit faktisch tot

54 Angst ist die ständige zwanghafte Übertragung
ungelebter **Vergangenheit** auf die **Zukunft**
wodurch die Möglichkeit des Erfahrens von **Gegenwart** blockiert wird

55 Das **Selbst** ist die zeitlose Quelle allen Lebens
wirksam im Individuum als **triebenergetischer Kern** des Ichseins
in dem artspezifische Anlagen wie individuelle Möglichkeiten
genetisch festgelegt sind
Es ist der Ort des Erlebens von Gegenwart, der Schöpfung, der Liebe
intuitiven Wissens, fühlender Begegnung mit dem Leben im anderen
Hier wirken die Triebtendenzen auf ambivalente Weise:
indem sie den einzelnen *zu sich* führen
verbinden sie ihn mit der *Lebensganzheit* und dem *Göttlichen*

56 **Liebe** bedeutet schrankenlose Offenheit
für das lebendige Selbst im jeweils anderen
also: sein Potential zu erkennen, einzugehen auf seine realen Bedürfnisse
und ihm Zugang zu gewähren zum eigenen Selbst

57 Leben im Einssein mit dem Selbst: in der **Gegenwart**
im stetig sich verändernden Bezug auf sich wandelnde Wirklichkeit
unterliegt keiner Bemessung durch die Zeit
und ist in diesem Sinne **ewig**

(11)

58 Wirkliche «Wiedergeburt» scheint zu bedeuten:
Eröffnung des Zugangs zu dem inneren *Energie*reservoir
das Angst und Abwehr verschlossen hielten
im Zusammenhang damit
sind intensive körperliche und geistige Erschütterungen zu erwarten
deren Durchleben jedoch auch eine *körperliche*
Stärkung und Erneuerung bewirken müßte

59 **Schuldgefühl** ist nicht Bewältigung der Vergangenheit
sondern ein zwanghaftes Verharren im *Gefühl eigener Unzulänglichkeit*

Oft liegt ihm kein eigentliches Fehlverhalten zugrunde
doch verhindert es angemessene Reaktionen auf wirkliche eigene Schuld
So zementiert es die Verdrängung der Vergangenheit
mit zerstörerischen Folgen für die Gegenwart

60 **Reue**, im Gegensatz zu *Schuldgefühl*, bedeutet
bewußtes Akzeptieren auch des Negativen im eigenen vergangenen Handeln
und dadurch *Erlösung* von der Macht dieser Vergangenheit

61 Die angsterregenden **verdrängten Kräfte im Unbewußten**
sind eine wahrhaft *«dämonische»* Macht
und Ursache mannigfacher *Krankheiten und Anfälligkeiten*

62 **«Wiedergeburt»** bedeutet Rückkehr aus der Entfremdung:
Befreiung von zwanghaftem Vergangenheitsbezug in der Angstblockierung
und williges *Annehmen notwendiger Veränderung*
in der Hinwendung zum vollen Potential des fühlenden *Selbst*
So werden *Liebe*, *Glaube* und *Freude* wieder möglich

(13)
63 Die **Abwehrgesellschaft** ist ein System
das die Triebbedürfnisse seiner Mitglieder fortlaufend frustriert
während es ihre *Abwehrbedürfnisse* sicherstellt
Ihre Einrichtungen und Institutionen mitsamt kulturellem Überbau
dienen vorwiegend der Billigung, Verfügbarmachung und Institutionalisierung
einer Vielfalt individueller Abwehrmechanismen
So wird Entfremdung individuell gefördert und kollektiv verbreitet

64 Das Gesetz der unumschränkten Abwehrpriorität gilt
ebenso wie für das von latenter Angst befallene Individuum
auch für jede Gesellschaftsordnung, die vom Tabu beherrscht wird

(14)
65 **Entfremdung** auf gesellschaftlicher Ebene bedeutet
daß wir uns unserer angeborenen Triebbedürfnisse nicht mehr bewußt sind
und uns somit tagtäglich neu um deren Befriedigung betrügen lassen

66 Eine **Kultur** entsteht aufgrund zweckgerichteter Produktion von Überschuß
die über die Schaffung und Erhaltung des Notwendigen hinauszielt
Das Wesen solcher Aktivität ist **Sublimierung**

67 Von latenter Angst beherrschte, abwehrbedürftige Individuen
neigen auch in einer nicht-entfremdeten Gesellschaft dazu
mittels Leistung und der Aneignung von Überschuß
ein Herrschaftssysten zu errichten
unter dem latente Angst, entsprechendes Abwehrbedürfnis
und damit *gesellschaftliche Entfremdung* immer mehr um sich greifen

68 Die heutige **Abwehrgesellschaft** läßt sich einem **Kerker** vergleichen
in Gestalt einer festgegründeten, vierseitigen
von einem soliden Turm gekrönten Pyramide
Die innere Dynamik, der sich dort kaum jemand entziehen kann
ist die eines *Sogs sowohl aufwärts als zu den Wänden hin*

69 Die uns umschließenden **«Schutzwälle» der Entfremdung** sind:
1. *Funktionalismus* auf der Ebene der sozialen und technologischen Organisation
2. *Die monopolischen Fürsorger* auf der Ebene der Versorgung
3. *Die dualistische Weltsicht* auf der Ebene des Denkens und Fühlens
4. *Wachstums- und Energie-Fetischismus* auf der Ebene «höheren» Strebens

70 Das **Fundament** unseres Kerkers liefert die unumschränkte Abwehrpriorität
Sie wirkt als *Gesetz* und ist für den *Ersatz-Charakter* von allem verantwortlich
Indem sie das *Tabu* erzeugt und aufrechterhält
bewirkt sie *universelle Entartung*

71 Das Tabu hält uns in Unkenntnis
über den Kerker und unsere Rolle als unser eigener Kerkermeister
Im **Tabu-Bewußtsein** besteht unsere Krankheit
Befreiung bedeutet daher nicht nur einen Wandel im Lebensstil
sondern setzt zugleich eine Form von Therapie voraus

(15)

72 Eine **Machthierarchie** bildet die Grundlage jeder Art Abwehrgesellschaft
durch das Versprechen wirksamer Individual-Abwehr mittels Aufstiegs
in eine jeweils «bessere» Rolle mit vordefiniertem Machtstatus
Diese vermittelt ihrem Inhaber –
1. *Angst-«Abbau»* durch Ausüben statt Erleiden von Unterdrückung
2. Gelegenheit für fortwährende *Spannungslinderung*
3. eine vorgefertigte, anerkannte Persönlichkeit zur *Ich-Identifizierung*

73 Im Fühlen und Denken der vom Tabu Beherrschten
hinsichtlich *Fundament*, *Substanz*, *Seitenwände* und *Turmspitze* des Kerkers
ist Tatsachenerkenntnis durch Illusion ersetzt
Die Macht der Abwehr zu universeller Entartung gilt als «Lauf des Lebens»
die Sucht nach Aufstieg in eine Machtposition als «natürliches Streben»
Einklang mit den Entfremdungsprinzipien als «effiziente Handhabung der Wirklichkeit»
und individuelle Erstarrung in einer Machtposition als Zeichen «gefertigten Charakters»

74 Die die Pyramide krönende **Turmstruktur**
stellt das höchste **Ziel** möglichen Abwehrstrebens dar:
ein scheinbar unanfechtbares Herrscher-Ich
Diese *Machtposition*, erreicht
durch Verinnerlichung und Anwendung *«männlicher» Werte*
befähigt zur Unterdrückung aller anderen nach Belieben
und entschädigt so reichlich für tatsächlichen *Selbst-Verlust*

75 Die Abwehrmentalität hält das Angebot des Kerkers für Bedürfnisbefriedigung
Die *vier Seitenwände («Schutzwälle»)* des Kerkers repräsentieren
mit den Prinzipien Funktionalismus, dualistische Weltsicht
monopolische Fürsorge und Wachstums- und Energiefetischismus
sowohl 1. als unerläßlich betrachtete Geisteshaltungen
als auch 2. die Praxis, mittels der wir die Welt konfrontieren
Eng zusammenwirkend, halten sie uns eingekerkert durch die Illusion
die Sicherheit zu bieten, nach der wir süchtig sind

76 Der erste Schutzwall: **Funktionalismus und die Verherrlichung des Fachwissens**
verkörpert die zweifache *Illusion*
1. *zweckgerichtetes Organisieren nach festen Regeln* sei erstrebenswert an sich
2. die *Experten* wüßten unfehlbar Bescheid und sollten daher bestimmen
Tatsächlich führt das entsprechende Handeln zu Einbuße bzw. Verlust von
Ganzheit, persönlicher Autonomie, Qualität, wesensmäßiger Realität

77 Der zweite Schutzwall: **Die monopolischen Fürsorger** umfaßt Institutionen
die das Monopol über angemessene Bedürfnisbefriedigung beanspruchen:
1. Gesundheitswesen; 2. Schul- und Bildungswesen
3. Familienorganisation; 4. Ernährungsindustrie; 5. Verkehrswesen
6. Bauwesen; 7. Job-Wirtschaft; 8. Energie-Industrie
9. Technologie und Wissenschaft; 10. Regierungssystem; 11. Sicherheitsdienste
12. Massenmedien; 13. institutionalisierte Religion
Die *Illusion* ist die der ausreichenden Experten-Fürsorge
In *Wahrheit* fördern sie die Entfremdung unter Ausschluß jeder Alternative
1. durch ihren einschränkenden Monopol-Anspruch
2. indem sie uns zu passiven Fürsorge-Empfängern verdinglichen
3. durch ihre Ausrichtung an Quantität und Meßbarkeit
4. durch Verdrängung des Wirklichen mittels Angebots von Ersatz

(16)

78 **Ideologie** ist das Gesamtsystem
von *Definitionen* gebräuchlicher Worte und Begriffe
mittels dessen der Abwehr- und Ersatzcharakter des Bestehenden
offiziell gerechtfertigt und verschleiert wird
Die *Tabu-Ideologie*, mitgestaltet von den Prinzipien der «Schutzwälle»
verbirgt uns die Kerker-Natur unserer Gesellschaftsordnung

79 Von Angst beherrschte Individuen verkörpern in ihrer **neurotischen Spaltung**
die *dualistische Weltsicht*: sie identifizieren sich mit dem *Kopf*
im Gegensatz sowohl zum (mißbrauchten) *Körper* wie dem (abgelehnten) *Selbst*
Der Kopf neigt dann dazu, für ausschließlich «richtig» zu befinden
was immer der Abwehr am dienlichsten ist

80 Der dritte Schutzwall: **Die dualistische Weltsicht** macht uns unfähig
zur Erkenntnis *ganzheitlichen Seins* bzw. des Bestehens von *Ambivalenz*
Ihre Logik ist die des *Entweder-Oder*

ihre *Illusionen* (die die Grundlagen *wissenschaftlichen Denkens* bilden):
– Beschäftigung mit dem *einen* unter Ausschluß des *anderen* sei sinnvoll
– *Quantität* und das *Materielle* seien wesentlicher als *Qualität* und das *Immaterielle*
– *Objektivität* sei erreichbar und einem *subjektiven* Standpunkt vorzuziehen
Tatsächlich bedeutet dies wiederum:
Ganzheits- und *Qualitätsverlust*, *Entpersönlichung*, *Wirklichkeitsverfälschung*

81 Die Werte der triebfeindlichen **Moral** sind erforderlich
weil vitale Sinnlichkeit allein durch ihr Bestehen
den Kerker-Charakter unserer Ordnung bloßstellen muß
Sexualunterdrückung im umfassenden Sinne
ist daher wesentlicher Bestandteil unserer *Sozialisation*

82 Die scheinbare «Befreiung» der Sexualität im Westen ist oberflächlicher Art
Sie ermöglicht nur deren ungehindertere Nutzung zur Spannungslinderung
Die Öffnung gewisser Ventile dient der Verschleierung
des Fortbestehens der *Triebunterdrückung*

83 **Sexualunterdrückung** und die an Kindern verübte Triebversagung
bedeuten allgemein: *Lebensfeindlichkeit*:
Blockierung, in Angst und Abwehr, des Flusses der Lebensenergie in uns
Ihr Bestehen deutet auf die Verankerung von Abwehr in der Gesellschaftsstruktur

84 **Schuldgefühl** ist der Abwehrgesellschaft unentbehrlich
Es wurzelt in der (mit latenter Angst stets verknüpften)
Empfindung *persönlicher Unzulänglichkeit*
Auf Grund seiner allgemeinen Verbreitung läßt es sich von den Hierarchie-Oberen
zur Abwehr dieses Gefühls bei sich selbst
und allgemeinen Aufrechterhaltung des Tabus nutzbar machen
Seine wahre Bedeutung ist die Empfindung:
«Ich darf nicht einmal in dem Maße *frei* (= im Einklang mit meinem Selbst) sein in dem ich's noch bin»

85 Die herrschenden **Definitionen** sind *Denkgebote*
die den Konservativen und Hierarchie-Oberen ihre Abwehr sichern helfen
indem sie auch die geringste Öffnung des Kerkers verhindern

86 Der **Krieg** wurzelt im gelegentlichen systematischen Bemühen der Mächtigen
die *Abwehr-Sucht* der Kerkermentalität
zur Festigung des Systems (und der eigenen Machtstellung darin) einzusetzen
Mit Hilfe eines ideologischen Bildes vom «Feind»
werden wir motiviert, unsere *latente Angst*
für berechtigte *Situationsangst* (vor konkreter Bedrohung) zu halten
So wird die Abwehrsucht umgemünzt in den inneren Zwang
den (nach außen projizierten) «Feind» um jeden Preis vernichtet zu sehen

(17)

87 Der **Grundwiderspruch der Abwehrgesellschaft** besteht im Gegensatz
zwischen der verdrängten *Wirklichkeit*
und dem *Ersatz*, der nun an deren Stelle regiert
Dies spiegelt (und zementiert) die neurotische Spaltung des Individuums:
das Relikt der toten Vergangenheit herrscht über die lebendige Gegenwart

88 Die Kerkerkrankheit äußert sich als eine Art Religion
die fanatisch einer Karikatur der christlichen *Trinität* huldigt:
Der Vatergott **Abwehr**, Schöpfer des Kerkers, bewirkt *universelle Entartung*
indem er alles zu seinem potentiellen Gegensatz ver-kehrt
Den rechten Pfad weist uns der Heiland **Ersatz-an-sich**
während der Geist der **Entfremdung** uns leitet
Vermittelnd wirken die **Heiligen**: die vier «Schutzwälle»
Das **Priestertum** rekrutiert sich aus den «Führungskräften» auf allen Gebieten
wo die von diesen vertretenen hehren Prinzipien angewandt werden

89 In der **sozialen Rolle** ist die Sphäre der jeweiligen Machtbefugnis klar umgrenzt
Ihren Abwehrwert bestimmt 1. ihre *Rangposition* in der Hierarchie
2. der Grad, zu dem sie die *Realisierung der persönlichen Symbol-Fantasien*
hinsichtlich Akzeptiertsein und/oder Macht zuläßt
Wirksamstes Abwehrmittel ist daher der Aufstieg zu den Rängen des *«Priestertums»*

90 Die in den untersten Rängen der Hierarchie angesiedelten **Negativrollen**
dienen der Verstärkung des Abwehrwerts aller ranghöheren Rollen
da offiziell das Recht zur Unterdrückung Niedergestellter offiziell allgemein gilt
In jeder patriarchalischen Ordnung
ist *«Frau» als solche* eine unentbehrliche Negativrolle

91 Das **Symbol-Wir** ist eine Art kollektives Symbol-Ich
Teilhabe daran bietet:
→eine Ersatz-*Identität*
→ein Gefühl der *Zugehörigkeit*
→*Anerkennung* für das Verfolgen des *«rechten» Weges*
→Grund für persönlichen *Stolz*

92 Wesensmerkmale eines **Fetisch** sind:
→seine *Herkunft* aus menschlichem Bemühen ist *verschleiert*
→er erscheint als *selbsttätige Macht*
→man *huldigt* ihm
→seine Funktion ist das *Wegzaubern der Angst*

93 Der vierte Schutzwall: **Wachstums- und Energiefetischismus** kompensiert
für die Blockierung des Lebensenergie-Flusses und der Entfaltung im Individuellen
durch den Glauben an die Notwendigkeit
unbegrenzten Wachstums und hohen Energieverbrauchs

im Wirtschafts- und technologischen Sektor
Die *Illusion* besteht hier im Suchen von Wachstum und Energie
auf der Ebene des Materiellen und einem «Fortschritts»glauben
der meint, so eine «glücklichere» Welt zu schaffen

94 **Die Massenfetische** bieten der Mehrheit in den unteren Rängen der Hierarchie
illusorische Teilhabe an Macht, die ihnen in Wahrheit mangelt – nämlich zu:
1. selbstvollbrachter totaler Bedürfnisbefriedigung (Konsum)
2. Überwindung räumlicher Enge durch einen Kraftakt (Auto/Motorrad)
3. intensivem Erleben und Lebensglück (Produkte der Unterhaltungsindustrie)
4. Teamsolidarität verbunden mit körperlicher Leistung (Zuschauersport)
5. Überblick und Mitkontrolle über äußere Mächte (Informations-Massenmedien)

Sie beschwichtigen die durch frühkindliche Versagung entstandenen Ängste
vor Mangel, Hilflosigkeit, Trostlosigkeit, Isolation und Ausgeliefertsein

(18)

95 Individuelle **Angstverdrängung** und politische **Unterdrückung**
sind wesensverwandt:
in beiden Fällen wird die Erfüllung von Grundbedürfnissen verweigert
Die in Abwehrblockierung gelähmte Lebensenergie ist dann gezwungen
sich ersatzweise Ausdruck zu suchen

96 Die von den **Kerkermauern** ausgehende vierfache *Entfremdungswirkung*:
Vereinzelung, Autonomieverlust, Objekt- und Ersatzorientiertheit
spiegelt die Situation des Säuglings im Zustand der Triebversagung
Kennzeichnend für die Abwehrorientiertheit einer Gesellschaft ist das Maß
in dem sie diese Merkmale aufweist

97 Der **unpolitische Mensch** ist das Produkt triebunterdrückender Erziehung
Sein Abwehrbedürfnis macht ihn zum unkritischen Bejaher
selbst eines eindeutigen Unterdrückungssystems
solange dieses dessen Befriedigung zu versprechen scheint

98 Da das ursprüngliche Hauptziel des **Sozialismus**
der prinzipielle Abbau von Entfremdung in allen Lebensbereichen ist
läßt sich, solange das *Tabu nicht durchbrochen* wird
keine «sozialistische» Revolution erreichen, die den Namen verdient
sondern allenfalls der Austausch eines Unterdrückungssystems gegen ein anderes

99 Der moderne **Kapitalismus**
stellt die vollkommenste Ausprägung der Abwehrgesellschaft dar
Die typische Ersatzform ist hier die der **Ware**
Das **kommerzielle Prinzip** fungiert als der Kitt, der die Kerkerteile zusammenhält
und Handlanger der *universellen Entartung*
mit der Macht, alles zur Abwehr Geeignete in Ware zu verwandeln
und so selbst persönliche Beziehungen zu verdinglichen

100 Vom Gesetz der unumschränkten Abwehrpriorität leitet sich im Kapitalismus das **Gesetz des kommerziellen Erfolgs** her:

«In der kapitalistischen Abwehrgesellschaft wird
was immer den Menschen zur Abwehr dienen kann
zur potentiell gewinnträchtigen Ware»

Was hier verkauft wird, ist somit grundsätzlich *Abwehr*
als der suchtmäßig ersehnte Schein der «Richtigkeit»
in den Gegenständen wie in uns selbst

101 Am Ursprung des **kommerziellen Denkens** liegt die Sucht
symbolische Schutzwerte zu horten
In der Kerkergesellschaft, wo diese allgemein ersehnt werden
wird *Macht* erreichbar, indem man verkaufbaren Überschuß anhäuft

(19)

102 Die **Kultur** dient der Beleuchtung und Aufhellung der faktischen Trübnis
vor allem in den oberen Rängen des Kerkers
indem sie für Verlorengegangenes, das uns wesentlich ist, Ersatz liefert
Ihre Sphäre ist die der «Seele» oder des «Geistes»:
ein *jenseitiges* Reservat alles *Schönen*, *Edlen* und *Wahren*
wo dieses ohne Verbindlichkeit für den Alltag symbolisch genossen werden darf

103 Die **Kunst** vermittelt gesellschaftliche Erfahrung
aus abwehrloser Sicht: wahrheitsgetreu
In *Widerspiegelung*, *Antizipation* und *Parteilichkeit*
ist ihr unbewußter Bezugspunkt stets die Eudaimonie:
der ganzheitliche Zustand von Nicht-Entfremdung
Für den Kerker stellt sie daher eine Bedrohung dar
die entschärft wird, indem man sie in den abstrakten Bereich der Kultur verweist

104 Die Werke der «**Trivial-Kunst**» spiegeln die Wirklichkeit des Ersatz-Lebens
wo eben jene Art Abwehr verbreitet ist
in welcher ihre Produkte ihr Publikum zusätzlich zu bestätigen suchen

(20)

105 Die erste Aufgabe des **New Age**
ist die *Zerschlagung des Tabus* auf jeder Ebene
Individuelle Charakterpanzerung und Kerker sind nicht zu trennen:
in beiden manifestiert sich die Knechtung der Lebensenergie durch latente Angst
Die einzig sinnvolle Alternative liegt in der Befreiung der Lebensenergie
im Bereich des *Individuums* ebenso wie in dem der *Gesellschaft*

106 Das Bild der heute erforderlichen **Alternative**
kann nur das *Gegenbild zur bestehenden Kerkergesellschaft* sein
in welchem die *ursprünglichen Gegenpositionen* wiederbelebt sind
– zur *Machthierarchie* mit dem *Ziel* an der Spitze und der *Ersatz-Trinität*
– zum dynamischen *Sog der Entfremdung* und ihren *vier «Schutzwällen»*
– zu *Symbol-Wirs* und *Massenfetischen*
Der **Grundwiderspruch der Abwehrgesellschaft** würde hier aufgelöst
in *dialektischer Auseinandersetzung zwischen Abwehr und Wirklichkeit*
mit dem Ziel, immer weitere Aspekte der Abwehr hinfällig zu machen

(21)

107 Im Kerker sind **Revolution** und **Therapie** gleichbedeutend:
Die herrschenden gesellschaftlichen Zwänge zu bekämpfen
setzt die Erkenntnis voraus, daß wir selber
die gleichen Zwänge verinnerlicht haben
– und daß sie mit zu dem Feind gehören
Grundlegenden Wandel kann nur bewirken
wer *sich selbst* mit zu wandeln bereit ist

108 **Der revolutionäre Charakter** erstrebt Ganzheit in jedem Lebensbereich:
→Überwindung des Dualismus →Solidarität
→dionysisches Lebensgefühl →Einklang von Arbeit und Spiel
→Überwindung der inneren Spaltung/Anerkennen berechtigter Ängste
→Bekämpfung unterdrückerischer Tendenzen, bei sich selbst wie in der Gesellschaft
→uneingeschränkte Gegenwartserfahrung
→Einbezug auch «religiöser» Zielsetzungen

109 **Therapie** ist wirksame Hilfe beim Wiederfinden des eigenen *Weges*
Methodik und Dauer des Prozesses ist dabei zweitrangig
Heilung ist nur zu erreichen
im Sinne des «heil» (= wieder *ganz*) Werdens
auf dem (im Leben niemals beendeten) Weg

110 Der dreifache Therapieprozeß des *Erreichens innerer Harmonie* (**Attunement**):
1. **Primal**: Kennenlernen und Aufbruch der Gefühlswelt
2. **Detachment**: Lösung von der kettenden Erwartungsfixierung
3. **Centering**: Rückkehr zur eigenen Mitte
Wirksam ist jeweils das Prinzip der *Hingabe an das So-Sein* (**Surrender**)
Das «Ziel» besteht im Weg

111 Ob Jesus oder ein Guru: der wahre Führer auf dem Weg zum Selbst
stellt nicht Regeln auf
sondern verleiht der unfehlbaren *Intuition* Stimme
Insofern er Unterwerfung fordert
gilt diese nicht seiner Person, sondern Gott

(22)

112 Solange eine von latenter Angst geprägte Gesellschaft
in ihren Institutionen jedem genügend Möglichkeiten der Abwehr bereitstellt
kann sich eine revolutionäre Situation nicht entwickeln

113 Ziel der **Organischen Revolution** in der westlichen Welt ist:
1. das Bewußtsein zu wecken für die Kerker-Natur unserer Gesellschaft
und das Ersatz-Wesen der herrschenden Strukturen und ihres Angebots
2. unter totalem Verzicht auf Gewalt
modellhafte, nichtentfremdete Strukturen zu errichten
die Außenstehenden nicht Angst machen, sondern Anziehungskraft ausüben

114 Die die organische Revolution tragenden Gemeinschaften und Gruppierungen
wirken *von unten her*, überschaubar, unter Beteiligung der jeweils Betroffenen
Ganzheitliche der Erfüllung unserer wahren Bedürfnisse verpflichtet
durchdringen sie, als gesunde Zellen, allmählich den kranken Gesellschaftskörper
und setzen so im individuellen wie im kollektiven Bereich
den bisher in Angstabwehr blockierten Lebensprozeß wieder frei

115 **Bewußtseinserweiterungen**, zu welchen gewisse Drogen den Anstoß geben
können prinzipiell auch ohne Drogen erreicht werden
Ihnen wohnt eine religiöse Dimension inne
insofern sie Zugang vermitteln zur persönlichen Erfahrung
des Eins-Seins mit dem Kosmos im Hier und Jetzt

116 Die **Kunst** in der befreiten, nichtdualistisch orientierten Gesellschaft
ist gestalteter Ausdruck schöpferischen Spiels und dionysischer Lebensfreude
allgemein und alltäglich praktiziert um der *Lust am Selbstausdruck* willen
ebenso wie Kommunikationsmittel Gradmesser für die innere Harmonie
des Gestaltenden und seiner jeweiligen Umwelt

117 Ein sinnvolles Ziel emanzipierter **Humanwissenschaften**
ist die Erforschung – auf jedem Gebiet des Lebens –
– der wahren Bedürfnisse der Menschen
– der Widerstände gegen ihre Erfüllung
– und möglicher Wege zu deren Überwindung
Es zu erreichen, erforderte ein neues Verständnis wissenschaftlicher *Objektivität*
welches ganzheitlich auf das *Leben* in all seinen Aspekten hin orientiert wäre

118 In abwehrfreier **Kommunikation** geht es zu allererst
um das Erlernen der *persönlichen Sprache* des jeweiligen Partners

119 Bei der Befreiung der Menschen aus dem Kerker der Angst- und Abwehrbestimmtheit
kommt dem gesamten Bereich der **Kultur** eine unentbehrliche Funktion zu
durch das Sichtbarmachen der Möglichkeiten von *Freiheit*
und dessen, was sie behindert

120 **Die entscheidende Alternative:**
Die Gesellschaft der Zukunft wird «grün» sein
und ohne Angst und Abwehr im Inneren –
oder: Sie wird überhaupt nicht sein

II
Anregungen für befreiendes Verhalten

Die Anregungen sind keine Gebote. Sie können es auch nicht sein, da sie sich unter den gegebenen Umständen nur allmählich, bruchstückweise und relativ (d. h. jeweils nur bis zu einem gewissen Grade) verwirklichen lassen.

Einerseits wäre das hier angeregte Verhalten erst in einer dem Wesen des Menschen gerechten Gesellschaft uneingeschränkt möglich; andererseits stellt es die notwendige Voraussetzung für das Zustandekommen einer solchen Gesellschaft dar.

Die Reihenfolge der einzelnen Punkte ist willkürlich. Der erste Punkt könnte ebensogut auf den letzten folgen; keiner ist wichtiger als der andere. Wichtig ist: Jeder einzelne Punkt wird durch die anderen ebenso ergänzt wie relativiert, ist also eigentlich sinnvoll nur als Teil der Gesamtheit.

Strukturen der Wirklichkeit

Die Wirklichkeit ist nicht schwarzweiß
Sie kennt nichts Absolutes, ausgenommen ihre eigene Struktur
Deren Wesensmerkmal ist Relativität:
Differenziertheit, Wandelbarkeit und steter Wechselbezug
all ihrer Einzelbestandteile aufeinander

1 Dem Leben stets Vorrang geben vor abstrakten Prinzipien:
Jedes Handlungsprinzip daran messen, was es *im Leben* bewirkt. Mittel, durch welche Leben zerstört oder am Sich-Entfalten gehindert wird, können menschenfreundlichen Zielen niemals dienlich sein. Meine Überzeugungen müssen sich auf mein Verhalten gegenüber anderen auch in kleinen Dingen des Lebens konkret auswirken, sonst bleiben sie wertlos.

2 Niemals die Hoffnung auf ein fernes Absolutes setzen, sondern offenbleiben für alles sich entwickelnde Neue und Andere:
Jede Verabsolutierung bedeutet Erstarrung und damit Tod. Aufs Leben bezogen sein heißt: differenziert denken, veränderte Gegebenheiten als solche erkennen, offenbleiben für die Möglichkeiten und Erfordernisse der Zukunft (die immer ganz anders sein wird) – und all dies ohne persönlichen Opportunismus, in alleinigem Bezug auf die aus dem jetzt Seienden erwachsenden Notwendigkeiten.

3 Schöpferisch handeln:
Stets Neues zu entwickeln suchen, das den Gegebenheiten besser gerecht wird als Überkommenes – ohne deshalb das Überkommene, das zu seiner Zeit sinnvoll war, grundsätzlich abzulehnen.

4 Die natürlichen triebbedingten Bedürfnisse anderer ernst nehmen:
Der Mensch verwirklicht sich fühlend im freien Fluß der Triebenergie: im Bezug sowohl zu den Dingen seiner Umwelt als auch zu anderen. Destruktivität oder eine Zentrierung auf Teilaspekte sind Symptome der Entfremdung, Ausdruck einer Blokkierung der Energie – die sich nun explosiv, aggressiv zu entladen sucht. Anderen,

insbesondere Kindern, ohne zwingenden Grund die Erfüllung von Triebbedürfnissen zu versagen bedeutet, ihre Selbstentfremdung zu fördern und am Aufbau destruktiven Spannungspotentials mitzuwirken.

5 Ausschließlichkeit vermeiden; jeden der unterschiedlichen Aspekte des Menschseins gleich wichtig nehmen:
Vernunft und Gefühl, Intuition und Sinnlichkeit sind verschiedenartige, doch aufeinander bezogene Mittel der Wirklichkeitswahrnehmung. Insofern ich bemüht bin, ihren unterschiedlichen Ansprüchen in mir selbst voll zu genügen, kann ich ihr Zusammenwirken auch im jeweils Anderen akzeptieren – und diesem dadurch in seiner Ganzheit gerecht werden.

Strukturen des notwendigen Lernens und Handelns

Lernen wird nur wirksam als persönlicher Erfahrungsprozeß
Richtiges Handeln ist solches, das sich ganzheitlich
an den Gegebenheiten der jeweiligen Situation orientiert
und dieser in all ihrer Komplexität weitmöglichst gerecht wird

6 Zwischen den eigenen subjektiven (emotionalen) Bedürfnissen und den Erfordernissen der jeweiligen Gegenwart unterscheiden:
Nur insofern ich mein Verhalten nicht von erinnerten (unbewußt assoziierten) Situationen bzw. unbefriedigten Kindheitsbedürfnissen bestimmt sein lasse, kann ich den jeweiligen Partner als Individuum mit eigener Geschichte und eigenen Bedürfnissen anerkennen – die sich wohl kaum mit den meinigen decken werden. Dementsprechend bedeutet *Kommunizieren* mehr als: mich selbst produzieren; nämlich vor allem: das Erlernen der persönlichen «Sprache» des jeweiligen Partners – nicht um sie zu sprechen, sondern um ihn «richtig» zu verstehen. Und heißt zugleich: ihm Gelegenheit geben, die meinige zu «erlernen» – ohne von ihm zu erwarten, daß er sie spricht.

7 Jeden Lernprozeß zum Erfahrungsprozeß werden lassen:
Theoretisches Wissen als solches ist wertlos. Lehren ist nur sinnvoll, wenn der Gegenstand der Lehre dem Lernenden erfahrbar wird, d. h. wenn dieser Gelegenheit erhält, das zu Lernende in seine persönliche «Sprache» umzusetzen, also konkret in die eigene Erfahrungstotalität einzugliedern.

8 Wirklichkeit von Ersatz unterscheiden, um so das Leben wirklicher zu machen:
Angst vor der Wirklichkeit und den Möglichkeiten des eigentlichen Selbst verleitet die Menschen zur Ausprägung von Ersatzwerten und -strukturen bzw. zur Ausrichtung auf künstlichen, ersatzweisen Kram (Leistungs- und Konsumorientierung). Befreiung beginnt mit der Ausprägung der Fähigkeit, Echtes von Unechtem zu unterscheiden, und des Willens, das Natürliche auf jeder Ebene dem gefälligen Ersatz vorzuziehen. Dazu gehört auch die Anerkennung und Bestärkung des Wirklichen und Eigenen an mir selbst wie am anderen.

9 Die unveränderlichen Gesetzmäßigkeiten der Natur und des Lebens als solche anerkennen:
Darauf vertrauen, daß das *von Natur* Unveränderliche niemals menschenfeindlich sein kann, erhält Sinn durch das Anerkennen des Unterschiedes zwischen ihm und dem grundsätzlich *durch den Menschen* Veränderbaren.

10 Das als notwendig Erkannte ohne Zögern in die Tat umzusetzen versuchen:
Sich auf späteres oder gar jenseitiges Glück vertrösten lassen heißt auf jede bestehende Möglichkeit verändernden Handelns zu verzichten. Bessere Zeiten kommen kaum je ohne aktives Zutun des Menschen. Ein Aufschub des Notwendigen kann verhängnisvoll sein.

Strukturen der Gesellschaft

Eine menschenorientierte Gesellschaft ist eine soziale Ordnung
die die triebbedingten, auf Ganzheit zielenden Bedürfnisse
des Menschen zu befriedigen sucht
Der einzelne weiß hier, daß er sein eigenes Wohl findet
indem er zum Wohl jedes einzelnen beiträgt

11 Der Umwelt gegenüber stets verantwortlich handeln:
Alles Handeln, das ausschließlich meinem eigenen Vorteil dient, ist Krankheitssymptom verdrängter Angst. Eine sinnvolle Entwicklung meiner selbst wird immer zugleich auch den Interessen meiner mitmenschlichen Umwelt dienlich sein.

12 Sich bemühen, den Mitmenschen, insbesondere den Unterlegenen, Liebe und nach Möglichkeit Hilfe entgegenzubringen:
Die Kommunikationsbestrebungen anderer erfordern ein Eingehen darauf. Die Probleme, die den einzelnen in unserer Gesellschaft zu schaffen machen, sind jeweils gleicher Art. Sie machen uns mit Bezug auf unsere natürlichen, triebbedingten Interessen alle gleichermaßen hilflos, so daß wir jeder auf gegenseitige Unterstützung angewiesen sind.

13 Die an Erfahrung Unterlegenen auf ihrem Weg zur Befreiung aktiv unterstützen:
Gerade die Unerfahrenen benötigen Beistand, um die Problematik ihres ganzheitlichen Bezugs zur Umwelt klar zu durchschauen. Hierzu müssen sie vor allem in dem Vertrauen ermutigt werden, daß in vieler Hinsicht sie selber (unterstützt von anderen) sich am ehesten helfen können.

14 Gesellschaftliche Gegebenheiten nicht als natürliche Lebensnotwendigkeit hinnehmen:
Die gesellschaftlichen Strukturen, Institutionen und Wertbegriffe sind weitgehend von den Herrschaftsinteressen der Maßgeblichen und Mächtigen geprägt. Der Glaube an die Notwendigkeit von «Fortschritt» auf der Grundlage der heute geltenden Prinzipien (Machthierarchie, Wettbewerb, Leistung, Expansion, Beherrschung der Natur) ist ein verhängnisvoller Irrglaube. Denkbar ist eine Vielzahl andersgearteter fortschrittlicher Systeme, die sämtlich den natürlichen Menschenbedürfnissen bes-

ser gerecht würden. Sie müssen gedacht, ihre Möglichkeit muß ernst genommen werden.

15 Alle diejenigen, die «guten Willens» sind, als mögliche Verbündete behandeln:
Wer immer aus Überzeugung die Entwicklung einer menschlicheren Gesellschaft anstrebt, dessen Ziel ist das meine. Sollte der von ihm propagierte Weg zweifelhaft sein, so sind doch die Gründe, weshalb er ihn wählte, untersuchenswert. Es ist wichtig, das Gespräch mit ihm zu suchen, um nach Möglichkeit gemeinsam den bestmöglichen Weg zu finden.

Strukturen des notwendigen Kampfes

Befreiung ist Auseinandersetzung mit der eigenen Angst
bei gleichzeitiger Bekämpfung abwehrender, angstfördernder
Zustände und Strukturen innerhalb der Gesellschaft
Eine wesentliche Hilfe dabei ist
das Wiedererwecken und Fruchtbarmachen
des durch Entfremdung verschütteten intuitiven Wissens

16 Sich mit eigener Angst auseinandersetzen, um die Angst der anderen mindern zu helfen:
Jeder Mensch ist unbewußt von verdrängten Ängsten beherrscht; sie sind der Gradmesser seiner Unfreiheit. Ein Abbau von Angst ist erst möglich, wenn sie erkannt wird. Voraussetzung hierfür ist ein zeitweiliger Zustand angstfreier Entspannung, in welchem dem einzelnen das eigene intuitive Wissen wieder zugänglich wird. Wo übermäßige Angst jegliches Selbstvertrauen verbindet, ist es sehr mühsam, diesen Teufelskreis zu durchbrechen. Wer anderen durch Ermutigung dabei hilft, wird auch für sich Ermutigung erfahren.

17 Den gezielten Kampf gegen die Ursachen der Angst aufnehmen: gegen die fixierten, das Bewußtsein vernebelnden Abwehrmechanismen sowie gegen alle repressiven Kräfte in der Gesellschaft, die die Selbstentfremdung des Menschen fördern:
Repression, die zur Abwehr eigener Angst die Angst anderer ausnutzt oder verstärkt, ist die verhängnisvollste Macht, welcher Menschen ausgesetzt sind. Sich ihrer Mittel, zu welchem Zweck immer, zu bedienen, ist Krankheit und bewirkt Krankheit.

18 Die menschheitsbedrohenden Kräfte als solche erkennen und kompromißlos denunzieren:
Egoismus, Dogmatismus, Einseitigkeit, konservative Erstarrung, Veränderungswilligkeit, Dummheit und das Bestreben, andere dumm zu halten: sie alle sind eng verwandt, beruhen auf einem durch unbewußte Angst und entsprechendes Abwehrbedürfnis verzerrten Weltbild und sind die eigentlichen Triebkräfte der Repression. Mit ihnen als den Todfeinden der Befreiung ist kein dauerhafter Kompromiß möglich. Vieles davon steckt aber auch in mir selbst und ist auch dort zu bekämpfen.

19 Im einzelnen Feind noch immer den Menschen sehen:
Der Kampf gegen eine Person hat nur Sinn, wenn er im Namen jenes Menschseins geführt wird, das ihr selber vielleicht verlorengegangen ist. Solcher Verlust ist eine persönliche Tragik. Wo es aber gelingt, die Angst des Gegners zu mindern, *kann* es möglich sein, ihm schließlich zu helfen, zu sich selber zurückzufinden. Auch wo dies unmöglich ist, darf nicht die Person als solche bekämpft werden, sondern nur die Entfremdung, die sich ihrer bemächtigt hat.

20 Sich nicht durch Ungeduld beirren und vom eigentlichen Ziel abbringen lassen:
Ersatz läßt sich rasch produzieren, Wirkliches muß wachsen und reifen. Die Befreiung braucht daher Zeit. Nicht die schlagartige Veränderung einzelner Strukturen bedeutet Revolution, sondern das bewußte, radikale Verändern der allgemeinen *Wegrichtung*: der Ziele ebenso wie der angewandten Methoden. Der Weg zurück aus der durch Jahrhunderte angewachsenen Entfremdung ist weit; sein zielbewußtes Begehen erfordert Unbeirrbarkeit und Geduld.

III
Erläuterung wichtiger oder mißverständlicher Begriffe

mit Verweisen (→) auf Thesen (s. Anhang I), Textstellen und andere Begriffdefinitionen

Die nachfolgend wiedergegebenen Definitionen beziehen sich auf *mein Verständnis* bestimmter Begriffe *in diesem Buch*. Obwohl dieses generell auf dem in der Öffentlichkeit bzw. der Wissenschaft vorherrschenden Verständnis *beruht*, weicht es doch vereinzelt davon ab, da die behandelten Phänomene in einem bestimmten Ganzheitszusammenhang betrachtet werden, der auch neue oder bisher vernachlässigte Theorien (vor allem die →Primärtheorie und das östliche Verständnis von →Selbst, →Lebensenergie usw.) mit einbezieht. Dies machte eine teilweise Neudefinition bestimmter Begriffe notwendig.

Abwehr – eine unbewußte psychische Einstellung (und entsprechendes Allgemeinverhalten), deren Zweck es ist, →latente Angst und →Urschmerz verdrängt zu halten, d. h. deren Vorhandensein im Organismus dem Individuum nicht bewußt werden zu lassen. A. ist nicht nur psychischer, sondern auf Grund der damit verbundenen Triebblockierung (→Blockierung) zugleich körperlicher Art. Sie schränkt die Funktions- und Wahrnehmungsfähigkeit des Abwehrenden gravierend ein. (Th. 1–3, 22–32, 37–40, 45, 46, 63, 64, 67, 72–75, 88–100)
Abwehrgesellschaft – eine vom →Tabu beherrschte Gesellschaft, wo also die allgemeine Verbreitung →latenter Angst geleugnet wird, während die Einrichtungen, Institutionen und Konventionen in Wahrheit in erster Linie der Bereitstellung und Absicherung von Abwehrmöglichkeiten für den abwehrbedürftigen einzelnen dienen. Charakteristisch für die A. ist ihre hierarchische Struktur (→Hierarchie) und eine vom Tabu geprägte →Ideologie, in der «Leistung» als eigenständiger Wert verherrlicht wird. Die A. ist grundsätzlich entfremdet in dem Sinne, daß ihr primär die Erfüllung nicht der natürlichen Triebbedürfnisse, sondern des Abwehrbedürfnisses ihrer Mitglieder am Herzen liegt (→Entfremdung, Bedürfnis). Sie erzeugt so bei massiver, aber verschleierter Triebunterdrückung (→Trieb) ein gewaltiges Potential an latenter Angst und damit ein ständig anwachsendes Bedürfnis nach Abwehr (also auch ihren eigenen Einrichtungen). – Die bisher vollkommenste Ausprägung einer A. ist der Kapitalismus der demokratischen Industrienationen, wo mittels der →Massenfetische die Verfügbarmachung von Abwehr auch für die Menschen in den untersten Rangstufen der Hierarchie gesichert ist. (Th. **63**, 64, 65, 67, **68**, 69–77, 84, 87, 88, 96, 99, 101, 106, 112)
Abwehrpriorität, Gesetz der unumschränkten – →Th. **27**, 64, 70, 100
Abwehrtabu – →Tabu
affirmative Kultur – nach H. Marcuse ein allein der Bestätigung und Festigung der gegebenen gesellschaftlichen Ordnung dienender →Überbau (Th. 102)
Aggression – im allgemeinen Sinne (als «reaktive» oder «defensive» A.): triebenergetisch gesteuertes, aktives Herangehen an Dinge, Personen und Situationen (→Trieb); als «destruktive» A. (= **Aggressivität**): stark emotionales Handeln oder Verhalten gegenüber der Außenwelt oder der eigenen Person, in dem sich auf explo-

sive Weise →Spannung entlädt, und das so häufig zugleich einen unbewußten Versuch der Kompensation für vormals erlittene Versagung von Triebbefriedigung darstellt. Da destruktive A. von gestauter (also zweckentfremdeter) Triebspannung angetrieben ist, wird sie häufig irrtümlicherweise als direkte Äußerung eines entsprechenden Triebes betrachtet (→Aggressionstrieb). In Wahrheit ist höchst zweifelhaft, ob sie unter natürlichen Bedingungen ohne zuvor erlittene →Triebblockierung beim Menschen auftreten würde. (Th. 32, 35, 45)

Aggressionstrieb (= Destruktionstrieb) – eine Zeitlang von S. Freud postulierte Triebtendenz, später aufgegeben zugunsten der Todestriebtheorie (→Todestrieb). Noch heute wird →Aggression von manchen Wissenschaftlern irreführenderweise als direkte und also notwendige Triebäußerung betrachtet, während es sich dabei m. E. um eine durch übermäßigen Spannungsstau bedingte Pervertierung der selbstbehauptenden →Triebtendenz handelt. (→S. 43 f)

Alternative – hier meist verstanden als: gezielter Gegenentwurf zur bestehenden Gesellschaftsordnung bzw. deren Strukturen; Sammelbegriff für Tendenzen in dieser Richtung. Das Ziel der A., so sie konsequent vertreten wird, deckt sich mit dem der →organischen Revolution. (Th. 105, 106–108, 113, 114, 120)

Ambivalenz – Koexistenz einander widerstrebender Gegensätze (Situation des «Sowohl ... als auch») (Th. 55; S. 153, 247)

Angst – emotionaler Spannungszustand infolge der Empfindung einer Bedrohung, in welchem auf Grund biochemischer (hormonaler) Veränderungen im Körper der natürliche Fluß der →Trieb- oder Lebensenergie teilweise blockiert wird (→Blokkierung). Der Mensch empfindet ein intensives A.-Gefühl vermutlich erstmals als Säugling im Zustand der Hilflosigkeit und Isolation (→Urtrauma), in dem beide →Triebtendenzen frustriert werden. Die bleibende Erinnerung daran findet im Organismus als erste →latente A. ihren Niederschlag. Andere verbreitete Arten von A. sind →Situationsangst und →Furcht. (Th. 1–9, 12, 15, 17, 19, 22, 34, 42–46, 49, 54, 79)

Grundangst – nach K. Horney besonders intensive (latente) A., die dem davon Befallenen die ständige Empfindung vermittelt, daß die ganze Welt gefährlich und furchteinflößend sei.

Existenzangst; existentielle A. – ein auf Grund der Verschüttung des Zugangs zum eigenen →Selbst in der Abwehrblockierung entstehendes Gefühl der Unzulänglichkeit des eigenen Wesens und Sinnlosigkeit der Existenz (→ferner Blockierung, Totsein).

freiflottierende A. – ein intensiver →latenter A. entstammendes ständiges Gefühl des Bedrohtseins, das an bestimmte Objekte «gebunden» werden kann; so daß diese dann gefürchtet werden, während das Dasein allgemein erträglich wird.

latente A. – der Gesamtkomplex der im Unbewußten eines Menschen lagernden verdrängten A. bzw. eine bestimmte Ausprägung davon (z. B. bleibende A. vor einer bestimmten Situation). Da l. A. normalerweise nicht bewußt wird, äußert sie sich in der Regel nicht direkt, sondern auf dem Umweg über scheinbare →Situationsängste (etwa vor Spinnen, Unfällen u. dgl.). Daher ist häufig die Rede von «Angst» allgemein, wo eigentlich l. A. gemeint ist. L. A. ist ihrem Wesen nach mit →Urschmerz, →Triebblockierung und →Abwehr untrennbar verknüpft, daher überaus gefürchtet und Gegenstand des →Tabus, und nur äußerst schwer aufzulösen (→Primärtherapie). (Th. 1–5, 6–9, 12, 15, 17–19, 22, 34, 40, 42–46, 49, 54, 79)

Realangst – →Situationsangst

Situationsangst (Realangst) – die auf Grund einer konkreten Bedrohung in einer realen Situation (Überfall, Hungersnot, Unglücksfälle, Krankheit, usw.) entstehende A. Im allgemeinen verflüchtigt sich vollständig gefühlte S., wenn die Bedrohung vergangen ist. (Th. 9, 34, 38)
A.-Tabu – →Tabu
antagonistisch – in Widerstreit stehend; einander bekämpfend
APO – (Abk. für: «außerparlamentarische Opposition»), Sammelbegriff für oppositionelle Kräfte in der Bundesrepublik (wie demonstrierende Studenten) während der Zeit der Großen Koalition.
apollinisches Prinzip – im Gegensatz zum →dionysischen P., nach Schelling und Nietzsche das sich in bestimmten Richtungen und Werken der Kunst offenbarende Prinzip des Traumes, des schönen Scheins, der maßvollen, «auf Wiederherstellung des fast zersprengten Individuums gerichteten» Begrenzung (Apollo: griech. Gott der bildnerischen Kräfte und der Wahrsagung). (S. 328)
Archetypen – nach C. G. Jung Strukturelemente eines der ganzen Menschheit gemeinsamen «kollektiven» Unbewußten: in →Symbolen (z. B. Drache, Schlange, strahlender Held, gute Fee) wahrnehmbare Urbilder, die in Träumen, Mythen, Märchen, in Kunst und Religion, auftreten und im ganzheitlichen Entwicklungsprozeß des einzelnen wirksam sind. (S. 141)
Ashram – indische Bezeichnung für religiöse Wohngemeinschaft, in die man sich begibt, um unter einem Guru zu lernen.
Assoziation – Verbindung zweier Vorstellungsbilder derart, daß das eine, wenn es auftritt, auch das andere unbewußt aktiviert bzw. zum Bewußtsein bringt.
Atemtherapie – gezielter Versuch, durch Atmen im Einklang mit bestimmten Bewegungen, bzw. einer Art Massage durch den Therapeuten, den Atem wieder an verkrampfte, bisher unzulänglich durchatmete Stellen des Körpers hinzuleiten. Hierdurch wird das Ganzheitsprinzip gestärkt, dabei aber auch ein Durchbrechen gewisser Abwehrhaltungen erzielt.
Atma – (sanskr. für «Selbst», «Seele»): der ewige, unwandelbare geistige Kern des Individuums (→Selbst).
Basis – Grundlage; nach marxistischer Auffassung die Gesamtheit der grundlegenden materiellen, ökonomischen Verhältnisse innerhalb einer bestimmten Gesellschaft, im Gegensatz zum (kulturellen) →Überbau.
Bedürfnis – etwas subjektiv zur eigenen Befriedigung als notwendig Empfundenes. «Reale» Bedürfnisse entstehen auf Grund der →Triebregungen (→Grundbedürfnis, Triebbedürfnis), «irreale» oder neurotische Bedürfnisse auf Grund unbewußt verspürter Abwehrnotwendigkeit (z. B. ein B. nach Besitz, Macht, Ruhm); diese sind weitgehend zwanghaft (→Zwang). (Th. 39, 54, 86)
Bezugsperson – eine Person, die in der Erziehung eines Kindes eine bestimmende Rolle spielt, indem dieses sein Verhalten an ihren Erwartungen orientiert und entwickelt; in der Regel, doch nicht immer, die Eltern oder ein Elternteil.
Bioenergetik – an W. Reich orientierte, ganzheitliche Therapiemethode, die mittels bestimmter körperlicher Übungen die Durchbrechung der →Blockierung und Reaktivierung des →Triebenergieflusses anstrebt. (S. 373)
Blockierung – (hier = Angst-, Abwehr- oder Triebblockierung): die körperliche Seite der untrennbar mit →Abwehr verknüpften (d. h. →latenten) Angst; teilweise Hemmung des Flusses der →Triebenergie im Organismus (und damit des →Fühlens) auf Grund des Bestehens von (stets als bedrohlich empfundenem) →Ur-

schmerz. Das Ergebnis ist Einschränkung der Wahrnehmungsfähigkeit bzw. des Wirklichkeitsbezugs und psychische →Spannung. (Th. 12, 15–18, 22, 25, 26, 48, 54, 58, 62, 81–83, 93, 95–97)

Charakter – der Grundzug von Haltung, Gesinnung und gewohnheitsmäßiger Handlungsweise eines Menschen, der neben den vererbten Anlagen vor allem von fixierten Abwehrstrukturen bestimmt ist. (Th. **23**)

revolutionärer Charakter – ein Mensch (bzw. die Gesamtheit seiner Wesenszüge), der die fixierten, neurotischen Abwehrstrukturen in seinem eigenen Wesen in Frage stellt und abzubauen sucht, im Sinne einer ganzheitlichen, an den Erfordernissen der Wirklichkeit orientierten Entwicklung. Allein solch ein Mensch ist m. E. fähig, Wesen und Entwicklung der notwendigen Gesellschaftsveränderung im Sinne allgemeiner Befreiung mitzubestimmen (→organische Revolution). (Th. **108**)

Charaktermaske – das unbewußt gegenüber der Außenwelt angenommene Erscheinungsbild eines Menschen, das nicht seinem wirklichen Wesen entspricht, sondern dem Bild, welches ihm seit seiner Kindheit kontinuierlich die meiste Anerkennung eingebracht hat. Die Ch. wird daher zum festen, auf Ich-Bestätigung zielenden Bestandteil des →Ersatz-Ichs. – Marx gebrauchte den Begriff mit besonderem Bezug auf die ökonomische bzw. Rollenfunktion (→Rolle), hinter der der entfremdete Mensch anderen sein eigentliches Wesen verbirgt. (Th. 25)

Charakterpanzerung – nach W. Reich die aus der Abwehrblockierung resultierende Verhärtung des Charakters, die sich zugleich in körperlichen Hemmungen und Verkrampfungen niederschlägt. (Th. 105)

Definition – genaue Bestimmung der Bedeutung eines Begriffs. Hier: die gesellschaftlich (mittels der herrschenden →Ideologie) vorgegebene Bedeutung. (Th. 78, 85)

Destruktionstrieb – →Aggressionstrieb

destruktiv – zerstörerisch

dialektisch – in wesensmäßigem Wechselbezug zu seinem Gegensatz stehend und sich dadurch weiterentwickelnd. Die **dialektische Denkweise** erfaßt daher Gegensätze nicht als unvereinbare oder gar →antagonistische →Dualismen, sondern sieht sie in einem Ganzheitszusammenhang als einander bedingend und in stetem Wechselbezug fortentwickelnd. (→S. 247)

dionysisches Prinzip – im Gegensatz zum →apollinischen P. nach Schelling und Nietzsche, das sich in bestimmten Formen der Kunst, insbesondere der Musik und des Tanzes offenbarende Prinzip des rauschhaften, auf ganzheitliche Vereinigung mit der gesamten Natur zielenden Erlebens. (Dionysos: griech. Gott der Fruchtbarkeit, dem zu Ehren rauschhafte Feste gefeiert wurden). (Th. 108, 116; S. 328)

Dualismus – das Nebeneinanderbestehen von unvereinbaren Gegensatzpaaren, bzw. das Denken in entsprechenden Kategorien, wie gut–böse, Geist–Materie, Körper–Seele, Regierung–Regierte, Handarbeiter–Intellektuelle usw. (→S. 241 f, 271; Th. 69, 75, 79, 80, 90)

Emotion – hier im Gegensatz zu →Fühlen (Gefühl); eine Art Ersatz-Fühlen im Zustand der →Blockierung auf der Grundlage plötzlicher Freisetzung angestauter Triebspannung, wenn eine bestimmte Situation bewußte oder unbewußte →Assoziationen an überwältigtes Erleben aus der Vergangenheit auslöst (→Spannung, Trauma). (Th. 19, 20, 21)

Encounter – therapeutische Gruppenarbeit, in der die einzelnen Teilnehmer, durch intensive Konfrontation mit offen ausgedrückten Gefühlen der anderen (ob sie betreffend oder auch nicht), veranlaßt werden, sich und den anderen die eigenen Gefühle einzugestehen. (S. 374)

Entfremdung – Zustand des unwissentlichen Getrenntseins vom Natürlichen und Eigentlichen (einschließlich des eigenen seelisch-körperlichen Organismus und seiner Funktionen, der Produkte der eigenen Arbeit, der Natur, anderer Menschen usw.), in welchem menschliche Beziehungen als Verhältnisse zwischen Dingen erscheinen, der Ersatz als das Wirkliche, und das vom Menschen Erschaffene als äußere Macht (→Verdinglichung, Fetischismus). (Th. 28, **36**, 37–40, 52, 62–65, 67, 69, 96, 106; S. 241)

Erfahrung – hier: als «positive» oder «aktive» E., die Gesamtheit des Niederschlags fühlender, triebenergetisch bestimmter Auseinandersetzung mit der jeweils gegenwärtigen Umwelt im Organismus des einzelnen, auf Grund welcher er sich in seinem Wesen verändert und entwickelt: als «negative», «passive» E.: unangenehmes Erleben, das zur Verstärkung der Abwehrblockierung führt (→Blockierung). (→S. 59, 63; Th. **13**)

Erinnyen – der griech. Mythologie zufolge Geister der Rache, die bei besonders schweren Vergehen für Bestrafung sorgen; nicht durchweg als negativ empfunden.

Erlösung – nach religiösem Verständnis die Überwindung der Kettung an die →Sünde (= Befreiung von Entfremdung, insbesondere von der neurotischen Fixierung an die eigene unbewältigte Vergangenheit) (→Urschmerz). Grundsätzlich bedeutet der gemeinte Tatbestand also Aufhebung der →Triebblockierung und Wiedererlangung des fühlenden, ganzheitlichen Selbst- und Gegenwartsbezugs (→Selbst). (Th. 58, 60, 62)

Ersatz – etwas, das die Stelle von etwas anderem, zur Zeit Unerreichbarem vertritt. Da dem Neurotiker in der abwehrenden →Blockierung bzw. →Entfremdung vielfältige Aspekte der Wirklichkeit unzugänglich werden, muß die →Abwehr hierfür E. zu schaffen suchen. (→S. 270f; Th. 20, 25, 28, 32, 36, 70, 73, 87, 88, 95, 96, 104)

Ersatz-an-sich – spielt, meiner Analogie aus der Sphäre der Religion zufolge, im Tabu-Denken die Rolle des «Heilands», Sohn des «Gottes» Abwehr, von dem der «Hl. Geist» der Entfremdung ausgeht. (→Tabu-Trinität, Fetischismus). (S. 274f; Th. **88**)

Ersatz-Ich – der im Zustand der →Triebblockierung an Stelle des unzugänglichen →Selbst vom Neurotiker für wesentlich erachtete Aspekt des eigenen →Ichs, durch welchen ihm «Erfolgserlebnisse» zuteil werden oder in dem er sonstwie Bestätigung (oftmals nur illusorischer Art) findet. Zum E. gehören →Charaktermaske, →Symbol-Ich und häufig die soziale →Rolle. (Th. 25, 91)

Eudaimonie – hier: beglückender Zustand vollkommener Harmonie, ganzheitlichen Einsseins mit der natürlichen und menschlichen Umwelt; das Gegenteil von →Entfremdung. (→S. 331; Th. 103)

extra-uterin – außerhalb des Uterus. Das «e. Jahr» bezeichnet das 1. Lebensjahr des Menschen, da er noch vollständig auf den Schutz und die Hilfe der Mutter angewiesen ist, während andere Säugetiere die gleiche Entwicklungsphase noch im Uterus durchleben.

Fetisch – ursprünglich: ein als Sitz einer übernatürlichen Macht betrachteter und verehrter Gegenstand, der magische Kräfte verleihen soll. Im übertragenen Sinne: eine gesellschaftliche Einrichtung, der gegenüber die Menschen sich unbewußt ähnlich verhalten (→Massenfetische). (Th. **92**, 94)

Fetischismus – in der →Abwehrgesellschaft verbreitete unbewußte Einstellung gegenüber bestimmten, vom Menschen erschaffenen Dingen bzw. Einrichtungen, derzufolge diese als natürliche oder schicksalhafte Mächte betrachtet werden, denen man sich hingeben muß, ohne sie in Frage stellen zu dürfen (→Fetisch, Massenfetische). (Th. 92–94)

fixiert – emotional gebunden; festgelegt und daher nur schwer abzulegen oder veränderbar (in entsprechendem Sinne: **Fixierung**).

Freiheit – hier im allgemeinen Sinne: der Zustand des Befreitseins von der *Herrschaft der Angst* (und damit der →Abwehr), in dem die →Triebblockierung weitgehend überwunden ist. Dies setzt eine →Gesellschaft voraus, wo →latente Angst als Problem und Gefahr anerkannt und keinesfalls durch repressive, angstbewirkende Abwehrstrukturen noch verstärkt wird (→organische Revolution). (Th. 1, 105, 107, 108, 119)

Fühlen (= Gefühl) – hier im Gegensatz zu →Emotion; die Wahrnehmung eines triebenergetischen Bezogenseins auf die (innere oder äußere) Umwelt bzw. des eigenen triebenergetischen Zustands, welche in die bisherige Erfahrungstotalität einbezogen wird; oder die durch solche Wahrnehmung ausgelöste Stimmung. Im Fühlen ist nicht innere →Spannung, sondern der freie Fluß der →Lebensenergie wirksam; es ist die Voraussetzung für menschliches Reifen, individuelle Entwicklung. (Th. 13, 18, 19–21, 25, 26, 48, 62, 73)

Furcht – (wenn nicht im gleichen Sinne gebraucht wie →Situationsangst): eine besondere Art von Situationsangst, bei welcher Bedrohung verspürt wird, aber (noch) kein Empfinden von Hilflosigkeit und/oder Isolation wirksam ist. (→S. 28f)

Ganzheit – die Totalität, Vollständigkeit, Unversehrtheit und Eigengesetzlichkeit einer Person, Sache usw.; stets mehr als die Summe ihrer Teile. (Th. 36, 47–49, 55, 76, 80, 108, 109)

ganzheitlich – im Gegensatz zu: teilweise, nur in bestimmter Hinsicht; nicht auf einzelne Teile, sondern auf den Gesamtzusammenhang aller möglichen Teile einer Person, Sache, Gegebenheit usw. bezogen. (Th. 49–50, 80, 103)

Gebrauchswert – Gegenstand eines (triebbedingten) →Grundbedürfnisses bzw. gesellschaftlich bedingten Bedürfnisses; der von der Nützlichkeit eines Dinges bestimmte, sich in dessen Gebrauch realisierende Wert. (S. 270, 321)

Gefühl – →Fühlen

Genitalorganisation – nach S. Freud die Ausprägung eines bestimmten Verhältnisses des erwachsenen Menschen zur eigenen Sexualität, das diese praktisch auf den Genitalbereich begrenzt. (S. 97, 249)

Gesellschaft – Gesamtheit der praktischen Verhältnisse, die die Menschen eines bestimmten Bereichs, in dem gleiche oder ähnliche materielle Produktionskräfte wirksam sind, zum Zwecke ihres Zusammenlebens geschaffen haben (→Basis, Überbau, Abwehrgesellschaft). (Th. 39, 47, 63–65, 67, 68, 96, 106, 113, 120)

Gesetz – hier in der Regel Abk. für: «Gesetz der unumschränkten →Abwehrpriorität»

Gestalttherapie – eine auf der Gestaltpsychologie beruhende Heilmethode, ganzheitlich orientiert und sich dementsprechend in dem Bemühen, die →Triebblockierung des Patienten zu durchbrechen, der verschiedenartigsten Wege, von der →Bioenergetik bis zur Gruppendynamik (→Encounter), bedienend. (S. 372)

Grundangst – →Angst

Grundbedürfnis (= →Triebbedürfnis) – sich aus den angeborenen →Triebtendenzen (nach →Integration und →Selbstbehauptung) herleitendes subjektives →Bedürfnis, z. B. nach Nahrung, Wärme, Kommunikation, kreativer Auseinandersetzung mit der Umwelt. (Th. 11, 16, 63, 65, 95, 114, 117)

Hierarchie – nach Rangstufen geordnetes System, dessen einzelne Glieder um so geringer an Zahl sind, je größer ihre Bedeutung innerhalb des Ganzen. In einer hierarchischen Gesellschaftsordnung sind jeweils verhältnismäßig wenige Mitglieder einer größeren Anzahl relativ Machtloserer herrschaftsmäßig übergeordnet. (Th. 72–74, 89, 106)

high – (engl. «hoch», «hoch oben»): (meist nach Einnahme bewußtseinserweiternder Drogen) in einem besonders wachen und offenen subjektiven Gefühlszustand befindlich.

Homöostase – Gleichgewicht

Ich – (nach Freudschem Verständnis die in der Gegenwart agierende, subjektive psychische Instanz, zwischen dem «moralischen» →«Über-Ich» und dem triebhaften «Es»). Hier verstanden im Gegensatz zum →Selbst: die Gesamtheit dessen, was der einzelne von sich, den eigenen Erscheinungsformen und Äußerungen normalerweise wahrnimmt (= **Objekt-Ich**). Das I. als Gegenstand möglicher Wahrnehmung ist nicht →ganzheitlich, sondern stellt allenfalls die Summe seiner möglichen wahrnehmbaren Teile dar, weil jede objektiv betrachtende Wahrnehmung eine dualistische Trennung von Betrachter und Betrachtetem voraussetzt (→Dualismus): Es kann sich daher nicht gleichzeitig als Betrachter *und* Betrachtetes, als Subjekt *und* Objekt begreifen. (Th. 3; S. 150) (→auch: Ersatz-Ich, Symbol-Ich, Über-Ich)

Ideologie – das Gesamtsystem der in einer bestimmten →Gesellschaft gültigen →Definitionen, die zur Rechtfertigung der bestehenden gesellschaftlichen Gegebenheiten dienen; wesentlicher Bestandteil des gesellschaftlichen →Überbaus. (Th. **78**, 85, 86)

impulsiv – hier im Gegensatz zu →spontan: in emotionaler Aufwallung, von innerer →Spannung getrieben, direkt auf eine Bedrohung der →Abwehr bzw. eine unbewußte Aktivierung von →latenter Angst und →Urschmerz reagierend; dabei sind stets unbewußte →Assoziationen zu vergangenem, zum Teil traumatischem Erleben im Spiel (→Trauma, Emotion). (→S. 62, 67)

Individuation – zunehmende Selbstverwirklichung bzw. Ichwerdung als vom Ganzen oder Allgemeinen abgetrenntes, besonderes Einzelwesen. (S. 301)

Integration; integrative Triebtendenz – polar und im Wechselbezug zur →selbstbehauptenden Triebtendenz: auf Vereinigung, Verbindung bzw. Aufgehen in einem ganzheitlichen Gesamtzusammenhang drängende Tendenz des Energieflusses im lebenden Organismus; hiervon leiten sich bestimmte →Triebbedürfnisse (etwa nach sexueller Vereinigung, freiem Selbstausdruck, Spiel, kreativer Auseinandersetzung mit der Umwelt) ab (→Bedürfnis, Grundbedürfnis). (Th. 10, 11, 55)

Intuition (= intuitives Wissen) – ganzheitliche, nicht durch sinnliche Teilerfahrung oder verstandesmäßige Überlegung gewonnene Einsicht in den Wesenskern von Personen oder Dingen bzw. die →Ganzheit von Zusammenhängen. (Th. **49**, 55, 111)

irreal, Irrealität – hier als Zustand: das Befangensein in neurotischen Bindungen, das eine wahrheitsgetreue Erkenntnis der Wirklichkeit verhindert.

Katharsis – emotionelle Entladung, der eine «reinigende» Wirkung zugeschrieben wird. (S. 377)

Kommunikation – nach K. Jaspers der notwendige aktive Bezug des Menschen zum anderen als ganzheitlichem Wesen; Voraussetzung dafür ist gegenseitige Offenheit auch dem →Selbst des jeweils anderen gegenüber. (Th. 17, 55, 118)

KSSS (= Kollektives Spannungslinderndes Symbol-System] – →Symbol-System

Kundalini – nach östlicher Vorstellung eine im Organismus des Menschen latent vorhandene, überaus machtvolle geistige Kraft (am unteren Ende des Rückgrats situiert), deren «Erweckung» (etwa durch →Yoga- oder Meditationsübungen) eine völlige Erneuerung und Verjüngung zur Folge hat. (→S. 167f)

latente Angst – →Angst

Lebensenergie – →Triebenergie

Lebenstrieb – →Trieb

Liebe – hier im Gegensatz zu Verliebtsein: Zustand schrankenloser gefühlsmäßiger Offenheit gegenüber dem Wesenskern des jeweils anderen (→Selbst); verbunden mit dem Willen, sowohl auf die triebbedingten, realen Bedürfnisse des anderen einzugehen, als auch ihm Zugang zu gewähren zum eigenen Selbst. (Th. 18, **56**, 62; S. 316)

Massenfetische – in der →Abwehrgesellschaft, insbesondere im Kapitalismus verbreitete Einrichtungen (Konsum, Zuschauersport usw.), die den Massen, die über keine wirksameren institutionalisierten Abwehrmöglichkeiten verfügen (→Rolle), die Illusion einer Teilhabe an ihnen de facto unzugänglichen Lebensbereichen vermitteln. Diese Illusion verleiht vermeintliche Kraft und hilft Angst abwehren; die Einstellung zu den M. gleicht daher derjenigen gegenüber Gegenständen religiösen Kults (→Fetisch, Fetischismus). (Th. 92, 94)

Mixed Media – Mischung verschiedener Medien (Film, Drama, Musik, Licht, Bewegung usw.) in einer einzigen Veranstaltung mit der Möglichkeit von «Rückkopplung»; d. h., das Publikum kann aktiv handelnd eingeschaltet werden. (S. 396)

Negativrolle – →Rolle

Neurose – Zustand teilweiser →Blockierung des Flusses der →Triebenergie im menschlichen Organismus auf Grund von →Urschmerz und →latenter Angst, in welchem der Mensch seinem eigentlichen →Selbst (und damit weitgehend der Fähigkeit des →Fühlens und der →Intuition) entfremdet ist (→Entfremdung). Da der Neurotiker seine eigene Vergangenheit nicht bewältigt, nicht vollständig erlebt hat (→Trauma), ist er voller →Spannung, und unbewußt ständig von →Abwehr in Anspruch genommen, so daß er nur selten bzw. begrenzt imstande ist, auf gegenwärtige Wirklichkeit angemessen zu reagieren (→richtiges Verhalten). Im Gegensatz zu manchen Psychologen spreche ich von N. auch dann, wenn dem Betreffenden auf Grund gut funktionierender Abwehr relativ konfliktfreie Umweltbeziehungen möglich sind. (Th. 87)

Objekt-Ich – →Ich

organische Revolution – →Revolution

pathologisch – krankhaft

Persönliches Spannungslinderndes Symbol-System – →Symbol-System

Philousia – «die Sehnsucht nach dem Wesenhaften oder dem Sein» (Haas, «Östl. und westl. Denken», S. 102)

Polarität – dialektisches Verhältnis paarweise gegensätzlicher Pole, von denen die Existenz des einen jeweils die des anderen voraussetzt und ergänzt.

potentiell – der Möglichkeit nach, obwohl zur Zeit nicht wirksam

Potenzierung – Akt des Zu-gesteigerter-Wirkung-Bringens einer Kraft (Th. 44)

Prana – nach östlicher Auffassung die Energie, die allem Lebendigen innewohnt (= →Triebenergie) (S. **165**, 168)

Primärtheorie – →ganzheitlich orientierte psychologische Theorie, entwickelt von Arthur Janov, derzufolge →Neurose als Zustand des Bestehens von →Abwehr gegen →Urschmerz im individuellen Organismus verstanden wird (→Primärtherapie).
Primärtherapie (auch als «Urschrei»-Therapie bekannt) (→Urschrei) – auf der Primärtheorie fußende therapeutische Methode oder Technik, durch welche, ohne Rückgriff auf andere Hilfsmethoden, eine Schwächung der →Abwehr erreicht wird. Hierdurch werden die Patienten dazu gebracht, in sogenannten **Primals** die bislang verdrängten Primärgefühle zu empfinden und in ihrem ursprünglichen Ganzheitszusammenhang zu durchleben. Insbesondere lassen sich so frühkindliche →Traumen aufspüren, deren Folgen (→Urschmerz und →latente Angst) bearbeiten und →Spannung verringern. Verstandesmäßige Einsicht wird dabei nicht angestrebt; sie ergibt sich in der Regel von selbst *auf Grund* solchen Erlebens. (→S. 371, zu **Primal**: S. 364f, 372f)
Projektion – Abwehrmechanismus; Zuschreibung eigener, vom →Über-Ich abgelehnter Regungen an andere Personen, nach dem Schema: nicht ich möchte X Schaden zufügen, sondern X sucht mir Schaden zuzufügen.
Provisorium – etwas Vorläufiges, das als Ersatz dient, bis das eigentlich Erwünschte verfügbar wird.
Psi – Abk. für **Parapsychologie**: die Wissenschaft von den Äußerungen übersinnlicher (naturwissenschaftlich scheinbar nicht erklärbarer) Kräfte. (S. 171f)
PSSS – →Symbol-System
Psychoanalyse – von Sigmund Freud begründete therapeutische Methode des Aufarbeitens neurotischer Konflikte und Störungen auf der Grundlage freier Assoziation des Patienten unter einem geschulten Analytiker. Es gibt mehrere Schulen der P. (etwa nach Jung oder Adler, wenn nicht Freud), die vor allem bei der Interpretation des dem Unbewußten entstammenden Materials unterschiedliche Schwerpunkte setzen. (S. 373)
Psychose – seelische Krankheit; hier ist (im Gegensatz zur →Neurose), auf Grund einer extremen Last von →Urschmerz und →latenter Angst, das Bedürfnis nach →Abwehr und dementsprechend die →Blockierung besonders intensiv, so daß der Betroffene das Orientierungsvermögen in der Wirklichkeit ganz oder teilweise (bzw. zeitweilig) verloren hat. In der Regel hat er sich eine ersatzweise «innere» Wirklichkeit geschaffen, die weniger schmerz- und angsterregend für ihn ist.
psychosomatische Störung oder Krankheit – gesundheitliche Beeinträchtigung des Körpers auf Grund extremer →Spannung (durch →Blockierung bei unzulänglicher →Abwehrkraft). Sogar für den Ausbruch vieler von Bakterien oder Viren verursachter Krankheiten ist die Gleichgewichtslage im Organismus entscheidend, die durch spannungsbedingte Hormonstörungen negativ verändert wird (→Somatisierung). (Th. 35, 61; →S. 106f)
Rationalisierung – Abwehrmechanismus; das nachträgliche Aufstellen verstandesmäßiger Scheinbegründungen für irreale Handlungen oder Verhaltensweisen.
real – hier oft: der Wirklichkeit entsprechend oder angemessen, d. h. nicht durch neurotische Spannungszustände oder Abwehrbedürfnisse bedingt (→Neurose, Spannung, Abwehr).
Regression – Abwehrmechanismus; Reaktivierung von Verhaltensmustern, die den frühen Kindheitsphasen entsprechen (mit dem Ziel, das kindliche Geborgenheitsgefühl wiederzuerlangen).

Reue – hier im Gegensatz zu →Schuldgefühl: aktive und bewußte →Erfahrung der Falschheit eigenen Verhaltens in der Vergangenheit (→richtiges Verhalten), das somit bedauert wird, ohne jedoch →latente Angst zurückzulassen. (Th. 60; S. 256)

Revolution – die vollständige Umwandlung der Strukturen einer →Gesellschaft und entsprechende Umorientierung des →Überbaus. Hier als **dynamische Revolution** verstanden, wo immer dies unter massivem Druck der Volksmassen unter Führung militant organisierter Kader bewerkstelligt wird. Im Gegensatz zu diesem, für Entwicklungsländer oder Polizeistaaten vermutlich einzig geeigneten Modell:

organische Revolution – ein Konzept zur revolutionären Veränderung hochentwickelter Industriegesellschaften, demzufolge nichtrepressive, nichthierarchische (→Hierarchie), →ganzheitlich orientierte, freiheitliche Strukturen auf jeder Ebene der Gesellschaft zu errichten sind (in Schulen, Betrieben, Büros, Universitäten, Gewerkschaften, Kliniken, Wohngemeinschaften usw.) (→Alternative). Diese «Zellgruppen» müßten, durch ihre natürliche Attraktivität für die Mehrzahl der Bevölkerung, die bestehenden entfremdeten Abwehrstrukturen (→Abwehrgesellschaft) allmählich verdrängen und als ineinander verwachsende revolutionäre Inseln einen wachsenden Kreis der Gesamtbevölkerung in ihren Bann ziehen. Auf der so geschaffenen Grundlage wäre ein Bündnis aller abhängig Arbeitenden anzustreben, mit dem Ziel eines *nationalen Streiks*, der entsprechende Veränderungen schließlich auch auf Regierungsebene durchsetzen würde.

Wichtig ist, daß die aktiv Beteiligten auch individuell versuchen, ihre Abwehrmechanismen zu durchbrechen und zugleich ihr gesellschaftliches Handeln im Hinblick auf dessen mögliche Abwehrfunktion ständig in Frage stellen (→Abwehr, revolutionärer Charakter). In diesem Sinne ist die o. R. auch eine *permanente Revolution*, die sich nicht mit der Veränderung von Strukturen zufriedengibt, sondern eine kontinuierliche Veränderung von Zielrichtungen, Motivationen, Handlungsweisen anstrebt. (Th. 105–108, **113**, 114)

Rolle – allgemein: der einer Person zugewiesene Verhaltensspielraum in einem sozialen Kontext und die damit verknüpften Erwartungen seitens anderer. Der Abwehrende neigt dazu, unbewußt anderen bestimmte R. in seinem →Symbol-System zuzuweisen (etwa Eltern ihren Kindern) (Th. 16, 43). Die **gesellschaftliche oder soziale Rolle** schließt dazu die Funktion des Betreffenden innerhalb einer bestimmten →Gesellschaft ein. In der hierarchisch strukturierten →Abwehrgesellschaft (→Hierarchie) dient sie dem Abwehrbedürftigen weitgehend zur Ich-Bestätigung (→Ersatz-Ich), indem sie institutionell abgesicherte Machtbefugnis über die Träger aller in der Hierarchie weiter unterhalb angesiedelten Rollen verleiht (→Negativrollen). (Th. 40, **89**, 90)

Negativrolle – eine →soziale Rolle im untersten Rang der Abwehrhierarchie (→Hierarchie, Abwehrgesellschaft) (etwa: «Hilfsarbeiter», «Behinderter», «Rentner», «Kind»), die für den Träger zur Abwehr untauglich ist, jedoch durch ihr bloßes Vorhandensein den Abwehrwert jeder höhergestellten (also ihr überlegenen) Rolle erhöht. (Th. **90**)

richtiges Verhalten (bzw. Handeln) – intuitiv als der Ganzheit der jeweiligen Situation optimal angemessen erkanntes V. oder H., wie es im Zustand völliger Entspannung, frei von der Wirksamkeit →latenter Angst und unter Ausschaltung rationalen Denkens und Planens zeitweilig wahrnehmbar wird. (Der gleiche Zustand wird u. a. in der Meditation und im Gebet angestrebt). (Th. 50; S. 380f)

sakral – heilig, geweiht

sanktioniert – (offiziell) genehmigt, bestätigt, erlaubt. (Das Substantiv **Sanktion** bezieht sich umgekehrt auch auf die mit Zuwiderhandlung verbundene Strafandrohung.)

Schreitherapie – Psychotherapie, bei welcher auf dem Weg über die Erweckung der Fähigkeit ungehemmten Schreiens versucht wird, die mit →Abwehr einhergehende →Blockierung zu durchbrechen und blockierte Gefühle freizusetzen (→Fühlen). (S. 373)

Schuldgefühl – hier im Gegensatz zu →Reue: emotionaler Spannungszustand, dem die Befürchtung zugrunde liegt, gewissen Forderungen des →Über-Ichs zuwidergehandelt zu haben. Daher mit unbewußter Strafangst verknüpft, so daß auch die Erinnerung an das betreffende Verhalten in der Vergangenheit weitgehend abgewehrt bleibt und die erfahrungsmäßige Auseinandersetzung mit diesem entfällt. Sch. ist allgemein eng verknüpft mit Angst vor dem →Selbst, indem die triebenergetisch motivierte Hingabe an dieses als Übertretung der Erziehungsvorschriften gedeutet wird, die ja vielfach mit sozial erwünschtem Verhalten auch eine Abwehr des Kindes von der eigenen Triebrealität anstreben (→«Umgedrehtwerden», Spannung, Emotion). (Th. 59, 60, 84; S. 256f)

Selbst – im Gegensatz zum →Ich, dem östlichen Denken zufolge der lebendige Kern des Ichseins mit allen individuellen Anlagen und Möglichkeiten, und Quelle der →Lebensenergie im individuellen Organismus (→Atma). Als solche ist das S. nicht der Zeit unterworfen, es stellt den eigentlichen Bezugspunkt des Individuums zur Gegenwart dar, wie andererseits auch zum Göttlichen (dem diese Energie entstammt), zur Lebensganzheit und allem anderen individuell Lebendigen, das an der gleichen Energie teilhat. Intuitives Wissen (→Intuition) und →Liebe gehören zu jener Art verstandesmäßig nicht greifbarer →Erfahrung, die sich auf der Ebene des S. abspielt. Auch in der Psychologie C. G. Jungs spielt das S. eine Rolle (→ferner: Objekt-Ich, Ganzheit, richtiges Verhalten). (Th. 25, 26, 32, 36, 55, 56, 62, 79, 109, 111)

Selbstbehauptung; selbstbehauptende Triebtendenz – polar und im Wechselbezug zur integrativen Triebtendenz: auf Selbstbehauptung, →Individuation und Durchlaufen des individuellen Entwicklungsprozesses bis zum Tode (→Todestrieb) drängende Tendenz des Energieflusses im lebenden Organismus; hiervon leiten sich bestimmte →Triebbedürfnisse (etwa nach Nahrungsaufnahme, Schutz vor Kälte und Unwetter) ab (→Bedürfnis, Grundbedürfnis). (Th. 10, 11, 55)

Situationsangst – →Angst

Somatisierung – Ausprägung körperlicher Beschwerden und Krankheitssymptome auf Grund übermäßiger →Spannung bei unzulänglicher →Abwehr. Gilt als Abwehrmechanismus, tritt jedoch in der Regel bei *Beeinträchtigung* der normalen Abwehr ein, sei es durch plötzliche Aktivierung eines Übermaßes an →latenter Angst oder auch durch den Beginn einer Psychotherapie (→psychosomatische Störung). (Th. 35, 61; S. 106f)

Sozialisationsprozeß (= Sozialisierungsprozeß) – Erziehungsprozeß, in dem das Kind aus dem Verhalten anderer Personen auf sich selbst zu schließen lernt. (Th. 16, 81; S. 259)

Spannung – hier: Erregungsstau im individuellen Organismus infolge der →Blockierung des freien Flusses der →Triebenergie in der →Abwehr; dieser sucht sich nun in emotionalen Ausbrüchen (→Emotion) oder spannungslindernden Aktivitäten Luft zu schaffen. Dabei kann nahezu jede Aktivität zur S.-Linderung benutzt werden; sie ist in diesem Fall emotional «besetzt». Wesentliches Mittel symbolischer S.-Linderung ist das Persönliche Spannungslindernde Symbol-System («PSSS»; →Symbol-System). (Th. 12, 20, 25, 29–32, 34,82)

spontan – hier im Gegensatz zu →impulsiv: direkt gefühlsmäßig (ohne Einschaltung des Verstandes und ohne emotionale →Spannung) auf Gegenwart reagierend (→Fühlen). (→S. 62, 67)

«Sprache», persönliche – Gesamtheit des individuellen, von eigener vergangener Erfahrung maßgeblich bestimmten (daher auch in die Abwehr mit einbezogenen) Verständnisses der Bedeutungen allgemeiner Begriffe, die auf Grund der unterschiedlichen Assoziationen (und damit Bestimmtheit durch →Emotion) von einer Person zur anderen z. T. beträchtlich variieren; hieraus ergeben sich die meisten alltäglichen, oft starke emotionale →Spannung auslösenden Mißverständnisse. (Th. 118; →ferner S. 80f; S. 435)

Sublimierung – eine besonders wirksame, weil gesellschaftlich anerkannte und nützliche Form der Spannungslinderung: die unbewußte Umwandlung innerlich abgelehnter Triebregungen in sozial hochbewertete Tätigkeiten. (S. 198, 330; Th. **66**)

Sucht – zwanghaftes →Bedürfnis, ein bestimmtes spannungslinderndes (daher abwehrwirksames) Mittel immer wieder zu sich zu nehmen (bzw. – im übertragenen Sinne – anzuwenden) (→Zwang, Spannung, Abwehr). (Th. 30, 33, 86, 100, 101)

Sünde – christlich-religiöse Bezeichnung für den Tatbestand von →Entfremdung und entfremdetem (im Gegensatz zu →richtigem) Handeln; so begriffen als *Absonderung* von der göttlichen Ordnung durch Übertretung gottgegebener Gesetze. (S. 179f)

symbiotische Einheit – von der Notwendigkeit des Zusammenlebens verschiedener Organismen bestimmte Einheit (wie im Falle des werdenden Kindes im Mutterleib). (S. 46)

Symbol – besonders ausgeprägtes Gebilde oder in einem Ding, Tatbestand, Verhalten etc. enthaltenes sinnbildliches Zeichen, dessen Bedeutung nur den Eingeweihten verständlich ist. Das Symbol macht auf andere Art nicht ausdrückbare Aspekte des eigentlich Gemeinten deutlich (etwa im religiösen Kult, auf Fahnen etc.). «Symbolisches Verhalten» kann dabei auch als *Ersatz* für etwas in der Realität nicht Durchführbares dienen, etwa für die (in der Vergangenheit nicht geleistete) reale Auseinandersetzung mit einer Situation, die →Urschmerz und Angst aktivieren würde. (Th. 23, 24, 36)

Symbol-Ich – wesentlicher Aspekt des →Ersatz-Ichs, zentraler Punkt des PSSS (→Symbol-System): eine seit Kindheit in Tagträumen und Phantasien entwickelte, als spannungslindernd empfundene «Rolle» in bezug auf die Umwelt, in der sich die an freier Entfaltung gehinderte Person unbewußt imaginiert. (Th. 32, 91, 101)

Symbol-Sexualität – bestimmte, fixierte und im Verkehr favorisierte, sexuelle Verhaltensweise des Individuums, die unbewußt von den Erfordernissen des →PSSS bestimmt wird und primär nicht dem Zugang zum Selbst des Partners (→Liebe), sondern der Spannungslinderung dient (→Symbol-System). (Th. 32; S. 154)

Symbol-System, Persönliches Spannungslinderndes (= PSSS) – Gesamtheit der seit früher Kindheit zum Zwecke der Spannungslinderung und symbolischen Ich-Bestätigung ausgeprägten, zumeist unbewußt bleibenden Tagtraum- und Wunschbilder (→Spannung, Symbol, Ersatz-Ich). Neben der Bereitstellung eines →Symbol-Ichs setzt das PSSS auch die persönlich relevanten Wertmaßstäbe und bestimmt allgemein die Art des Herangehens an Situationen wie insbesondere des sexuellen Verhaltens. (Th. 32, 33, 35)

Ein **Kollektives Spannungslinderndes Symbol-System (KSSS)** ist eines, das, auf gesellschaftlicher Ebene über die Massenmedien vermittelt, einer Vielzahl von Individuen gleichzeitig auf entsprechende Weise dient; es stellt für sie ein →Symbol-Wir bereit.

Symbol-Wir – kollektives →Symbol-Ich, in welches man sich mit Gleichgesinnten teilt, das etwa der Nationalität oder Stammeszugehörigkeit entsprechen mag (→Symbol-System, KSSS). (Th. 91, 106)

Tabu – allgemein: etwas Unberührbares, das gemieden wird, weil es eine besondere, gefürchtete Kraft in sich birgt; hier immer: das Angst-Tabu. Dieses bezieht sich auf →latente Angst (im Gegensatz zu →Situationsangst, →Furcht, zur offensichtlich krankhaften Angst sowie einigen wenigen ganz bestimmten Ängsten) und damit auch auf das gesamte ihr geltende und mit ihr untrennbar verknüpfte Abwehrverhalten (→Abwehr); auf privater Ebene ferner auch auf →Urschmerz und Triebblockierung (→Blockierung, Trieb). (Th. 3, 27, 70, 71, 98, 105)

Tabu-Trinität – Analogie aus der Sphäre der Religion, um die beherrschende Rolle von Abwehr («Vater – Gott»), Ersatz («Heiland») (→Ersatz-an-sich) und Entfremdung («Hl. Geist») im unbewußten Denken der vom →Tabu Beherrschten, und deren Unterwerfung darunter, zu kennzeichnen. (Th. **88**)

Tauschwert – der Wert einer Sache bzw. Ware, für welchen ich sie veräußern kann; oft im Gegensatz zu →Gebrauchswert. (S. 270, 321)

theokratisch – von einer Hierarchie beherrscht, die sich in ihrem Machtanspruch auf Gott beruft.

Todestrieb – von Freud eine Zeitlang (als in polarem Gegensatz zum «Eros» oder «Lebenstrieb» stehend) postulierte →Triebtendenz; manchmal auch als «Destruktionstrieb» bezeichnet, weil sie den Organismus außer zum Tode auch zur Zerstörung, also allgemein: Auflösung drängt. Die T.-Theorie wird auch von «Freudianern» nicht allgemein akzeptiert. Ich bezeichne hier die von Freud gemeinte Tendenz allgemeiner als →selbstbehauptende Triebtendenz, da die Selbstbehauptung des Organismus als Einzelwesen die Voraussetzung für jenen Lebensprozeß darstellt, der unvermeidlich zum Tode führt und durch ihn beendet wird. Ein Hang zur Destruktion bzw. destruktiven Aggression würde dieser Deutung zufolge eine Entartung der selbstbehauptenden Tendenz auf Grund persönlicher →Entfremdung bedeuten. (S. 42)

Totsein, inneres (lebendiges) – hier: Entfremdungszustand der Unfähigkeit zu →fühlen als Folge der →Triebblockierung, der als Zustand der Frustration und innerer →Spannung wahrgenommen werden kann; im allgemeinen bleibt solche Wahrnehmung jedoch verdrängt. (Th. 22, 41)

Trauma – Erlebnis, das als zu schrecklich empfunden wird, um in vollem Umfang gefühlt (in die gegebene Erfahrungstotalität integriert) zu werden (→Fühlen); es wird daher verdrängt und hinterläßt im Unbewußten →Urschmerz und →latente Angst mitsamt →Spannung und →Abwehr; so bleibt das T. oft ein Leben lang verhängnisvoll wirksam (→Urtrauma).

Trieb (hier = **Ur- oder Lebenstrieb**) – unbeherrschbarer Drang im lebenden Organismus auf Grund inneren Energieflusses, der den unbewußten organischen Funktionen des Einzelwesens die Richtung setzt und es zu der ihm gemäßen Entwicklung *antreibt*. Sekundäre oder Partialtriebe bzw. →Triebbedürfnisse leiten sich davon ab. (Th. 10, 11)

Triebbedürfnis (= →**Grundbedürfnis**) – von den Triebtendenzen bestimmtes, «reales» →Bedürfnis, dessen Erfüllung zu «erwarten» der Organismus programmiert ist. (Th. 16, 63, 95, 114, 117)
Triebblockierung – →Blockierung
Triebenergie (= **Lebensenergie**) – die dem →Trieb zugrunde liegende Lebenskraft (→Prana, Kundalini). (Th. 17, 18, 49, 58, 83, 105)
Triebtendenzen – die polaren, →dialektisch aufeinander bezogenen Richtungen, in welche der Trieb den Organismus drängt. Ich unterscheide die T. zur →Integration und zur →Selbstbehauptung (ferner →Todestrieb). Triebfrustrierung entsteht nicht nur durch Versagung ganz bestimmter →Triebbedürfnisse, sondern schon allgemein in Situationen der Isolation und Hilflosigkeit (→Urtrauma). (Th. 10, 11, 55)
Überbau – nach marxistischer Auffassung im Gegensatz zur →Basis: die Gesamtheit der für eine bestimmte →Gesellschaft charakteristischen, aus der ökonomischen Basis herauswachsenden und auf sie zurückwirkenden Institutionen (→affirmative Kultur).
Über-Ich – nach Freud die psychische, im Zuge des →Sozialisationsprozesses ausgebildete Gewissensinstanz, die die handelnde Instanz (das Freudsche →Ich) ständig an gewisse erlernte Prinzipien, Werte, Verhaltensformen erinnert.
Übertragung – emotionale Zuwendung zu einer Person, die dabei zum symbolischen Stellvertreter anderer Personen wird (etwa wenn ein Patient seinen Therapeuten mit dem eigenen Vater identifiziert), denen die emotionale Zuwendung ursprünglich eigentlich gilt. (Th. 24)
«Umgedrehtwerden» – Wirkung eines normal erfolgreichen repressiven →Sozialisationsprozesses auf das Kind, indem dieses dabei die eigenen Triebregungen weitgehend abzulehnen lernt und sich damit seinem eigentlichen →Selbst, dem in ihm triebmäßig angelegten Ziel seines Werdens, radikal entfremdet. Die Triebrealität (→Trieb), insbesondere das Selbst, wird nun mit Schuld und daher →Angst assoziiert (→Schuldgefühl, latente Angst), das →Über-Ich veranlaßt das Kind, sich willig in der vorgeschriebenen Richtung (zum angepaßten, triebblockierten Normalbürger) «von sich selbst fort» zu entwickeln. (Th. **16**, 43)
Ungeschehenmachen – Abwehrmechanismus, bei dem das als Bedrohung Empfundene verdrängt wird, als sei es gar nicht geschehen.
universelle Entartung – hier im spezifischen Sinne: die verfälschende Wirkung, die in einer vom →Gesetz geprägten Gesellschaft alle Manifestationen des Lebens ihres ursprünglichen Sinnes beraubt und ihnen statt dessen (ersatzweise) eine Abwehrfunktion zudiktiert – und zwar solcherart, daß diese Verfälschung allgemein nicht wahrgenommen wird (Beispiele →S. 270ff; (→Abwehr, →Ersatz). (Th. 70, 73, 87, 88, 99; S. 211f)
Urtrauma der Vereinzelung – Trauma, in welchem der Säugling seines Getrenntseins vom Mutterleib und damit völliger Hilflosigkeit und Isolierung erstmals gewahr wird; dies führt erstmals zu →Triebblockierung und Entstehung von →Urschmerz sowie →Angst, die nicht bewältigt werden kann, also verdrängt bleibt und daher latent wirksam (→latente Angst, Urschmerz, Triebtendenzen). (Th. 6, 14)
Urtrieb – →Trieb
Urschmerz – auf Grund eines →Traumas im Organismus entstandener Schmerz, dessen Intensität nicht zuließ, daß er vollständig gefühlt (in die Erfahrungstotalität einbezogen) wurde (→Fühlen). Vielmehr wurde er mittels →Blockierung abge-

wehrt, bleibt daher, mit →latenter Angst verknüpft, im Organismus bestehen und assoziativ wirksam. U. kann nachträglich gefühlt werden, obwohl normalerweise alles im abwehrenden Organismus sich dagegen sträubt (→Abwehr). Die →Primärtherapie beispielsweise strebt solches Fühlen (im →Primal) mittels die Abwehr durchbrechender Methoden gezielt an. Gelingt dies, läßt die U. stets begleitende →Spannung nach, und Fühlen wird in dem bisher blockierten Bereich wieder möglich. (Th. 6, 8, 15, 22)

Urschrei – nach Janov ein vom Patienten in einer bestimmten Phase der →Primärtherapie ausgestoßener Schrei, wenn gefühlsmäßig das entscheidende Stadium nachträglich erreicht wird, in dem das Kind sich seines Umgedrehtseins schmerzvoll bewußt wurde (was zu besonders intensivem →Urschmerz führen mußte) (→Umgedrehtwerden).

Verdinglichung – wesentlicher Aspekt von →Entfremdung; das Begreifen oder Behandeln von in Wahrheit menschlichen Verhältnissen als Verhältnisse zwischen Dingen. (Th. 52, 53, 100)

Verdrängung – wesentlicher Vorgang in der →Abwehr; das Nichtwahrhabenwollen unerwünschter, bedrohlicher Affekte, Erinnerungen oder Absichten und deren Abschiebung aus dem Bewußtsein ins Unbewußte. V. ist die Voraussetzung für das Entstehen von →Urschmerz und →latenter Angst auf Grund traumatischer Erlebnisse (→Trauma).

Vereinzelung – →Urtrauma

Vermeidung – Abwehrmechanismus des angsterregenden Situationen Aus-dem-Wege-Gehens.

Wiederholungszwang – zwanghafte Tendenz des von →Urschmerz und →latenter Angst beherrschten Neurotikers, Situationen zu schaffen (bzw. sich mit Menschen zu umgeben), die den unbewältigten, traumatischen Situationen seiner Vergangenheit ähneln. Dies erst verschafft ihm die Möglichkeit, sich die Notwendigkeit seiner unbewußten Abwehrhaltungen und -strategien zu bestätigen und diese zum Zwecke nachträglicher Bewältigung der betreffenden Situation (bzw. Besänftigung der Personen) immer wieder einzusetzen (→Zwang, Trauma, Abwehr, Symbol). (S. 115f, 151)

Yoga – indische Theorie und Praxis der Konzentration und Meditation, in der eine Freisetzung der →Lebensenergie auf höchster Ebene angestrebt wird. (S. 376f)

Zwang – hier: innere unbewußte Nötigung (aus einem Bedürfnis nach →Abwehr) zur regelmäßig wiederholten, gewissenhaft genauen Durchführung bestimmter Handlungen bzw. Verhaltensweisen. Bei der **Zwangsneurose** handelt es sich oft um objektiv zwecklose, im Ablauf ritualistisch geregelte Handlungen; doch auch im normalen Alltagsleben überwiegen bei vielen Menschen entsprechend **zwanghafte** Verhaltensweisen (übertriebene Putzsucht, Ordnungsliebe, Genauigkeitsfanatismus usw.), die allerdings weniger eindeutig als solche hervortreten (→Wiederholungszwang). (Th. 107)

IV
Bücherverzeichnis und Kommentar

Hier sind die im Text zitierten sowie einige andere wichtige Werke zum Thema angegeben. Die mit * gekennzeichneten Bücher enthalten Anregungen und/oder praktische Vorschläge zur Therapie. Das Zeichen # markiert besonders aufschlußreiche Texte.

Achterberg, B. u. a.: Angst-Erfahrung. Erfahrungsberichte, Analysen und Kritik zu «Angst im Kapitalismus; Kübler, Lampertheim 1974

Adressbuch Alternativer Projekte 81/82. Zu bestellen beim Mandala-Verlag P. Meyer, Waldstr. 1, 5429 Klingelbach

v. Baeyer, W. u. a.: Angst; Suhrkamp, Frankfurt a. M. 1971
Eine informative Einführung in den Stand der bisherigen Angstforschung, die auch auf philosophische und literarische Aspekte eingeht, aber von sich aus kaum Neues bringt; vor allem wird, dem Stand dieser Forschung entsprechend, der Zusammenhang zwischen latenter Angst, Abwehr und Gesellschaftsstruktur kaum berücksichtigt.

Bahro, R.: Die Alternative. Zur Kritik des real existierenden Sozialismus; Rowohlt, Reinbek 1980 (rororo sachbuch 7331)

Balint, Michael: Angstlust und Regression; Rowohlt, Reinbek 1972 (rororo stud. 21)

Barnet, R. u. a.: Die Krisenmacher. Die Multinationalen und die Verwandlung des Kapitalismus; Rowohlt, Reinbek 1977 (rororo sachbuch 7106)

Bauer, E. (Hg.): Psi und Psyche. Neue Forschungen zur Parapsychologie; Stuttgart 1974

Bitter, W. (Hg.): Angst und Schuld in theologischer und psychotherapeutischer Sicht; Kindler, München (TB 2045)

«Born to Fail»: Gegenstand einer Fernsehsendung der ARD (München) v. 12. 9. 1974

#Brown, N. O.: Zukunft im Zeichen des Eros; Neske, Pfullingen 1962
Ein außerordentlich lesenswerter, von einem ganzheitlichen Menschenbild inspirierter Versuch der konsequenten Weiterführung Freudscher Gedankengänge bis über den Punkt hinaus, wo Freud häufig nicht weiter kam oder (nach Brown) widersprüchlich wurde. Für ein Verständnis sowohl Freuds als auch der potentiellen Bedeutung der Psychoanalyse überhaupt unentbehrlich.

Brustein, R.: «The University: Amateur versus Professional», in: Dialogue 3, 1970

#Callenbach, E.: Ekotopia; Rotbuch 1979
Einzelheiten siehe Kap. 22, S. 390ff

Caruso, I. A.: Soziale Aspekte der Psychoanalyse; Rowohlt, Reinbek 1972 (rororo stud. 10)

*Casriel, D.: Die Wiederentdeckung des Gefühls. Schreitherapie und Gruppendynamik; Bertelsmann, Gütersloh 1975

Castaneda, C.: Die Lehren des Don Juan. Ein Yaqui Weg des Wissens; Fischer, Frankfurt a. M. 1973 (TB 1457)
Erfahrungsbericht eines Anthropologen als «Zauberlehrling» bei einem alten Yaqui-Indianer. Der Versuch, eingefahrene Erlebnis- und Denkstrukturen zu verändern, beginnt mit Drogen, geht aber schließlich darüber hinaus. Die vier Bände sollten im Zusammenhang gelesen werden; am interessantesten scheint mir der letzte. Der Wert dieses Werkes besteht in seiner Infragestellung des von uns für

selbstverständlich Gehaltenen und dem Aufzeigen alternativer Möglichkeiten, Wirklichkeit zu erleben; seine Gefahr für den Leser liegt darin, daß er dem Reiz des Ungewöhnlichen erliegt und, weil er sich angesprochen fühlt, sein eigenes Bewußtsein für verändert hält – hier wird das Lesen zur Abwehr.

Castaneda, C.: Eine andere Wirklichkeit; Fischer, Frankfurt a. M. 1974 (TB 1616)

Castaneda, C.: Die Reise nach Ixtlan; Fischer, Frankfurt a. M. 1975

Castaneda, C.: Der Ring der Kraft; Fischer, Frankfurt a. M. 1976

Cooper, D. (Hg.): Dialektik der Befreiung; Rowohlt, Reinbek 1969 (rororo 1274)
Diese Sammlung von auf dem Londoner «Congress of the Dialectics of Liberation» 1967 gehaltenen Vorträgen enthält sehr Lesenswertes über die vielfältigsten Themen wie: Ideologie, Black Power, die Zukunft des Kapitalismus allgemein, Möglichkeiten der Veränderung in vielen Bereichen.

Cooper, D.: Der Tod der Familie; Rowohlt, Reinbek 1972 (dnb 6)
Eine wichtige Anregung zu «alternativem» Denken; leider stellenweise allzu poetisch-leidenschaftlich geschrieben, d. h. unklar in der Argumentation. Der Autor neigt dazu, sich in seiner Leidenschaft zu verlieren.

Dass, Ram: Sei Jetzt Hier; Sadhana Verlag 1976

Devereux, G.: Angst und Methode in den Verhaltenswissenschaften; Hanser, München 1974

v. Ditfurth, H. (Hg.): Aspekte der Angst; Kindler, München (TB 2086)

Duhm, D.: Angst im Kapitalismus; Kübler, Mannheim 1972
Eine recht gelungene Einführung in die gesellschaftliche Problematik der Angst und Anwendung psychoanalytischer Erkenntnisse auf alltäglich Erfahrbares, die auch für den Unvorgebildeten verständlich ist. Leider löst sich Duhm hier nicht genügend vom Tabu: er handelt fast nur von Angst vor anderen, die wichtige Problematik der auf das Selbst bezogenen latenten Angst kommt zu kurz.

Duhm, D.: Der Mensch ist anders; Kübler, Lampertheim 1975
Hier sucht Duhm das in seinem ersten Buch Fehlende nachzuholen, indem er die von Marxisten zumeist noch immer vernachlässigten Aspekte des Menschseins – die Relevanz des religiösen Bereichs, den Wert veränderter Zustände des Bewußtseins, die Fragwürdigkeit unseres Wissenschaftsbegriffs – aufzeigt. Als Anregung, über diese Dinge endlich mehr nachzudenken, sehr zu empfehlen.

Duhm, D.: Synthese der Wissenschaft. Der werdende Mensch; Kübler, Heidelberg 1979

Duhm, D.: Warenstruktur und zerstörte Zwischenmenschlichkeit; Kübler, Lampertheim 1975

Eckhardt: Predigten und Schriften; Fischer, Frankfurt a. M. 1956 (TB 124)

Fest, J.: Hitler; Propyläen, Berlin 1973

Fischer, E.: Von der Notwendigkeit der Kunst; Claassen, Hamburg 1967

Freud, A.: Das Ich und die Abwehrmechanismen; Kindler, München (TB 2001)

Freud, S.: Ges. Werke; Nachdruck der Londoner «Imago»-Ausgabe bei Fischer; vor allem Bd. XIV: Das Unbehagen in der Kultur (auch als Fischer TB BdW 6043), und: Hemmung, Symptom und Angst; Bd. XV: Neue Folge der Vorlesungen zur Einführung in die Psychoanalyse, und Bd. XVI: Die endliche und unendliche Analyse.

Fromm, E.: Anatomie der menschlichen Destruktivität; DVA, Stuttgart 1974 (auch rororo 7052)

#Fromm, E.: Der moderne Mensch und seine Zukunft; Europäische Verlagsanstalt, Frankfurt a. M., 5. Aufl. 1971

Diese «sozialpsychologische Untersuchung» scheint mir unentbehrlich zum Verständnis unseres gesellschaftlichen Lebens. Hier werden aus umfassender Kenntnis psychologischer, sozialer und geschichtlicher Zusammenhänge Wesen und Ursachen der «Krankheit» Entfremdung des Kapitalismus, aber auch Möglichkeiten ihrer Überwindung dargestellt.

Fromm, E.: Die Kunst des Liebens; Ullstein, Berlin 1973 (TB 258)

#Fromm, E. u. a.: Zen-Buddhismus und Psychoanalyse; Suhrkamp, Frankfurt a. M. (TB 37)

Eine höchst interessante Ergänzung zu «Der moderne Mensch ...», in der F. mit dem Versuch, die Gleichheit der Ziele von Psychoanalyse und Zen-Buddhismus aufzuzeigen, der Entfremdung im individuellen Bereich nachspürt: Indem er Religion als Antwort auf die Frage nach dem Sinn des Seins versteht, deutet er Neurose als eine Art geheimer, individueller Religion und stellt damit das Tabu massiv in Frage. Auch die in diesem Band enthaltene Abhandlung eines Zen-Buddhisten und eines Religionswissenschaftlers zum selben Thema sind sehr aufschlußreich.

Fukuoka, M.: The One-Straw Revolution. An Introduction to Natural Farming; Rodale Press, Emmaus 1978

Galbraith, J. K.: Die Tyrannei der Umstände. Ursachen und Folgen unseres Zeitalters der Unsicherheit; Scherz, München 1978

#Garaudy, R.: Die Alternative. Ein neues Modell der Gesellschaft jenseits von Kapitalismus und Kommunismus; Rowohlt, Reinbek 1974 (rororo sachbuch 6886)

Der Untertitel stammt sicherlich nicht vom Autor: G. sucht kein neues Modell «jenseits des Kommunismus», sondern er möchte den Kommunismus endlich von stalinistischen Scheuklappen und dogmatischem, dualistischem Denken befreit sehen. Als Marxist der ganz alten Schule weiß er, daß es immer auf den ganzen Menschen ankommt (und klammert dabei auch den religiösen Bereich nicht aus). Eine wichtige, vom Glauben an das Positive im Menschen inspirierte Anregung, endlich gesellschaftspolitisch verändernd zu handeln.

Gaskin, I. M.: Spiritual Midwifery; Book Publishing Co., Summertown, TN 38483 USA, rev. ed. 1978

*Geba, B. H.: Das Atembuch; Bodymind, Berlin 1976

Glaser, B. G./Strauss, A. L.: Awareness of Dying; Chicago 1965

#Gould-Davis, E.: Am Anfang war die Frau; Verlag Frauenoffensive, München 1977

Goffmann, E.: Asyle. Über die soziale Situation psychiatrischer Patienten und anderer Insassen; Suhrkamp, Frankfurt a. M. 1973

Greer, G.: Der weibliche Eunuch. Aufruf zur Befreiung der Frau; Fischer, Frankfurt a. M. 1971 (TB 1450)

Haas, W. S.: Östliches und westliches Denken; Rowohlt, Reinbek 1967 (rororo rde 246/47)

Hacker, F.: Aggression. Die Brutalisierung der modernen Welt; Rowohlt, Reinbek 1973 (rororo sachbuch 6807)

*Harris, T. A.: Ich bin o. k. Du bist o. k. Eine Einführung in die Transaktionsanalyse; Rowohlt, Reinbek 1975 (rororo sachbuch 6916)

Haug, F.: Kritik der Rollentheorie; Fischer, Frankfurt a. M. 1972 (TB 6508)

Haug, W. F.: Kritik der Warenästhetik; Suhrkamp, Frankfurt a. M. 1971 (es 513)

Haug, W. F.: «Theorien über die Angst», in: Das Argument 35, 1965

Hennendorfer, G. u. a.: Angst überwinden. Selbstbefreiung durch Verhaltenstraining; DVA, Stuttgart 1973 (ferner als rororo 6939)

Ein Lehrbuch der tabuverhafteten Verhaltenstherapie, komplett mit Tests, denen du entnehmen kannst, wie ängstlich du selber bist. Einige der Trainingsprogramme mögen nützlich sein für den unter schweren Ängsten Leidenden; insgesamt aber ein höchst bedenkliches Buch, da es suggeriert, Angst ließe sich völlig wegtrainieren – und damit das Bestehen (geschweige die allgemeine Verbreitung) unbewußter latenter Angst völlig ignoriert.

Hess, G.: Biologie-Psychologie; Rascher, Zürich–Stuttgart 1968

#Horney, K.: Der neurotische Mensch unserer Zeit; Kindler, München (TB 2007)
Eine bemerkenswert unvoreingenommene Einführung in psychoanalytische Problematik, die manches an alltäglichem menschlichem Verhalten erklärt; interessant und dabei leicht lesbar.

#Huber, I.: Wer soll das alles ändern. Die Alternativen der Alternativbewegung; Rotbuch, Berlin 1980

#Huxley, A.: Eiland; Piper, München, 2. Aufl. 1973
Beschreibung einer «positiven Utopie» in Romanform. Ich fand es sehr interessant und anregend; manchem ist es etwas zu theoretisch – unlebendig. Auf englisch («Island», Penguin) sehr viel billiger als bei uns.

Huxley, A.: Die Pforten der Wahrnehmung/Himmel und Hölle; Piper, München 1970 (SP 6)

Illich, I.: Die Enteignung der Gesundheit; Rowohlt, Reinbek 1975
Eine radikale, nachdenklich machende Abrechnung mit den Mängeln der modernen Medizin, die neben deren Unzulänglichkeit, wenn nicht Schädlichkeit, auch ihre ungerechtfertigte, grenzenlose Selbstüberschätzung verdeutlicht. Wichtig für jeden, der sich trotz Ärzten und Kliniken seine Gesundheit erhalten will.

Illich, I.: Selbstbegrenzung. Eine politische Kritik der Technik; Rowohlt, Reinbek 1980 (rororo 4629)

Iyengar, B. K.: Licht auf Yoga; Barth, Weilheim, Neuaufl. 1975 (Die englische Ausgabe, Light on Yoga (Allen & Unwin, London 1966) liegt im Preis um ca. 65 % unter der deutschen)

*Janov, A.: Die Anatomie der Neurose. Die wissenschaftliche Grundlegung der Urschrei-Therapie; Fischer, Frankfurt a. M. 1974 (auch als TB BdW 6322)
Janovs Bücher sind sämtlich schwierige Lektüre, da sie dich unweigerlich aufrütteln, über die eigene psychische Problematik nachzudenken: du wirst entweder unruhig, weil du diese Methode selber probieren möchtest, aber nicht weißt wie – oder du gibst nach wenigen Seiten auf, weil deine Abwehr es dir anrät. Im Grunde ist es gleich, welches Buch man liest: «Der Urschrei» ist am umfangreichsten und gibt die meisten klinischen Beispiele, aber «Das befreite Kind» scheint mir wichtiger, weil es dazu neue Erkenntnisse enthält und Möglichkeiten aufzeigt, Kindern durch entsprechende Erziehungspraktiken die spätere Notwendigkeit einer Therapie zu ersparen. «Anatomie ...» erläutert zusätzlich, was sich mit Bezug auf Abwehr im Gehirn abspielt; «Revolution ...» liest sich wohl am leichtesten; hier geht J. auf alle möglichen mit der Primärtherapie zusammenhängenden Aspekte ein.

#*Janov, A.: Das befreite Kind. Grundsätze einer primärtherapeutischen Erziehung; Fischer, Frankfurt a. M. 1975 (auch als TB BdW 6322)

*Janov, A.: Revolution der Psyche. Anwendungen und Erfolge der Primärtherapie; Fischer, Frankfurt a. M. 1976

Janov, A.: Der Urschrei. Ein neuer Weg der Psychotherapie; Fischer, Frankfurt a. M. 1973 (TB BdW 6286)

Janov, A./Holden, M.: Das neue Bewußtsein. Das Hauptwerk des Begründers der Primärtherapie; Fischer, Frankfurt a. M. 1977

Jung, C. G.: Bewußtes und Unbewußtes. Beiträge zur Psychologie; Fischer, Frankfurt a. M. (TB BdW 6058)

Kentler, H.: Eltern lernen Sexualerziehung; Rowohlt, Reinbek 1981 (rororo sachbuch 7440)

#Koestler, A.: Das Gespenst in der Maschine; Molden, Frankfurt a. M. 1967
Eine gegen das Tabu geschriebene Darstellung psychologisch-biologischer Zusammenhänge, die im Grunde dem «Bösen im Menschen» nachspürt. Die Schlußfolgerung ist fragwürdig, das Buch leidet unter K.s Vernachlässigung des Abwehrproblems, aber es enthält unglaublich viel Wissens- und Nachdenkenswertes.

Krishna, G.: Kundalini. Erweckung der geistigen Kraft im Menschen; Barth, München, 2. Aufl. 1977

Krishna, G./v. Weizsäcker, C. F.: Biologische Basis der Glaubenserfahrung; Barth, München, 2. Aufl. 1978

Krishnamurti, J.: Einbruch in die Freiheit; Ullstein, Berlin 1973 (TB 3684)

Kurnitzky, H.: Triebstruktur des Geldes; Wagenbach, Berlin 1974

#Laing, R.: Phänomenologie der Erfahrung; Suhrkamp, Frankfurt a. M. 1969 (es 314)

Lausch, E.: Mutter, wo bist du?; Hoffmann & Campe, Hamburg 1974
Ein wichtiges Buch besonders für Eltern. Lebensnah und allgemein verständlich wird hier die Situation des Säuglings in unserer Gesellschaft erläutert und aufgezeigt, wie katastrophal sich herrschende Denkweisen und Einrichtungen auf das Werden unzähliger Menschen auswirken müssen.

Lenné, R.: Das Urphänomen Angst; List, München 1975
Eine lebendig geschriebene Auseinandersetzung mit der Angstproblematik in historischem Kontext, die manche unbekannten Daten vermittelt (etwa über die alten Griechen und Römer, die Kreuzzüge etc.) und auch die Fragwürdigkeit heutiger Einstellungsweisen zumindest andeutet. Hier aber geht L. nicht weit genug; wo er an dem Tabu rüttelt, scheint er es selber nicht recht zu merken. Anregend als Material über Hintergründe.

Levitt, E.: Die Psychologie der Angst; Kohlhammer, Stuttgart 1971 (Urban-TB 138)
Erläuterung der Angstproblematik aus der Sicht eines Experimentalpsychologen, die vor allem deutlich macht, wie schwer sich eine so ausgerichtete Wissenschaft mit der Angst tun muß. Stellt aber allgemein den Stand der Forschung in lesbarer Form dar.

#*Liedloff, J.: Auf der Suche nach dem verlorenen Glück; Beck, München 1980
Anläßlich mehrerer Expeditionen im venezolanischen Urwald fiel der Autorin das extrem unbeschwerte (für unsere Begriffe schon recht seltsam anmutende) Verhalten eines bestimmten Indianerstammes auf. Das Buch schildert ihre Beobachtungen und Überlegungen hinsichtlich der Aufzucht der Kinder in diesem Stamm. Sie kommt zu dem Schluß, daß wir unsere Kinder durchweg «falsch» erziehen – nämlich im Widerspruch zu den angeborenen Erwartungen des menschlichen «Kontinuums», was neurotische Fehlhaltungen unvermeidlich macht. Das Buch enthält wichtige Hinweise und Vorschläge, wie dies zu ändern sei. Unentbehrliche Lektüre vor allem für Eltern.

#*Lilly, J.: Im Zeichen des Zyklons. Eine Reise in die inneren Räume; Fischer, Frankfurt a. M. 1976 (TB 1768)

Ling, T.: Buddha, Marx und Gott; List, München 1972 (TB 382)

*Lowen, A.: Bioenergetik. Therapie der Seele durch Arbeit mit dem Körper; Rowohlt, Reinbek 1979 (rororo sachbuch 7233)
Maharshi, S. R.: Gespräche; Büdingen-Gettenbach 1958
Mahler, M. S. u. a.: Die psychische Geburt des Menschen. Symbiose und Individuation; Fischer, Frankfurt a. M. 1980 (TB 6731)
Marcuse, H.: Der eindimensionale Mensch; Luchterhand, Darmstadt/Neuwied 1969 (SL 40)
Marcuse, H.: «Über den affirmativen Charakter der Kultur», in: Kultur und Gesellschaft I; Suhrkamp, Frankfurt a. M. 1965 (es 101)
Marcuse, H. u. a.: Aggression und Anpassung in der Industriegesellschaft; Suhrkamp, Frankfurt a. M. 1968 (es 282)
Marx, K.: Das Kapital, Bd. 1; MEW 23, Dietz, Berlin 1972
Marx, K./Engels, F.: Die deutsche Ideologie; MEW 3, Dietz, Berlin 1969
Marx, K.: Ökonomisch-philosophische Manuskripte aus dem Jahre 1844; MEW Ergänzungsband 1; Dietz, Berlin 1968; ferner als rororo klassiker 209/210
Meadows, D. u. a.: Die Grenzen des Wachstums. Bericht des Club of Rome zur Lage der Menschheit; Rowohlt, Reinbek 1973 (rororo 6825)
Michaux, H.: Die großen Zerreißproben; Fischer, Frankfurt a. M. 1970
Mitscherlich, A.: Krankheit als Konflikt. Studien zur psychosomatischen Medizin, Bd. 1 & 2; Suhrkamp, Frankfurt a. M. (es 164 & 237)
Moritz, W.-A.: Die Utopie hat begonnen. Die Bedeutung der Landkommunebewegung für eine humane technologische Gesellschaft; Zero Verlag 1979
*Napier, A. Y./Whitacker, C. A.: Tatort Familie: Beispiel einer erfolgreichen Familientherapie; Diederichs, Düsseldorf/Köln 1979
Nietzsche, F.: Die Geburt der Tragödie aus dem Geiste der Musik; Reclam (7131/32)
Ostrander, S./Schröder, L.: Psi. Die wissenschaftliche Erforschung und praktische Nutzbarmachung übersinnlicher Kräfte des Geistes und der Seele im Ostblock; Scherz, Bern (4. Aufl. 1972)
Packard, V.: Die geheimen Verführer; Ullstein, Berlin 1971 (TB 402)
Pearce, J. C.: Die eigene Welt des Kindes; Rowohlt, Reinbek 1980 (rororo sachbuch 7370)
*Perls, F.: Grundlagen der Gestalt-Therapie. Einführung und Sitzungsprotokolle; Pfeiffer, München 1976
Plack, A.: Die Gesellschaft und das Böse; List, München 1967
Plack, A. (Hg.): Der Mythos vom Aggressionstrieb; List, München 1973
Qualitative Analyse der Bild-Zeitung; hg. v. d. Werbeabteilung von BILD; Hamburg 1965
*Rajneesh. B. S.: Sprengt den Fels der Unbewußtheit; Fischer, Frankfurt a. M. 1980 (TB 3378)
Ramseger, J.: Gegenschulen. Radikale Reformschulen in der Praxis; Klinkhardt, Bad Heilbrunn 1975
Rattner, J.: Psychoanalyse und Gruppenpsychotherapie der Angst; Kindler, München 1974
Reich, W.: Charakteranalyse; Fischer, Frankfurt a. M. (TB BdW 6191)
#Reich, W.: Die Entdeckung des Orgons I: Die Funktion des Orgasmus. Sexualökonomische Grundprobleme der biologischen Energie; Fischer, Frankfurt a. M. (TB BdW 6140)

Eine grundlegende, das Tabu erschütternde Einführung in die ganzheitlichen Aspekte der Neurose, welche R. als eine Krankheit auch des Körpers (weil im Grunde eine Angelegenheit der Energieblockierung) begreift. Sehr wichtig zum besseren Verständnis der gesamten Problematik – vor allem auch, was den sexuellen Bereich anbetrifft.

Reich, W.: Die Entdeckung des Orgons II: Der Krebs; Fischer, Frankfurt. a. M. (TB BdW 6336)

Reich, W.: Die Massenpsychologie des Faschismus; Fischer, Frankfurt a. M. (TB BdW 6250). Hier zitiert nach dem Raubdruck der Erstveröffentlichung, 1933

#Reich, W.: Der Einbruch der sexuellen Zwangsmoral; Fischer, Frankfurt a. M. (TB BdW 6268)

Reimer, E.: Schafft die Schulen ab! Befreiung aus der Lernmaschine; Rowohlt, Reinbek 1972 (rororo 6795)

Renggli, F.: Angst und Geborgenheit. Soziokulturelle Folgen der Mutter-Kind-Beziehung im 1. Lebensjahr; Rowohlt, Reinbek 1975 (rororo 6958)

#Richter, H.-E.: Eltern, Kind und Neurose. Die Rolle des Kindes in der Familie; Rowohlt, Reinbek 1969 (rororo 6082)

Ein sehr wichtiges Buch besonders für Eltern, da es zeigt, wie leicht man das eigene Kind unbewußt für seine Abwehrzwecke benutzen und so neurotisch machen kann. Aber auch zur Erkenntnis der eigenen Probleme aufschlußreich.

Riemann, F.: Grundformen der Angst. Eine tiefenpsychologische Studie: Reinhardt, München, 7. Aufl. 1972

Obwohl hier eine Fülle interessanten Materials ausgebreitet wird, hat dieser Versuch einer Deutung der Angst im Bezug auf kosmische Kräfte etwas Gefährliches: deren Begreifen als «zum Leben gehörig» läßt insbesondere die sozialen Gegebenheiten unberücksichtigt, ohne deren Veränderung das Problem als solches in der Tat nicht zu mindern ist.

#Ritter, J. & P.: Freie Kindererziehung in der Familie. Rowohlt, Reinbek 1978 (rororo sachbuch 7162)

*Rosenberg, J. L.: Orgasmus; Verein zur Förderung der therapeutischen Selbsthilfe (Admiralstr. 18e, 1000 Berlin 36), 1975

Ein praktischer Ratgeber zur Verringerung der energetischen Blockierung (die ja auch für Orgasmusschwierigkeiten verantwortlich ist) durch bioenergetische bzw. an Reich, der Gestalttherapie u. ä. orientierte Übungen. Ein wertvolles Begleitbuch auch, wie mir scheint, zu jeder Psychotherapie.

Sargent, W.: Battle for the Mind; Pan Books, London 1955

Satin, M.: New Age Politics. Healing self and society; Whitecap Books Ltd., Vancouver/Kanada 1978

Hinweise auf dieses Buch siehe Kap. 15.

Schiller, F.: Briefe zur ästhetischen Erziehung des Menschen; Reclam (7756/57)

Schneider, M.: Neurose und Klassenkampf; Rowohlt, Reinbek 1973 (dnb 26)

In diesem Versuch, eine Brücke zwischen Marxismus und Psychoanalyse zu schlagen, ist viel relevantes Material zusammengetragen und aus orthodoxer Sicht gedeutet, ohne daß der Autor doch eigentlich Neues zu sagen wüßte. Ein Buch für Theoretiker.

Scuola di Barbiana: Die Schülerschule; Wagenbach, Berlin 1972

Selg, H. (Hg.): Zur Aggression verdammt?; Kohlhammer, Stuttgart 1971

Sokel, W. H.: «The Other Face of Expressionism», in: Monatshefte für deutschen Unterricht, deutsche Sprache und Literatur, XL VII, 1955
*Swami Satyananda: Ganz entspannt im Hier und Jetzt. Tagebuch über mein Leben mit Bhagwan in Poona; Rowohlt, Reinbek 1979
*Stevens, J. O.: Die Kunst der Wahrnehmung. Übungen der Gestalt-Therapie; Chr. Kaiser, München 1980
*Taëni, R.: Fühlen als Therapie. Zwei Jahre in der Primärtherapie; Hamburg 1979. Auslieferung: Buchvertrieb M. Bieder, Nickisch-Rosenegkstr. 4, 1000 Berlin 38.
Tibetanische Totenbuch, Das; Walter, Olten/Freiburg, 9. Auflage 1973
Tomberg, F.: Politische Ästhetik; Vorträge und Aufsätze, Luchterhand, Darmstadt/Neuwied 1973
Tomberg, F.: Mimesis der Praxis und abstrakte Kunst. Ein Versuch über die Mimesistheorie; Luchterhand, Neuwied 1968
Trungpa, T.: Aktive Meditation. Tibetanische Weisheit; Walter, Olten/Freiburg 1972
Vestin, F.: Alle Macht den Kindern; Gerhardt, Berlin 1971
*Vollmar, K.-B.: Wo die Angst ist, gehts lang. Beziehungen in der neuen Linken. Jakobsohn, Berlin 1977
Vollmar, K.-B.: Landkommunen in Nordamerika. Ein Erfahrungsreport; Jakobsohn, Berlin 1975
Vollmar, K.-B.: Alternative Selbstorganisation auf dem Lande. Beiträge zur Theorie und Praxis von Gruppen in der BRD; Jakobsohn, Berlin 1976
Watts, A.: Mythos und Ritus des Christentums; Barth, München-Planegg 1956
Liefert in den Anfangs- und Schlußkapiteln eine faszinierende Darstellung der eigentlichen Bedeutung katholischer Riten und Glaubensinhalte, die auch in Bezug gesetzt werden zu anderen Religionen. Hier wird der ursprüngliche, heute fast überall verlorengegangene Wahrheitsgehalt der Religion auf überraschende Weise sichtbar.
#Weil, A.: Das erweiterte Bewußtsein. Therapie in eigener Sache; DVA, Stuttgart 1974
Ein unentbehrliches, im weitesten Sinne aufklärendes Buch für jeden, der mehr über Drogen wissen möchte, von einem qualifizierten und dabei wirklich vorurteilsfreien Fachmann – einem Arzt, der sich doch der Mängel unserer allopathischen Medizin bewußt ist und zugleich die Bedeutung der durch Drogen wie Haschisch hervorgerufenen Bewußtseinsveränderungen betont. Ohne für eine «Freigabe» dieser Drogen zu plädieren, macht W. deutlich, daß vor allem die negative Einstellung der Gesellschaft zum Drogenproblem für die Problematik der gefährlichen Rauschgiftsucht verantwortlich ist.

V
Therapeutische Institute in der Bundesrepublik

die regelmäßig Selbsterfahrungsgruppen, Gefühls- und Körpertherapien (Bioenergetik, Casriel-Schreitherapie, Gestalt, Primärtherapie, Rajneesh-Meditation u. a.) durchführen (Stand: 1. 3. 1981).

Diese Zusammenstellung erhebt keinerlei Anspruch auf Vollständigkeit. Wesentlich schien mir, daß Therapie-Interessierte dort Rat und Anregung finden können sowie evtl. auch Hinweise auf ein ihnen zusagendes Therapieangebot in anderen Gegenden.

Anandlok (Rajneesh Meditationszentrum), Mehringdamm 61, 1000 Berlin 61, Tel. 030/6932901

Coloman Zentrum für Therapie und Selbsterfahrung, St. Coloman 2, 8091 Soyen, Tel. 08073/728 und 089/522181

Frankfurter Arbeitsgemeinschaft für Primärerfahrung und Gruppenpraxis, Starkenburger Str. 83, 6000 Frankfurt 61, Tel. 0611/415511

Human Being Seminar, Vehrter Landstr. 26, 4512 Rulle-Ost (b. Osnabrück)

IDS, Bochum, c/o Ulrich Sollmann, Tel. 0234/552313

Institute for Life Energy, Trautenwolfstr. 3, 8000 München 40; Tel. 089/347692 (Mo + Mi, 9–11 Uhr)

Inst. für med. Psychologie & Psychotherapie der TU München, Prof. Dr. A. Görres, Lagerstr. 3, 8000 München 80, Tel. 089/414043 11

KATEM, Rheinstr. 45, 1000 Berlin 41, Tel 030/8528006

Ost-Seminar, Giselastr. 12, 8000 München 40, Tel. 089/349428

Poliklinik für Primärtherapie und humanistische Psychotherapie, Seibranz 9, 7954 Bad Wurzach, Tel. 07564/448

Psychosomatische Klinik, Bernbacher Str. 33, 7506 Bad Herrenalb, Tel. 07083/2071 und 2072

Purvodaya-Zentrum, Fongihof, 8051 Margarethenried, Tel. 08764/426

Shantisagar (Rajneesh Meditationszentrum), Gruppenlandhaus, Im Brühl, 6294 Blessenbach

Therapiezentrum München-Harlaching, Geiselgasteigstr. 82, 8000 München 90, Tel. 089/640474

Wittgensteiner Kuranstalt, Psychosomatische Klinik, Sebastian-Kneipp-Allee 4, 8944 Grönenbach

ZES (Zentrum für Erwachsenenbildung und Selbsterfahrung) Ziegelhütte, 8455 Kastl, Tel. 09625/551

ZIST, 8122 Penzberg, Tel. 08856/5192